病理像＋臨床写真で一目でわかる！

臨床医が知っておきたい
皮膚病理の見かたのコツ

【編集】
安齋眞一
（日本医科大学武蔵小杉病院皮膚科）

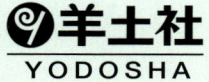

謹告
　本書に記載されている診断法・治療法に関しては，発行時点における最新の情報に基づき，正確を期するよう，著者ならびに出版社はそれぞれ最善の努力を払っております．しかし，医学，医療の進歩により，記載された内容が正確かつ完全ではなくなる場合もございます．
　したがって，実際の診断法・治療法で，熟知していない，あるいは汎用されていない新薬をはじめとする医薬品の使用，検査の実施および判読にあたっては，まず医薬品添付文書や機器および試薬の説明書で確認され，また診療技術に関しては十分考慮されたうえで，常に細心の注意を払われるようお願いいたします．
　本書記載の診断法・治療法・医薬品・検査法・疾患への適応などが，その後の医学研究ならびに医療の進歩により本書発行後に変更された場合，その診断法・治療法・医薬品・検査法・疾患への適応などによる不測の事故に対して，著者ならびに出版社はその責を負いかねますのでご了承ください．

序

　本書を手にとってくださった方に，最初に本書のコンセプトについて説明させていただきます．

　本書は，いわゆる「皮膚病理学の教科書」ではありません．基本的には標本を目の前にして診断がつかないとき参考にしていただくような本でもありません．皮膚病理学あるいは皮膚病理診断学の初学者に，「cover to cover」（始めから終わりまで）で通読していただき，皮膚病理診断の考え方を感じていただくための本です．そのため，日常診療でよく目にする疾患についてのみ取り上げています．

　本書は，大きく分けて3つの部分に分かれています．1つめは，正常組織の見方です（Part 1）．2つめは，炎症性（非腫瘍性）疾患（Part 2, 3），3つめは腫瘍性疾患（Part 4）についての病理組織診断のポイントです．

　正常組織の見方は，多くの教科書でも取り上げられていますが，本書の内容を理解していただくためには是非必要な内容ですので，最初に読んでください．また，疾患の項に読み進んだときにも適宜参照してください．

　炎症性（非腫瘍性）疾患については，特に「臨床をみて病理を考え，病理をみて臨床を考える」ということを重視しました．そのため，できるだけ病理所見と臨床症状の対応を明記するようにしました．また，Ackerman先生の提唱されたアルゴリズム診断法の概念を基本に置いた記述をするようにしました．その診断法をさらに深く勉強したい場合には，『Histologic diagnosis of inflammatory skin diseases (A. Bernard Ackerman, et al., eds)』の2nd edition（今はなかなか手に入りませんが），および3rd editionを参照することを強くお勧めします．また，それぞれの疾患について，どの所見が本質的な所見なのかをわかるように記載するべく努力しました．

　腫瘍性疾患に関しては，一般的に皮膚病理学の教科書では，出現する可能性のある所見が羅列されていて，どの所見が診断に本当に必要なのか読み取るのが困難なものも少なくありません．そのため，初学者は診断に迷うことも多かったと思います．本書では，それぞれの腫瘍をしっかり定義することにより，腫瘍細胞の分化をはじめとして，本質的に何が診断に必要な所見なのかということを中心に記述したつもりです．

　以上のことを頭に入れて，この本を読んでみてください．日常よく目にする疾患の病理診断が，どのような思考過程を経てくだされるかを少しでも理解していただければ望外の喜びです．また，送られてきた病理報告書をそのまま鵜呑みにしないで，「自分で標本をみる」ことによって，少しでも疾患に対する理解を深めていただ

ければ，この本を制作した意味があるのだと思います．

　本書は，今まで私が皮膚病理診断を一緒に学んできた医師を中心に執筆をお願いしました．彼らは，今まで私が皮膚病理診断する上で考えてきたことを常に説明してきた方々であり，私の考えを一番わかってくれている人達だと確信しているからです．一生懸命症例を集め，執筆してくれた彼らの努力無くして本書は完成しませんでした．深く感謝いたします．また，本書を発行する機会を与えてくださった羊土社の鈴木美奈子さんにも深謝したいと思います．

2016年5月

日本医科大学武蔵小杉病院皮膚科
安齋眞一

病理像＋臨床写真で一目でわかる！
臨床医が知っておきたい 皮膚病理の見かたのコツ

CONTENTS

序文 …… 安齋 眞一 …… 3
執筆者一覧 …… 13

Part 1　正常構造

0　正常皮膚および皮下脂肪組織の構造 …… 髙山 良子 …… 16

Part 2　炎症性疾患

0　炎症性疾患における病理診断の考え方 …… 百瀬 葉子 …… 22

第1章　湿疹皮膚炎群

1　下肢の鱗屑を伴う紅斑局面 …… 東 直行 …… 34
　貨幣状皮膚炎

2　そう痒を伴う四肢の苔癬化局面，紅斑，丘疹 …… 李 民 …… 36
　慢性単純性苔癬

3　顔面に鱗屑を伴う紅斑 …… 李 民 …… 38
　脂漏性皮膚炎

第2章　痒疹・蕁麻疹・紅斑症

1　全身の強いそう痒を伴う紅色丘疹 …… 李 民 …… 40
　結節性痒疹

2　体幹四肢の激しいそう痒を伴う丘疹 …… 李 民 …… 42
　多形慢性痒疹

3　全身の浸潤性紅斑 …… 町田 未央 …… 44
　多形紅斑

4　全身のびらん，粘膜疹 …… 町田 未央 …… 46
　中毒性表皮壊死剥離症（TEN）

5　頬部の有痛性浸潤性紅斑 …… 町田 未央 …… 48
　Sweet病

6　全身の鱗屑を付す類円形紅斑 …… 伊藤 路子 …… 50
　Gibertバラ色粃糠疹

7　下腿に生じた有痛性紅斑 …… 立見 聡美 …… 52
　結節性紅斑

8　四肢のかゆみの強い紅斑 …… 荻田 あづさ …… 54
　紅斑丘疹型境界部皮膚炎

第3章　角化異常症

1 体幹の硬い茶褐色の丘疹の集簇 ……………………………… 長田　真一　56
　　Darier病

第4章　炎症性角化症

1 全身の鱗屑を伴う紅斑性局面 ……………………………… 安齋　眞一　58
　　尋常性乾癬

2 急速に全身に広がった紅斑，膿疱 ………………………… 伊澤　有香　60
　　膿疱性乾癬

3 躯幹・四肢の紅褐色丘疹 …………………………………… 立見　聡美　62
　　慢性苔癬状粃糠疹

4 四肢にできる扁平に隆起した紫紅色斑 ……………………… 神崎亜希子　64
　　扁平苔癬

5 上肢に帯状に集簇，癒合する小丘疹 ………………………… 神崎亜希子　66
　　線状苔癬

6 躯幹や四肢に多発する光沢帯びた小丘疹 …………………… 神崎亜希子　68
　　光沢苔癬

第5章　水疱症

1 全身に多発するびらん・紅斑・色素沈着 …………………… 伊藤　路子　70
　　尋常性天疱瘡

2 全身に多発するびらんを伴う紅斑 …………………………… 福本　瞳　72
　　落葉状天疱瘡

3 緊満性水疱とそう痒を伴う浮腫性紅斑 ……………………… 亦野　蓉子　74
　　水疱性類天疱瘡

第6章　血管炎・類症

1 両下腿の浸潤を触れる紫斑 …………………………………… 岡﨑　静　76
　　Henoch-Schönlein紫斑（IgA血管炎）

2 両下腿の網状皮斑と圧痛を伴う皮下脂肪組織の小結節 …… 秋山美知子　78
　　多発性結節性動脈炎

3 両下腿に生じた紫斑 …………………………………………… 新井　悠江　80
　　慢性色素性紫斑（Schamberg病）

4 臀部から下肢に生じた紫斑 …………………………………… 新井　悠江　82
　　苔癬様持続性色素性紫斑（Gougerot-Blum病）

5 下腿の疼痛を伴う潰瘍 ………………………………………… 新井　悠江　84
　　リベド血管症（リベド血管炎）

6 両足趾に生じた疼痛を伴う紫斑 ……………………………… 新井　悠江　86
　　コレステロール結晶塞栓症

CONTENTS

第7章 膠原病

1 頰部と耳介の色素沈着を伴う紅斑 ………………………… 百瀬　葉子　88
　　円板状紅斑性狼瘡（DLE）

2 両上腕の陥凹を伴う皮下硬結 ………………………………… 百瀬　葉子　90
　　深在性紅斑性狼瘡（LEP）

3 筋力低下を伴った全身の紅斑 ………………………………… 百瀬　葉子　92
　　皮膚筋炎

4 両前腕までの皮膚硬化 ………………………………………… 百瀬　葉子　94
　　全身性強皮症

第8章 肉芽腫症

1 顔面の浸潤をふれる紅色局面 ………………………………… 伊澤　有香　96
　　サルコイドーシス

2 手背の辺縁隆起した環状紅斑 ………………………………… 篠原　理恵　98
　　環状肉芽腫

第9章 感染症

1 下顎の紅色結節 ………………………………………………… 赤間　智範　100
　　非結核性抗酸菌症

2 背部の遠心性に拡大する紅斑 ………………………………… 長田　真一　102
　　白癬（皮膚糸状菌症）

3 右手背の暗紅色結節 …………………………………………… 松立　吉弘　104
　　スポロトリコーシス

4 体幹の水疱，膿疱，びらん …………………………………… 長田　真一　106
　　帯状疱疹

5 頰部の隆起性角化性結節 ……………………………………… 亦野　蓉子　108
　　尋常性疣贅

6 足底の角化性小結節 …………………………………………… 秋山美知子　110
　　ミルメシア

7 陰囊に多発する乳頭腫状丘疹 ………………………………… 岡﨑　静　112
　　尖圭コンジローマ

8 中央が臍窩状に陥凹する半球状小結節 ……………………… 松立　吉弘　114
　　伝染性軟属腫

9 手掌，足底の角化性局面 ……………………………………… 松立　吉弘　116
　　梅毒

10 腋窩のそう痒を伴う紅色丘疹 ………………………………… 長田　真一　118
　　疥癬

11 マダニ咬症 ……………………………………………………… 井上　多恵　120
　　マダニ刺咬症

第10章　毛包炎・毛包周囲炎

1 体幹のそう痒のない紅色丘疹 ································· 伊澤　有香 122
　　表在性毛包炎

2 顔面の膿疱を混じる紅色局面 ································· 松立　吉弘 124
　　好酸球性膿疱性毛包炎

3 顔面に多発する丘疹 ·· 伊澤　有香 126
　　顔面播種性粟粒性狼瘡

Part 3　代謝・変性・沈着症

1 左鼻背部の茶褐色斑 ·· 荻田あづさ 128
　　炎症後色素沈着

2 臀部の瘢痕 ··· 荻田あづさ 130
　　瘢痕

3 上背部の褐色斑 ··· 伊藤　路子 132
　　斑状アミロイドーシス

4 下口唇の白色結節 ·· 長田　真一 134
　　口唇粘液囊腫

5 左足関節部の皮下結節 ··· 長田　真一 136
　　ガングリオン

6 上下眼瞼の黄色結節 ··· 伊澤　有香 138
　　眼瞼黄色腫

Part 4　腫瘍性疾患

0 腫瘍性疾患における病理診断の考え方 ······················ 安齋　眞一 140

第1章　上皮性腫瘍・囊腫

A. 良性病変

1 生来，側頭部にある黄色調脱毛斑 ···························· 松田　秀則 148
　　脂腺母斑

2 上背部の黒点を有する皮膚結節 ······························· 市山　進 150
　　毛包囊腫① 漏斗部型

3 頭部の可動性良好な皮膚腫瘍 ································· 市山　進 152
　　毛包囊腫② 峡部型

4 左手掌の皮膚結節 ·· 市山　進 154
　　封入体囊腫

5 耳介後面に生じた軟らかい腫瘍 ······························· 立見　聡美 156
　　皮膚皮様囊腫

CONTENTS

6 左頬部の青灰色皮膚小結節 .... 立見 聡美 158
　　アポクリン腺嚢腫

7 左腋窩の皮下結節 .... 髙山 良子 160
　　脂腺嚢腫

8 右側腹部の褐色結節 .... 髙山 良子 162
　　脂漏性角化症（老人性疣贅）

9 鼻下の角栓を伴う隆起性皮膚腫瘍 .... 荻田あづさ 164
　　ケラトアカントーマ

10 下顎〜頸部に多発する小丘疹 .... 秋山美知子 166
　　汗管腫

11 足底の紅色皮膚結節 .... 福本 瞳 168
　　汗孔腫

12 左側頭部の隆起性皮膚腫瘍 .... 亦野 蓉子 170
　　汗腺腫

13 右頬部の隆起性皮膚腫瘍 .... 安齋 眞一 172
　　皮膚混合腫瘍

14 頬の黄白色丘疹 .... 三神絵理奈 174
　　脂腺増殖症

15 左上眼瞼の黄紅色調の皮膚腫瘤 .... 奈古 利恵 176
　　脂腺腫

16 鼻部の隆起性皮膚腫瘍 .... 松岡 保子 178
　　毛芽腫

17 鼻とその周囲に集簇する小丘疹 .... 奈古 利恵 180
　　毛包上皮腫

18 左下腿内側の炎症を繰り返す隆起性腫瘤 .... 大橋 実奈 182
　　毛母腫

19 鼻のドーム状隆起した常色結節 .... 岡﨑 静 184
　　毛包腫

B. 悪性病変

1 右頬部の鱗屑を付す紅斑 .... 田久保匡哉, 髙山 良子 186
　　日光角化症

2 背部の紅斑局面 .... 田久保匡哉, 髙山 良子 188
　　Bowen 病

3 左頬部の紅斑 .... 帆足 俊彦 190
　　浸潤性有棘細胞癌① 日光角化症型

4 右下眼瞼の紅色結節 .... 帆足 俊彦 192
　　浸潤性有棘細胞癌② Bowen 病型

5 左下腿の潰瘍を伴う隆起性皮膚腫瘍 .... 松田 秀則 194
　　汗孔癌

6 左外眼角の隆起性皮膚腫瘍 ······ 奈古　利恵 196
　　皮膚粘液癌

7 陰部のびらんを伴う淡紅色局面 ······ 山田　勝裕 198
　　乳房外Paget病

8 鼻翼部の隆起性結節 ······ 篠原　理恵 200
　　脂腺癌

9 鼻の黒色結節 ······ 三神絵理奈 202
　　基底細胞癌① 結節型

10 鼻背部のびらん ······ 三神絵理奈 204
　　基底細胞癌② モルヘア型

11 指背の紅色ドーム状隆起性病変 ······ 福本　瞳 206
　　Merkel細胞癌

第2章　色素細胞性腫瘍・母斑

1 左眼瞼部の色素斑 ······ 赤間　智範 208
　　太田母斑

2 右側胸部の色素斑 ······ 赤間　智範 210
　　先天性色素細胞母斑

3 左手背の結節 ······ 赤間　智範 212
　　通常型青色母斑

4 鼻背部に存在する隆起性皮膚結節 ······ 大橋　実奈 214
　　Miescher母斑

5 左肩部の茶褐色の隆起性皮膚結節 ······ 大橋　実奈 216
　　Unna母斑

6 右足底部に存在する黒色の色素斑 ······ 大橋　実奈 218
　　Clark母斑

7 左手背の結節 ······ 赤間　智範 220
　　Spitz母斑

8 周囲に脱色素斑を伴う左頬部の褐色斑 ······ 赤間　智範 222
　　Sutton母斑

9 左下顎の黒褐色結節 ······ 赤間　智範 224
　　Duperrat母斑／Nanta母斑

10 足底の黒色斑 ······ 帆足　俊彦 226
　　悪性黒色腫① 末端黒子型

11 左頬の黒色斑 ······ 帆足　俊彦 228
　　悪性黒色腫② 悪性黒子

12 大腿部の辺縁不整な黒色斑 ······ 松田　秀則 230
　　悪性黒色腫③ 表在拡大型

第3章　軟部腫瘍

A. 良性病変

1 胸部の紅色結節 …………………………………………………………… 田久保匡哉, 髙山　良子　232
　　ケロイド

2 左大腿の褐色結節 ………………………………………………………… 田久保匡哉, 髙山　良子　234
　　皮膚線維腫

3 下腿の皮下結節 …………………………………………………………………………… 加藤　真紀　236
　　結節性筋膜炎

4 右肩甲部の皮下腫瘍 ……………………………………………………………………… 加藤　真紀　238
　　脂肪腫

5 両前腕に多発する皮下結節 ……………………………………………………………… 加藤　真紀　240
　　血管脂肪腫

6 左頰部の皮下腫瘍 ………………………………………………………………………… 加藤　真紀　242
　　紡錘形脂肪腫

7 右前腕の青色皮下結節 …………………………………………………………………… 加藤　真紀　244
　　海綿状血管腫

8 下口唇の紫紅色囊腫 ……………………………………………………………………… 井上　多恵　246
　　静脈湖

9 右手掌の有痛性皮下結節 ………………………………………………………………… 亦野　蓉子　248
　　静脈血栓

10 手指の鮮紅色腫瘤 ……………………………………………………………………… 秋山美知子　250
　　化膿性肉芽腫（毛細血管拡張性肉芽腫）

11 眉毛部の表面平滑な鮮紅色丘疹 ………………………………………………………… 岡﨑　　静　252
　　サクランボ血管腫（老人性血管腫）

12 前胸部の紅色結節 ………………………………………………………………………… 篠原　理恵　254
　　動静脈血管腫（動静脈奇形）

13 爪下の有痛性結節 ………………………………………………………………………… 篠原　理恵　256
　　Glomus腫瘍

14 左外顆の有痛性皮下腫瘍 ………………………………………………………………… 篠原　理恵　258
　　血管平滑筋腫

15 背部にある弾性軟, 淡褐色調の皮膚腫瘍 ……………………………………………… 松田　秀則　260
　　神経線維腫

16 左側胸部のやや圧痛ある可動性皮下結節 ……………………………………………… 松田　秀則　262
　　神経鞘腫（シュワン細胞腫）

17 臀部の腫瘍 ………………………………………………………………………………… 広瀬　憲志　264
　　顆粒細胞腫

18 爪甲下の半球状腫瘤 ……………………………………………………………………… 広瀬　憲志　266
　　爪下外骨腫

B. 中間群病変

1. 腰部の弾性硬，紅褐色調皮膚結節 ……………………………………………… 松田　秀則　268
   - 隆起性皮膚線維肉腫
2. 右足の紅色腫瘤 ………………………………………………………………… 山田　勝裕　270
   - Kaposi肉腫

C. 悪性病変

1. 頭部の結節，紅斑 ……………………………………………………………… 広瀬　憲志　272
   - 皮膚血管肉腫

第4章　血液リンパ球系腫瘍

A. 良性病変

1. 右前腕の紅色結節 ……………………………………………… 田久保匡哉，髙山　良子　274
   - 偽リンパ腫
2. 耳後部の腫脹 …………………………………………………………………… 井上　多恵　276
   - 木村病
3. ドーム状紅色結節 ……………………………………………………………… 井上　多恵　278
   - 黄色肉芽腫
4. 乳児の手背の褐色結節 ………………………………………………………… 井上　多恵　280
   - 肥満細胞腫

B. 悪性病変

1. ほぼ全身に鱗屑を伴う紅斑局面 ………………………………………………… 東　直行　282
   - 菌状息肉症

第5章　転移性腫瘍

1. 右鎖骨部の紅色腫瘤と発赤 …………………………………………………… 山田　勝裕　284
   - 皮膚転移性胃癌
2. 鼻部の紅色結節 ………………………………………………………………… 山田　勝裕　286
   - 皮膚転移性肺癌
3. 左側胸部の浸潤を触れる紅斑 ……………………………………………… 荻田あづさ　288
   - 皮膚転移性乳癌

索引 …………………………………………………………………………………………………… 290

臨床医のギモン の答えは，右ページにて下線で示しています

執筆者一覧

■ 編集

安齋　眞一　日本医科大学武蔵小杉病院皮膚科

■ 執筆

安齋　眞一　日本医科大学武蔵小杉病院皮膚科	神崎亜希子　日本医科大学付属病院皮膚科
荻田あづさ　日本医科大学武蔵小杉病院皮膚科	三神絵理奈　日本医科大学付属病院皮膚科
松田　秀則　日本医科大学武蔵小杉病院皮膚科	奈古　利恵　日本医科大学付属病院皮膚科
篠原　理恵　日本医科大学付属病院皮膚科	市山　　進　日本医科大学付属病院皮膚科
伊澤　有香　日本医科大学武蔵小杉病院皮膚科	松岡　保子　日本医科大学付属病院皮膚科
大橋　実奈　日本医科大学付属病院皮膚科	広瀬　憲志　徳島大学大学院医歯薬学研究部皮膚科
新井　悠江　日本医科大学付属病院皮膚科	松立　吉弘　徳島大学大学院医歯薬学研究部皮膚科
髙山　良子　日本医科大学多摩永山病院皮膚科	町田　未央　徳島大学大学院医歯薬学研究部皮膚科
東　　直行　日本医科大学多摩永山病院皮膚科	長田　真一　秋田大学大学院医学系研究科皮膚科学・形成外科学講座
李　　　民　日本医科大学多摩永山病院皮膚科	加藤　真紀　秋田大学大学院医学系研究科皮膚科学・形成外科学講座
田久保匡哉　日本医科大学多摩永山病院皮膚科	赤間　智範　秋田大学大学院医学系研究科皮膚科学・形成外科学講座
立見　聡美　日本医科大学多摩永山病院皮膚科	山田　勝裕　秋田大学大学院医学系研究科皮膚科学・形成外科学講座
秋山美知子　日本医科大学付属病院皮膚科	百瀬　葉子　聖路加国際病院皮膚科
伊藤　路子　日本医科大学付属病院皮膚科	井上　多恵　さいたま赤十字病院皮膚科
岡﨑　　静　日本医科大学千葉北総病院皮膚科	帆足　俊彦　日本医科大学付属病院皮膚科
亦野　蓉子　日本医科大学付属病院皮膚科	
福本　　瞳　日本医科大学付属病院皮膚科	

病理像 + 臨床写真 で一目でわかる！

臨床医が知っておきたい
皮膚病理の見かたのコツ

Part **1** 正常構造 ……………………………………… 16
Part **2** 炎症性疾患 …………………………………… 22
Part **3** 代謝・変性・沈着賞 ………………………… 128
Part **4** 腫瘍性疾患 …………………………………… 140

難易度
- ★☆☆ 一般的な皮膚科臨床医も診断可能なレベル
- ★★☆ 皮膚科専門医なら診断したいレベル
- ★★★ 皮膚病理を専門とする医師も迷うレベル

Part 1 正常構造

0 正常皮膚および皮下脂肪組織の構造

髙山良子

■ 皮膚病理の基本

- 病理組織の染色法のなかで，基本となるのは，ヘマトキシリンとエオジンを用いた**HE染色**である．
- ヘマトキシリンは**細胞核**を強く染め**青紫色**を呈し，ヘマトキシリンに染まることを，**好塩基性**であるという．
- エオジンは主に**細胞質・膠原線維・筋線維**を赤く染め，エオジンに染まることを**好酸性**であるという．
- 皮膚病理学で扱う組織は主に，**表皮**（ⓐ），**真皮**（ⓐ⌴），**皮下脂肪組織**（ⓐ▸）の3つの部分から構成される（図1）．なお，ⓐは正常腋窩のHE染色標本写真であり，軽度の乳頭腫症が正常所見としてみられる．**表皮角化細胞**は核が多くあるので，**表皮**は好塩基性，紫色に，**真皮の膠原線維**は淡く好酸性に染色される．皮下脂肪組織は主に脂肪細胞からなる．

■ 表皮の正常構造

- **表皮**は厚さ約0.2 mmで4層構造である（ⓑ）．表面から，**角層，顆粒層，有棘層，基底層**からなる．構成細胞は**角化細胞，色素細胞**（神経堤由来，基底層），**Langerhans細胞**（骨髄由来，抗原

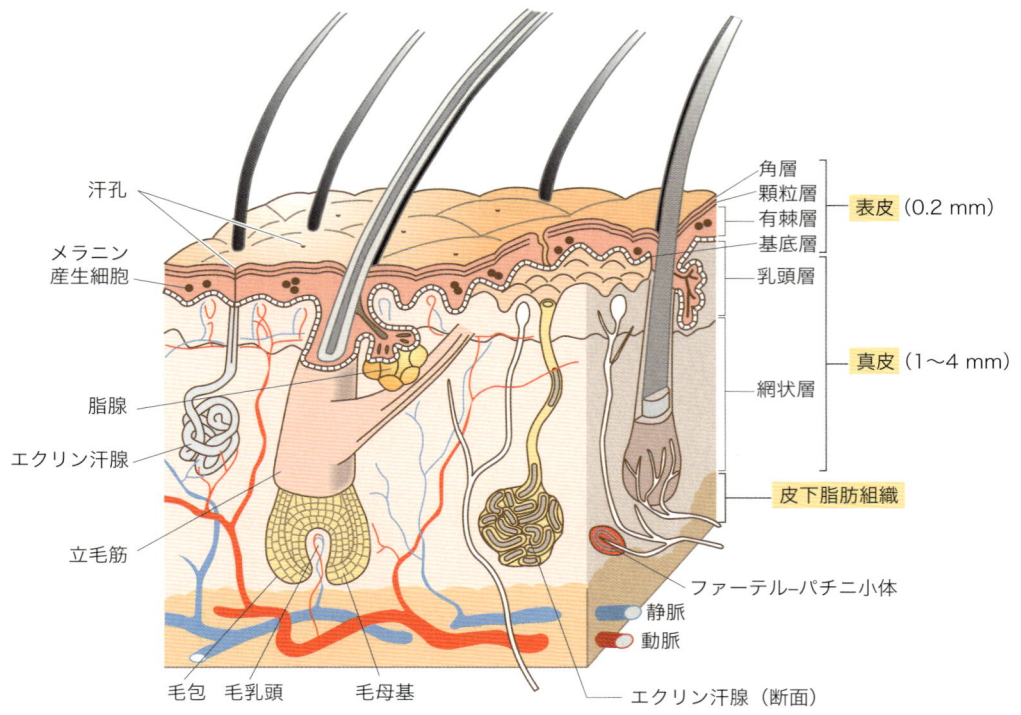

図1 皮膚の構造

提示を行う），Merkel細胞（触覚受容体）である（図2）．
- **角層**はケラチノサイトが脱角し角化したものである．表面は**Basket weave状**を呈する（ⓒ）．これは標本作成時に角質細胞脂質が抜けて，籐籠状になるためである．
- **顆粒層**は，細胞質内に好塩基性に染色されるケラトヒアリン顆粒がみえる扁平な角化細胞からなる．2〜3層である．
- **有棘層**は5〜10層であり，好酸性の比較的豊富な細胞質をもつ有棘細胞からなり，表層にいくにつれ，核が平坦化する．有棘細胞の名称の由来は棘様の細胞間橋が観察されることによる．
- **基底層**は1層の基底細胞からなる．基底細胞は，小型の核をもち，細胞質が乏しく好塩基性で，小型立方状である．色素細胞は基底層に存在する．なお，**色素細胞**は標本作成過程で細胞質が収縮するためclear cellとして観察される（Langerhans細胞も同様にclear cellとして観察される）．
- 表皮と真皮の境界はなめらかな凹凸状になっている．**基底膜**はこの部分に存在するが，正常皮膚組織ではHE染色で認識するのは困難である．表皮から真皮に突き出た部位を**表皮突起**（稜）（ⓒ ←→），表皮突起間に食い込んでいる真皮を**真皮乳頭**（ⓒ）という．なお，個々の真皮乳頭は指状である一方，表皮突起はハチの巣状の構造であるため，標本切片の角度により真皮乳頭が表皮突起に囲まれて見えることがある（ⓓ）．

■ 真皮の正常構造

- 真皮の厚さは約1〜4mmであり，眼瞼では薄く，背部では厚い．**線維性結合組織**，**細胞外マトリックス**，**細胞成分**で構成される．**乳頭層**と，その下方の**網状層**に分けられる（ⓒ）．

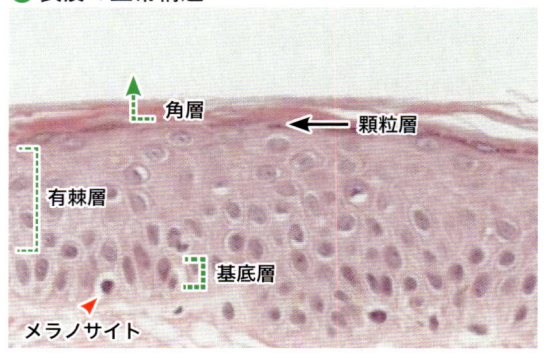

ⓐ 正常腋窩のHE染色像

ⓑ 表皮の正常構造

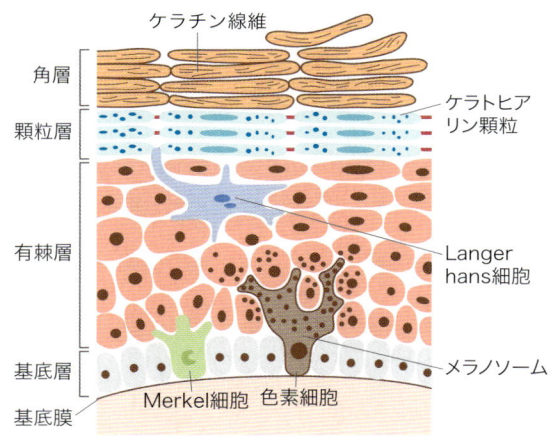

図2 表皮の模式図
表皮は主に角化細胞から構成される．基底層に色素細胞とMerkel細胞，有棘層にLangerhans細胞がそれぞれ存在している．
「シンプル皮膚科学」（南江堂）より引用

- **真皮乳頭層**は表皮直下から上血管叢までである．線維成分が疎であり細胞成分に富む．**繊細な膠原線維**からなり，主にⅢ型コラーゲンである．HE染色では確認できないが，弾性線維はほぼない．
- **真皮網状層**は上血管叢から下方で，好酸性の太く密な膠原線維からなり（**e**），Ⅰ型コラーゲンによるものが多い（**d**）．真皮網状層には弾性線維もあるが，HE染色では膠原線維との判別は困難である．なお，年余にわたる紫外線曝露は真皮内弾性線維の**変性**（solar elastosis）をきたし，年長者の露光部皮膚に一般的にみられる（**f**）．この変化は真皮網状層にしかみられない．
- 真皮内に認められる構造物は，皮膚付属器（**毛包**，**脂腺**，**汗腺**），**血管**，リンパ管，神経，立毛筋などがある（**f**）．細胞成分として，少数の線維芽細胞，マクロファージ，肥満細胞，リンパ球を含む．一般に好中球，好酸球は正常皮膚ではみられない．

■ 皮下脂肪組織の正常構造

- 皮下脂肪組織は**線維密度の低い結合組織**，主に**皮下脂肪**で構成されている．脂肪細胞は，パラフィン切片作成時に脱脂されて，細胞質は空虚であり，**核は偏在して存在する**（**g**）．
- 脂肪細胞が小葉をつくり，線維性の間質（**脂肪隔壁**）で分け隔てられている（**h**）．真皮網状層と境界は明瞭ではない．

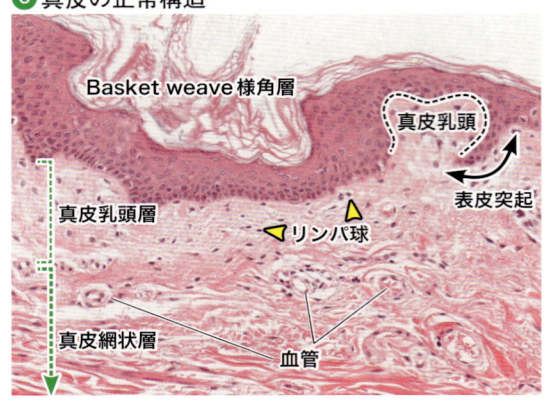

c 真皮の正常構造

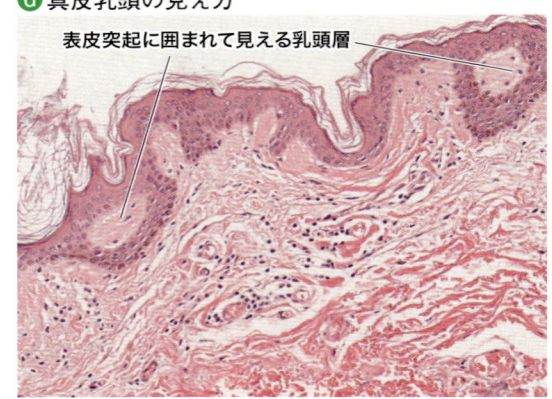

d 真皮乳頭の見え方

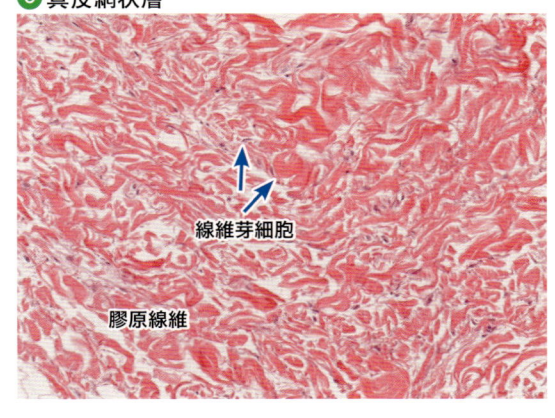

e 真皮網状層

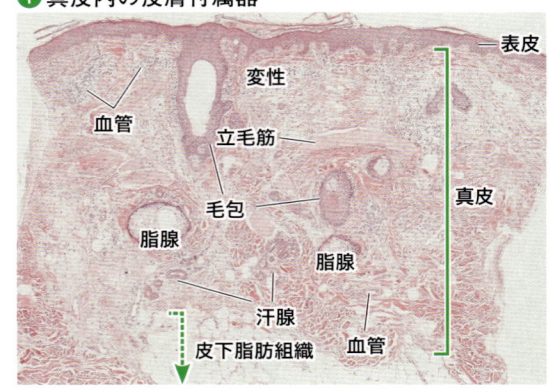

f 真皮内の皮膚付属器

■ 皮膚付属器の正常構造

- 皮膚付属器として**毛包**, **脂腺**, **汗腺**がある（）.

1）毛器官

- 毛を取り囲む組織を**毛包**といい，皮面に斜めに配置する盲管である（）. 毛包内の毛包の基部に存在する**毛乳頭**をおおう毛母細胞によって，毛は産生される．なお，掌蹠では毛包はない．
- 皮面から脂腺付着部までを**毛包漏斗部**，その下から立毛筋付着部までを**峡部**，それより下方を**下半部**という．毛は，成長期→退行期→休止期のサイクルを経る．退行期→休止期となるにつれて，

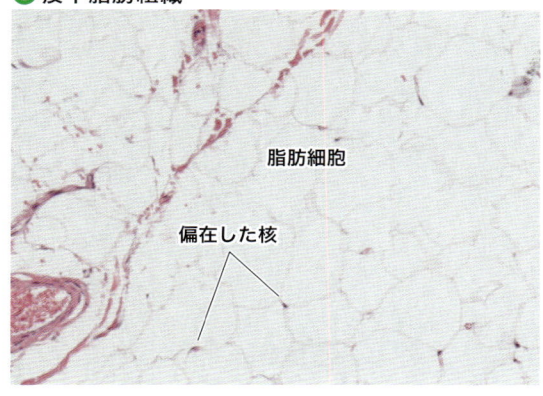

ⓖ 皮下脂肪組織
脂肪細胞
偏在した核

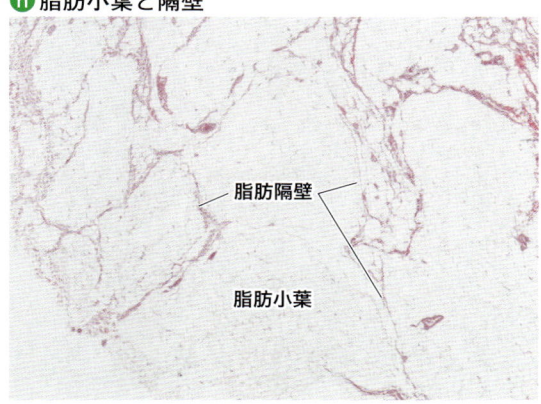

ⓗ 脂肪小葉と隔壁
脂肪隔壁
脂肪小葉

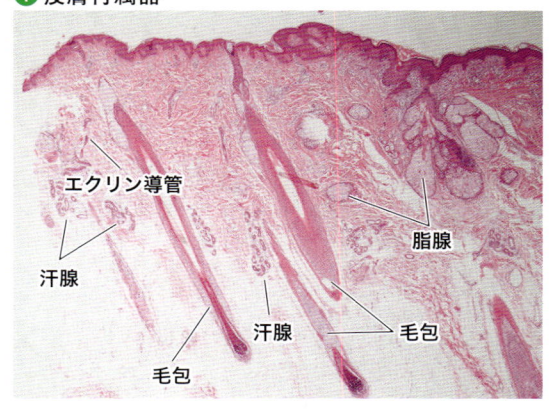

ⓘ 皮膚付属器
エクリン導管
汗腺
脂腺
汗腺
毛包
毛包

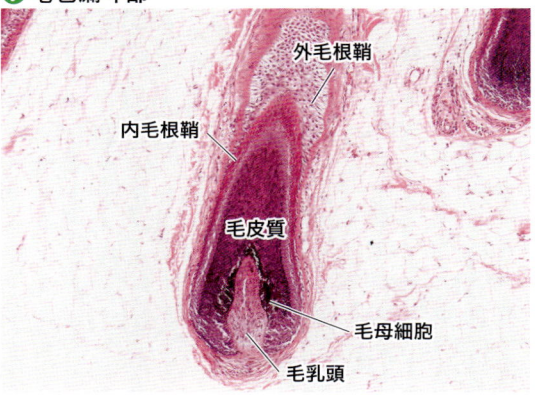

ⓙ 毛包漏斗部
外毛根鞘
内毛根鞘
毛皮質
毛母細胞
毛乳頭

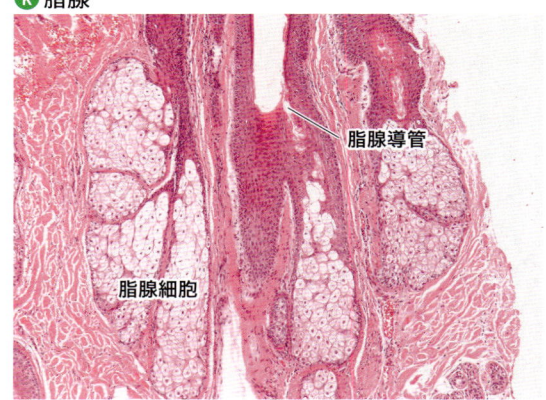

ⓚ 脂腺
脂腺導管
脂腺細胞

表　皮膚組織における分泌様式

分泌様式	全分泌 （ホロクライン）	断頭分泌 （アポクライン）	開口分泌 （エキソサイトーシス）
定義	腺細胞自体が崩壊して分泌を行う	管腔に面した細胞の一部が隆起・出芽し，細胞から切り離されることで分泌を行う（m）	細胞内で作られた小胞が細胞膜と融合し，内容物を放出する
部位	脂腺	アポクリン汗腺，乳腺	エクリン汗腺

l エクリン汗腺

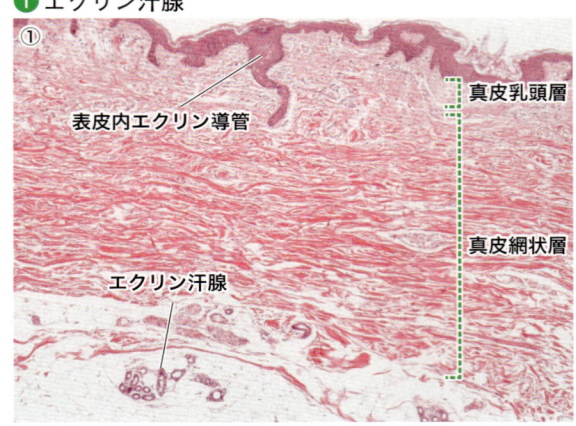
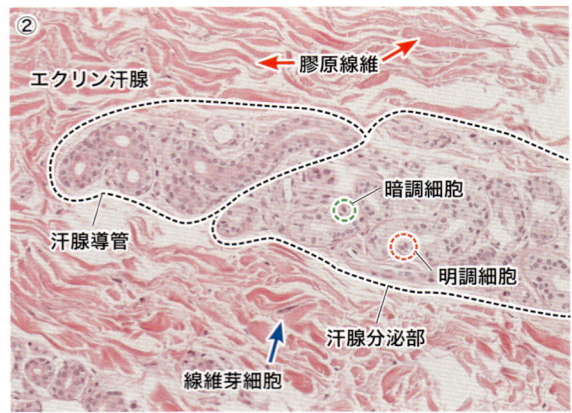

- 立毛筋付着部より下方が退縮し，これにより立毛筋付着部より上を**固定部**，下を**可変部**とよぶ．
- **毛包漏斗部**では毛包の最外層は表皮で，それより深部では最外層は外毛根鞘である．**外毛根鞘**にはケラトヒアリン顆粒が少なく，下半部に至ると明るい細胞質を有する（**j**）．外毛根鞘での，顆粒層を経ずに塊状に角化する様式を**外毛根鞘性角化**とよぶ．外毛根鞘の内側には，Henle層，Huxley層，鞘小皮からなる**内毛根鞘**があり，トリコヒアリン顆粒を有する（**j**）．
- **毛球**は毛包基部の膨らんだ部分で，中央に毛乳頭がある．毛乳頭を囲む細胞が**毛母細胞**である（**j**）．

2）脂腺

- 脂腺は脂質を分泌する．脂腺は脂腺細胞の**小葉**と皮脂を出す**脂腺導管**からなる（**k**）．脂腺導管は通常は毛包内に開口するが，直接体表に分泌する独立脂腺もある．
- 脂腺細胞は金平糖状のやや扁平な核と泡沫状の細胞質を有している．脂腺細胞の分泌の様式は全分泌（ホロクライン）である（**表**）．

3）汗腺

- 汗腺はエクリン汗腺，アポクリン汗腺がある．**エクリン汗腺**は**体温調節**に関与し，粘膜以外の全身の体表に存在する．**アポクリン汗腺**は腋窩・陰股部などに多く，分泌の様式は**断頭分泌**である．アポクリン汗腺は毛包，脂腺とともにpilosebaceous apocrine unitを構成する．
- エクリン汗腺は表皮に直接開口しており，分泌部と導管からなる．**エクリン汗腺分泌部**は皮下脂肪組織内にあり，2種類の**分泌細胞**と，それらを裏打ちするように存在する**筋上皮細胞**がある．基底側の細胞はグリコーゲンを多く含み，**明調細胞**といい，管腔側の細胞を**暗調細胞**という（**l**-②）．
- 導管は真皮内を垂直に上行した後，表皮をらせん状に上行して**汗孔**に開く（**l**-①）．導管は管腔側の**小皮縁／クチクラ細胞**（Cuticular cell）と外側の**孔細胞**（Poroid cell）で構成されている．

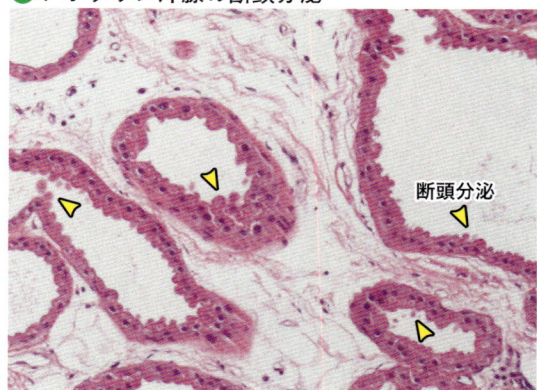
ⓜ アポクリン汗腺の断頭分泌

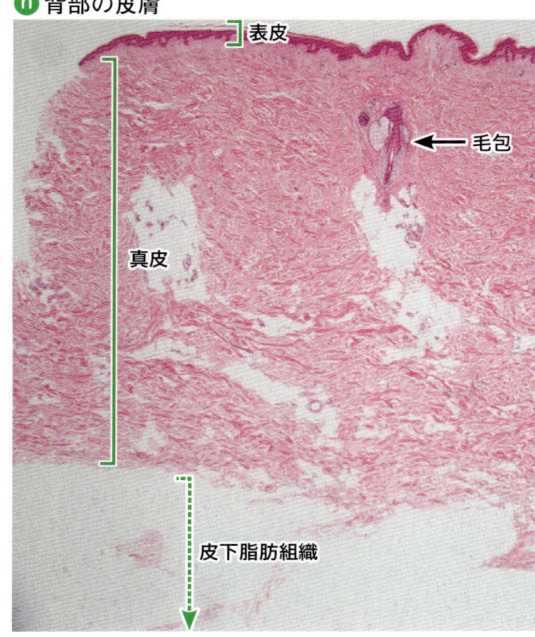
ⓝ 背部の皮膚

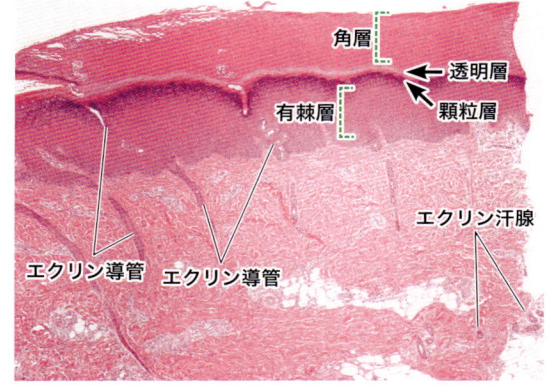
ⓞ 足底の皮膚

- アポクリン汗腺はエクリン汗腺よりも大型で，一種の腺細胞が単層上皮様に配列して，その外側には比較的発達した筋上皮細胞が裏打ちしている．管腔に面した細胞質の一部が隆起して細胞から切り離される分泌様式，いわゆる断頭分泌をする（ⓜ）．

- 正常皮膚の構造は，同一個体でも部位により差異があることに留意する．眼瞼の皮膚は薄く，背部の皮膚は厚い（ⓝ）．頭皮は硬毛をもち，顔面では脂腺が発達し，比較的浅い部位に横紋筋（表情筋）がみられる．また掌蹠では角質が厚いため相対的に真皮が薄く，表皮の角層と顆粒層の間に透明層がある（ⓞ）．

Part 2 炎症性疾患

0 炎症性疾患における病理診断の考え方

百瀬葉子

■ はじめに

- 通常，皮膚科医は患者さんの臨床所見を診てから鑑別診断を行い，皮膚生検を行う．しかし，バイアスのかからない正しい皮膚病理診断のためには，最初に臨床情報を参照せずに病理診断することが必要である．本稿では，そのような方法での炎症性皮膚疾患の病理診断の方法，鑑別診断の考え方を示す．
- 表に炎症性皮膚疾患の病理診断アルゴリズムを示す．この方法では，まず，**弱拡大**で表皮や表皮真皮境界部の変化の有無，炎症細胞浸潤のパターンを観察する（表のⅠ）．さらにその後，**拡大を上げ**，細かい表皮の変化や浸潤している細胞の種類，そして血管の状態，診断の手がかりとなる所見の有無などを確認し（表のⅡ），病理組織診断を進める．
- 最終的には，以上のような流れで決定された**暫定診断と臨床診断の突き合わせ**を行う．その際，暫定診断と臨床診断が大きくことなる場合もある．どの所見を有意に考えるか，病態をどう捉えるかを考えるが，最終的な診断には，**どのような時期**に採取された病変なのかということ，検体の**採取部位**および**全身状態**など臨床情報も必要となる．臨床から病理，病理から臨床を双方向性に考えることで診断の精度が上がる．表を顕微鏡の横に置き日々の病理診断のお役にたてていただければ幸いである．

※このアルゴリズムはA.Bernard Ackermanらによる『Histologic Diagnosis of Inflammatory Skin Disease, 3rd edition』を参考に作成した．

表　炎症性皮膚疾患の病理診断アルゴリズム

Ⅰ 弱拡大で観察			Ⅱ 強拡大で観察	Ⅲ 鑑別診断（例）
Ⅰ-1	Ⅰ-2（弱拡大～中拡大）		細胞浸潤や表皮変化	
❶脈管周囲性皮膚炎（Perivascular dermatitis）	表皮変化なし	①表皮変化なし（No apparent epidermal involvement）	ⓐ脈管周囲のみ（Perivascular only）	リンパ球	白斑，特発性色素性紫斑（Schamberg），薬疹／ウイルス性発疹症
			リンパ球，好酸球	虫刺症型反応
			リンパ球，形質細胞混在	限局性強皮症
		ⓑ脈管周囲と膠原線維間（Perivascular and interstitial）	リンパ球，組織球	特発性色素性紫斑（Schamberg）
			好中球	線状IgA水疱性皮膚症，薬疹／ウイルス性発疹症，紅斑性狼瘡（早期），白血球破砕性血管炎（早期），虫刺症，丹毒，蕁麻疹
			好酸球	水疱性類天疱瘡，尋常性天疱瘡，虫刺症型反応
			好中球，好酸球	蕁麻疹
			好中球，好酸球，形質細胞	限局性強皮症
			組織球主体	環状肉芽腫，肉芽腫性炎症を伴う菌状息肉症
			メラノファージ：貪食球（Melanophages）	炎症後色素沈着，斑状アミロイドーシス
			担鉄細胞（Siderophages）	うっ帯性変化
			肥満細胞	色素性蕁麻疹

（次ページに続く）

(表の続き)

Ⅰ 弱拡大で観察			Ⅱ 強拡大で観察		Ⅲ 鑑別診断（例）
Ⅰ-1	Ⅰ-2（弱拡大〜中拡大）		細胞浸潤や表皮変化		
表皮変化あり	②表皮真皮境界部（Changes at dermoepidermal interface)	ⓐ空胞型（Vacuolar）	リンパ球，単核球	水疱形成や角化細胞の壊死（Ballooning and necrotic keratocytes）	多形紅斑，急性痘瘡状苔癬状粃糠疹（PLEVA），移植片対宿主病（GVHD），腫瘍随伴性天疱瘡，ヘルペスウイルス感染症
				水疱形成なし（No ballooning）	円板状紅斑性狼瘡，皮膚筋炎，薬疹／ウイルス性発疹症，硬化性萎縮性苔癬
			リンパ球，好中球，好酸球		固定薬疹，水疱性類天疱瘡
		ⓑ苔癬型（Lichenoid）	リンパ球		扁平苔癬，苔癬型薬疹，円板状紅斑性狼瘡，急性痘瘡状苔癬状粃糠疹（PLEVA），移植片対宿主病（GVHD），紫斑性色素性苔癬様皮膚炎（Gougerot-Blum），扁平苔癬様角化症，菌状息肉症，扁平浸潤期
			リンパ球，異形成を伴うリンパ球，好中球，好酸球		リンパ腫様丘疹症
			リンパ球，組織球		光沢苔癬，線状苔癬，サルコイドーシス
			Langerhans細胞		ランゲルハンス細胞組織球症
	③球状変性（Ballooning）	ⓐ水疱のみ（Ballooning only）			ヘルペスウイルス感染症
		ⓑ表皮真皮境界部（Interface）	リンパ球		多形紅斑，移植片対宿主病（GVHD）
			リンパ球，好酸球，好中球		固定薬疹，トキシックショック症候群（TSS）
	④海綿状浮腫（Spongiotic）	ⓐ海綿状変化，表層のみ〔Spongiotic only (surface epidermal)〕	リンパ球		アレルギー性接触皮膚炎，貨幣状皮膚炎，異汗性湿疹，白癬，紅色汗斑，ジベルばら色粃糠疹，遠心性環状紅斑，脂漏性皮膚炎，線状苔癬，菌状息肉症，紅斑期
			リンパ球，好酸球		Pruritic urticarial papules and plaques of pregnancy，アレルギー性接触皮膚炎，貨幣状皮膚炎，異汗性湿疹，水疱性類天疱瘡蕁麻疹期，尋常性天疱瘡蕁麻疹期，色素失調症，虫刺症型反応
			好中球		掌蹠膿疱症，IgA天疱瘡
		ⓑ乾癬型（Psoriasiform）	リンパ球		アレルギー性接触皮膚炎，貨幣状皮膚炎，異汗性湿疹，脂漏性皮膚炎，線状苔癬，菌状息肉症，紅斑期
		ⓒ苔癬型／乾癬様苔癬型（Lichenoid/Psoriasiform lichenoid）	リンパ球		線状苔癬，菌状息肉症，紅斑期／浸潤期
			好酸球		水疱性類天疱瘡
		ⓓ海綿状変化，毛包漏斗部（Spongiotic only (infundibular epidrmal)			脂漏性皮膚炎
	⑤乾癬様肥厚（Psoriasiform）	ⓐ乾癬型のみ（Psoriasiform only）	リンパ球		乾癬，アレルギー性接触皮膚炎，貨幣状皮膚炎，異汗性湿疹，Gibertバラ色粃糠疹，毛孔性紅色粃糠疹，脂漏性皮膚炎，慢性単純性苔癬，結節性痒疹，壊死性遊走性紅斑，白癬，カンジダ症
		ⓑ苔癬型（Lichenoid）	リンパ球		線状苔癬，菌状息肉症，扁平浸潤期
			組織球，形質細胞		第2期梅毒

(次ページに続く)

（表の続き）

I 弱拡大で観察				II 強拡大で観察	III 鑑別診断（例）
I-1	I-2（弱拡大～中拡大）			細胞浸潤や表皮変化	
❷結節型およびびまん性型皮膚炎（Nodular and diffuse dermatitis）	①結節型皮膚炎（Nodular dermatitis）			リンパ球	偽リンパ腫，悪性リンパ腫
		好中球	膿瘍形成なし（Nonsuppurative）		Sweet病，壊疽性膿皮症，白血球破砕性血管炎，顔面肉芽腫
			膿瘍形成あり（suppurative）		表皮囊腫or外毛根鞘囊腫の破裂，座瘡，蜂窩織炎，化膿性汗腺炎
		組織球	サルコイド様（Sarcoidal）		サルコイドーシス，酒さ，ハンセン病，異物肉芽腫
			結核様（Tuberculoid）		皮膚結核，尋常性狼瘡，顔面播種状粟粒性狼瘡（LMDF）
			柵状（Palisaded）		環状肉芽腫，脂肪類壊死
			膠原線維間（Interstitial）		環状肉芽腫
			膿瘍形成（Suppurative）		表皮囊腫or外毛根鞘囊腫の破裂，異物肉芽腫，感染（細菌性，抗酸性菌性，真菌性など）
	②びまん性皮膚炎（Diffuse dermatitis）			リンパ球	偽リンパ腫，悪性リンパ腫
		好中球	膿瘍形成なし（Nonsuppurative）		Sweet病，壊疽性膿皮症，白血球破砕性血管炎，顔面肉芽腫症
			膿瘍形成あり（suppurative）		表皮囊腫or外毛根鞘囊腫の破裂，座瘡，蜂窩織炎，化膿性汗腺炎
		肥満細胞			色素性蕁麻疹
		組織球	好中球混在		表皮囊腫or外毛根鞘囊腫の破裂，異物肉芽腫，化膿性汗腺炎，壊疽性膿皮症
					感染（細菌性，抗酸性菌性，真菌性など）
			脂肪貪食（foam cell）		眼瞼黄色腫，結節性黄色腫，発疹型黄色腫，黄色肉芽腫
		Langerhans細胞			ランゲルハンス細胞組織球症
❸血管炎（Vasculitis）	①小血管（Small vessel）	ⓐ細静脈（Venules）			白血球破砕性血管炎
		ⓑ細動脈（Arteriole）			リベド血管炎
	②大血管（Large vessel）	ⓐ筋性静脈（Vein）			血栓性静脈炎
		ⓑ筋性動脈（Artery）			白血球破砕性血管炎
❹水疱性皮膚炎（Vesicular dermatitis）	①表皮内水疱（Intraepidermal）	ⓐ海綿状態（Spongiosis）		リンパ球，好酸球	アレルギー性接触皮膚炎，貨幣状皮膚炎，異汗性湿疹
				好中球	白癬
				好酸球	水疱性類天疱瘡，虫刺症型反応
				好中球，好酸球	固定薬疹
		ⓑ球状変性（Ballooning）			ヘルペスウイルス感染症，多形紅斑，固定薬疹，白血球破砕性血管炎
		ⓒ棘融解（Acantholytic）		顆粒層，有棘層上層	水疱性膿痂疹，白癬，カンジダ症，落葉状天疱瘡，IgA天疱瘡
				有棘層中層	ヘルペスウイルス感染症
				基底層直上	ダリエ病，尋常性天疱瘡，ヘイリーヘイリー病
		ⓓ離開（Cleaving）			機械的水疱形成

（次ページに続く）

(表の続き)

I 弱拡大で観察			II 強拡大で観察		III 鑑別診断（例）
I-1	I-2（弱拡大～中拡大）		細胞浸潤や表皮変化		
	②表皮下水疱 (Subepidermal)		炎症に乏しい		先天性表皮水疱，中毒性表皮壊死症 (TEN)
			リンパ球		多形紅斑，硬化性萎縮性苔癬
			好酸球		水疱性類天疱瘡，虫刺症型反応
			好中球		線状IgA水疱性皮膚炎，薬疹／ウイルス性発疹症，Sweet病，水疱性紅斑性狼瘡，壊疽性膿皮症，蜂窩織炎，瘢痕性類天疱瘡
			好酸球，好中球		線状IgA水疱性皮膚炎，薬疹／ウイルス性発疹症，水疱性類天疱瘡，瘢痕性類天疱瘡
❺膿疱性皮膚炎 (Pustular dermatitis)	①表皮上層 (Surface epidermal)	ⓐ角層内，角層下および有棘層内（もしくはすべて）[Intracorneal, subcorneal, or intraspinous (or all together)]			白癬，カンジダ症，膿疱性乾癬，急性汎発性発疹性膿疱症
		ⓑ角層下 (Subcorneal)			水疱性膿痂疹，落葉状天疱瘡
		ⓒ海綿状膿疱 (Spongiotic vesicles)			アレルギー性接触皮膚炎，貨幣状皮膚炎，異汗性湿疹
	②毛包漏斗部表皮 [Infundibular epidermal (pustular infundibulitis)]		非感染性	好中球	痤瘡
				好酸球	好酸球性膿疱性毛包炎（太藤病）
			感染症		ヘルペスウイルス感染症，第2期梅毒，白癬
	③毛包漏斗部および毛包 [Infundibular and follicular (Pustular infundibulitis and folliculitis)]		非感染性		痤瘡，酒さ，化膿性汗腺炎
			感染性		せつ，よう，ヘルペスウイルス感染症
❻毛包漏斗部周囲および毛包周囲皮膚炎 (Peri-infundibulitis and perifolliculitis)			リンパ球		扁平苔癬，円板状紅斑性狼瘡
			組織球		酒さ，第2期梅毒
❼線維形成性皮膚炎 (Fibrosing dermatitis)	①先行する線維化病変あり (Antecedents to fibrosis)		肉芽組織		外傷
	②線維化 (Fibrosis)		線維芽細胞の増生		ケロイド，皮膚線維腫
			線維芽細胞，組織球		皮膚線維腫
			線維芽細胞の減少	硬化あり	硬化性萎縮性苔癬，放射線性皮膚炎
				硬化なし	脂肪類壊死，瘢痕
❽脂肪組織炎 (Panniculitis)	①隔壁性 (Septal mostly)	ⓐ血管炎あり (Vasculitis)	小血管		白血球破砕性血管炎，リベド血管炎
			大血管		静脈：血栓性静脈炎，動脈：結節性多発動脈炎
		ⓑ血管炎なし (No vasculitis)			限局性強皮症，脂肪類壊死症，結節性紅斑
	②小葉性 (Lobular mostly)	ⓐ血管炎あり (Vasculitis)			バザン硬結性紅斑
		ⓑ血管炎なし (No vasculitis)	リンパ球，形質細胞		深在性紅斑性狼瘡
			好中球		膵炎性脂肪織炎，細菌感染症
			好中球，組織球		抗酸菌感染症，深在性真菌症
			組織球（Granulomatous）		サルコイドーシス，外傷性脂肪壊死，皮下型環状肉芽腫

■ 弱拡大で観察 (表のⅠ-1)

- 角層から表皮，真皮および脂肪組織まで，以下のパターンのどこに入るか弱拡大で観察する．実際の組織では複数のパターンがみられる場合があるが，まずはどのパターンが病態の本質か考える．

❶ 脈管周囲性皮膚炎（ⓐ）
- 脈管周囲のみの炎症

❷ 結節型およびびまん性型皮膚炎（ⓑ）
①結節型皮膚炎
- 多くは真皮網状層に稠密な炎症細胞浸潤が島嶼状つまり"結節"状にある．

②びまん性皮膚炎
- 真皮全層に及ぶ稠密な炎症細胞の浸潤ないし炎症細胞様細胞の増殖．脂肪組織に及ぶこともある．

❸ 血管炎（ⓒ）
- 血管炎とは血管壁に対する炎症性疾患．炎症の主体が動脈か静脈か？ 罹患血管はどこか？〔①**小血管**：毛細血管（真皮乳頭層），細動静脈（真皮乳頭下層〜網状層），②**大血管**：小動静脈（真皮脂肪組織境界部）〕より病理診断を考える．
- 本分類はAckermanらを参考にしたもので，現在臨床的に用いられている2012年に改訂されたChapel Hill分類と異なる部分がある．

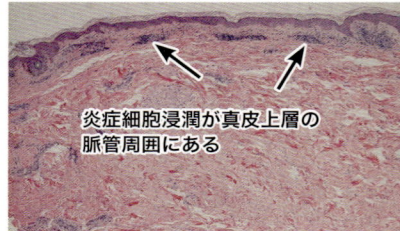

ⓐ 表皮に変化のない血管周囲性皮膚炎
炎症細胞浸潤が真皮上層の脈管周囲にある

特発性色素性紫斑（Schamberg）

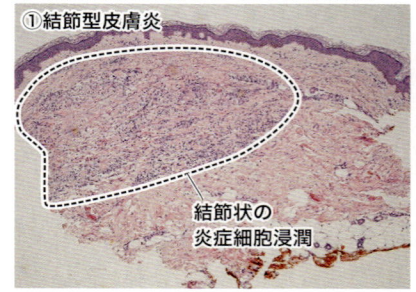
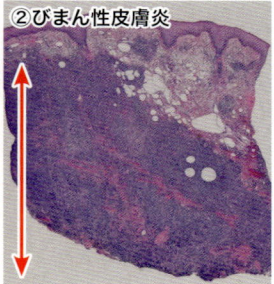

ⓑ 結節型皮膚炎とびまん性皮膚炎
①結節型皮膚炎　結節状の炎症細胞浸潤
②びまん性皮膚炎

①環状肉芽腫，②悪性リンパ腫．真皮乳頭下層からびまん性に稠密な炎症細胞様の細胞増殖あり（↔）．

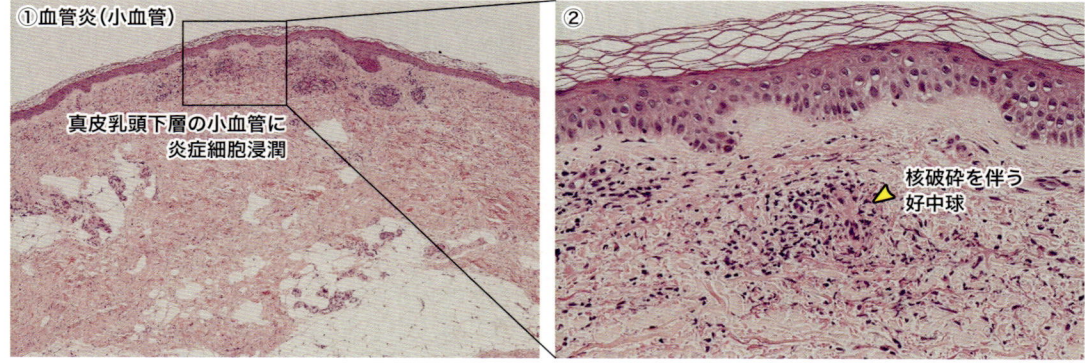

ⓒ 小血管の白血球破砕性血管炎
①血管炎（小血管）
真皮乳頭下層の小血管に炎症細胞浸潤
②　核破砕を伴う好中球

①IgA血管炎，②脈管のフィブリノイド変性はわずか．核破砕を伴う好中球，赤血球の血管外漏出がある"白血球破砕性血管炎"である（▷）

❹ 水疱性皮膚炎 (ⓓ)
- 表皮内あるいは表皮下に裂隙を形成する．裂隙の形成が表皮内か表皮下かを判断する．
①表皮内水疱
- 表皮角化細胞の**球状変性**，**海綿状変化**が進展し水疱を形成したもの，**表皮細胞間橋**の変性や形成不全により水疱を形成したもの，および**機械的**に裂隙を形成したものの4つに分類できる．
- さらに**棘融解**は表皮のどのレベルで離開を生じているのかにより診断の手がかりとなる．
②表皮下水疱
- 水疱辺縁を観察して裂隙形成の深度を判断する．

❺ 膿疱性皮膚炎 (ⓔ)
- 好中球の集簇が膿疱（Pustule）である．膿疱形成が表皮上層のみか，毛包漏斗部や毛包に及んでいるのかを判断する．

❻ 毛包漏斗部周囲および毛包周囲皮膚炎
- 毛包上皮の炎症細胞浸潤．

❼ 線維形成性皮膚炎 (ⓕ)
- 線維化と硬化は異なる．線維化とは線維芽細胞の増殖であり，皮膚硬化は膠原線維の肥厚と均質化である．

❽ 脂肪組織炎 (ⓖ)
- 炎症の主体が脂肪隔壁か脂肪小葉内かで大きく分類する．
- しかし，いずれも疾患により小葉隔壁から小葉内へ，小葉内から小葉隔壁へと炎症が進展し区別

ⓓ 水疱性皮膚炎

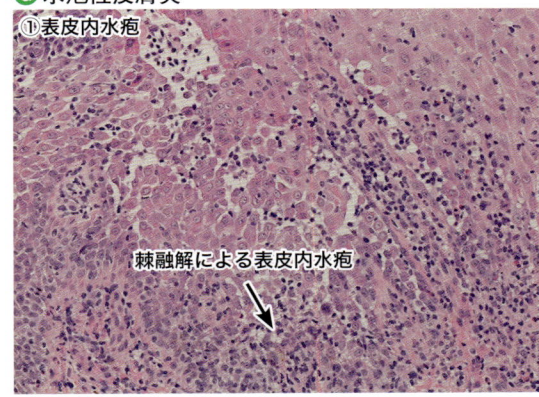
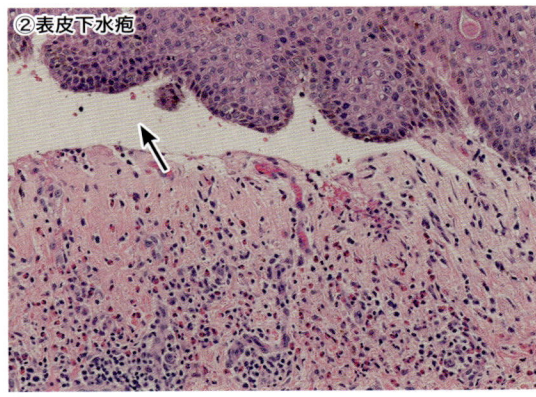

①ヘイリーヘイリー病，②水疱性類天疱瘡

ⓔ 膿疱性皮膚炎

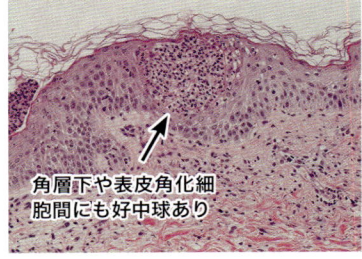

急性汎発性発疹性膿疱症．角層下の膿疱とKogoj海綿状膿疱（好中球浸潤を伴う海綿状浮腫）．

ⓕ 線維形成性皮膚炎

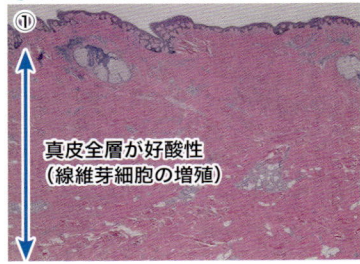
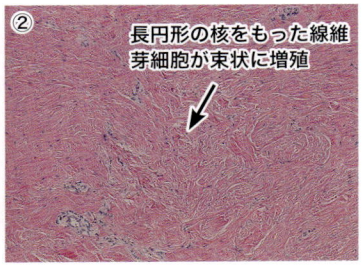

①瘢痕（表皮嚢腫破裂後），②拡大像

が困難な場合がある．
①隔壁性脂肪組織炎
②小葉性脂肪組織炎

■ 弱拡大〜中拡大で観察 (表のⅠ-2)

- 本稿では重要なものに絞って述べる．表皮変化の有無，炎症細胞浸潤の種類，真皮膠原線維の変化，皮下脂肪組織の変化，脈管に変化があるならばその部位を観察する．

≪表皮の変化≫

1) 表皮の変化なし
①基本的に表皮に変化のない病変 (**a**)

2) 表皮変化あり
②表皮真皮境界部の炎症
ⓐ空胞型 (**h**)：表皮真皮境界部に小さな裂隙ができる．**表皮基底細胞が障害**されるため，しばしば真皮上層にメラノファージの浸潤を伴う．
ⓑ苔癬型 (**i**)：真皮乳頭層に**帯状に炎症細胞**が浸潤し，**表皮真皮境界部が不明瞭**となる．
③球状変性 (**j**)

- 表皮細胞が膨化し細胞内で浮腫を生じた状態である．④の海綿状浮腫と鑑別が難しい時があるが，

ⓖ 脂肪組織炎

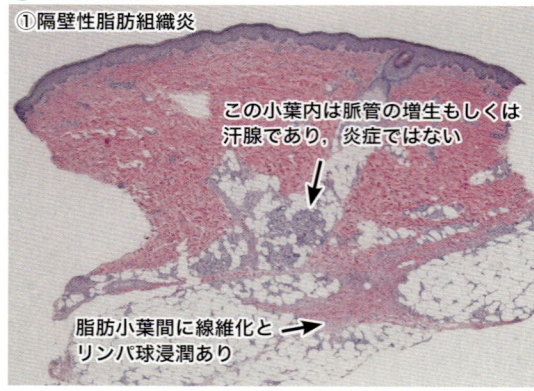
①隔壁性脂肪組織炎
この小葉内は脈管の増生もしくは汗腺であり，炎症ではない
脂肪小葉間に線維化とリンパ球浸潤あり

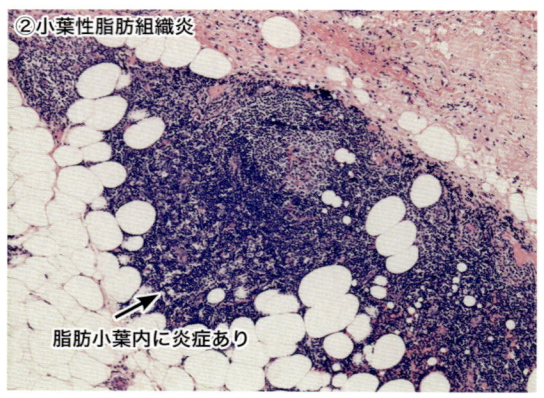
②小葉性脂肪組織炎
脂肪小葉内に炎症あり

①結節性紅斑，②深在性エリテマトーデス

ⓘ 苔癬型境界部皮膚炎

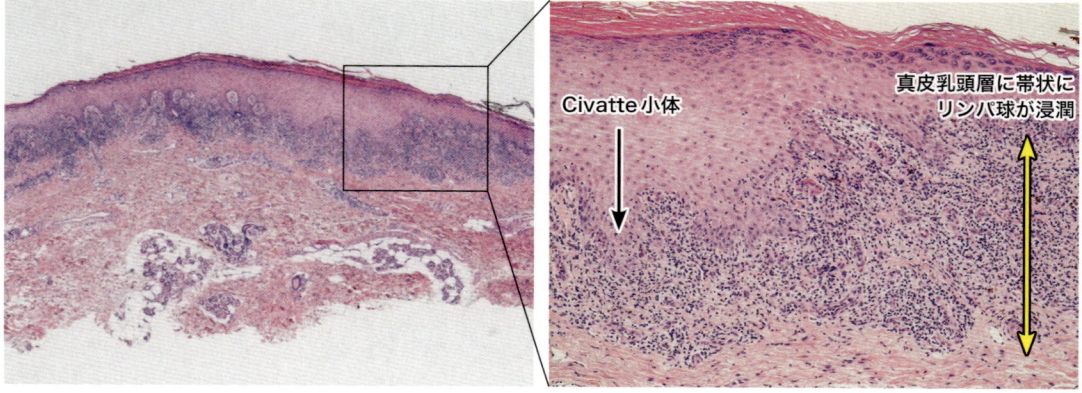
Civatte 小体
真皮乳頭層に帯状にリンパ球が浸潤

扁平苔癬．真皮乳頭層に帯状に炎症細胞が浸潤し，表皮真皮境界部が不明瞭となる．

病態は異なり区別が必要である．

④ 海綿状浮腫（ⓚ）
- 表皮細胞間が浮腫により離開する．高倍率で**細胞間橋**（デスモソーム）がみられる．

⑤ 乾癬様肥厚（ⓛ）
- 表皮が乾癬と類似し，表皮稜とほぼ同じ長さに延長し，肥厚する．

■ 強拡大で観察（表のⅡ）

- 弱拡大，中拡大でのスキャンニングによるパターンを把握すると鑑別診断は大きく絞り込める．
- さらに拡大を上げ，**浸潤している細胞の種類**により診断を絞り込んでいく．

≪炎症細胞≫

1）リンパ球（lymphocytes，ⓜ）
- リンパ球は小型の濃染した核をもち，細胞質に乏しい．

2）好酸球（eosinophils，ⓝ）
- 2分葉で細胞質に**好酸性の顆粒**が充満している細胞．好中球に比べるとやや小さい．

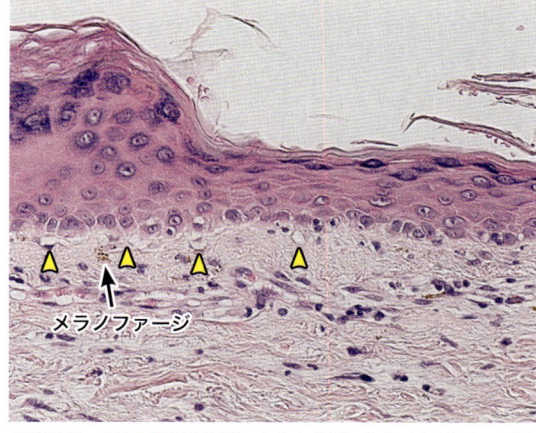

ⓗ 空胞型境界部皮膚炎

皮膚筋炎．表皮真皮境界部に小さな裂隙（▷）ができる．真皮上層にメラノファージの浸潤を伴う．

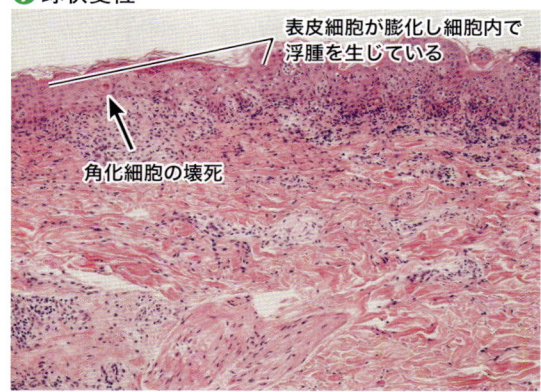

ⓙ 球状変性

多形紅斑

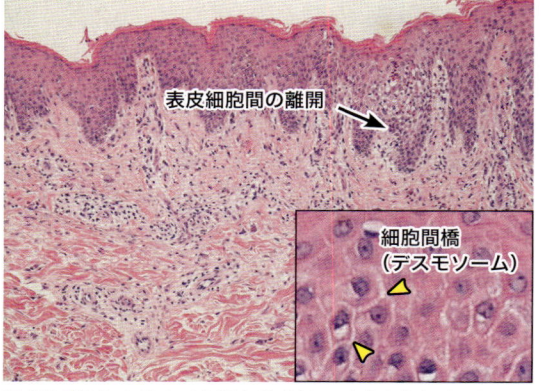

ⓚ 海綿状浮腫

湿疹続発性紅皮膚症（虫刺症型反応）．表皮角化細胞の細胞間浮腫

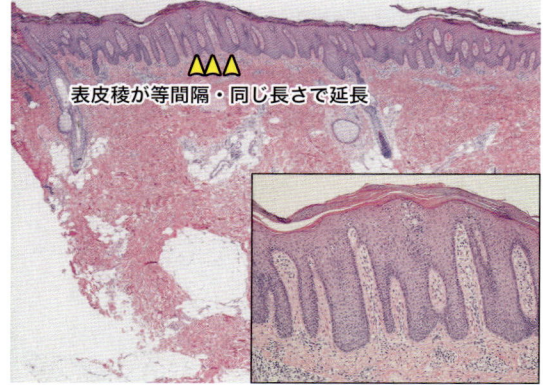

ⓛ 乾癬様肥厚

尋常性乾癬

3）好中球（neutrophils, o）
- 3分葉以上に分葉することのある白血球．好酸球と異なり，顆粒は有さない．

4）形質細胞（plasma cells, p）
- 車軸状に染色体の並ぶ核を偏在性にもつ楕円形の細胞．細胞質は好塩基性である．粘膜に存在するが，通常，皮膚にみることは稀である．
- 皮膚で形質細胞の浸潤がある場合，診断の手がかりとなる．梅毒，膿皮症，真菌症などの感染症や膠原病を疑う．

5）組織球（histiocytes, m q）
- 毛細血管内皮細胞とほぼ同じ大きさと明るさの核をもつものが組織球である（m）．組織球はさまざまなものを貪食する．
- メラニンを貪食したものを担色細胞（メラノファージ，q-①），ヘモジデリンを貪食したものを担鉄細胞（ジデロファージ，q-②），脂肪を貪食したものを泡沫細胞（Foam cell, q-③）という．
- 担鉄細胞はメラノファージに比べ含む顆粒が大きく黄金色であるが，鑑別困難な場合もある．
- 組織球はしばしば癒合して多核化する．これを巨細胞（Giant cell）という．核の配列と胞体の性状により次の4つに分類される．

①異物型巨細胞（Foreign body giant cell, q-④）
- 異物（細菌や真菌，組織片など）を貪食し，核は不規則に辺縁に集まる．

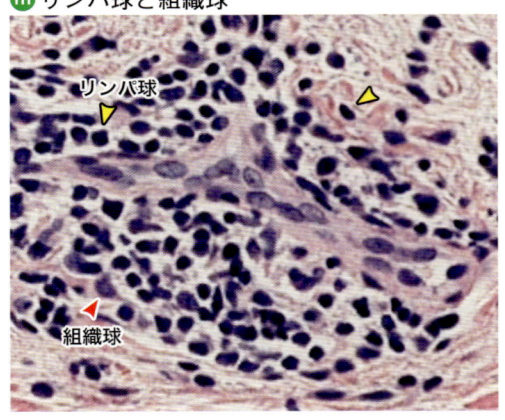
m リンパ球と組織球

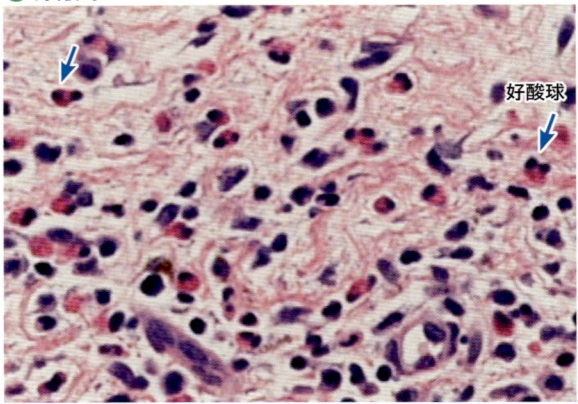
n 好酸球

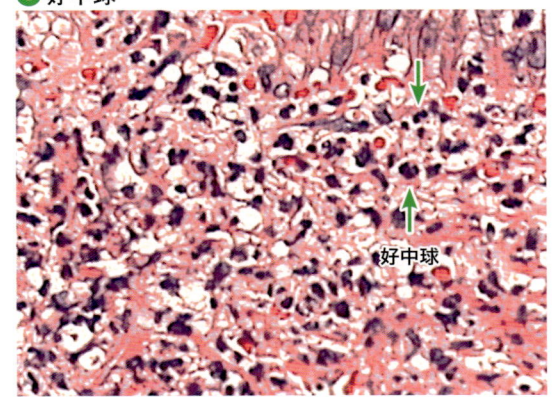
o 好中球

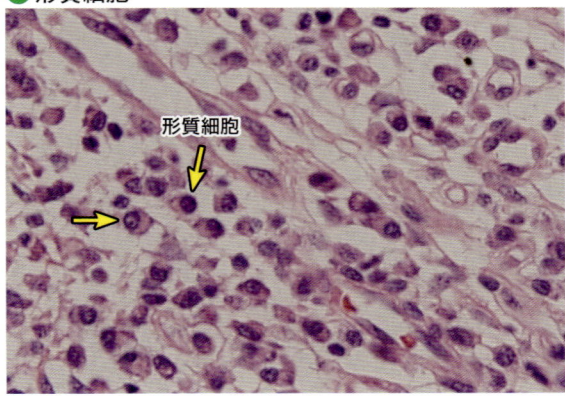
p 形質細胞

②Langhans型巨細胞（Langhans type giant cell, q-⑤）
- 核が辺縁に規則正しく配列する．結核やサルコイドーシスでみられる．

③Touton型巨細胞（Touton type giant cell）
- 脂肪を貪食し，核が花環状に配列しその内部は好酸性でその外部は泡沫状となる．若年性黄色肉芽腫症などでみられる．

q 種々の組織球

①担色細胞（メラノファージ）

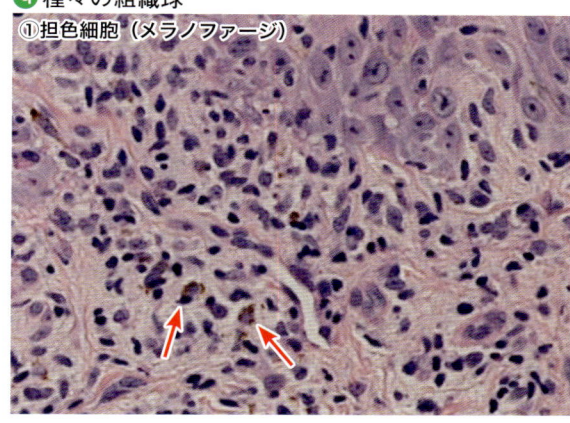

②担鉄細胞（シデロファージ）

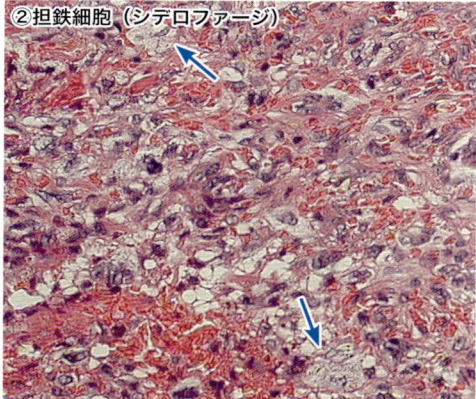

③泡沫細胞

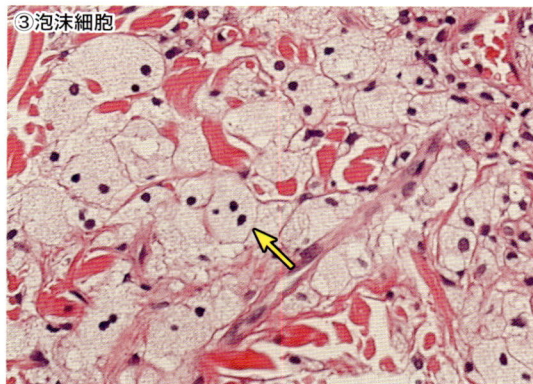

④異物型巨細胞

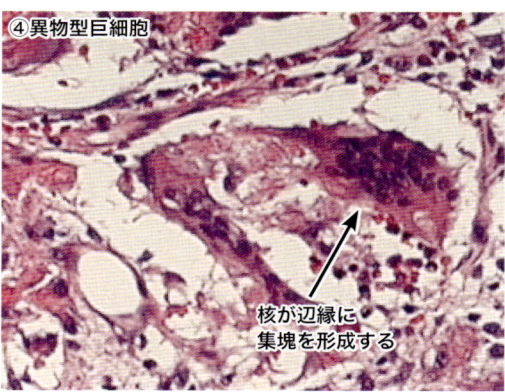

核が辺縁に集塊を形成する

⑤Langhans型巨細胞

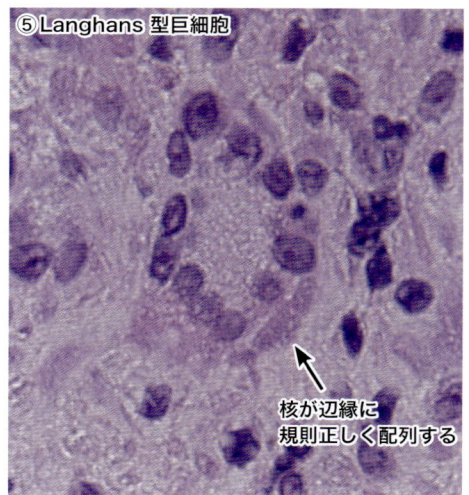

核が辺縁に規則正しく配列する

④破骨型巨細胞（Osteoclast-like giant cell）
- 細胞質は好塩基性で均一，核が中央に一塊となる．腱鞘巨細胞腫などでみられる．

■ それ以外に病理診断に必要な所見と考え方（表-Ⅲ）

1）診断の手がかり
- これだけでは，診断を特定することはできないが，診断の可能性をいくつかの疾患に絞り込むために有用な所見のことをいう．
- 以下にいくつかの例をあげる．

①錯角化した角層内の好中球の核（r）
- 細胞増殖のスピードが速まり，顆粒層における核の分解が不完全となり，角質細胞の核が濃縮した状態で残存することを不全角化（錯角化）という．
- 錯角化した角層内に好中球の核がみられた場合，おおよそ下記の疾患に絞られる．
- 尋常性乾癬
- 膿疱性乾癬
- Mucha-Habermann病
  - 急性痘瘡状苔癬状粃糠疹
  - 慢性苔癬状粃糠疹
- 白癬
- カンジダ症
- 伝染性膿痂疹

②真皮乳頭層の著明な浮腫（s）
- 丹毒
- 虫刺症（あるいは虫刺症型反応）
- Sweet病
- 多形紅斑
- 多形日光疹
- 初期の硬化性萎縮性苔癬

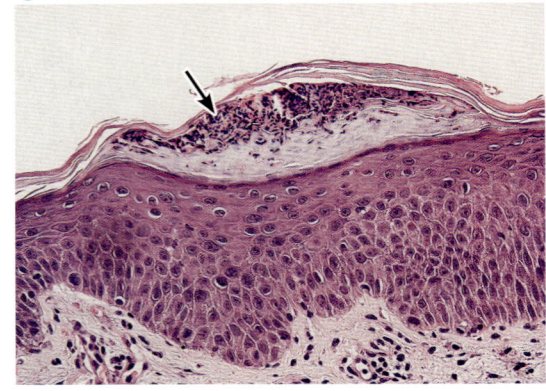

r 錯角化した角層内の好中球の核

尋常性乾癬，早期病変

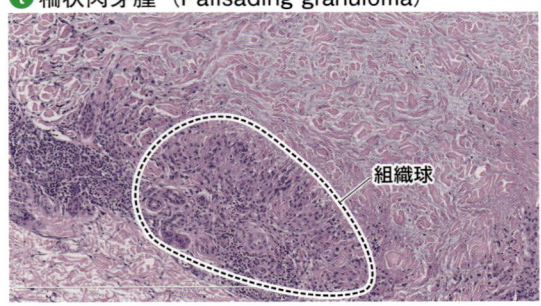

t 柵状肉芽腫（Palisading granuloma）

環状肉芽腫．膠原線維間のムチン（粘液）の貯留の周囲に組織球が配列している．

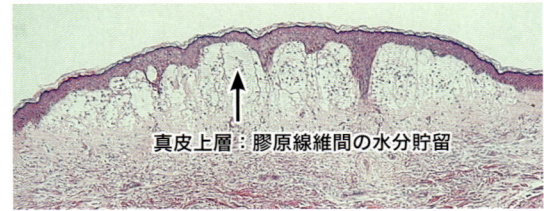

s 真皮乳頭層の著明な浮腫

真皮上層：膠原線維間の水分貯留

多形紅斑

③表皮角化脂肪の壊死（ｊ）
- 多型紅斑
- Mucha–Habermann病
- 苔癬型薬疹
- 固定薬疹
- 扁平苔癬
- 円板状紅斑性狼瘡
- 刺激性接触皮膚炎
- 光毒性皮膚炎

④柵状肉芽腫（ｔ）
- ある物質を取り囲んで組織球が分布する状態で，組織球の核が柵状を呈する．
- 環状肉芽腫
- リウマトイド結節
- 脂肪類壊死
- 痛風結節

⑤真皮網状層のムチン（粘液）の貯留（ｕ）
- 皮膚紅斑性狼瘡
  ・円板状紅斑性狼瘡
  ・腫脹性紅斑性狼瘡
- 皮膚筋炎
- 環状肉芽腫

2）病変の時間経過による変化

- 同じ疾患であっても，早期・最盛期・晩期ではそれぞれその所見が異なってくる．そのため，どの時期の病変が採取されているかの認識が重要である．
- 炎症性疾患の場合，一般に早期の病変を採取することを推奨することが多いが，**最盛期の病変を採取した方が，その疾患の定型的所見が得られることが多い**．炎症性疾患は常にその病理組織学的所見も変動しているということを理解しておく必要がある．

ｕ 真皮網状層のムチン（粘液）の貯留

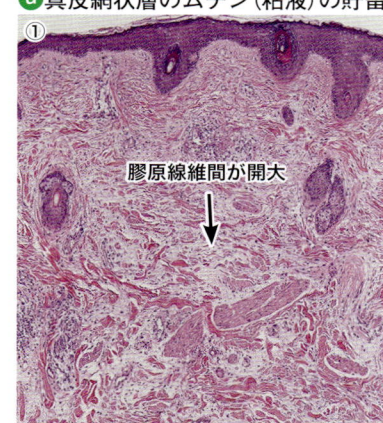
① 膠原線維間が開大

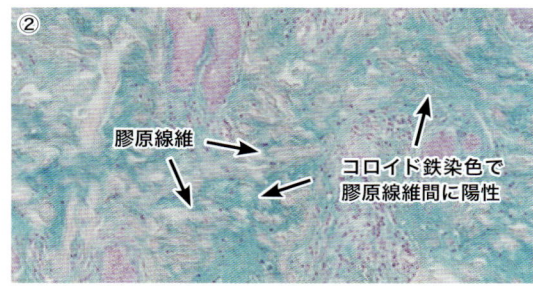
② 膠原線維　コロイド鉄染色で膠原線維間に陽性

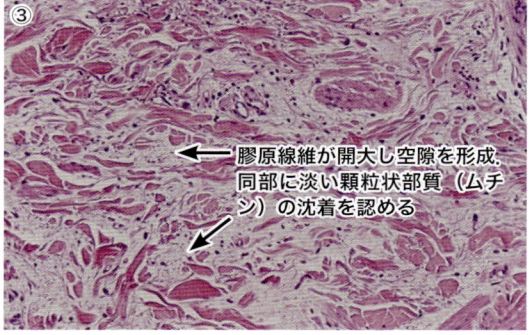
③ 膠原線維が開大し空隙を形成．同部に淡い顆粒状部質（ムチン）の沈着を認める

腫脹性紅斑性狼瘡

Part 2 炎症性疾患

第1章 湿疹皮膚炎群

難易度 ★☆☆

1 下肢の鱗屑を伴う紅斑局面

東 直行

症例 症例60歳代，男性．2年前より下腿に鱗屑を伴う茶褐色局面が出現した．痒みがある．

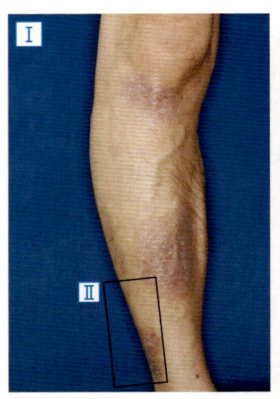

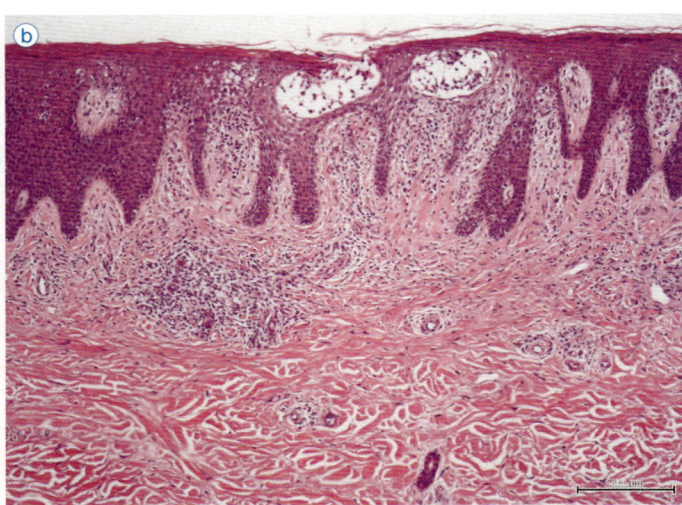

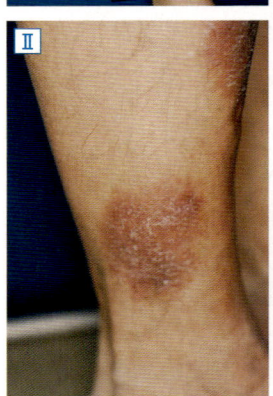

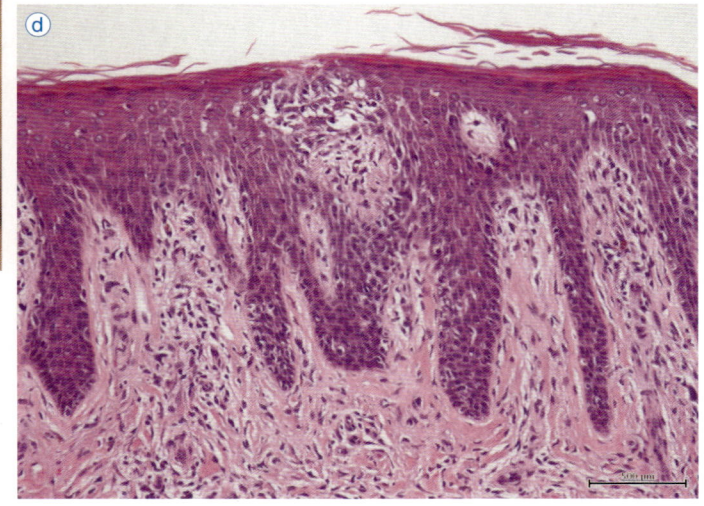

Ⅰ）右下腿の臨床写真
Ⅱ）生検部位の拡大写真
b）HE染色（中拡大像）
d）HE染色（強拡大像）

臨床医のギモン

❶ 軽症の尋常性乾癬との鑑別ポイントを教えてください．

皮膚病理アプローチ

■ 病理診断
- 貨幣状皮膚炎（Spongiotic dermatitis/eczema reaction, Nummular dermatitis）

■ 病理像はこう読む

表皮の変化
- 乾癬様表皮肥厚（ⓐ⎿⏌），海綿浮腫（ⓑⓒ→，ⓓ→），表皮内小水疱（ⓑⓒ，→）．

炎症細胞浸潤パターン
- 海綿状浮腫を伴う表皮に少数のリンパ球浸潤（ⓓ→），真皮血管周囲性の炎症細胞浸潤（ⓐⓑ，◯）．

浸潤細胞
- リンパ球，組織球，時に好酸球．
- 真皮上層の血管周囲性の炎症細胞浸潤では，リンパ球が中心で，好酸球の浸潤はさまざまである．

その他の所見
- 錯角化．
- 鱗屑痂皮（ⓒ）．
- 真皮乳頭層の浮腫（ⓒⓓ，◯）．
- 基底層のメラニンの沈着（ⓒ◯）．

■ 臨床症状と病理所見の対応
- 薄い鱗屑は薄い角層に対応し，色素沈着を伴った紅斑は真皮乳頭層の血管拡張と基底層のメラニン沈着に対応する．

+α知識
- 貨幣状皮膚炎と異汗性湿疹，自家感作性皮膚炎，アレルギー性接触皮膚炎の病理学的所見は非常に似ているため臨床的に鑑別する．

鑑別疾患
- 脂漏性皮膚炎（Part2 第1章-3）：表皮突起延長，表皮肥厚が目立ち，海綿状浮腫は軽度である．毛包開孔部で不全角化を認める．
- 尋常性乾癬（Part2 第4章-1）：❶顆粒層の消失，真皮乳頭層上の表皮の菲薄化，真皮乳頭層の拡張した血管腔，錯角化し肥厚した角層，角層内の好中球の核がみられる．通常，好酸球はみられない．

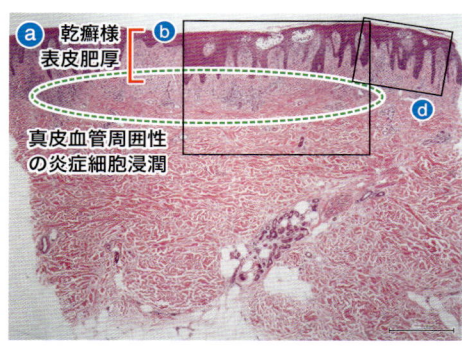

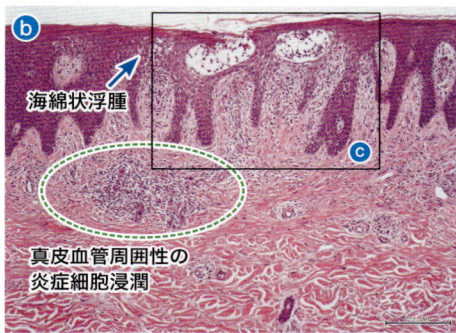

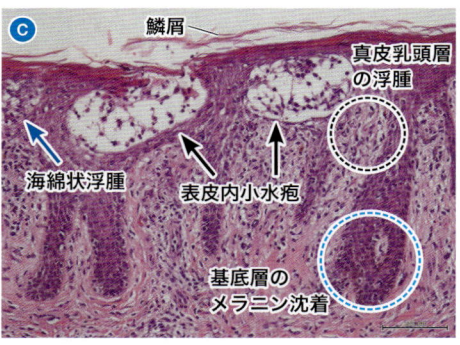

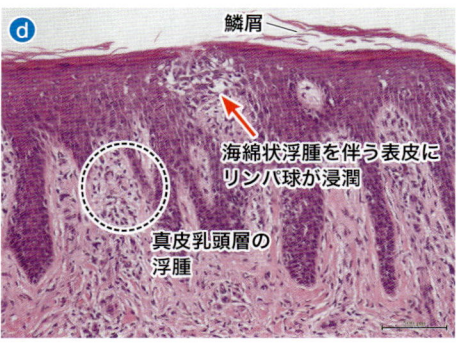

キモの一言 ▶ 病理診断がSpongiotic dermatitisなら，最終診断は臨床で．

Part 2 炎症性疾患

第1章 湿疹皮膚炎群

難易度 ★★☆

2 そう痒を伴う四肢の苔癬化局面，紅斑，丘疹

李 民

症例 60歳代，男性．数年前より四肢にそう痒の強い苔癬化局面・紅斑・丘疹があり，次第に拡大してきた．

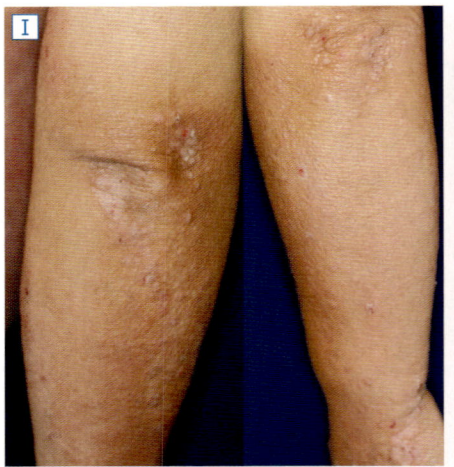

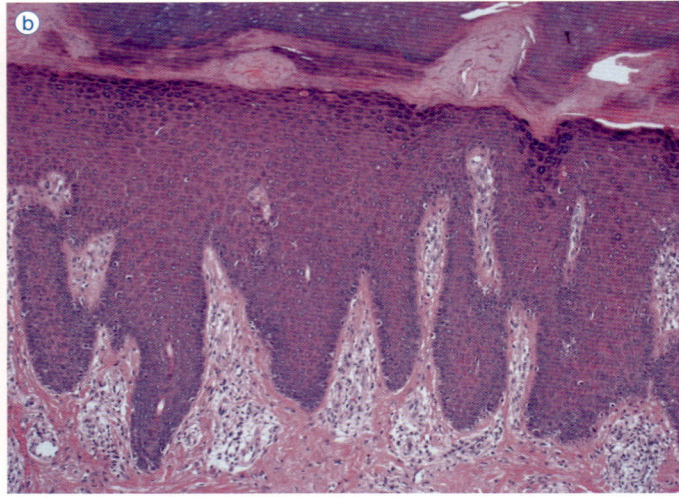

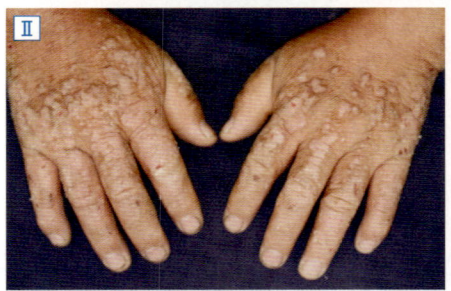

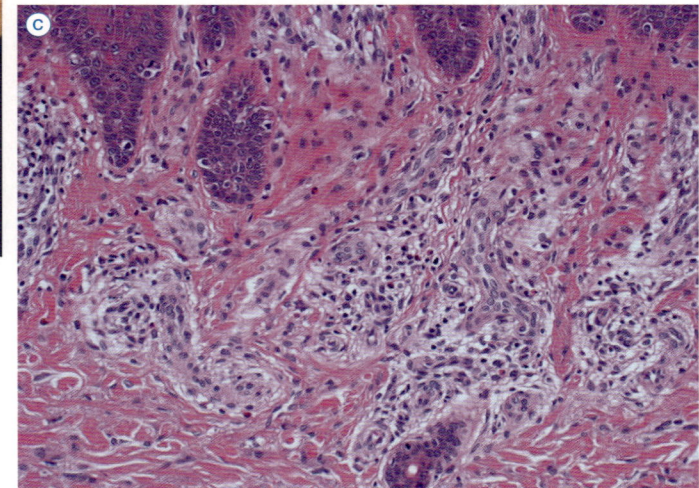

Ⅰ）上肢の体表写真
Ⅱ）手背の体表写真
b）HE染色（中拡大像，手背部の生検）
c）HE染色（強拡大像）

臨床医のギモン

❶ 掻破などの慢性刺激の繰り返しでどのような病理所見が起こるのでしょうか？

36　臨床医が知っておきたい皮膚病理の見かたのコツ

慢性単純性苔癬

皮膚病理アプローチ

■ 病理診断
- 慢性単純性苔癬（Lichen simplex chronicus）

■ 病理像はこう読む

表皮の変化
- 乾癬様表皮肥厚（ⓐ ↔），角質増生，ほとんどが正過角化（ⓐ ◯）．
- 時に表皮の海綿状浮腫を伴う．

炎症細胞浸潤パターン
- 真皮上層血管周囲性の炎症細胞浸潤（ⓒ ◯）．

診断の手がかり
- 緻密な正過角化を伴う顆粒細胞層の肥厚（ⓑ ◯）．

浸潤細胞
- リンパ球，好酸球，組織球（ⓒ ◯）．

その他の所見
- 真皮乳頭において縦走する膠原線維束の増加（ⓑ ▷），伴走する血管の拡張がみられる（ⓒ）．
- しばしば線維芽細胞がみられる．

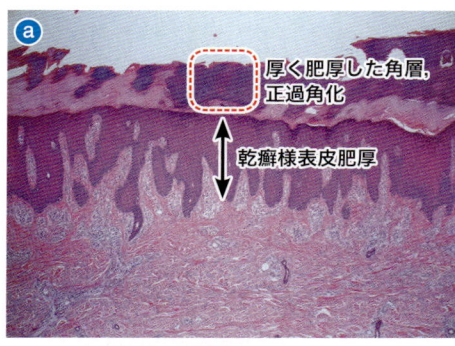

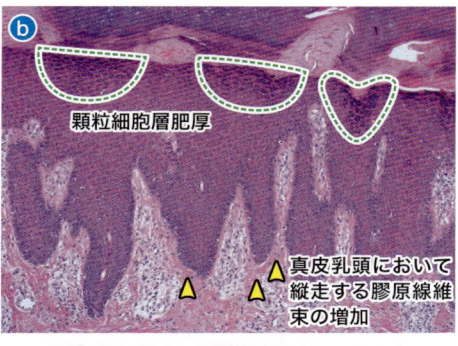

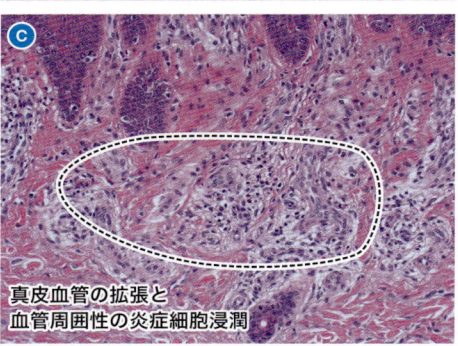

■ 臨床症状と病理所見の対応
- 浸潤を伴う苔癬化局面は表皮肥厚と，真皮乳頭層の縦走する膠原線維の増加に対応する．

＋α知識
- 慢性湿疹の一型であり，アトピー性皮膚炎との合併がある．
- アトピー性皮膚炎や多形慢性痒疹に伴う場合，接触皮膚炎などに続発して生じる場合には，表皮の海綿状浮腫と錯角化，好酸球浸潤を伴うことが多い．
- 臨床的に限局性の病変はビダール苔癬，限局性神経皮膚炎ともよばれる．

鑑別疾患
- アトピー性皮膚炎：アトピー素因などにより鑑別，慢性単純性苔癬の基礎疾患となることもある．
- アミロイド苔癬：ダイロン染色による呈色反応陽性によるアミロイドの証明．
- 扁平苔癬（Part2 第4章-4）：病理所見として真皮上層に帯状の炎症細胞浸潤，基底層の空胞変性が鑑別の要点である．

ⓐ 厚く肥厚した角層，正過角化
乾癬様表皮肥厚

ⓑ 顆粒細胞層肥厚
真皮乳頭において縦走する膠原線維束の増加

ⓒ 真皮血管の拡張と血管周囲性の炎症細胞浸潤

キモの一言　❶乾癬様表皮肥厚，正過角化の角質増生，顆粒層の肥厚がポイント！

Part 2 炎症性疾患

第1章 湿疹皮膚炎群

難易度 ★☆☆

3 顔面に鱗屑を伴う紅斑

李 民

症例 70歳代，男性．1カ月前より顔面に鱗屑を伴う紅斑が出現，そう痒の訴えはない．

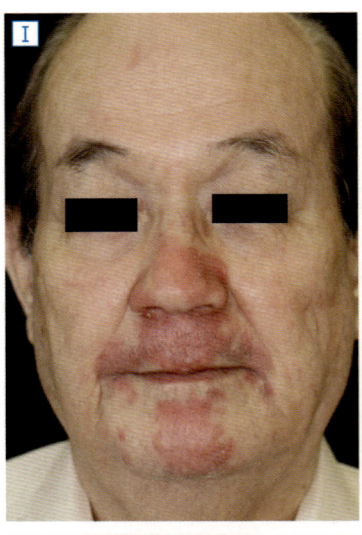

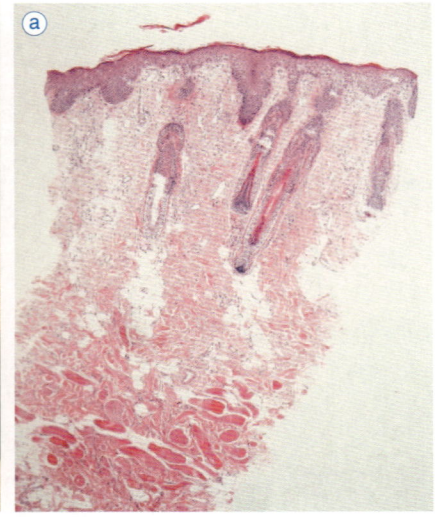

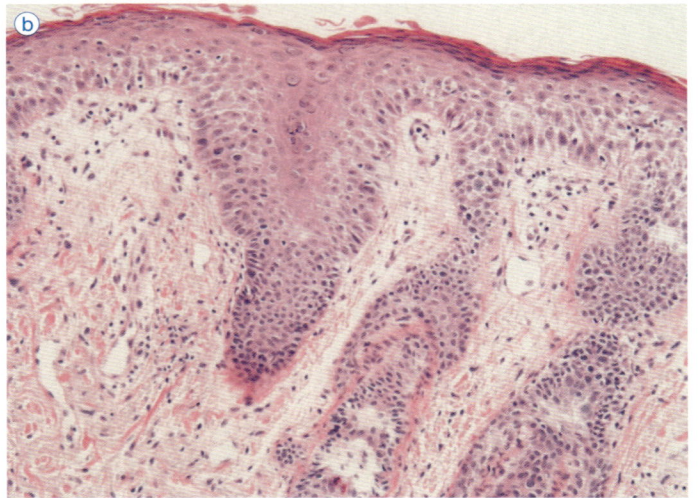

Ⅰ）顔面の体表写真
a）HE染色（弱拡大像）
b）HE染色（強拡大像）

臨床医のギモン

❶臨床所見上，乾癬や湿疹と類似する場合には，どう鑑別するのでしょうか？

脂漏性皮膚炎

皮膚病理アプローチ

■ 病理診断
- 脂漏性皮膚炎（Seborrheic dermatitis）

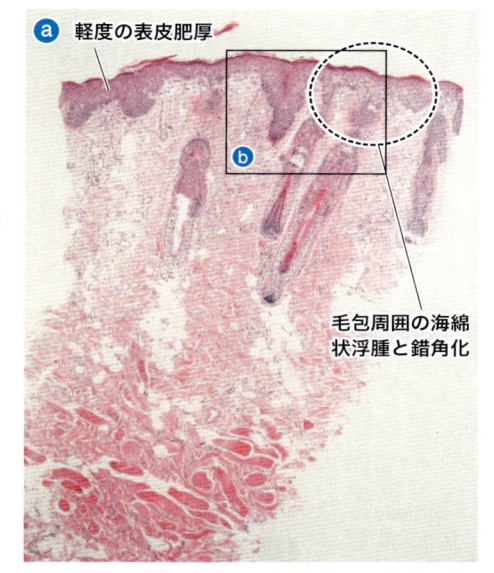

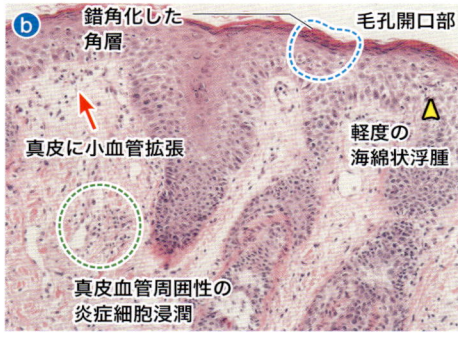

■ 病理像はこう読む

表皮の変化
- 表皮稜の延長による**軽度の表皮肥厚**（ⓐ，ⓑ），毛包周囲表皮の**海綿状浮腫**（ⓐ◯，ⓑ▷）と錯角化（ⓑ）．

炎症細胞浸潤パターン
- 真皮上層**血管周囲性**の炎症細胞浸潤（ⓑ◯）．

診断の手がかり
- 毛孔開口部に錯角化（ⓑ◯）．

浸潤細胞
- リンパ球，組織球．

その他の所見
- 表皮に軽度の海綿状浮腫（ⓑ▷）．
- 毛包周囲に炎症細胞浸潤，毛孔角栓．
- 真皮に小血管拡張（ⓑ→）．

■ 臨床症状と病理所見の対応
- 錯角化は鱗屑に対応する．
- ❶乾癬と慢性湿疹の中間組織像を呈し，あまり特徴的な所見はない．

＋α知識
- 頭部，顔面，背部，腋窩など脂腺の発達した部分が好発部位となる．皮脂や汗を好むマラセチアという常在性真菌によるものである．
- 乳児の場合，生後まもなく〜8カ月頃に本症を発症しやすい．
- 成人の場合，長期臥床中の高齢者や，AIDSやParkinson病患者では本症を発症しやすい．

鑑別疾患
- **尋常性乾癬**（Part2 第4章-1）：脂漏部位に生じた乾癬との鑑別は困難であるが，表皮の海綿状浮腫は乾癬では少ない．
- **Gibertバラ色粃糠疹**（Part2 第2章-6）：皮疹の部位，ヘラルドパッチなどから鑑別する．
- **皮膚真菌症**：真菌鏡検にて鑑別する．HE染色でも角層内に菌糸をみることがある．

ⓐ 軽度の表皮肥厚
ⓑ 毛包周囲の海綿状浮腫と錯角化

ⓑ 錯角化した角層／毛孔開口部／軽度の海綿状浮腫／真皮に小血管拡張／真皮血管周囲性の炎症細胞浸潤

キモの一言　乾癬と慢性皮膚炎の中間的な組織像である．

Part 2　炎症性疾患

第2章　痒疹・蕁麻疹・紅斑症

難易度 ★★☆

1　全身の強いそう痒を伴う紅色丘疹

李 民

症例 70歳代，女性．5年前から出現．ほぼ全身のそう痒感があり，体幹・四肢に紅色丘疹，掻破痕が多発している．

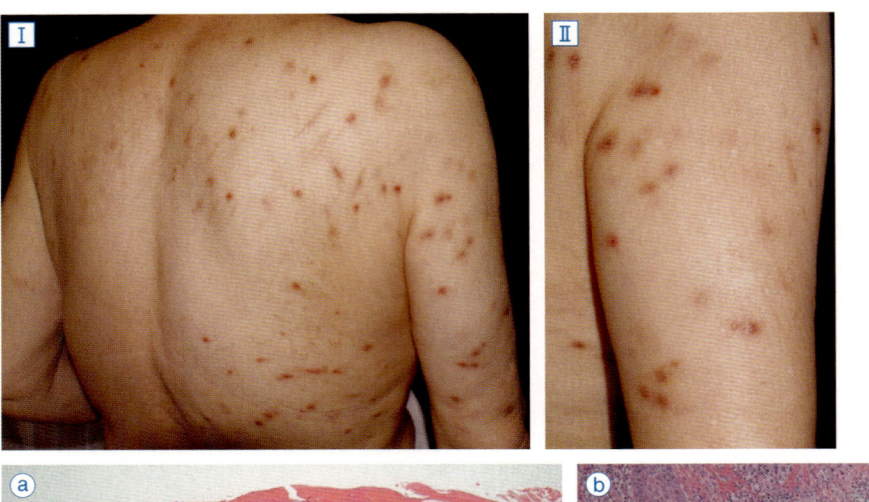

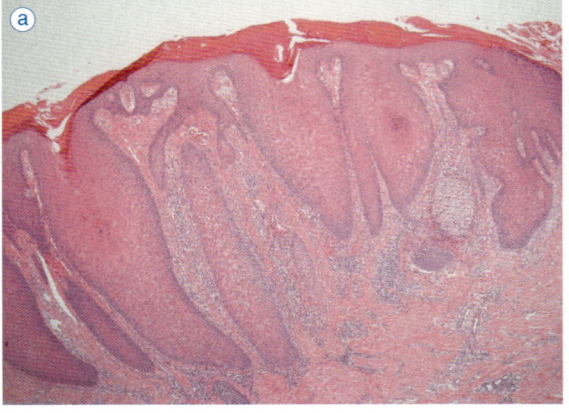

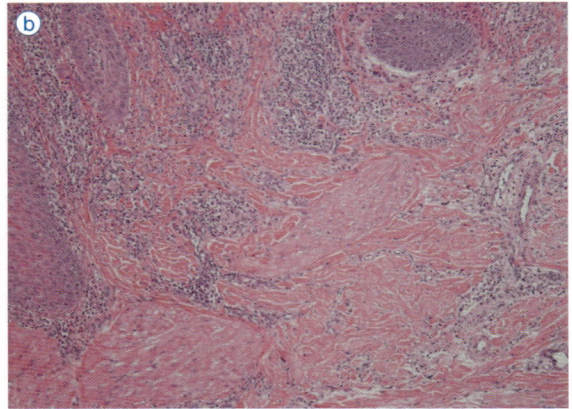

Ⅰ）背部の体表写真
Ⅱ）上肢の体表写真
a）HE染色（弱拡大像）
b）HE染色（中拡大像）

臨床医のギモン

❶ 基礎疾患伴う場合以外，原因不明であることが多いのでしょうか？

40　臨床医が知っておきたい皮膚病理の見かたのコツ

皮膚病理アプローチ

■ 病理診断
- 結節性痒疹（Prurigo nodularis）

■ 病理像はこう読む

表皮の変化
- 乾癬様表皮肥厚（ⓐ ↔）、および不規則な表皮稜の延長による表皮肥厚（ⓐ ◌）、角質増殖（ⓐ →）、顆粒層肥厚（ⓐ ▷）により、隆起性病変を形成する．

炎症細胞浸潤パターン
- 真皮の血管周囲性の炎症細胞浸潤（ⓑⓒ、◌）．

診断の手がかり
- 乾癬様あるいは不規則な表皮肥厚．

浸潤細胞
- リンパ球、組織球、時に好酸球．

その他の所見
- 表皮肥厚は偽癌性増殖を示すことがある．
- 時に毛包上皮の増殖を伴うことがある．
- 真皮上層の毛細血管の増生、血管拡張を認める（ⓐ →）．
- 真皮膠原線維の増生（ⓑ →）．
- 隆起性病変周囲に慢性単純性苔癬（Part2 第1章-2）の所見を伴うことが多い．

■ 臨床症状と病理所見の対応
- 結節は著明な表皮肥厚、角質増殖に対応する．

＋α知識
- 主に小児～成人の下腿（時として上肢・躯幹・顔面）に生じる孤立性で硬い結節である．
- 激しいそう痒に伴い、患部を繰り返し掻破することによって、0.5～2 cm程度で暗紅色の疣状丘疹～結節になる．
- ❶原因は不明であるが基礎疾患としてアトピー性皮膚炎が一番多い．糖尿病、肝疾患、透析患者、妊娠などでも強いそう痒を起こし、基礎疾患になりうる．

鑑別疾患
- アトピー性皮膚炎：基礎疾患となる時がある．アトピー素因から鑑別する．

ⓐ 角質増殖／顆粒層肥厚／真皮上層血管増生・拡張／乾癬様表皮肥厚／不規則な表皮稜の延長による表皮肥厚

ⓑ 真皮血管周囲性の炎症細胞浸潤／真皮膠原線維の増生

ⓒ 真皮血管周囲性の炎症細胞浸潤

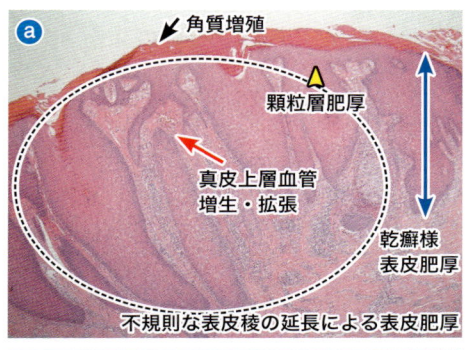

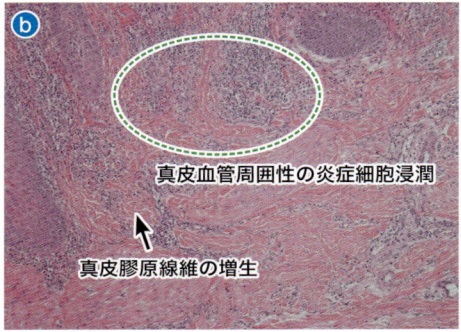

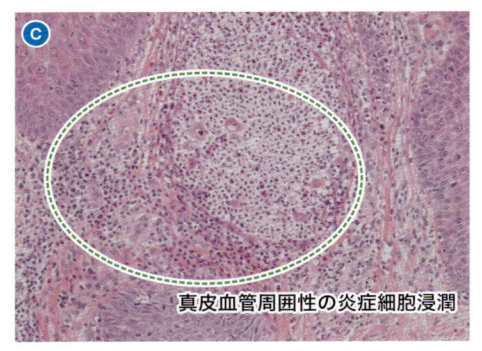

> **キモの一言**　表皮肥厚、顆粒層の肥厚、掻破による表皮欠損がポイント！

Part 2　炎症性疾患

第2章　痒疹・蕁麻疹・紅斑症

難易度 ★★☆

2　体幹四肢の激しいそう痒を伴う丘疹

李 民

症例　50歳代，男性．半年前より体幹・四肢に激しいそう痒を伴う暗紅色丘疹が出現，増数し多発してきた．

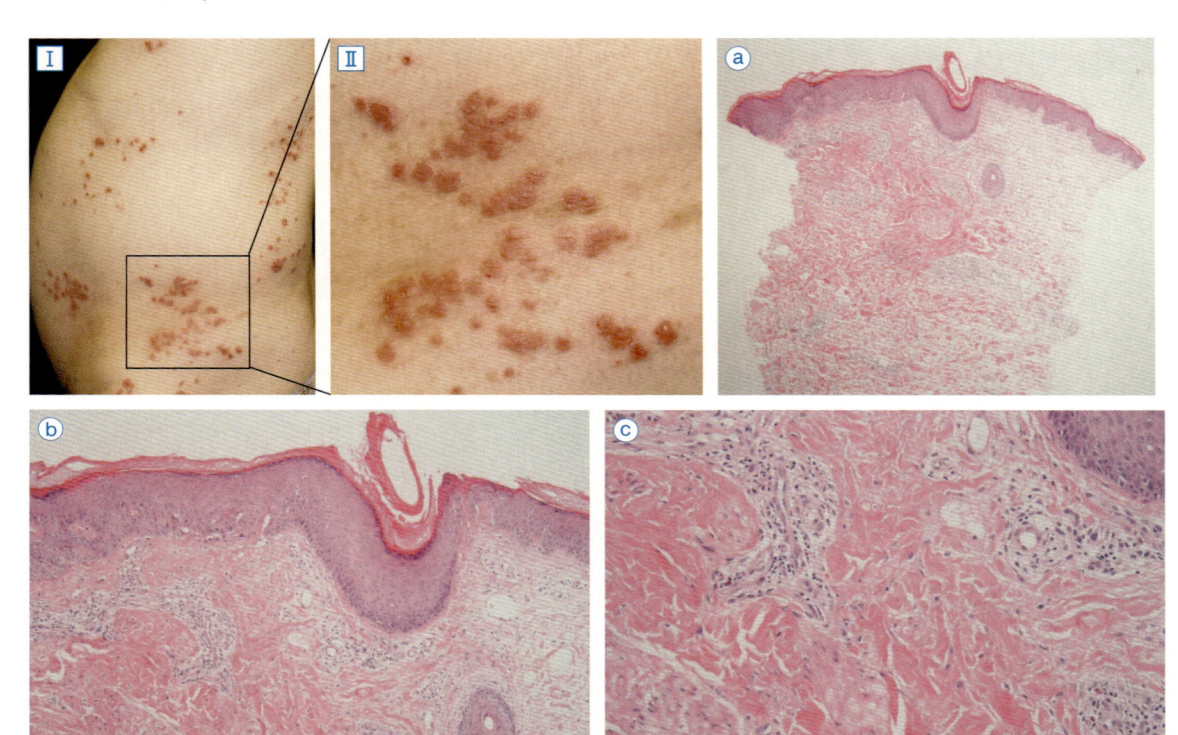

Ⅰ，Ⅱ）側腹部の体表写真
a）HE染色（弱拡大像）
b）HE染色（中拡大像）
c）HE染色（強拡大像）

臨床医のギモン

❶ 結節や紅斑，苔癬化局面など多様な所見で，病理の特徴は何でしょうか？

多形慢性痒疹

皮膚病理アプローチ

■ 病理診断
- 多形慢性痒疹（Prurigo chronica multiformis）

■ 病理像はこう読む

表皮の変化
- 乾癬様表皮肥厚（ⓑ ↔）、角質増殖（ⓑ →）、過角化、時に錯角化．

炎症細胞浸潤パターン
- 真皮血管周囲性の炎症細胞浸潤（ⓒ ◌）．
- 真皮上層に多く、下層に少ない**楔型**の浸潤（ⓐ）．

診断の手がかり
- 乾癬様表皮肥厚（ⓑ ↔）、虫刺様型反応（多くの好酸球を含む真皮の楔型の炎症細胞浸潤）．

浸潤細胞
- リンパ球、好酸球、組織球．

その他の所見
- 表皮に軽度の**海綿状浮腫**．
- 真皮の**縦走する膠原線維束**がみられる（ⓑ ▷）．
- ❶採取される皮疹によって、**蕁麻疹様**であったり、**貨幣状皮膚炎様**（Part2 第1章-1）であったり、**結節性痒疹様**（Part2 第2章-1）であったり、さまざまな組織像を呈する．

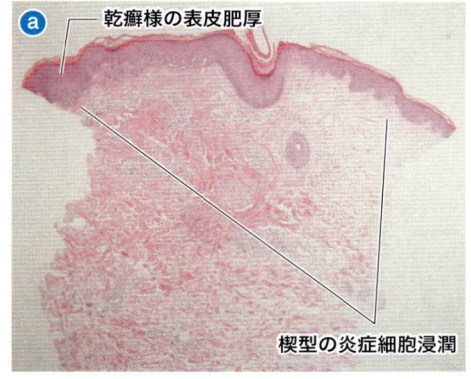

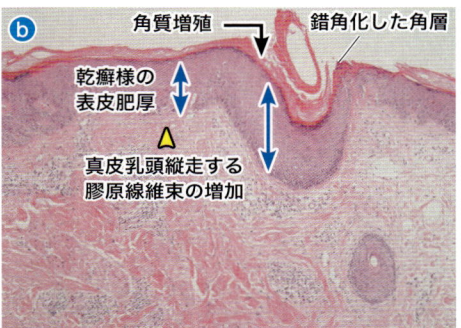

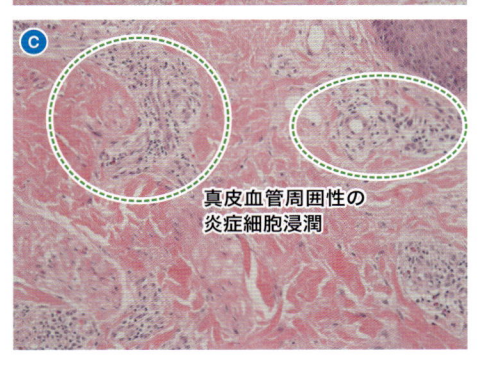

■ 臨床症状と病理所見の対応
- 鱗屑は錯角化した角層に対応し、丘疹は表皮肥厚に対応する．

＋α知識
- 側腹部〜腰臀部・大腿外側部に好発し、再発・寛解を繰り返し、慢性に経過する．
- 原因不明のことがほとんどである．時に水疱性類天疱瘡（Part2 第5章-3）で類似の臨床症状を呈することがある（結節性類天疱瘡）．

鑑別疾患
- 慢性湿疹（Part2 第1章-2）：播種状あるいは集簇性に出現する痒疹結節は認められない．
- アトピー性皮膚炎：臨床像や病歴より鑑別する．
- その他の痒疹：亜急性痒疹では痒疹結節は散在性・孤立性に生じ、滲出傾向が強く、また苔癬局面を合併しない．

ⓐ 乾癬様の表皮肥厚／楔型の炎症細胞浸潤

ⓑ 角質増殖／錯角化した角層／乾癬様の表皮肥厚／真皮乳頭縦走する膠原線維束の増加

ⓒ 真皮血管周囲性の炎症細胞浸潤

> **キモの一言** 初期病変では表皮の変化に乏しく、最盛期病変では痒疹で出現するような表皮変化を示す！

Part 2 炎症性疾患

第2章 痒疹・蕁麻疹・紅斑症

難易度 ★☆☆

3 全身の浸潤性紅斑

町田未央

症例 50歳代，男性．初診の1週間前から上肢に浸潤性紅斑が出現し，次第に全身に拡大した．

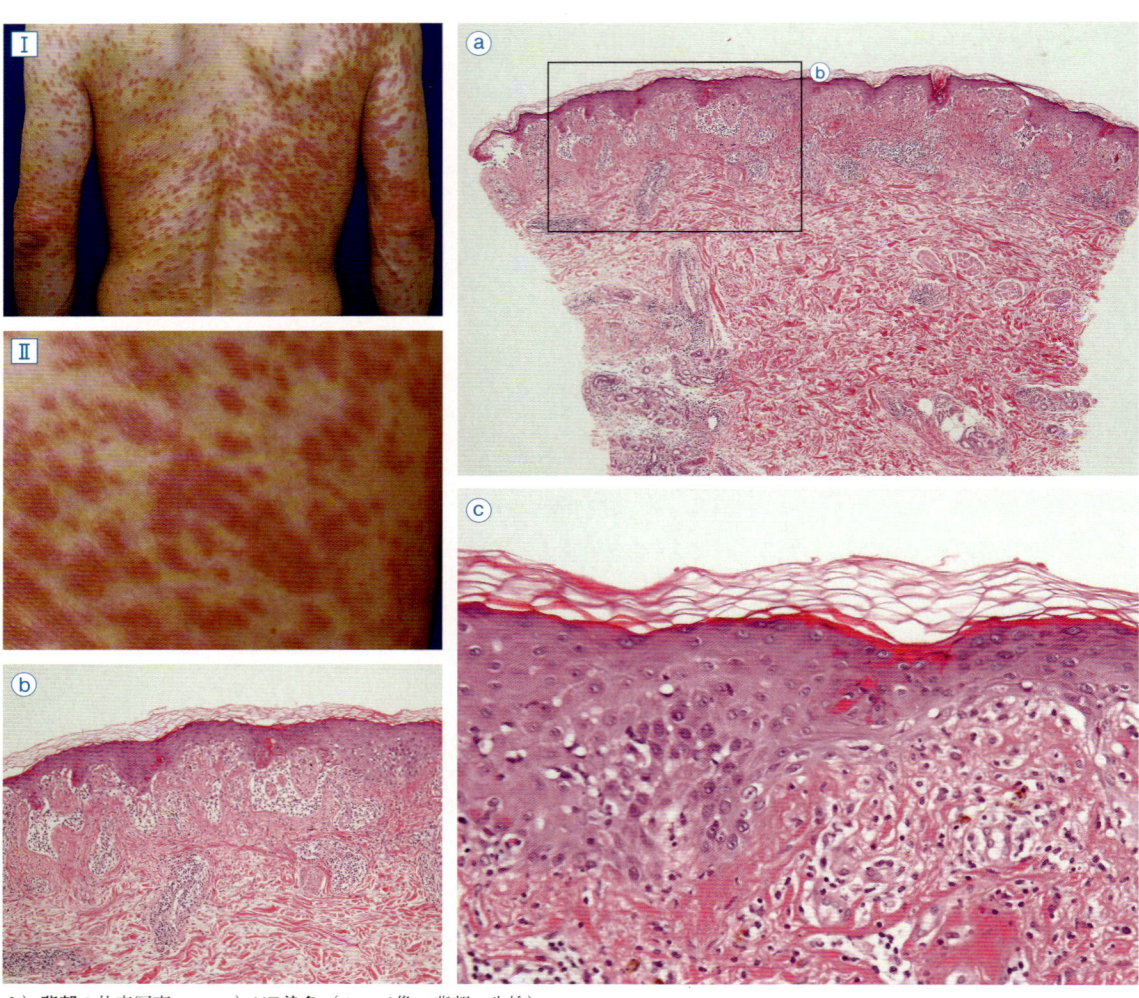

Ⅰ）背部の体表写真
Ⅱ）背部の拡大写真
a）HE染色（ルーペ像，背部の生検）
b）HE染色（中拡大像）
c）HE染色（強拡大像）

臨床医のギモン

❶ 病変の辺縁と中央では，色調が異なっています．病理学的にどのような違いがあるのですか？

44　臨床医が知っておきたい皮膚病理の見かたのコツ

皮膚病理アプローチ

■ 病理診断
- 多形紅斑（Erythema multiforme）

■ 病理像はこう読む

表皮の変化
- 角層は正常である（**ⓑⓒ**，└┘）．
- 海綿状浮腫（**ⓒ**⇨）．
- 空胞型境界部皮膚炎，基底層の角化細胞の**空胞変性**（**ⓒⓓ**，▷）．

炎症細胞浸潤パターン
- 真皮上層主体の**血管周囲性皮膚炎**がみられる（**ⓐ**○）．

診断の手がかり
- 表皮角化細胞の**個細胞壊死**（**ⓑ**▶，○）．
- 表皮真皮境界部にリンパ球が張り付き（**ⓒ**➔），空胞変性を起こす（**ⓒ**▷）．

浸潤細胞
- リンパ球，組織球（**ⓒ**）．時に好酸球．

その他の所見
- リンパ球の表皮内浸潤（**ⓒ**▶）．
- 真皮上層のメラノファージ（**ⓒ**➔）．
- 表皮下水疱（**ⓑⓓ**，○）．

■ 臨床症状と病理所見の対応

- ❶皮疹中央部の**浸潤性紅斑**や**水疱**は，高度な**海綿状浮腫**や**空胞変性**による表皮内水疱や表皮下水疱に対応する．辺縁部の変化は軽度である．

+α知識
- 多形紅斑は感染症や薬剤による遅延型過敏反応である．
- 海綿状浮腫が強くなると表皮内水疱を形成し，空胞変性が強くなると表皮下水疱を形成する（**ⓑⓓ**，○）．
- 晩期になるとメラノファージが目立ってくる．

鑑別疾患
- 固定薬疹（Part2 第2章-8）：好酸球，メラノファージが多い．
- GVHD（移植片対宿主病）：錯角化が多くみられることがあるが，病理組織のみでの鑑別は不可能である．薬歴など臨床情報を元に鑑別を．

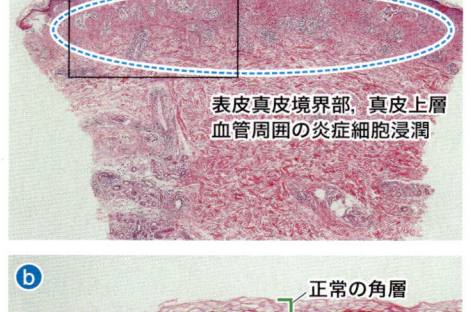

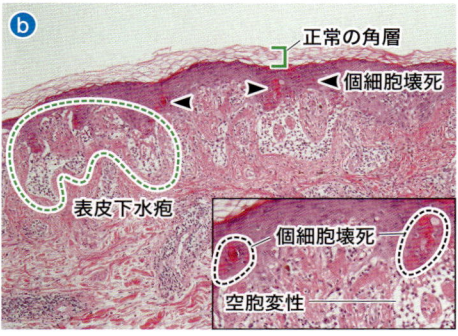

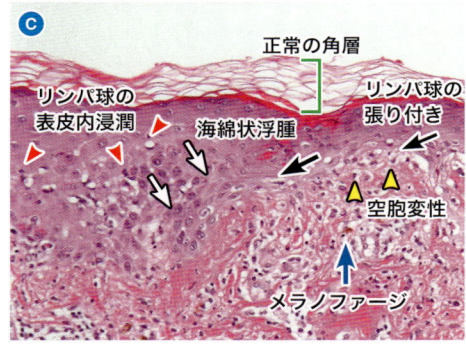

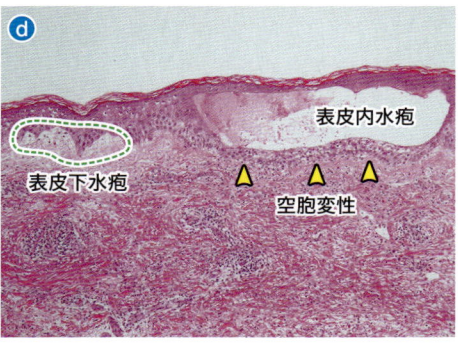

> **キモの一言** 通常，好中球浸潤はない．薬剤性の場合，好酸球も出現し，角化細胞壊死や空胞変性が広範となる．

多形紅斑

ⓐ 表皮真皮境界部，真皮上層血管周囲の炎症細胞浸潤

ⓑ 正常の角層／個細胞壊死／表皮下水疱／個細胞壊死／空胞変性

ⓒ 正常の角層／リンパ球の表皮内浸潤／海綿状浮腫／リンパ球の張り付き／空胞変性／メラノファージ

ⓓ 表皮内水疱／表皮下水疱／空胞変性

Part 2　炎症性疾患

第2章　痒疹・蕁麻疹・紅斑症

4　全身のびらん，粘膜疹

難易度 ★★☆

町田未央

症例　10歳代，男性．てんかんで抗けいれん薬を内服中．初診の6日前から発熱，5日前から皮疹が生じ，全身に拡大した．粘膜疹も出現したため当院に緊急入院となった．

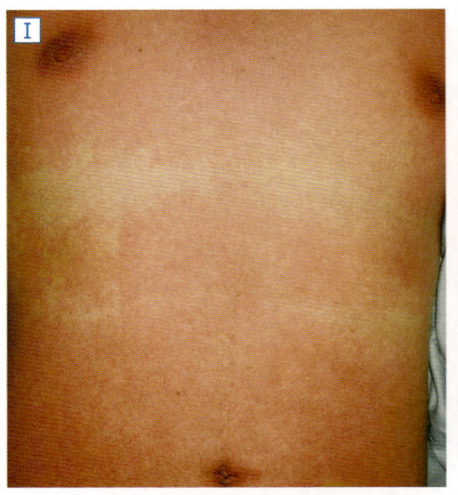

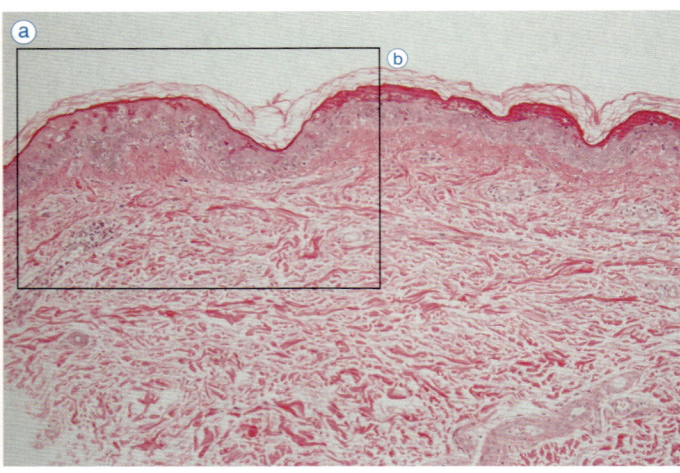

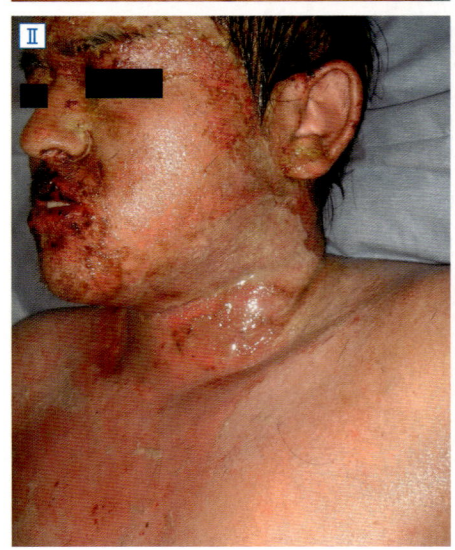

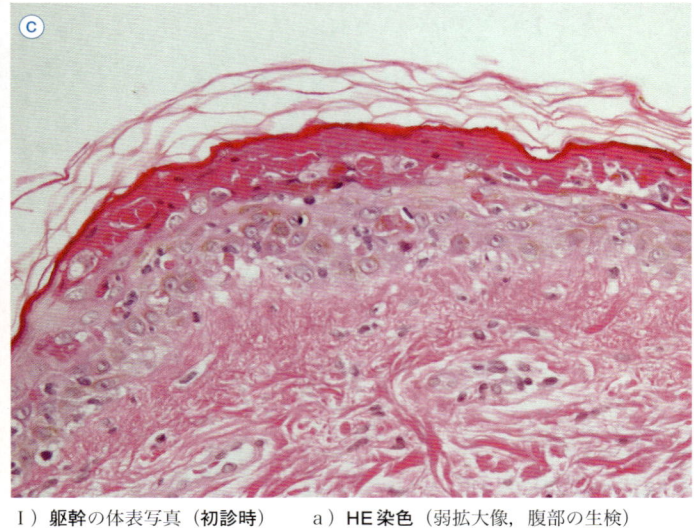

Ⅰ）躯幹の体表写真（初診時）
Ⅱ）顔面の体表写真（5日後）
a）HE染色（弱拡大像，腹部の生検）
c）HE染色（強拡大像）

臨床医のギモン

❶ どんな変化が起きて広範囲に皮膚が剥離するのでしょうか？

中毒性表皮壊死剥離症（TEN）

皮膚病理アプローチ

■ 病理診断
- 中毒性表皮壊死剥離症（Toxic epidermal necrolysis：TEN）

■ 病理像はこう読む

表皮の変化
- 表皮上層の**個細胞壊死**（ⓑ▶），層状の角化細胞の**壊死**（ⓒ➔）がみられる．
- **空胞変性**（ⓑⓒ，▷）．

炎症細胞浸潤パターン
- 真皮上層に血管周囲性皮膚炎がみられる（ⓐ◌）．

診断の手がかり
- ❶層状の角化細胞の壊死（ⓐⓒ➔）．

浸潤細胞
- リンパ球中心，時に好酸球（ⓒⓓ，▶）．

その他の所見
- 角層は正常（ⓑ⌒）．
- リンパ球の表皮内浸潤（ⓒⓓ，▶）．

■ 臨床症状と病理所見の対応
- ❶表皮全層，広範囲の**角化細胞の壊死**により皮膚が壊死しびらんとなる．

+α知識
- TENはStevens-Johnson症候群（SJS）と同一病態であるが，わが国では**水疱やびらんの面積**が体表全体の**10％未満**をSJS，**10％以上**をTENとしている．
- 炎症細胞浸潤は比較的軽度のことが多い．
- **多形紅斑進展型**とびまん性紅斑型（本症例）がある．
- ❶空胞変性が高度となり，広範囲に表皮下水疱を形成する（ⓓ）．

鑑別疾患
- 固定薬疹（Part2 第2章-8）：好酸球，メラノファージが多い．苔癬様皮膚炎のことが多い．
- GVHD（移植片対宿主病）：炎症細胞浸潤が強く錯角化もみられることが多いが，病理組織のみでは鑑別不可能である．薬歴など臨床情報を元に鑑別する．

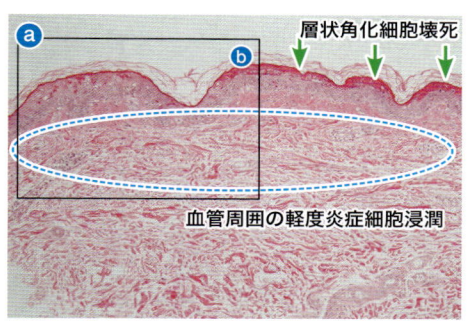

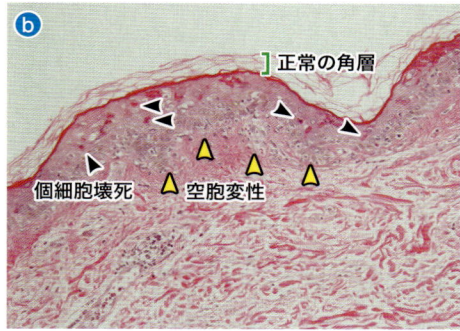

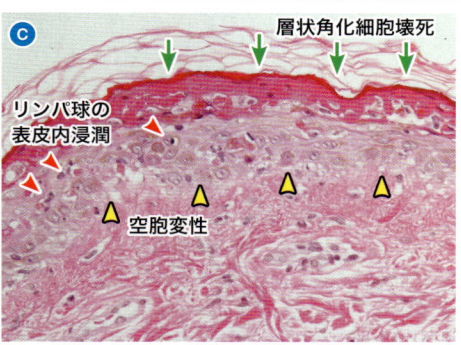

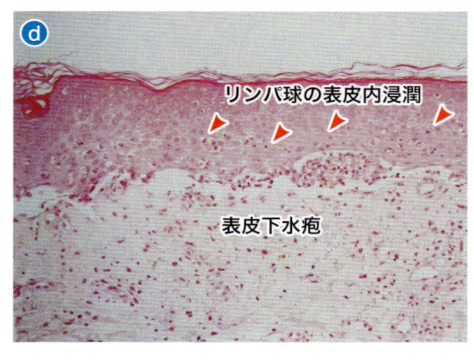

キモの一言 ▶ 層状の角化細胞壊死がある症例では，SJSやTENへの移行に注意しよう．

Part 2　炎症性疾患

第2章　痒疹・蕁麻疹・紅斑症

難易度 ★★☆

5　頬部の有痛性浸潤性紅斑

町田未央

症例 20歳代，女性．2週間前に感冒症状があり，38度の発熱とともに両頬部に有痛性の紅斑が出現した．末血で好中球の増加，炎症反応上昇があった．

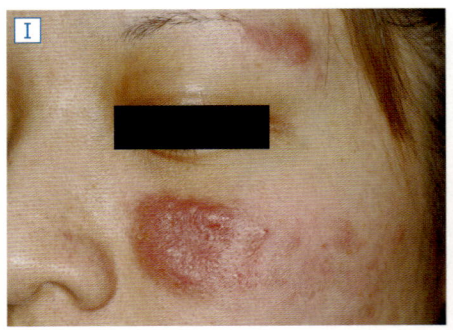

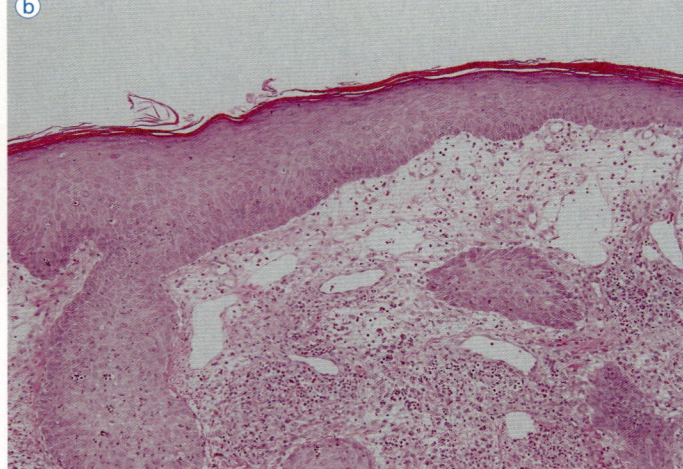

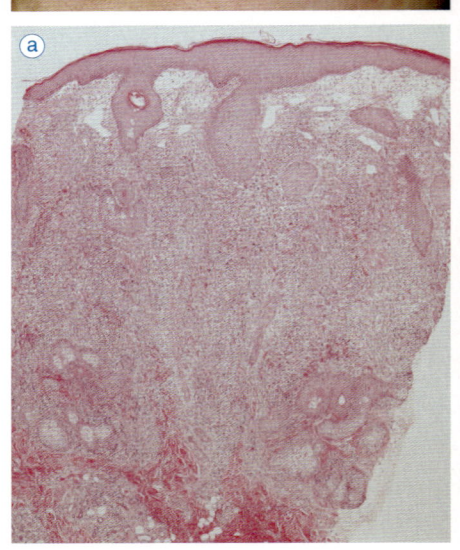

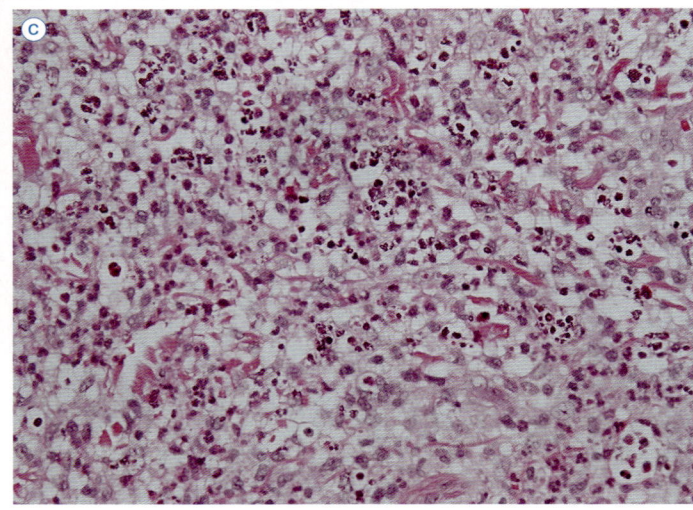

Ⅰ）左頬部の体表写真
a）HE染色（ルーペ像，生検）
b）HE染色（中拡大像）
c）HE染色（強拡大像）

臨床医のギモン

❶ 病変の首座はどこなのでしょうか？

皮膚病理アプローチ

■ 病理診断
- Sweet病（Sweet disease）

■ 病理像はこう読む

表皮の変化
- 好中球の浸潤や（ⓑ ➡），軽度の錯角化がみられる．
- 表皮の変化はないことも多い．

炎症細胞浸潤パターン
- びまん性皮膚炎：❶真皮を病変の首座とし，全層にわたり血管周囲と間質の稠密な炎症細胞浸潤がみられる（ⓐ○，ⓑⓒ）．

診断の手がかり
- 真皮のびまん性好中球浸潤．
- 真皮乳頭層の浮腫（ⓐⓑ，○）．

浸潤細胞
- 好中球，核塵も目立つ（ⓒ▷）．
- 早期病変では好中球の他に，リンパ球（ⓒ○）や好酸球（ⓓ○）などもみられる．

その他の所見
- 血管拡張（ⓑⓓ），血管内皮細胞の腫大（ⓓ→），赤血球の血管外漏出（ⓒⓓ，▶）もみられる．

■ 臨床症状と病理所見の対応
- 表皮内の好中球浸潤が高度になると膿疱を形成し，臨床的にも小膿疱としてみられる．
- 真皮上層の著明な浮腫は水疱としてみられる．

＋α知識
- 晩期病変ではリンパ球や組織球が目立ってくる．
- 血管壁のフィブリノイド変性はない．

鑑別疾患
- 壊疽性膿皮症：毛包の炎症や破壊を伴う．血管炎や炎症細胞浸潤はより深く広範囲となる．
- 持久性隆起性紅斑：線維化や肉芽腫性変化を伴う．初期は好中球破砕性血管炎の像を呈する．
- リウマチ性好中球性皮膚症：びまん性好中球浸潤と真皮上層の浮腫をきたす．核塵は目立たない．

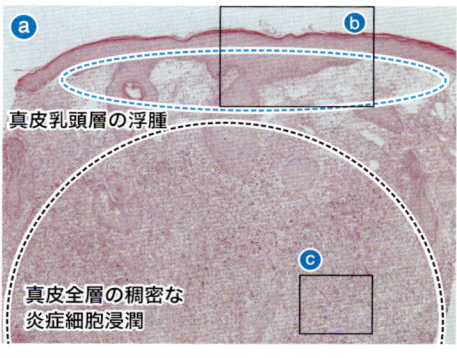

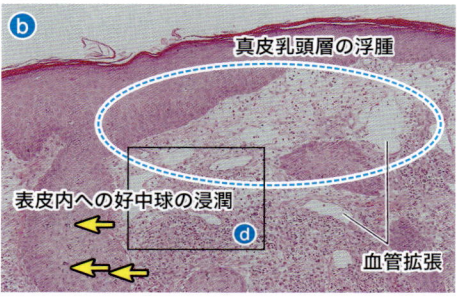

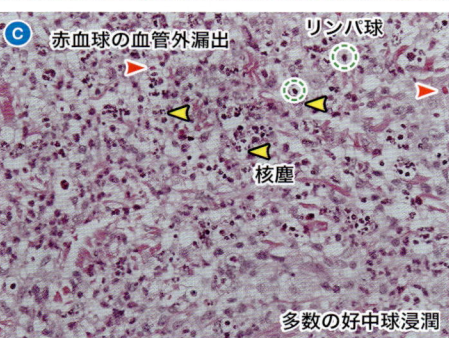

ⓐ 真皮乳頭層の浮腫
真皮全層の稠密な炎症細胞浸潤

ⓑ 真皮乳頭層の浮腫
表皮内への好中球の浸潤
血管拡張

ⓒ 赤血球の血管外漏出　リンパ球
核塵
多数の好中球浸潤

ⓓ 血管拡張
赤血球の血管外漏出
血管拡張
血管内皮細胞の腫大　好酸球

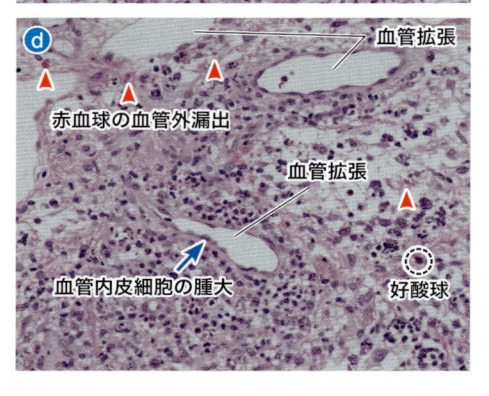

キモの一言　核塵や赤血球の血管外漏出は目立つが，血管炎はないのがSweet病の特徴である．

Part 2 炎症性疾患

第2章 痒疹・蕁麻疹・紅斑症

難易度 ★★☆

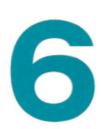

6 全身の鱗屑を付す類円形紅斑

伊藤路子

症例 20歳代，女性．約1カ月前に腹部に皮疹を自覚．2週間前より全身に拡大した．

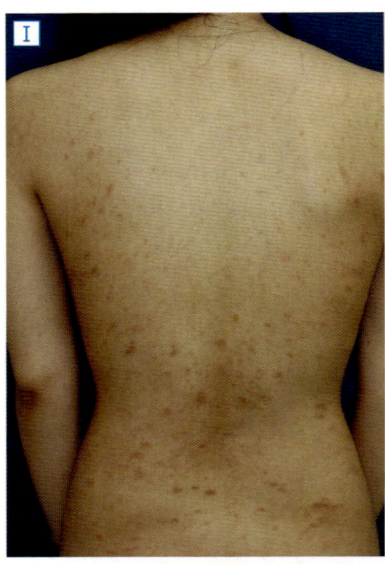

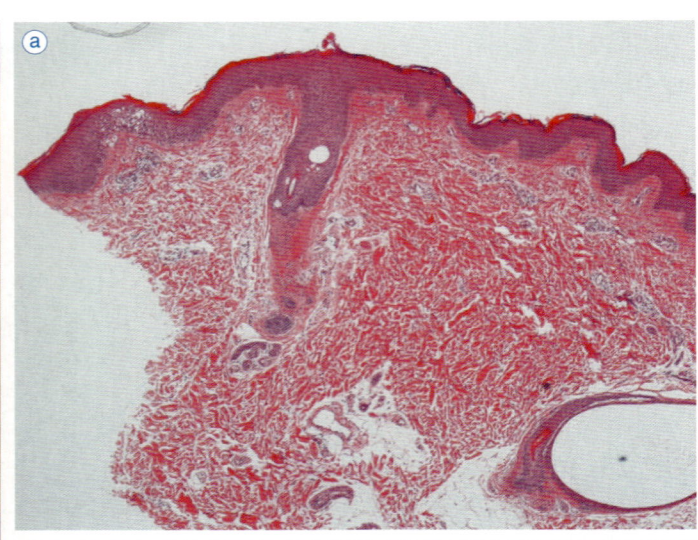

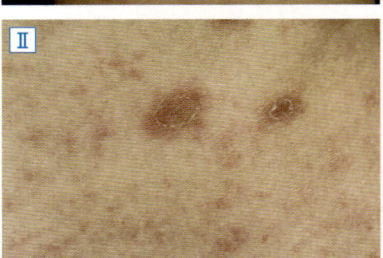

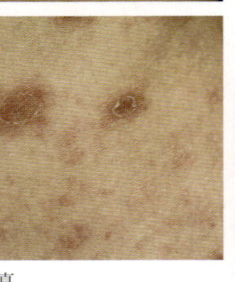

Ⅰ）背部の体表写真
Ⅱ）腹部の体表写真
a）HE染色（弱拡大像，腹部の生検）
b）HE染色（強拡大像）

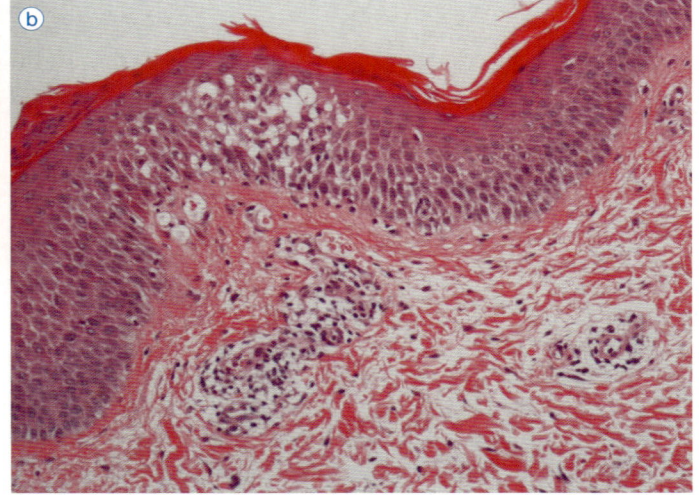

臨床医のギモン

❶ 表皮内に一部分白く抜けているところは何ですか？

Gibertバラ色粃糠疹

皮膚病理アプローチ

■ 病理診断
- Gibert バラ色粃糠疹（Pityriasis rosea Gibert）

■ 病理像はこう読む

表皮の変化
- ①部分的な海綿状浮腫（ⓐⓑ，▭）．
- 軽度の表皮肥厚．

炎症細胞浸潤パターン
- 真皮上層血管周囲性の炎症細胞浸潤（ⓐⓑ，▭）．

診断の手がかり
- 部分的な錯角化（ⓑⓒ，▭）．
- 真皮乳頭層の赤血球血管外漏出．

浸潤細胞
- リンパ球，組織球．

その他の所見
- 顆粒細胞層の消失（ⓑ）．
- 真皮乳頭層の浮腫．

■ 臨床症状と病理所見の対応
- 鱗屑は錯角化した角質層に対応する．

+α知識
- HHV-6，7の再活性化との関連性が示唆されているが，詳細は不明である．
- 初発疹（Herald patch）は，襟飾り様の鱗屑を有する数cmの紅斑であるが，表皮肥厚，錯角化，真皮内炎症細胞浸潤，乳頭層の浮腫が目立つ．続発疹では海綿状浮腫がより明らかである．
- 晩期病変では，乾癬様表皮肥厚を呈し，海綿状浮腫はほぼ消失する．真皮内の血管周囲性細胞浸潤がより深くなる．
- 時に偽Pautrier微小膿瘍がみられる（ⓒ）．偽Pautrier微小膿瘍は，角層直下に存在する淡い好酸性の細胞質と卵円形の核をもつ細胞からなる小胞巣で，花瓶形・楕円形・卵円形を呈する．海綿状皮膚炎でみられる．

鑑別疾患
- 遠心性環状紅斑：ほぼ同様の組織所見のため臨床像，経過により鑑別する必要がある．
- 慢性苔癬状粃糠疹：表皮真皮境界部にリンパ球浸潤・空胞変性が目立つ．海綿状浮腫や真皮乳頭層の浮腫は目立たない．時に角化細胞の壊死を伴う．

ⓐ 部分的な海綿状浮腫
真皮上層血管周囲性の炎症細胞浸潤

ⓑ 顆粒層の消失　部分的な錯角化
海綿状浮腫
血管周囲性の炎症細胞浸潤

ⓒ 偽Pautrier微小膿瘍

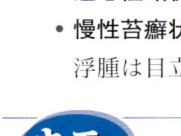

キモの一言　表皮の部分的な海綿状浮腫が特徴である．

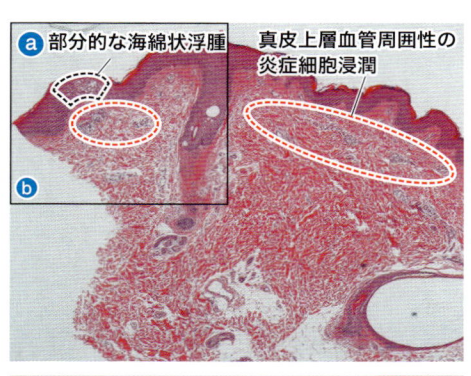

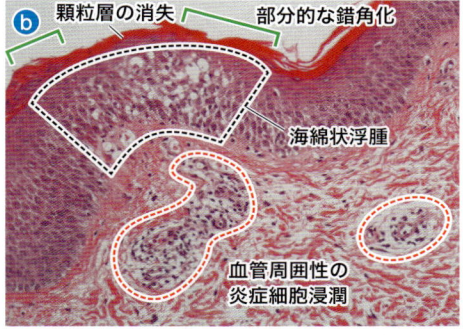

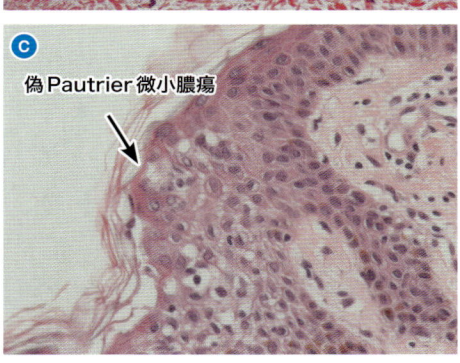

Part 2 炎症性疾患

第2章 痒疹・蕁麻疹・紅斑症

難易度 ★☆☆

7 下腿に生じた有痛性紅斑

立見聡美

症例 80歳代，女性．特記する既往歴はない．不明熱にて入院精査中に，両下腿に有痛性の紅斑が出現した．両下腿伸側に，胡桃大までの円形の淡紅色斑がある．皮下に硬結を触れ，圧痛を伴う．

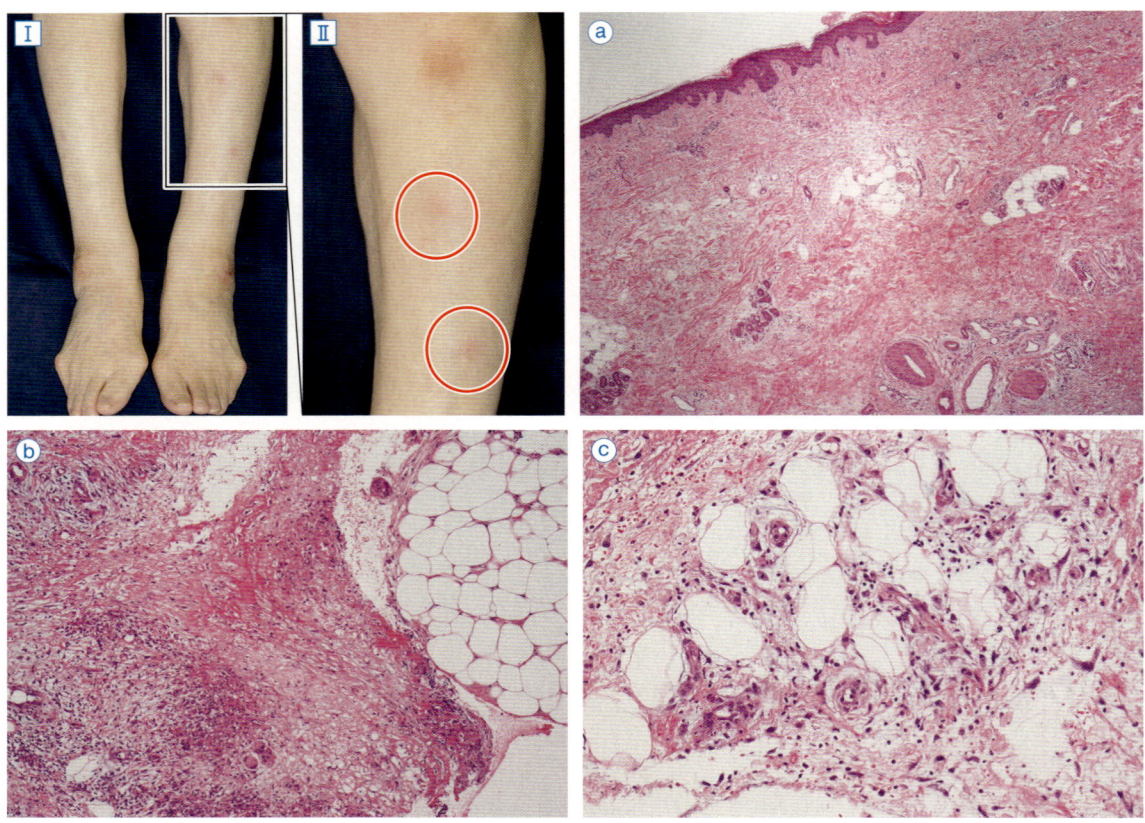

Ⅰ）下腿の写真
Ⅱ）下腿の写真（拡大）
a）HE染色（弱拡大像）
b）HE染色（中拡大像）
c）HE染色（強拡大像）

臨床医のギモン

❶ 他の脂肪織炎との違いは何でしょうか？
❷ 病期によって病理像の違いはあるのでしょうか？

結節性紅斑

皮膚病理アプローチ

■ 病理診断
- 結節性紅斑（Erythema nodosum）

■ 病理像はこう読む

表皮の変化
- 表皮には大きな変化はない（ⓐ）．

炎症細胞浸潤パターン
- 隔壁性脂肪組織炎．脂肪隔壁は**浮腫状**で所により肥厚し，脂肪組織は**圧排**されている（ⓑ）．
- 肥厚した隔壁内には**多核巨細胞**があり（ⓑ⇒），フィブリンの析出を伴う（ⓑ○）．
- 浸潤細胞は**好中球**に加え，組織球，リンパ球を混じている（ⓒ○）．好酸球や，**赤血球の漏出**もみられる（ⓒ○）．

診断の手がかり
- Miesher radial granuloma：脂肪隔壁内に，星形やバナナ型の裂隙を伴った組織球の集簇像が時折みられる．

浸潤細胞
- ❷病初期には**リンパ球，好中球**浸潤を主とする．最盛期には**組織球・巨細胞**が出現，**肉芽腫性**病変を形成する．晩期には，炎症細胞浸潤が減少し，**膠原線維**の増生が目立つようになる．

その他の所見
- 真皮には，**血管周囲性**に軽度の炎症細胞浸潤がみられる（ⓐ▷）．

ⓐ 真皮上層血管周囲の炎症細胞浸潤

ⓑ 脂肪隔壁の肥厚／フィブリンの析出／多核巨細胞

ⓒ 赤血球の漏出／好中球，組織球，リンパ球の浸潤

■ 臨床症状と病理所見の対応
- 浸潤を触れる紅斑は脂肪織炎を反映している．

＋α知識
- **Behçet病**に伴う結節性紅斑様皮疹は，より**小型**の病変が**下腿**に多発する．病初期には好中球浸潤が著明である．
- **サルコイドーシス**に伴う結節性紅斑様皮疹は，熱感や圧痛などの自覚症状がより軽度で，類上皮細胞肉芽腫を伴う．

鑑別疾患
- ❶**Bazin硬結性紅斑**：下腿後面に好発．慢性に経過する硬結を伴う暗赤色斑．小葉の組織反応．小葉性脂肪組織炎が主体．肉芽腫に乾酪壊死を伴うことがある．
- **結節性多発動脈炎**（Part2 第6章-2）：真皮から脂肪隔壁の中型血管における血管炎が特徴である．

> **キモの一言** 結節性紅斑は，基本的に壊死性血管炎を伴わない！

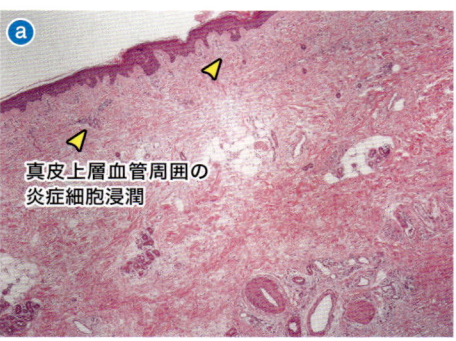

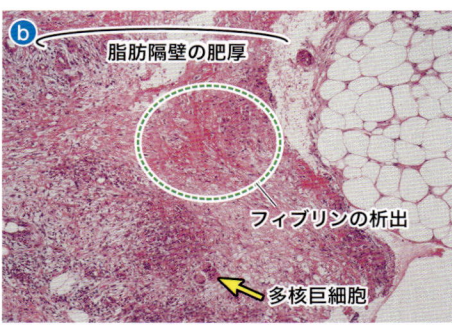

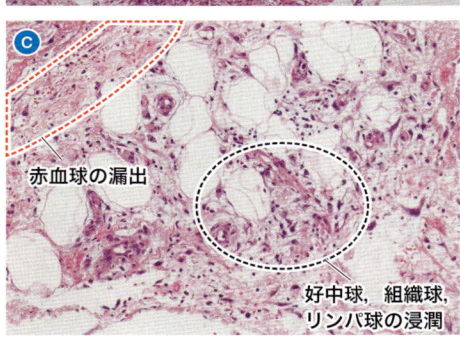

Part 2　炎症性疾患

第2章　痒疹・蕁麻疹・紅斑症

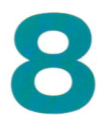

8　四肢のかゆみの強い紅斑

難易度　★☆☆

荻田あづさ

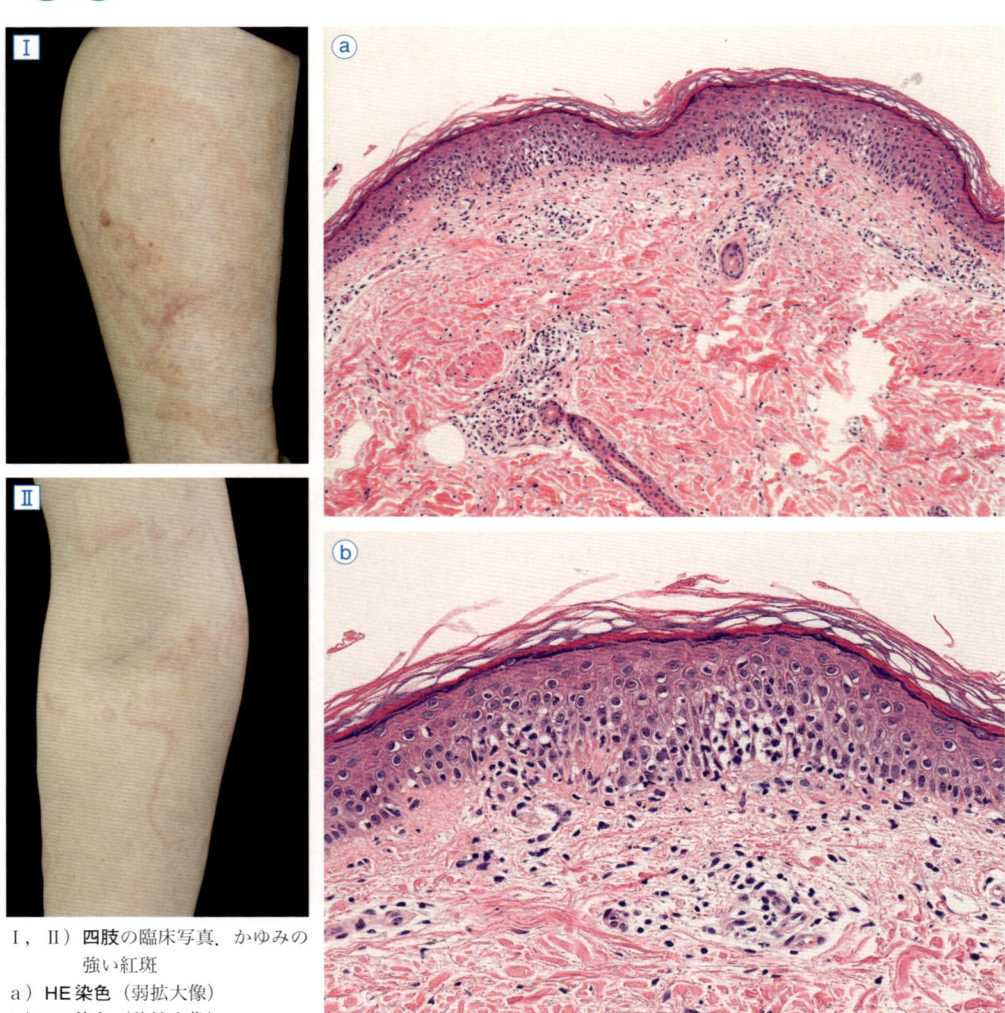

症例　60歳代，女性．2週間前より四肢にかゆみの強い紅斑が出現した．

Ⅰ，Ⅱ）四肢の臨床写真．かゆみの強い紅斑
a）HE染色（弱拡大像）
b）HE染色（強拡大像）

臨床医のギモン

❶病変の主座はどこですか？

54　臨床医が知っておきたい皮膚病理の見かたのコツ

皮膚病理アプローチ

■ 病理診断
- 境界部皮膚炎，薬疹あるいはウイルス性発疹症（Interface dermatitis, drug or viral eruption）

■ 病理像はこう読む

表皮の変化
- basket-weave orthokeratosis（ⓐ）．
- 表皮変化は少なく，角化細胞の壊死はほとんどみられない．
- ❶表皮真皮境界部皮膚炎（ⓐ▷）：基底層にある角化細胞の**空胞変性**（表皮基底層の角化細胞に小さな空胞）ができる（ⓑ）．

炎症細胞浸潤パターン
- ❶真皮血管周囲性の炎症細胞浸潤．

診断の手がかり
- 角化細胞の壊死を伴わない表皮基底層の角化細胞の空胞変性．

浸潤細胞
- リンパ球，組織球，時に好酸球．

その他の所見
- なし．

ⓐ basket-weave orthokeratosis
表皮真皮境界部皮膚炎

ⓑ 基底層にある角化細胞の空胞変性

■ 臨床症状と病理所見の対応
- 薬剤やその代謝物に対するアレルギー反応性疾患である．
- 臨床的に**紅斑主体**であり，病理学的に**表皮変化が目立たない**ことと一致する．

+α知識
- 同様に薬疹あるいはウイルス性発疹症でも海綿状浮腫を伴う皮膚炎を生じることがあるが，その時でも，表皮真皮境界部に角化細胞の空胞変性を伴う．

鑑別疾患
- 多形紅斑（Part2 第2章-3），**中毒性表皮壊死剥離症**（TEN，Part2 第2章-4）：表皮真皮境界部の空胞変性に加え，表皮内に多数の角化細胞壊死．
- 扁平苔癬（Part2 第4章-4）：真皮上層の帯状の炎症細胞浸潤（苔癬型皮膚炎），顆粒層の肥厚，表皮突起の鋸歯状変化，真皮乳頭層内の角化細胞壊死（Civatte小体）．
- 膠原病：表皮基底膜肥厚やムチン沈着，形質細胞浸潤などを伴う．
- 水疱性類天疱瘡（Part2 第5章-3）：表皮真皮境界部の空胞変性や表皮下水疱に加え，表皮真皮境界部や真皮内に好酸球浸潤がみられる．

> **キモの一言**　病理組織学的に，表皮真皮境界部の空胞変性はさまざまな疾患で生ずる．表皮変化，浸潤している細胞，ムチン沈着など，その他の所見が診断に重要である．

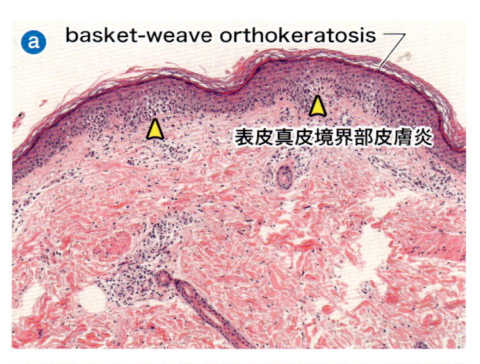

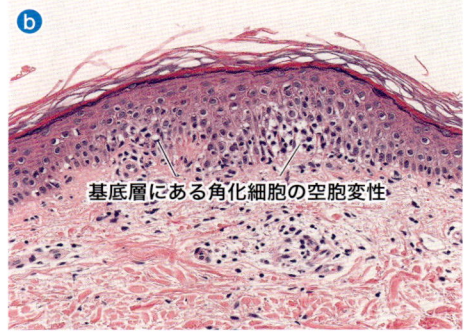

Part 2 炎症性疾患

第3章 角化異常症

難易度 ★★☆

1 体幹の硬い茶褐色の丘疹の集簇

長田真一

症例 50歳代，男性．成人になってから体幹・四肢に硬い丘疹が多発し，融合して局面を形成してきた．息子にも似たような皮疹がある．

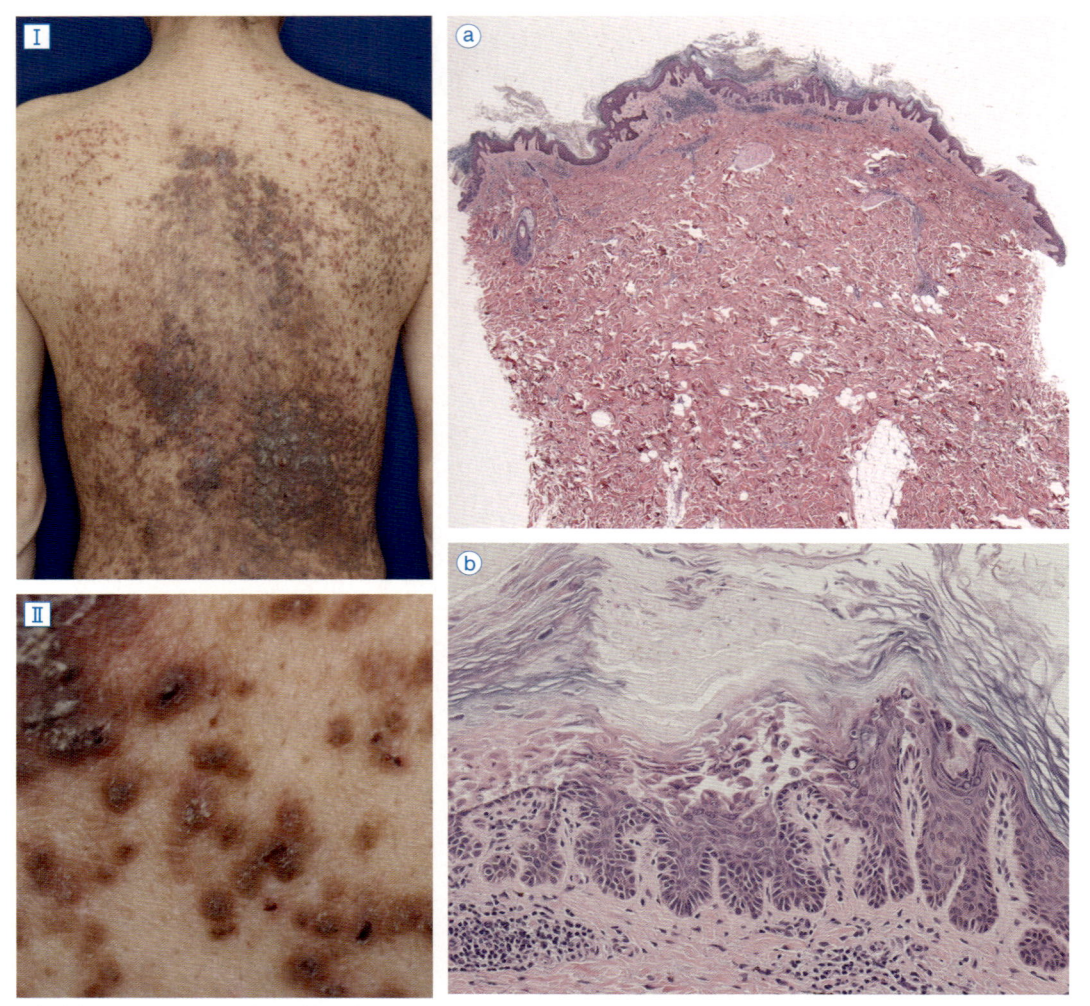

Ⅰ）背部の体表写真　　a）HE染色（ルーペ像，背部の生検）
Ⅱ）Ⅰの拡大写真　　　b）HE染色（中拡大像）

臨床医のギモン

❶ 角化異常だけでなく棘融解もみられるのはどうしてでしょう？

皮膚病理アプローチ

Darier病

■ 病理診断
- Darier病（Darier's disease）

■ 病理像はこう読む

表皮の変化
- 表皮の不規則な肥厚と異常角化（ⓐ, ⓑ）.
- 基底層直上の**空隙形成**（ⓑ⊔, ⓓ➤）と**棘融解**（ⓑ, ⓒ◯）.
- 顆粒体（grains, ⓒ▷）：細長い核をもつ扁平な細胞で, 豊富なケラトヒアリン顆粒をもつ.
- 円形体（corps ronds, ⓓ◯）：核周囲の白暈（halo）, あるいは濃染した核に好酸性の細胞質をもつ.

炎症細胞浸潤パターン
- 真皮上層の血管周囲性の炎症細胞浸潤（ⓐ）.

診断の手がかり
- 基底層（ⓒ■）直上の**棘融解**（ⓒ◯）.
- 円形体, 顆粒体などの異常角化細胞.

浸潤細胞
- 主にリンパ球.

その他の所見
- 角栓（ⓑ➤）.

■ 臨床症状と病理所見の対応
- 硬い丘疹は, 過角化を伴う**表皮肥厚**に対応する.

＋α知識
- ATP2A2遺伝子異常による常染色体優性遺伝疾患.
- ATP2A2はカルシウムポンプであるSERCA2をコードするが, ❶SERCA2は角化細胞間のデスモゾームの形成にも必要であるため, 棘融解が起こると考えられる.

鑑別疾患
- Hailey-Hailey病：棘融解は基底層直上だけでなく, 表皮全層に及ぶ. 角化異常はDarier病に較べ軽度である.
- 尋常性天疱瘡（Part2 第5章-1）：基底層直上に棘融解はみられるが, 角化異常はない.
- 疣贅状異常角化腫（Warty dyskeratoma）と一過性棘融解性皮膚症（Grover病, Transient acantholytic dermatosis（Grover's disease）. 病理組織像はほぼ同一であり, 臨床像で鑑別する.

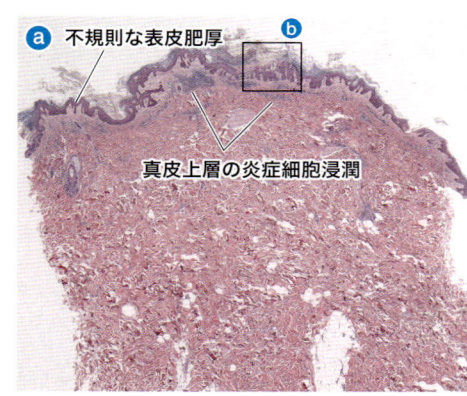

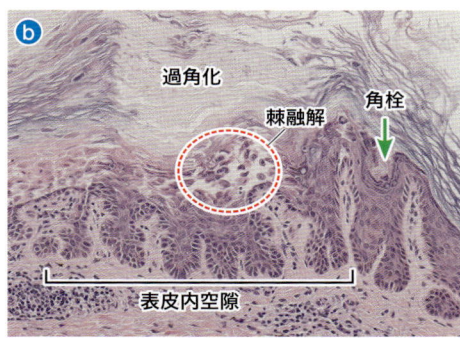

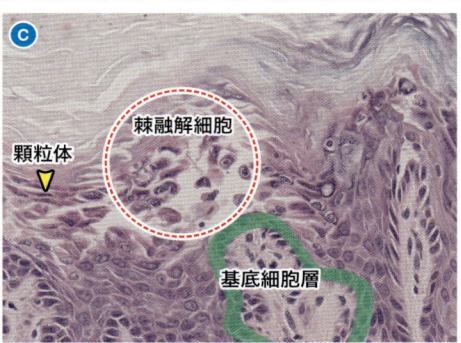

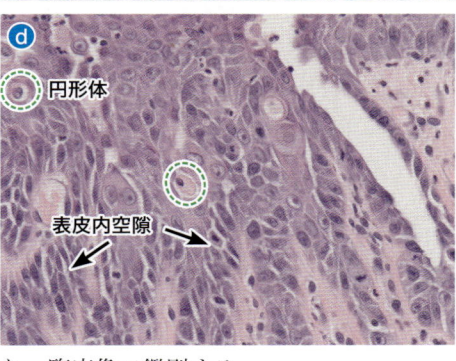

> **キモの一言** ▶ Darier病では, 異常角化と基底層直上の棘融解がみられる.

Part 2　炎症性疾患

第4章　炎症性角化症

難易度 ★☆☆

1　全身の鱗屑を伴う紅斑性局面

安齋眞一

症例 70歳代，女性．数年前より下腿，両肘に鱗屑を伴う紅斑性局面あり，次第に広がってきた．

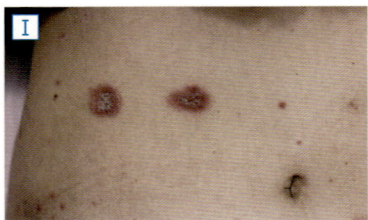

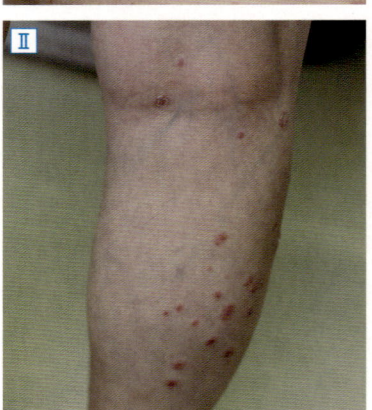

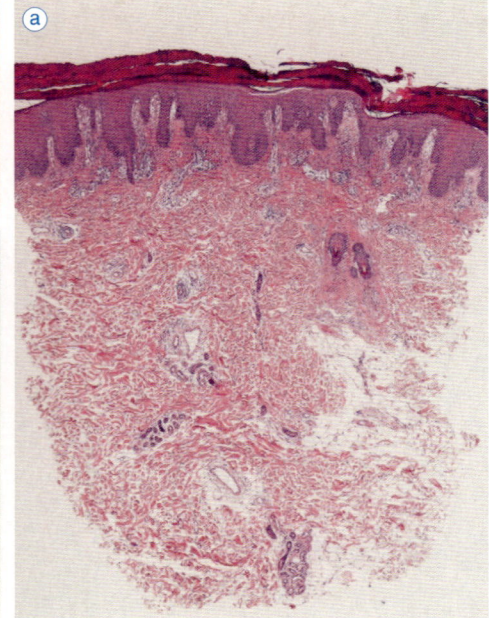

Ⅰ）腹部の体表写真
Ⅱ）下腿の体表写真
a）HE染色（ルーペ像，腹部の生検）
b）HE染色（中拡大像）
c）HE染色（強拡大像）

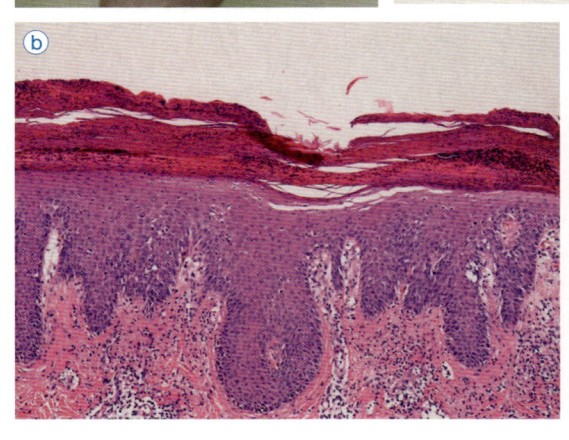

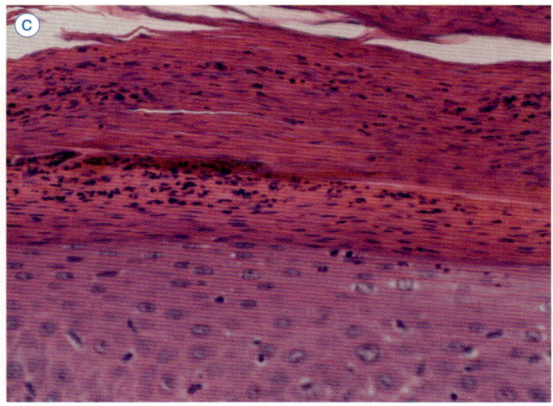

臨床医のギモン

❶ 病期によって所見はどう変化するのでしょうか？

尋常性乾癬

皮膚病理アプローチ

■ 病理診断
- 尋常性乾癬，最盛期病変（Psoriasis vulgaris, fully developed lesion）

■ 病理像はこう読む

表皮の変化
- 乾癬様表皮肥厚（ⓐⓔ，➡）．

炎症細胞浸潤パターン
- 真皮血管周囲性の炎症細胞浸潤（ⓐ⚪）．

診断の手がかり
- 角層内の好中球の核（Munro微小膿瘍，ⓒ⚪）．

浸潤細胞
- リンパ球，組織球，時に好中球．

その他の所見
- 顆粒細胞層の消失（ⓑⓓ，▷）．
- 真皮乳頭層上の**表皮の菲薄化**（ⓑ➡）．
- 厚い層状の**錯角化し肥厚した角層**（ⓒ➡）．
- 真皮乳頭層の**拡張した血管腔**（ⓑ➡）．

■ 臨床症状と病理所見の対応
- **厚い鱗屑**は錯角化した厚い角層に対応する．
- **皮疹の浸潤**は表皮肥厚に，**紅斑**は真皮乳頭層の拡張蛇行した血管に対応する．

+α知識
- ❶乾癬の出はじめの病変や滴状乾癬の病変を生検すると，ⓓ⇨に示すような乾癬様の表皮肥厚が目立たない早期病変のことが多い．
- ❷遷延化病変では，**慢性単純性苔癬**の所見が加わるため，**顆粒細胞層が肥厚**する（ⓔ⚪）．
- 好酸球浸潤を伴う時には，尋常性乾癬以外の疾患を考えるか，尋常性乾癬に水疱性類天疱瘡などのほかの疾患が合併した可能性を考慮すべきである．

鑑別疾患
- 慢性単純性苔癬（Part2 第1章-2）：顆粒細胞層の肥厚も伴い，緻密な正過角化のことがほとんど．しばしば浸潤する．

> **キモの一言** — 尋常性乾癬だけでは，好酸球浸潤はない．

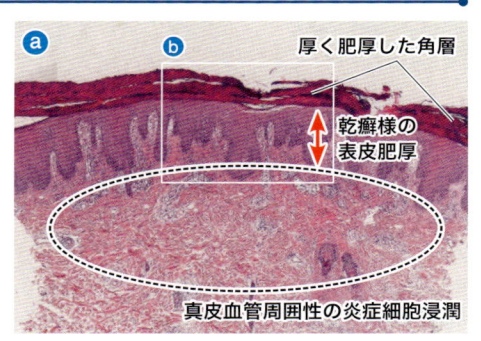

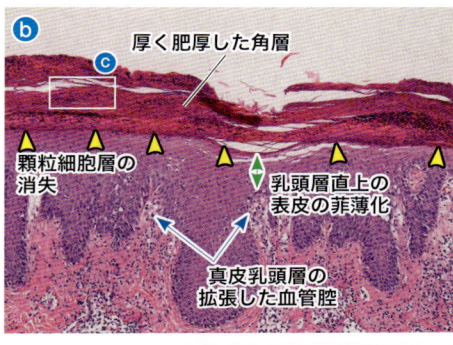

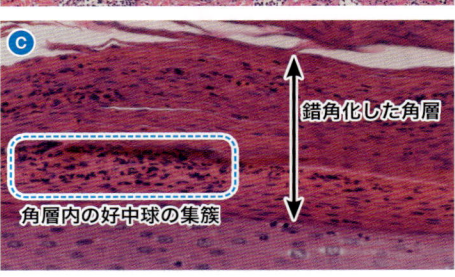

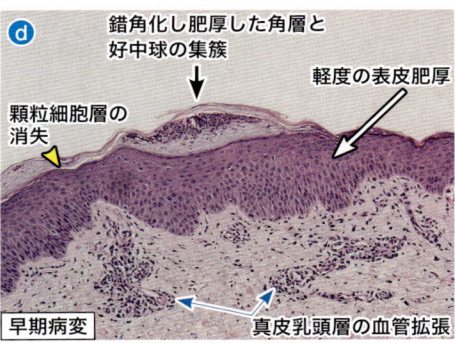

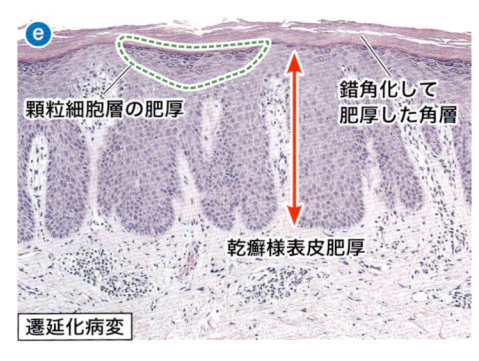

ⓐ 厚く肥厚した角層／乾癬様の表皮肥厚／真皮血管周囲性の炎症細胞浸潤

ⓑ 厚く肥厚した角層／顆粒細胞層の消失／乳頭層直上の表皮の菲薄化／真皮乳頭層の拡張した血管腔

ⓒ 錯角化した角層／角層内の好中球の集簇

ⓓ 早期病変：錯角化し肥厚した角層と好中球の集簇／顆粒細胞層の消失／軽度の表皮肥厚／真皮乳頭層の血管拡張

ⓔ 遷延化病変：顆粒細胞層の肥厚／錯角化して肥厚した角層／乾癬様表皮肥厚

Part 2　炎症性疾患

第4章　炎症性角化症

2　急速に全身に広がった紅斑，膿疱

難易度 ★☆☆

伊澤有香

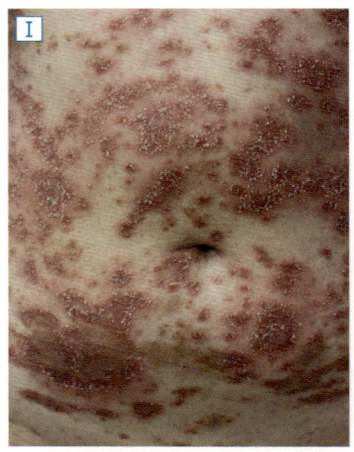

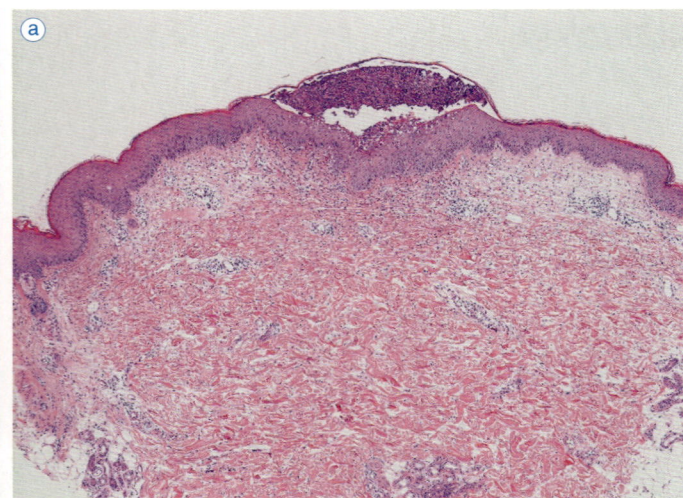

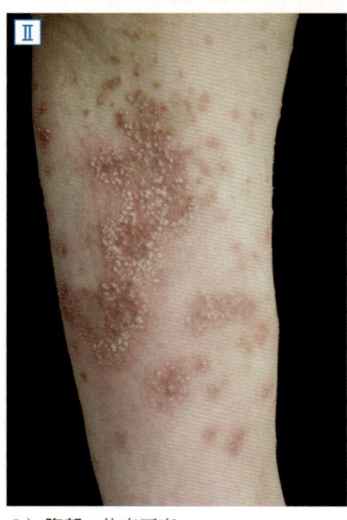

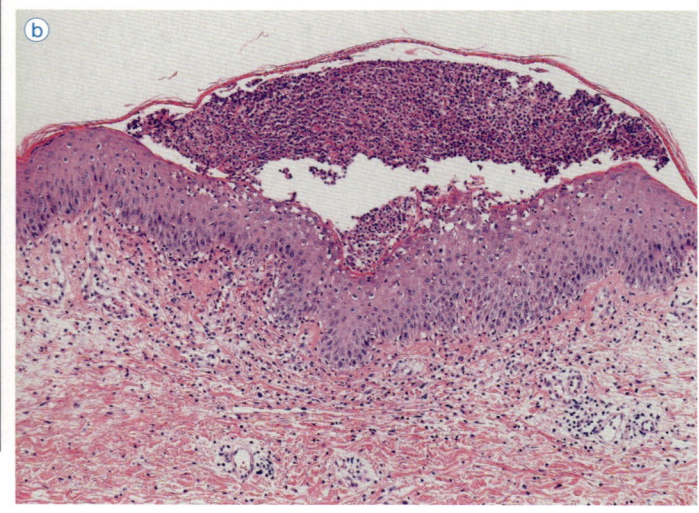

症例　20歳代，女性．5日前から，急速に膿疱を伴う紅斑が全身に広がった．

Ⅰ）腹部の体表写真
Ⅱ）下腿の体表写真
a）HE染色（中拡大像）
b）HE染色（強拡大像）

臨床医のギモン

❶角層下に浸潤している細胞は何ですか？

皮膚病理アプローチ

■ 病理診断
- 膿疱性乾癬（Pustular psoriasis）

■ 病理像はこう読む

表皮の変化
- ❶角層下には好中球が浸潤して膿疱を形成している（ⓐ◌）．
- 有棘層の表皮細胞間に海綿状浮腫と好中球浸潤がある（Kogoj海綿状膿疱，ⓑ）．

炎症細胞浸潤パターン
- 真皮の血管周囲性炎症細胞浸潤．

診断の手がかり
- 表皮の好中球性海綿状浮腫（Kogoj海綿状膿疱，ⓑ）．
- 角層下の好中球性膿疱．

浸潤細胞
- リンパ球，好中球．

その他の所見
- 真皮上層の毛細血管の拡張（ⓐ◌）．
- 表皮突起の延長や表皮の肥厚は目立たない．

ⓐ 角層下に好中球が浸潤し，膿疱を形成
毛細血管の拡張

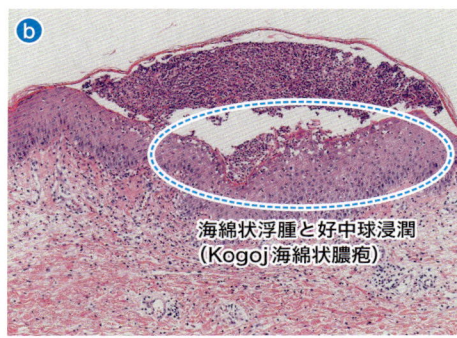

ⓑ 海綿状浮腫と好中球浸潤（Kogoj海綿状膿疱）

■ 臨床症状と病理所見の対応
- 膿疱は表皮の好中球性海綿状浮腫（Kogoj海綿状膿疱），角層下膿疱に対応する．

+α知識
- 尋常性乾癬の経過中に生じることもあるが，乾癬の既往がなく突如発症する可能性もある．
- **尋常性乾癬から生じた症例**では，膿疱辺縁には**表皮の肥厚，表皮陵の延長**などの尋常性乾癬でみられる所見を伴う．
- 大きく**汎発型**と限局型に分けられるが，一般的には**膿疱性乾癬**といえば**汎発型**を意味する．限局型には掌蹠膿疱症や稽留性肢端皮膚炎などが含まれる．
- **急性汎発性膿疱性乾癬**：急激な発熱，全身倦怠感，関節痛とともに全身皮膚が紅潮しそこに無菌性小膿疱が多発する．

鑑別疾患
- **急性汎発性発疹性膿疱症**（acute generalized exanthematous pustulosis）：病理所見からの鑑別は難しい．薬剤摂取の既往などの病歴が参考になる．
- **好酸球性膿疱性毛包炎**（Part2 第10章-2）：毛包あるいは脂腺内，毛包周囲に多数の好酸球浸潤がある．

キモの一言 急性発症も尋常性乾癬からの発症も，診断の決め手はKogoj海綿状膿疱と角層下膿疱．

Part 2 炎症性疾患

第4章 炎症性角化症

3 躯幹・四肢の紅褐色丘疹

難易度 ★★★

立見聡美

症例 10歳，女児．上気道炎のあと1カ月ほど経過して，躯幹を中心に痒みのない浸潤を触れる紅斑・丘疹ができ，徐々に広がってきた．近医でステロイド外用薬を処方され，使用するも増悪のため皮膚生検を施行した．

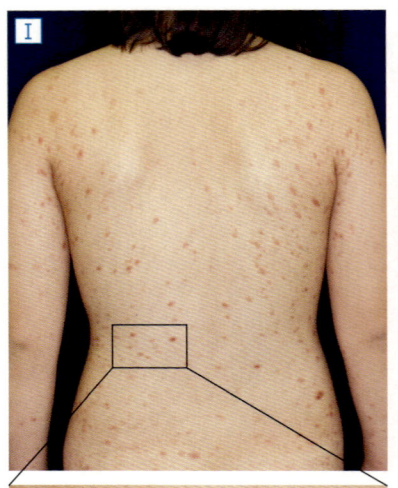

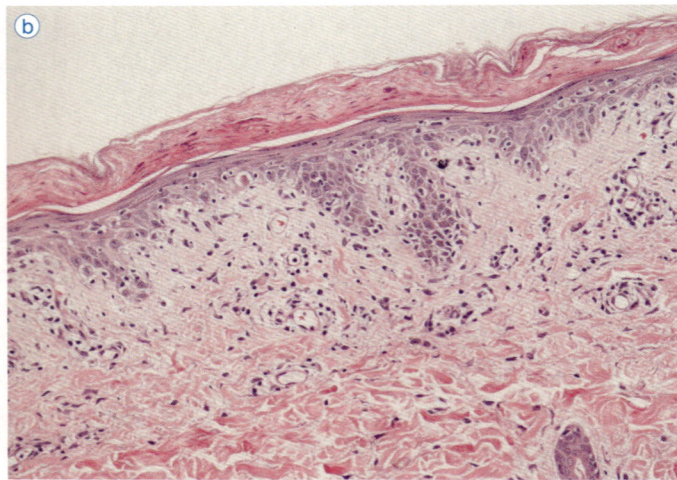

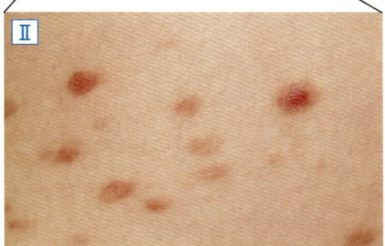

Ⅰ）躯幹の写真
Ⅱ）躯幹の写真（拡大）
b）HE染色（中拡大像）
c）HE染色（強拡大像）

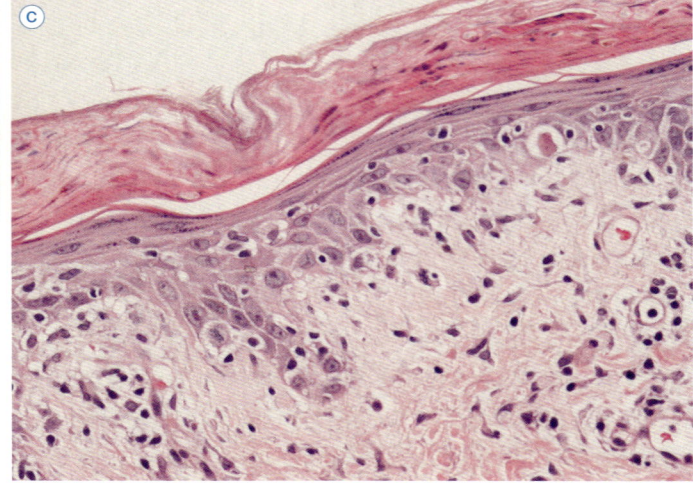

臨床医のギモン

❶ 急性症例と慢性症例の病理組織学的違いは何でしょうか？

62　臨床医が知っておきたい皮膚病理の見かたのコツ

慢性苔癬状粃糠疹

皮膚病理アプローチ

■ 病理診断
- 慢性苔癬状粃糠疹（Pityriasis lichenoides chronica：PLC）

■ 病理像はこう読む

表皮の変化
- 表皮は錯角化を伴い（ⓑ▶），過角化（ⓐ）．
- 表皮基底層の角化細胞の空胞変性（ⓒ◯）．
- 角化細胞の壊死（ⓑⓒ，▷）．

炎症細胞浸潤パターン
- 真皮上層の血管周囲性炎症細胞浸潤がある（ⓐ◯）

診断の手がかり
- 表皮角化細胞の壊死．

浸潤細胞
- リンパ球・組織球が主体．

その他の所見
- リンパ球の表皮内浸潤がみられる（ⓒ→）．

■ 臨床症状と病理所見の対応
- 紅斑の落屑は過角化を反映している．また，個細胞壊死は壊疽性丘疹としてみられる．

+α知識
- 20〜30歳代の若年男性に多く，体幹・四肢・臀部に好発する．
- 3〜10 mm大の紅褐色で鱗屑を伴った丘疹であり，鱗屑は辺縁に目立つ．
- ❶急速に進展した場合には急性痘瘡状苔癬状粃糠疹（Pityriasis lichenoides et varioliformis acuta：PLEVA）とよばれる．PLCと比較し，PLEVAでは表皮に壊死した角化細胞がより多くみられ，時に表皮の連続性壊死がある．また，好酸球や好中球など種々の炎症細胞が浸潤する．

鑑別疾患
- 多形紅斑（Part2 第2章-3）：錯角化は伴わない．
- Gibertバラ色粃糠疹（Part2 第2章-6）：好酸球を伴わない表皮の海綿状浮腫である．時に偽Paurier微小膿瘍を伴う．

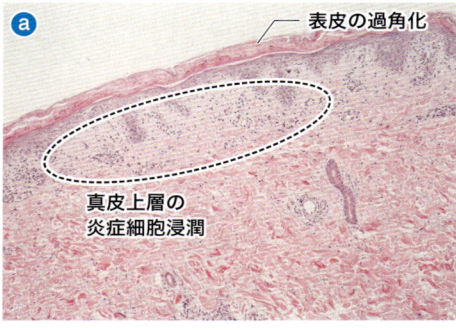

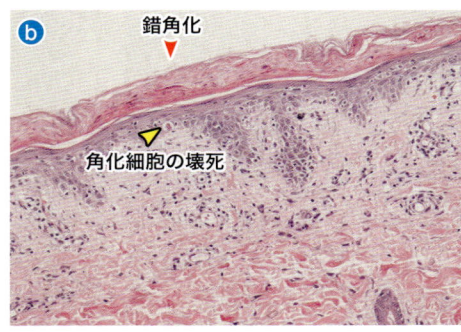

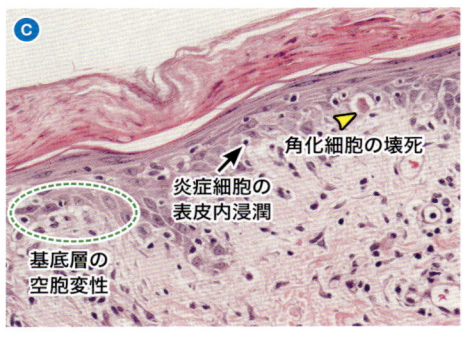

ⓐ 表皮の過角化／真皮上層の炎症細胞浸潤
ⓑ 錯角化／角化細胞の壊死
ⓒ 角化細胞の壊死／炎症細胞の表皮内浸潤／基底層の空胞変性

キモの一言　炎症細胞浸潤が高度ならPLEVA，軽度であればPLCを考える！

Part 2 炎症性疾患

第4章 炎症性角化症

難易度 ★☆☆

4 四肢にできる扁平に隆起した紫紅色斑

神崎亜希子

症例 40歳代，男性．3カ月前より両手背，足背部に軽度鱗屑伴う扁平隆起性の紫紅色斑が出現した．

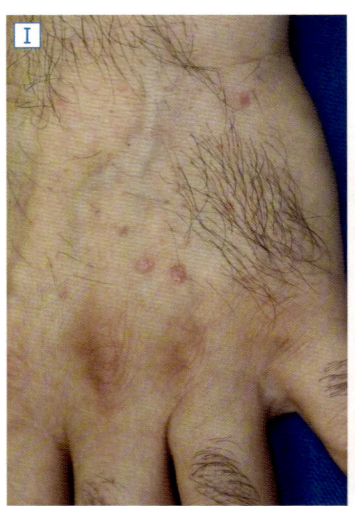

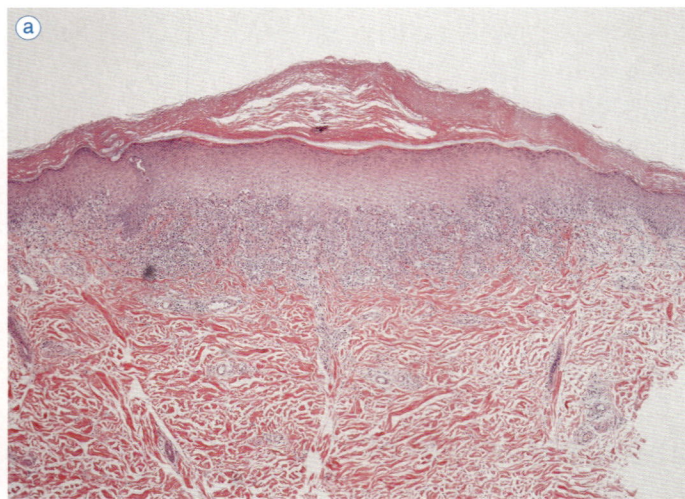

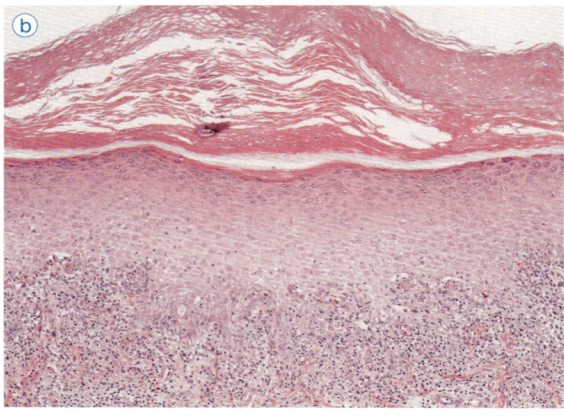

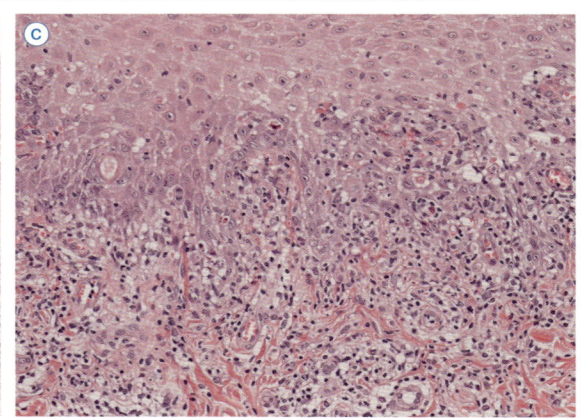

I）手背部の体表写真
a）HE染色（弱拡大像）
b）HE染色（中拡大像）
c）HE染色（強拡大像）

臨床医のギモン

❶ 表皮内に散在するピンクの細胞は何ですか？

64　臨床医が知っておきたい皮膚病理の見かたのコツ

皮膚病理アプローチ

■ 病理診断
- 扁平苔癬（Lichen planus）

■ 病理像はこう読む

表皮の変化
- 表皮が鋸歯状に肥厚（c ---）．
- 楔形に顆粒層肥厚（b ⌴）．
- 正常角層の密な肥厚（ab, ↔）．
- 苔癬型皮膚炎（Lichenoid dermatitis）：真皮表皮境界部に帯状に炎症細胞浸潤があり，真皮表皮境界部が不明瞭になっている（a ▷）．

炎症細胞浸潤パターン
- 真皮の血管周囲性炎症細胞浸潤．

診断の手がかり
- 真皮表皮境界部にある帯状の炎症細胞浸潤．
- 顆粒層の肥厚を伴う表皮肥厚．
- ❶表皮基底層付近または真皮上層に好酸性の角化細胞（Civatte小体，c ▶，Colloid小体）．

浸潤細胞
- リンパ球と組織球が主体（b ⚪）．

その他の所見
- 真皮上層にメラノファージがある．

■ 臨床症状と病理所見の対応
- 角層の過角化と表皮顆粒層の肥厚がWickham線条（ウィッカム）（網目状の細かい灰白線条）に相当する．

+α知識
- 四肢（特に手，腕，下腿），口腔粘膜，陰茎などに好発する．ケブネル現象が陽性となる．
- 原因は詳しく解明されていないが，細菌やウイルス感染，薬剤摂取などが考えられている．口腔内の病変の場合，C型肝炎に罹患している割合が高いことが知られる．
- 晩期病変になると表皮は萎縮し，真皮上層にメラノファージが散在してみられるようになる．

鑑別疾患
- 扁平苔癬型薬疹：角層の錯角化，表皮の菲薄化を一部で伴い，表皮内にリンパ球が浸潤することが多い．真皮内の血管周囲性に好酸球が浸潤することがある．
- 扁平苔癬様角化症：部分的に錯角化を伴う角層肥厚があり，真皮内に浸潤する炎症細胞に好酸球や形質細胞が混じる．病変の辺縁に脂漏性角化症や日光黒子の所見を伴うことがある．
- 日光口唇炎：角層は錯角化を伴い表皮基底層を中心に大型の異型角化細胞が増生．

キモの一言　錯角化と好酸球浸潤がみられる扁平苔癬様病変は扁平苔癬様角化症や扁平苔癬型薬疹を考える．

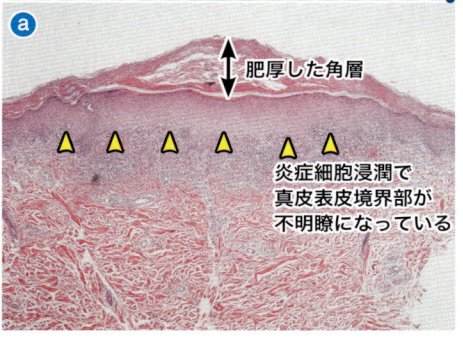

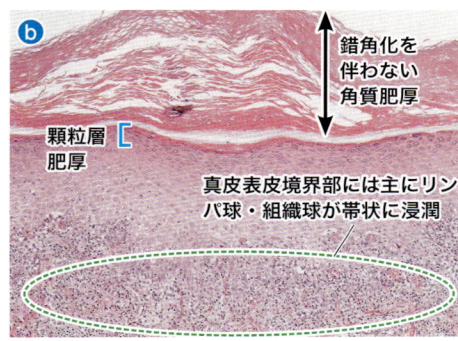

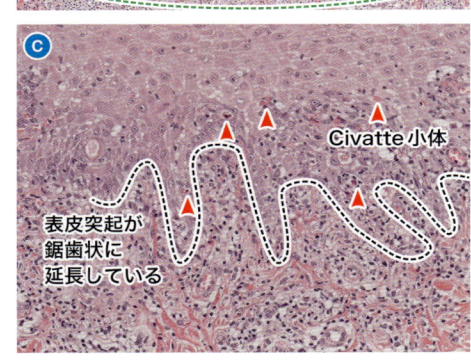

Part 2 炎症性疾患

第4章 炎症性角化症

難易度 ★★☆

5 上肢に帯状に集簇，癒合する小丘疹

神崎亜希子

症例 30歳代，女性．1年前より左第一指から左前腕にかけてそう痒を伴わない扁平隆起性の丘疹が出現し，徐々に皮疹は拡大傾向となった．

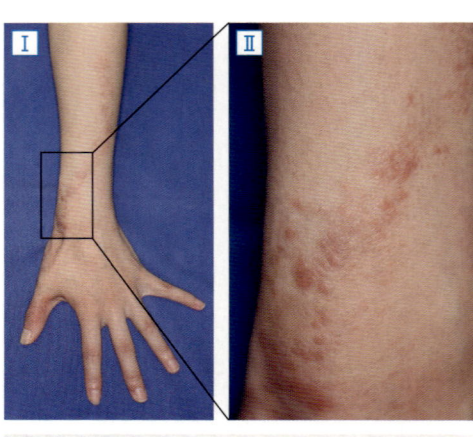

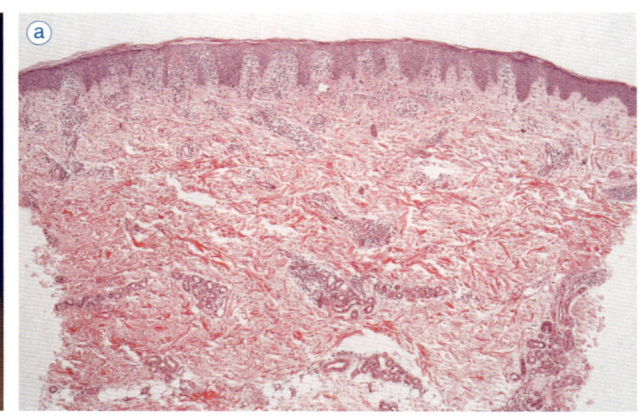

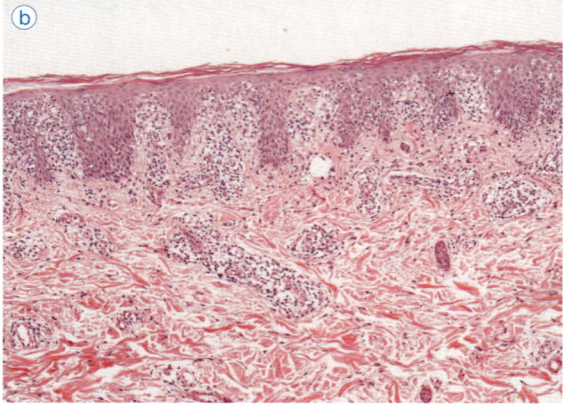

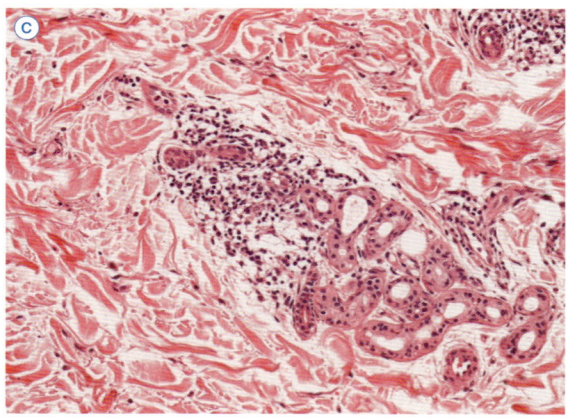

Ⅰ）前腕部の体表写真
Ⅱ）前腕部の体表写真（拡大）
a）HE染色（弱拡大像）
b）HE染色（中拡大像）
c）HE染色（強拡大像）

臨床医のギモン

❶ 病理組織像が扁平苔癬に似ていますが，臨床像が扁平隆起しており少し違うようです．鑑別点はどこでしょうか？

66　臨床医が知っておきたい皮膚病理の見かたのコツ

線状苔癬

皮膚病理アプローチ

■ 病理診断
- 線状苔癬（Lichen striatus）

■ 病理像はこう読む

表皮の変化
- 表皮が**棍棒状**（ⓑ ○）または**鋸歯状**に肥厚．
- **角化細胞壊死**（ⓑ ▷）．
- 海綿状浮腫，**角化細胞の空胞変性**．
- 苔癬様皮膚炎：真皮表皮境界部に帯状にリンパ球浸潤（ⓑ ○）．

炎症細胞浸潤パターン
- 血管周囲性皮膚炎：真皮上層〜下層の付属器周囲に浸潤（ⓐ ○）．

診断の手がかり
- 角化細胞壊死．
- 付属器周囲の炎症細胞浸潤（ⓒ）．

浸潤細胞
- **リンパ球**主体．好酸球と形質細胞は稀．

その他の所見
- 晩期になると角化細胞壊死が増え，多核巨細胞など**肉芽腫性炎症像**が出現する．

■ 臨床症状と病理所見の対応

+α知識
- 乳幼児〜学童の四肢，体幹，顔面に好発する．稀に爪にも発症する．
- 成人・小児の躯幹に痒みを伴う丘疹や水疱がBlaschko（ブラシュコ）ラインに沿って発症，急速に消退ししばしば再発するという特徴をもつBlaschkitisという疾患がある．臨床的には成人発症の線状苔癬と共通点が多いが，病理組織学的に鑑別可能とする意見や同じ病理組織像を呈し同じスペクトラムの疾患であるとする意見もある．

鑑別疾患
- 線状扁平苔癬：❶顆粒層が楔形に肥厚．真皮下層に炎症細胞浸潤はほとんどない．
- 炎症性線状疣贅状表皮母斑：表皮は乳頭腫状に肥厚し，正角化性過角化伴う顆粒層肥厚部と錯角化性無顆粒層部が交互に存在．
- 線状乾癬：角層内に好中球が集簇し，顆粒層は消失．苔癬型反応や真皮下層の血管付属器周囲性に炎症細胞浸潤をきたさない．

ⓐ 真皮上層〜下層にかけて血管周囲および汗腺周囲に炎症細胞浸潤がある

ⓑ 角化細胞壊死／棍棒状に表皮肥厚／真皮表皮境界部に炎症細胞浸潤

ⓒ エクリン汗腺／エクリン汗腺周囲にリンパ球を主体とする炎症細胞浸潤

> **キモの一言**　付属器周囲にリンパ球浸潤があるのがポイントである．

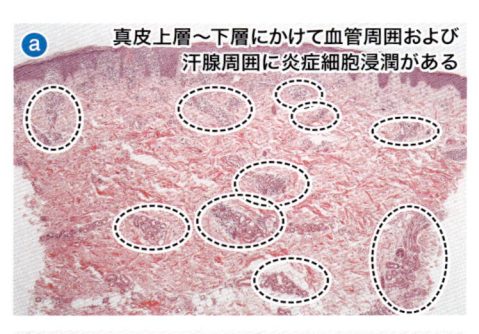

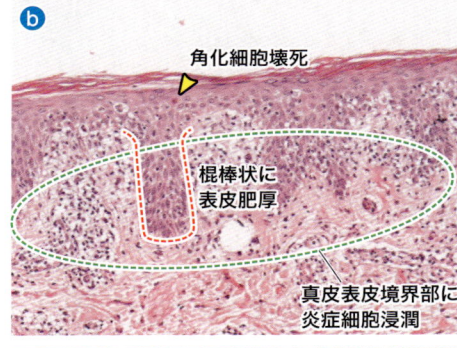

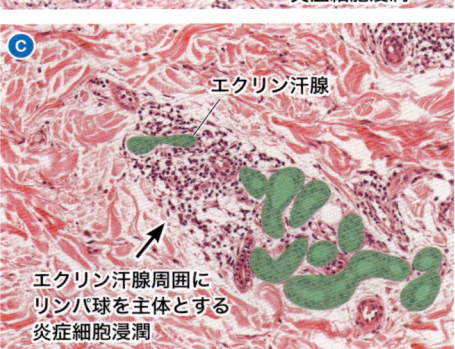

Part 2 炎症性疾患

第4章 炎症性角化症

難易度 ★★★

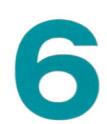

6 躯幹や四肢に多発する光沢帯びた小丘疹

神崎亜希子

症例 20歳代，女性．10年前より体幹に常色の光沢を有する小丘疹が散在している．

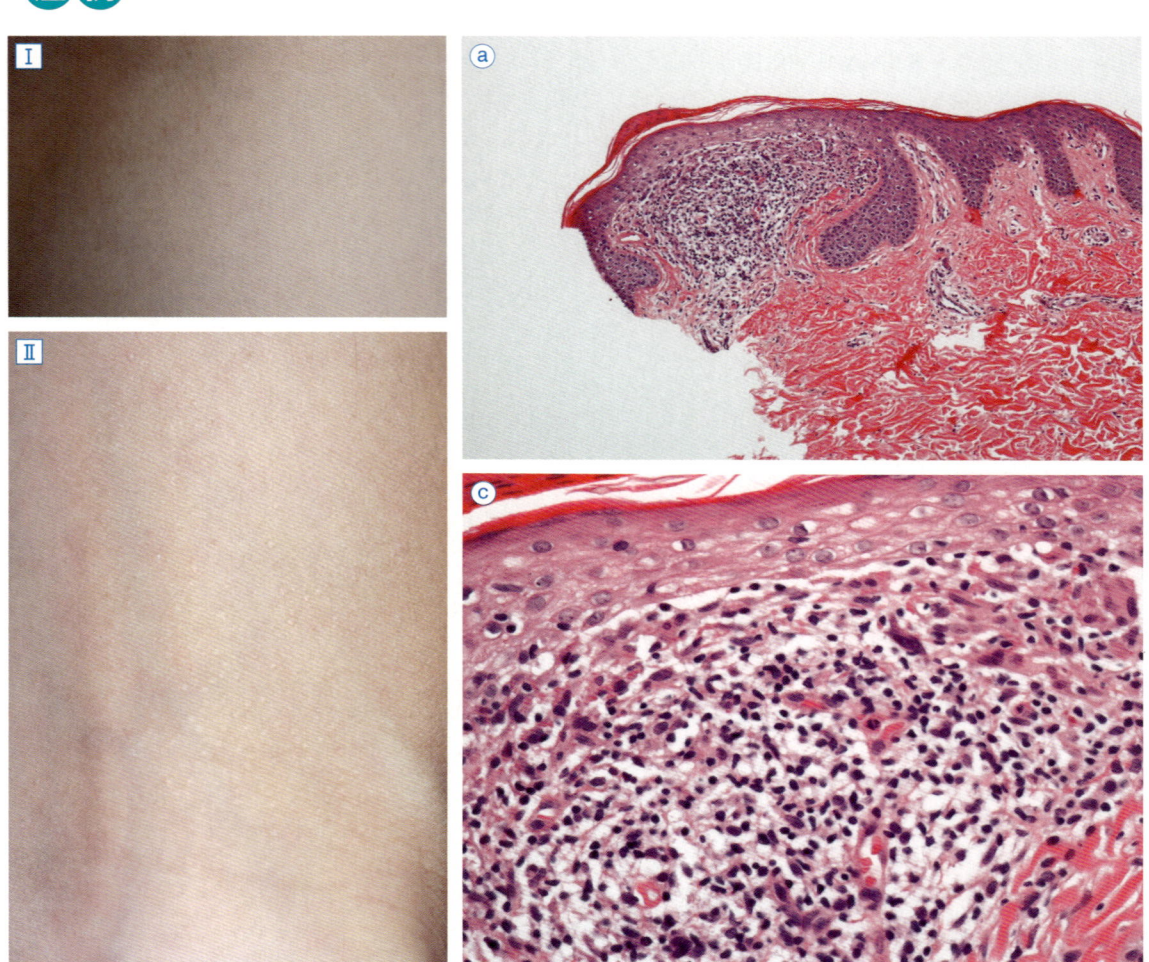

Ⅰ）躯幹の体表写真（拡大）
Ⅱ）前腕の体表写真（拡大）
a）HE染色（弱拡大像）
c）HE染色（強拡大像）

臨床医のギモン

❶ なぜ丘疹を呈するのですか？

皮膚病理アプローチ

■ 病理診断
- 光沢苔癬（Lichen nitidus）

■ 病理像はこう読む

表皮の変化
- 隆起部の**表皮突起**は菲薄化し，病巣辺縁部の表皮突起は**下方に延長**（Claw clutching a ball，ⓐ◯）．
- 真皮表皮境界部には**空胞変性**（ⓑ▷）．
- 角層は部分的に**錯角化**（ⓑ→）．
- 苔癬様皮膚炎：隆起部の拡張した真皮乳頭層に肉芽腫性病変を形成．

炎症細胞浸潤パターン
- 血管周囲性皮膚炎．

診断の手がかり
- 病巣辺縁部の表皮突起の延長（Claw clutching a ball）．
- 拡張した真皮乳頭層．
- 境界明瞭な肉芽腫性病変．

浸潤細胞
- 単核または多核の**上皮様組織球**（epithelioid histiocyte，ⓒ◯）と**リンパ球**（ⓒ◯）が主体．

その他の所見
- ❶ 早期病変はリンパ球主体で，晩期になるに従いリンパ球浸潤は減少し組織球となり，表皮を押し上げるように浸潤する．
- 多核巨細胞がみられることもある．

ⓐ 表皮の菲薄化　Claw clutching a ball

ⓑ 錯角化　真皮表皮境界部の空胞変性

ⓒ 上皮様組織球　リンパ球　限局性のリンパ球や組織球の浸潤

■ 臨床症状と病理所見の対応

+α知識
- **多形日光疹**内のpinpoint popular variantの亜急性期では光沢苔癬様の病理組織像を呈する．
- **手掌**の病変では病理組織像が扁平苔癬に類似することがある．

鑑別疾患
- **線状苔癬**（Part2 第4章-5）：真皮上層〜下層にかけての血管周囲付属器周囲にリンパ球浸潤がある．
- **腺病性苔癬**：真皮上層の毛包や汗管付近に類上皮細胞やLanghans型巨細胞，リンパ球で構成された肉芽腫をつくる．
- **サルコイドーシスの苔癬様型**（Part2 第8章-1）：真皮上層の毛包周囲に類上皮細胞肉芽腫があり，皮下脂肪組織にも浸潤する．

> **キモの一言**　Claw clutching a ballの所見をみたらまずはこの疾患を疑う．

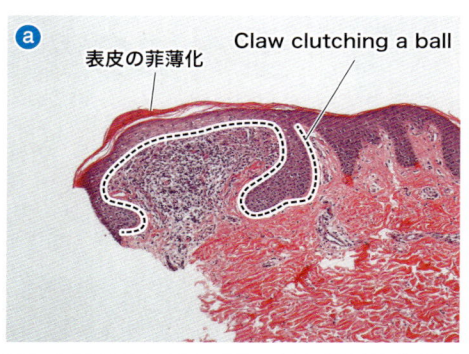

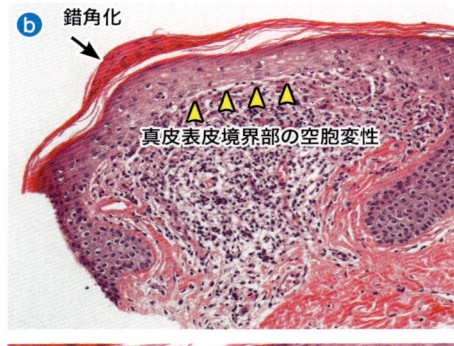

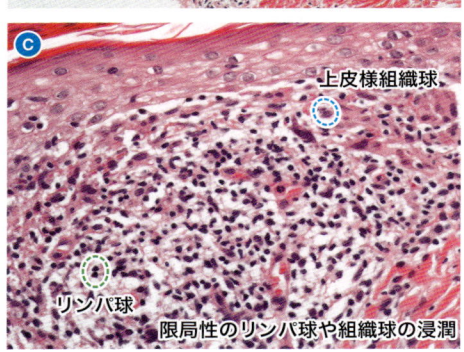

Part 2 炎症性疾患

第5章 水疱症

難易度 ★☆☆

1 全身に多発するびらん・紅斑・色素沈着

伊藤路子

症例 60歳代，女性．最近皮疹が出現，増悪した．

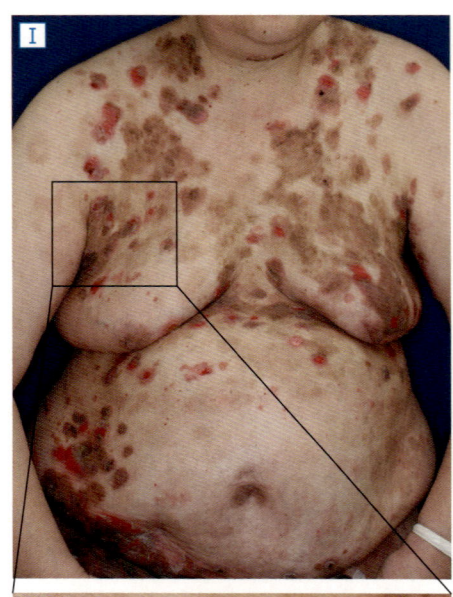

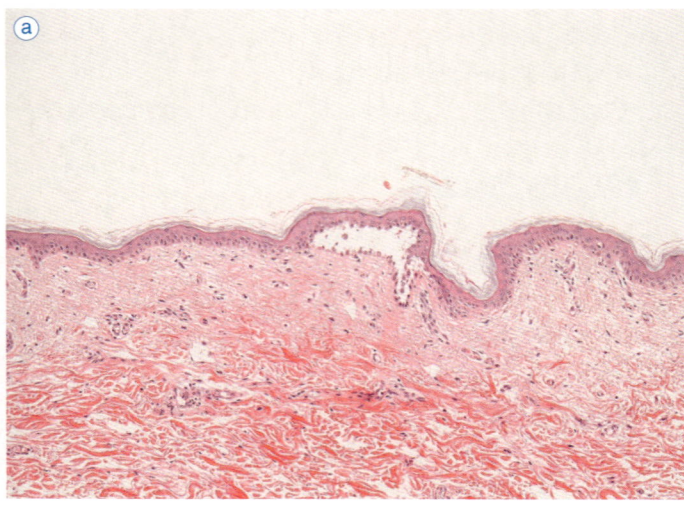

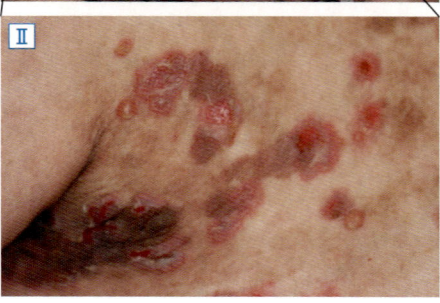

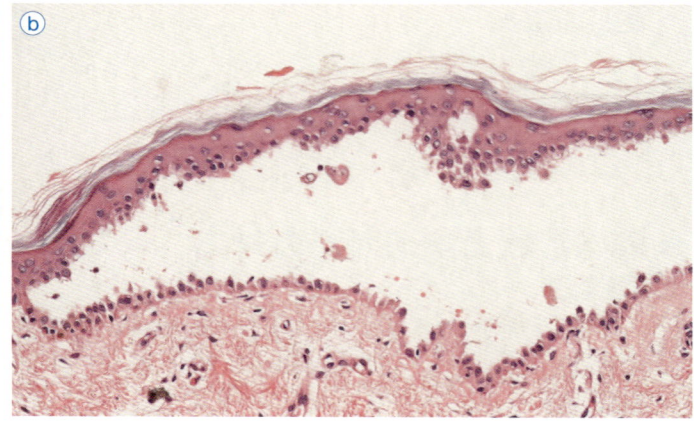

Ⅰ）躯幹の体表写真
Ⅱ）Ⅰの拡大
a）HE染色（弱拡大像）
b）HE染色（中拡大像）

臨床医のギモン

❶ 水疱直下の1列に並んだ細胞は何ですか？

70　臨床医が知っておきたい皮膚病理の見かたのコツ

皮膚病理アプローチ

尋常性天疱瘡

■ 病理診断
- 尋常性天疱瘡（Pemphigus vulgaris）

■ 病理像はこう読む

表皮の変化
- 表皮内水疱，すなわち❶基底層直上に裂隙形成がある（ⓐ，ⓑ）．
- 好酸球浸潤を伴う海綿状浮腫がみられる（ⓐ ⚪）．
- 水疱辺縁では，角化細胞の空胞変性を伴う．

炎症細胞浸潤パターン
- 真皮の血管周囲性の炎症細胞浸潤．
- 表皮内水疱型の皮膚炎．

診断の手がかり
- 棘融解（表皮細胞間結合の解離）と棘融解細胞（ⓑ ⚪）がみられる．

浸潤細胞
- リンパ球および組織球．
- 表皮直下（ⓑ▷）および真皮上層の血管周囲（ⓒ▷）の好酸球浸潤．

その他の所見
- 付属器にも表皮細胞間に棘融解がみられる．
- ❶表皮突起に基底細胞が1層並ぶ．
- 蛍光抗体直接法にて表皮細胞間にIgGの沈着がある（ⓓ）．

ⓐ 表皮内水疱　海綿状浮腫
ⓑ 表皮内水疱　棘融解細胞　表皮直下の好酸球浸潤
ⓒ 血管周囲性の炎症細胞浸潤　好酸球
ⓓ 表皮細胞間にIgGの沈着　蛍光抗体直接法

■ 臨床症状と病理所見の対応
- 弛緩性水疱は表皮内水疱に対応する．

+α知識
- デスモグレイン（Dsg1，Dsg3）に対する自己抗体が病因である．
- 棘融解細胞は変性して丸くなり，細胞質は細胞膜側に濃縮し，核側で淡染する．
- 早期病変では，棘融解により裂隙が形成され，その後表皮内水疱になる．
- 晩期病変では，水疱蓋が破れるとびらん・痂皮が形成される．水疱底には数層の再生上皮がみられる．

鑑別疾患
- 落葉状天疱瘡（Part2 第5章-2）：表皮上層角層下にて棘融解，水疱形成．ELISA法でデスモグレイン1抗体のみ陽性となる．
- Duhring疱疹状皮膚炎：表皮下水疱，好酸球浸潤があるが，蛍光抗体直接法にて乳頭層にIgAが沈着する．
- IgA天疱瘡：水疱内に好中球が目立ち，蛍光抗体直接法にて表皮細胞間にIgAの沈着を認める．

> **キモの一言**　蛍光抗体直接法，ELISA法と合わせて診断することが必要である．

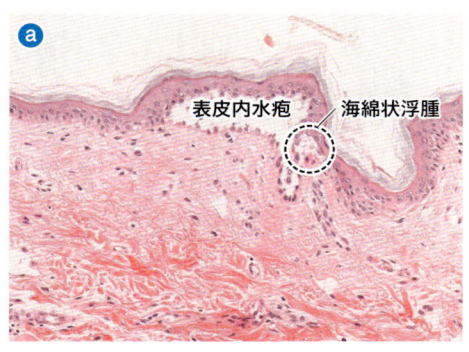

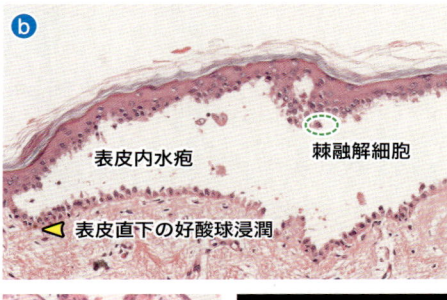

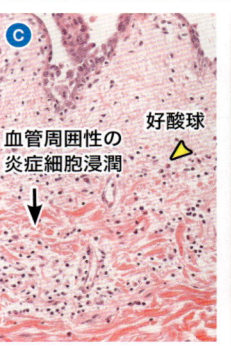

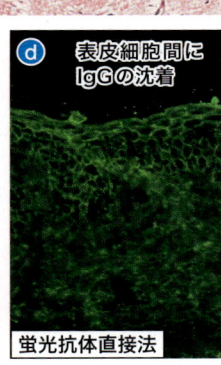

Part 2　炎症性疾患

第5章　水疱症

難易度 ★★☆

2　全身に多発するびらんを伴う紅斑

福本 瞳

症例　70歳代，女性．数カ月前よりほぼ全身にびらん・痂皮を伴う小豆大から母指頭大の紅斑が多発してきた．

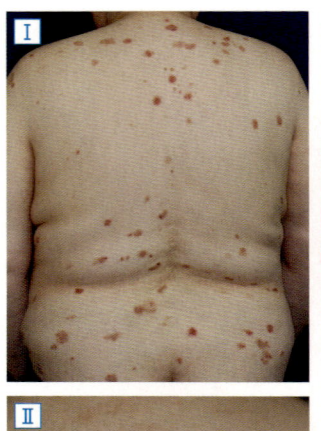

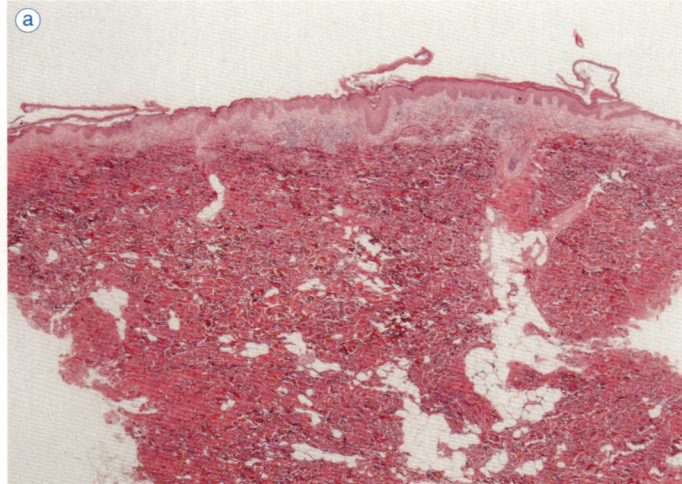

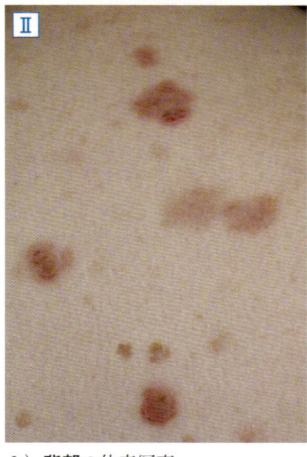

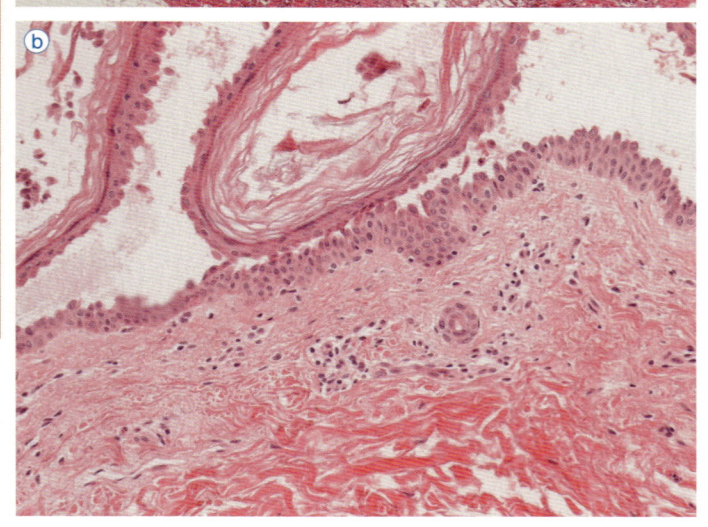

Ⅰ）背部の体表写真
Ⅱ）背部の体表写真（拡大）
a）HE染色（ルーペ像，背部の生検）
b）HE染色（強拡大像）

臨床医のギモン

❶ 表皮のどの部分が障害されているのでしょうか？
❷ 病期によって所見はどう変化するのでしょうか？

落葉状天疱瘡

皮膚病理アプローチ

■ 病理診断
- 落葉状天疱瘡（Pemphigus foliaceus）

■ 病理像はこう読む

表皮の変化
- 表皮内水疱（ⓐ〜ⓒ）．
- 表皮上層の棘融解，**棘融解細胞**（ⓑ▷）．

炎症細胞浸潤パターン
- 表皮内水疱を伴う皮膚炎．
- 真皮上層血管周囲性の細胞浸潤（ⓐ○，ⓑ○）．

診断の手がかり
- ❶**表皮上層の水疱**（ⓐ〜ⓒ）．
- 病初期に好酸球の表皮内浸潤．

浸潤細胞
- リンパ球，好酸球，組織球，好中球（ⓑ，ⓒ）．

その他の所見
- 蛍光抗体直接法にて主に**表皮細胞間へのIgG，C3の沈着**（ⓓ）．

■ 臨床症状と病理所見の対応
- 水疱が非常に破れやすいことは，**表皮上層で棘融解**が生じていることに対応する．

＋α知識
- 角化細胞間を結合する**デスモグレイン1**に対する自己抗体が病因であり，ELISAで血清中の抗デスモグレイン1抗体を検出する．
- **紅斑性天疱瘡**は落葉状天疱瘡の亜型で顔面に蝶形紅斑様の皮疹を伴う．
- ❷早期病変では，好酸球浸潤を伴う海綿状浮腫や棘融解がみられ，遷延化病変では角層下水疱や膿疱として認められる．

鑑別疾患
- 尋常性天疱瘡（Part2 第5章-1）：主に基底層直上に棘融解が生じる．
- 疱疹ウイルス感染症：多核巨細胞や封入体をもつ巨細胞がみられる．
- 伝染性膿痂疹：角層下好中球性膿疱がみられ，グラム染色で球菌が検出される．

ⓐ 表皮内水疱　表皮内水疱
真皮上層の軽度浮腫，炎症細胞浸潤

ⓑ 棘融解細胞
表皮上層の水疱
血管周囲の細胞浸潤

ⓒ 角層下水疱
リンパ球主体の細胞浸潤

ⓓ 表皮上層の細胞間にIgGの沈着

> **キモの一言**　落葉状天疱瘡は表皮上層で棘融解が生じる．

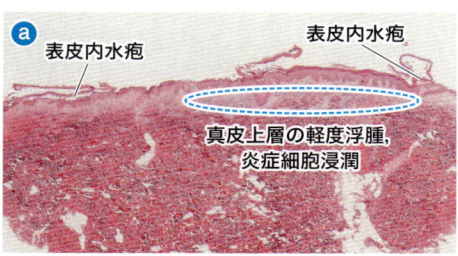

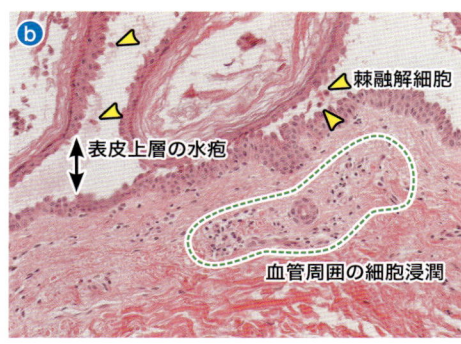

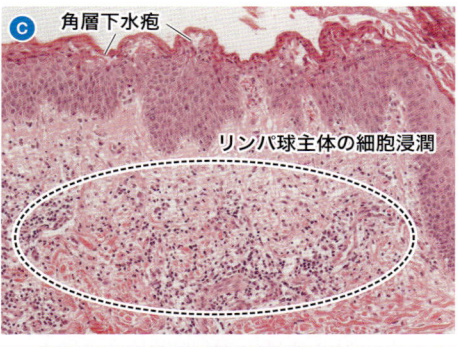

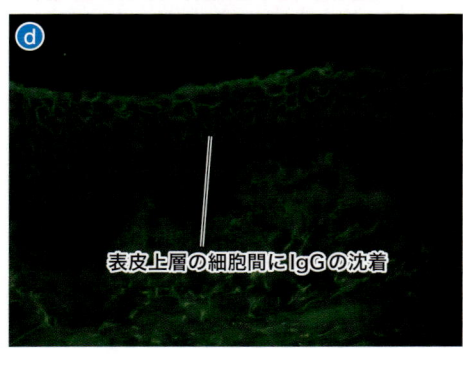

Part 2 炎症性疾患

第5章 水疱症

難易度 ★☆☆

3 緊満性水疱とそう痒を伴う浮腫性紅斑

赤野蓉子

症例 70歳代，女性．数週間前より全身のそう痒と浮腫性紅斑を自覚．徐々に拡大し，緊満性水疱を伴うようになった．

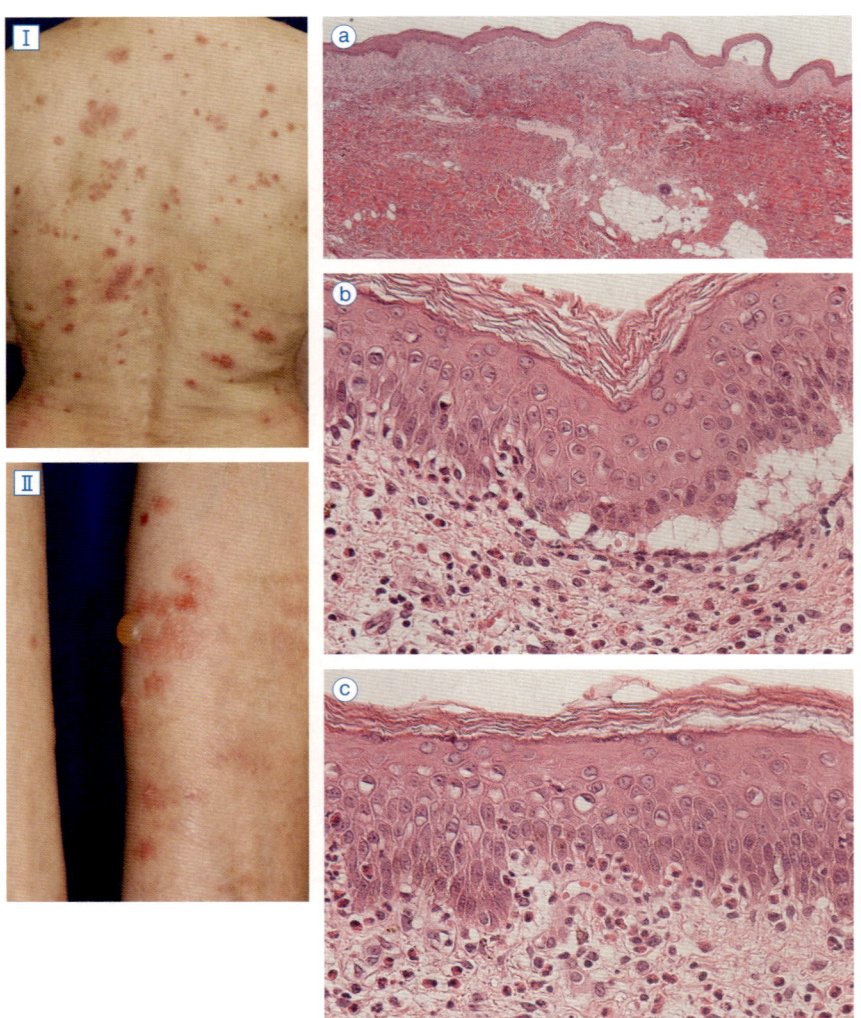

Ⅰ）背部の体表写真
Ⅱ）前腕の体表写真
a）HE染色（弱拡大像）
b）HE染色（弱拡大像）
c）HE染色（弱拡大像）

臨床医のギモン

❶水疱部を生検しないと診断できないのでしょうか？

水疱性類天疱瘡

皮膚病理アプローチ

■ 病理診断
- 水疱性類天疱瘡（Bullous pemphigoid）

■ 病理像はこう読む

表皮の変化
- 表皮下水疱（ⓐ）．
- **好酸球浸潤**を伴う**海綿状浮腫**（ⓑ ⋯）．
- 水疱周辺では時に角化細胞の空胞変性．

炎症細胞浸潤パターン
- 表皮下水疱を伴う皮膚炎．
- 水疱内・真皮上層の血管周囲や膠原線維間に著明な**好酸球浸潤**を伴う炎症細胞浸潤（ⓒ ⋯）．

診断の手がかり
- 表皮下水疱．
- 好酸球浸潤を伴う海綿状浮腫．
- 表皮直下の好酸球浸潤．

浸潤細胞
- 多数の好酸球を伴うリンパ球，組織球．

■ 臨床症状と病理所見の対応

- ❶早期病変など，生検された病変に水疱がみられない場合は，真皮表皮境界部に空胞変性を伴った好酸球の浸潤や，表皮下層に散在もしくは集簇する好酸球浸潤の所見が主体となる．
- 晩期病変では水疱床に再生上皮がみられ，表皮内水疱のようにみえることがある．

+α知識
- ヘミデスモソームの構成成分に対する自己免疫性水疱である．蛍光抗体直接法にて**真皮表皮境界部にIgGとC3の線状沈着**をみる（ⓓ）．

鑑別疾患
- **後天性表皮水疱症**：病理組織学的には鑑別はできず，1M食塩水剥離皮膚を用いた蛍光抗体間接法で真皮側（水疱性類天疱瘡では表皮側）に反応することで鑑別される．
- **虫刺症**：水疱および好酸球浸潤があるが，真皮に楔状の炎症細胞浸潤を示す．蛍光抗体法は陰性となる．

ⓐ 表皮下水疱

ⓑ 好酸球性海綿状浮腫

ⓒ 真皮に多数の好酸球浸潤

ⓓ 真皮表皮境界部にIgGが沈着

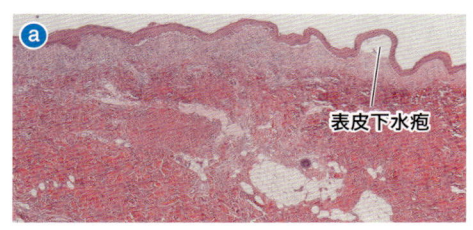

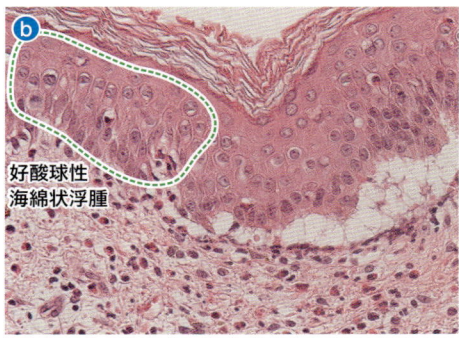

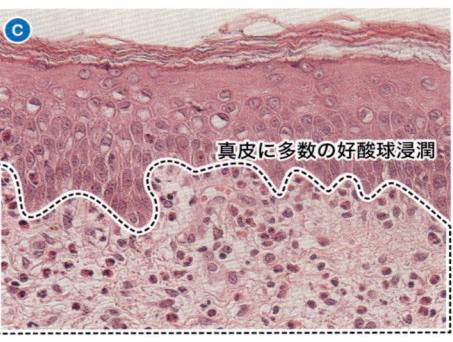

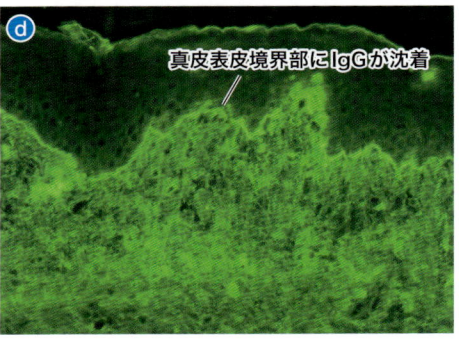

キモの一言 　表皮下水疱と多数の好酸球浸潤が水疱性類天疱瘡の特徴である．

Part 2 炎症性疾患

第6章 血管炎・類症

難易度 ★★☆

1 両下腿の浸潤を触れる紫斑

岡﨑 静

症例 6歳，男児．1週間前から腹痛が出現し，両下腿に浸潤を触れる紫斑が出現した．徐々に拡大傾向である．

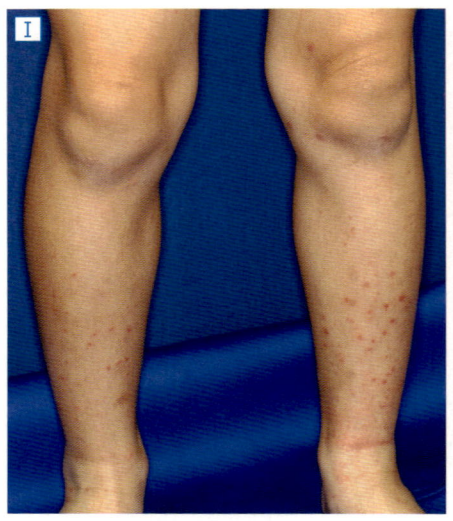

Ⅰ）両下腿の体表写真
a）HE染色（ルーペ像，生検）
b）HE染色（強拡大像）

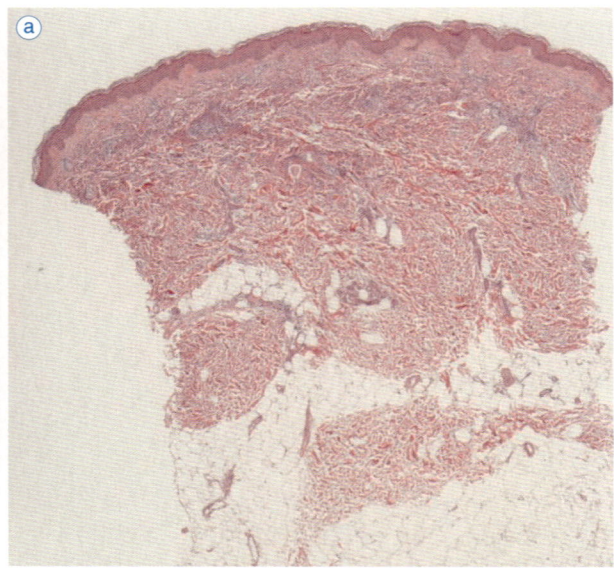

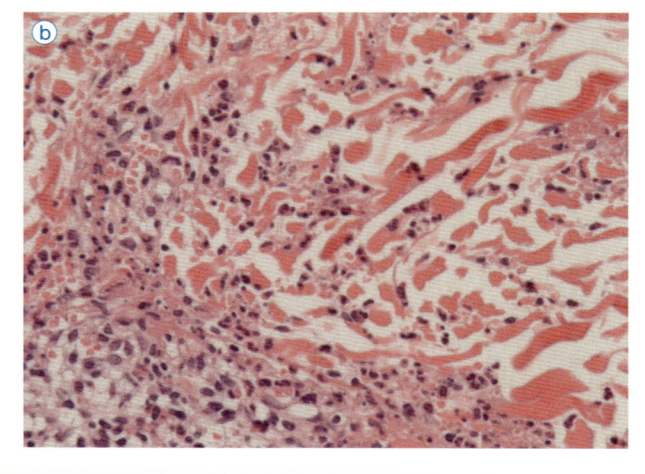

臨床医のギモン

❶ どのレベルの血管が侵されるのでしょうか？
❷ どのような細胞が浸潤しているのでしょうか？

76　臨床医が知っておきたい皮膚病理の見かたのコツ

Henoch-Schönlein紫斑（IgA血管炎）

皮膚病理アプローチ

■ 病理診断
- Henoch-Schönlein紫斑（Henoch-Schönlein purpura）
- 別名：IgA血管炎（IgA vasculitis）

■ 病理像はこう読む

表皮の変化
- 早期には表皮に著変なし（ⓐ）．
- 最盛期病変では表皮内水疱や表皮下水疱，壊死が出現することがある．

炎症細胞浸潤パターン
- ❶真皮上層〜中層の小血管（主に細静脈）の血管炎（ⓐ）．

診断の手がかり
- ❷核塵を伴う好中球浸潤（ⓑ▶）．
- 血管壁にフィブリンの析出がある（ⓑ）．
- 赤血球の血管外漏出⇒白血球破砕性血管炎（Leukocytoclastic vasculitis：LCV）．

浸潤細胞
- 特に❷核破砕を伴う好中球の浸潤が重要．
- 他にリンパ球，組織球，しばしば好酸球が混じる．

その他の所見
- 晩期病変では浸潤細胞はリンパ球主体となり，血管変化は目立たなくなる．
- 蛍光抗体直接法にて，真皮乳頭層・乳頭下血管叢の小血管壁にIgA（ⓒ▶），C3が顆粒状に証明される．

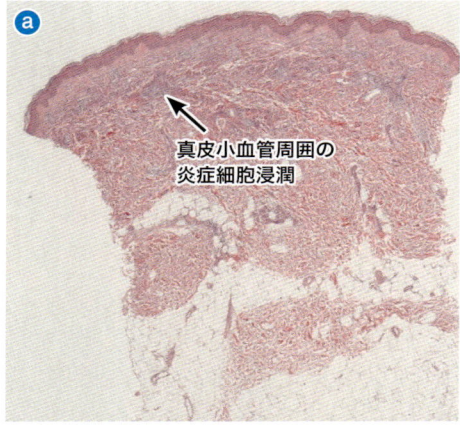

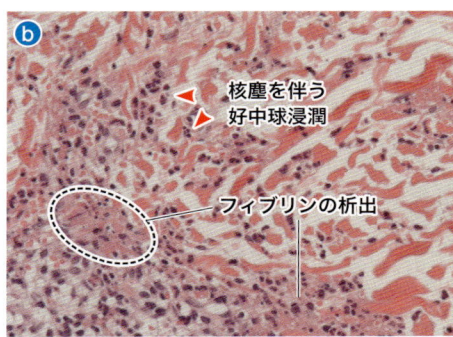

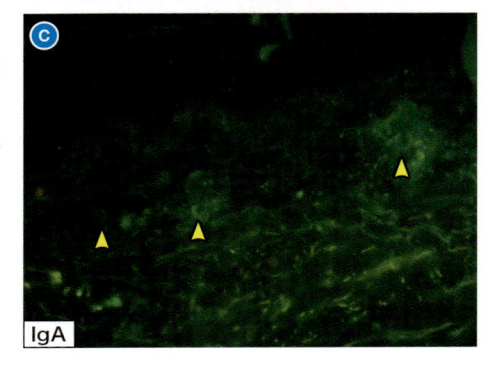

■ 臨床症状と病理所見の対応
- 紫斑は赤血球の血管外漏出，浸潤は真皮上層の血管炎と対応する．

＋α知識
- しばしば上気道炎が先行し，腹痛や関節痛，腎炎をきたす．

鑑別疾患
- 特発性クリオグロブリン血症性紫斑：血清中にクリオグロブリンをみる．
- 顕微鏡的多発血管炎：小動脈にも血管炎をきたす．MPO-ANCA陽性である．

ⓐ 真皮小血管周囲の炎症細胞浸潤

ⓑ 核塵を伴う好中球浸潤／フィブリンの析出

ⓒ IgA

キモの一言：同様の臨床像あるいは類似の病理組織像をきたす疾患は複数あるため，病理所見・検査所見と合わせて総合的に診断する．

Part 2 炎症性疾患

第6章 血管炎・類症

難易度 ★★☆

2 両下腿の網状皮斑と圧痛を伴う皮下脂肪組織の小結節

秋山美知子

症例 30歳代，女性．3カ月前より両下腿に小紅斑が出現．次第に痛みを伴い結節を触れるようになり，網状皮斑を伴うようになった．

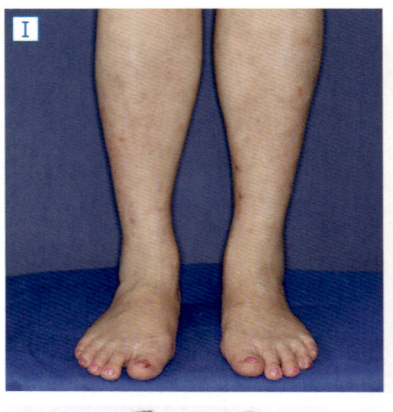

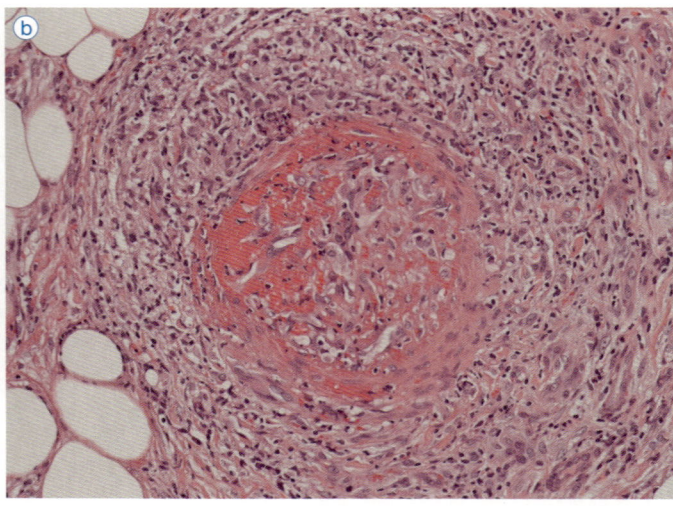

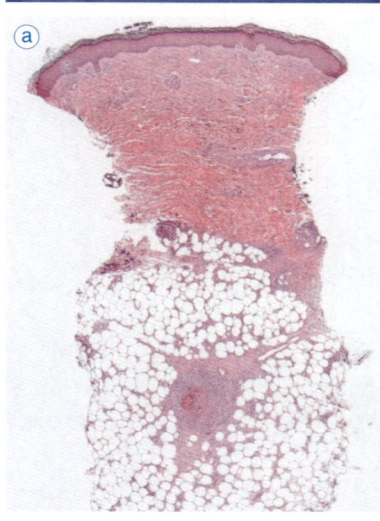

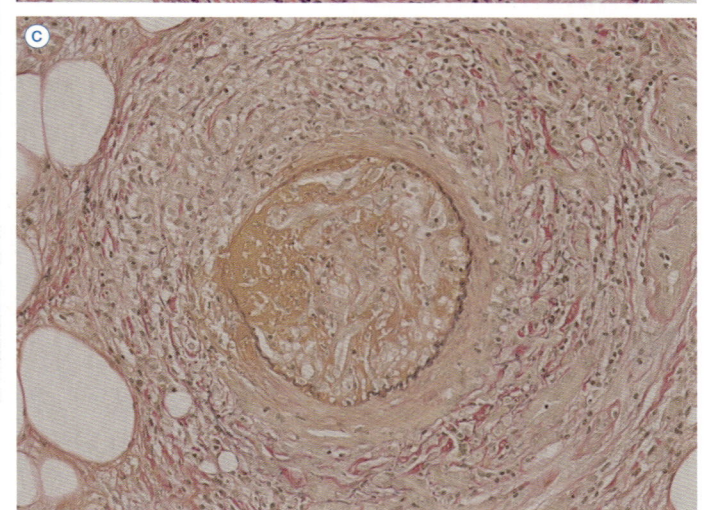

I）両下腿の体表写真
a）HE染色（ルーペ像，生検）
b）HE染色（強拡大像）
c）EVG染色（強拡大像）

臨床医のギモン

❶ 動脈と静脈はどうやって見分けるのでしょうか？

多発性結節性動脈炎

皮膚病理アプローチ

■ 病理診断
- 多発性結節性動脈炎（Polyarteritis nodosa）

■ 病理像はこう読む

表皮の変化
- 基本的に表皮の変化はない．

炎症細胞浸潤パターン
- 真皮下層～皮下脂肪組織の小動脈およびその周囲に，炎症細胞浸潤がある（ⓐ）．
- 血管壁にはフィブリンの析出がある（ⓑ▷）．
- 核塵を伴う好中球・リンパ球・組織球などの炎症細胞が血管壁周囲に浸潤する（ⓑ→）．
- 晩期病変では，内膜に線維芽細胞の増加と血管周囲に小血管の新生がある．

診断の手がかり
- 真皮下層～皮下脂肪組織レベルの小動脈血管壁の炎症細胞浸潤（ⓐ）．
- 小動脈のフィブリノイド壊死（ⓑ）．
- EVG染色で血管壁の太く波打つ内弾性板を確認できる（ⓒ→）．

■ 臨床症状と病理所見の対応
- 小動脈の炎症とフィブリノイド壊死が皮下結節・網状皮斑と対応する．

＋α知識
- 高熱・体重減少・関節痛などが先行し，腎症状や心血管障害・単神経炎などを伴う**全身型**と，全身症状は伴わずに皮膚のみに症状が限局する**皮膚型**（本症例）がある．

鑑別疾患
- 浅在性血栓性静脈炎（ⓓ）：EVG染色で弾性線維は細く，層状に豊富に確認される．❶内膜側の弾性線維の増殖像は動脈と誤診されやすいが，周囲の血管平滑筋の配列が束状を呈し，豊富な弾性線維に挟まれる所見が静脈の特徴である．
- 顕微鏡的多発血管炎：主病変は真皮小血管の壊死性血管炎であり，MPO-ANCA陽性である．

キモの一言　真皮皮下組織境界部から皮下脂肪組織内の小動脈の血管炎である．

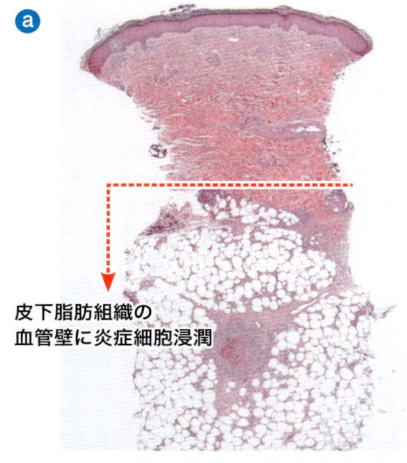

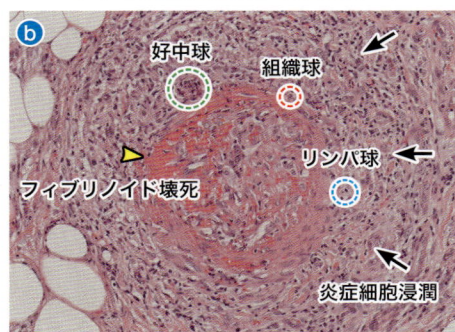

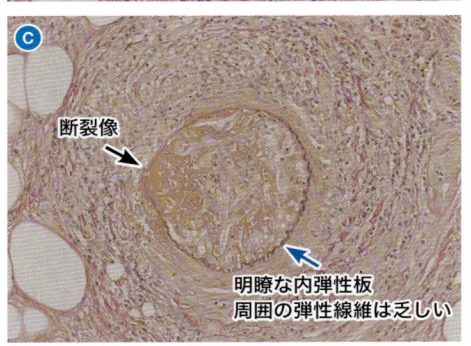

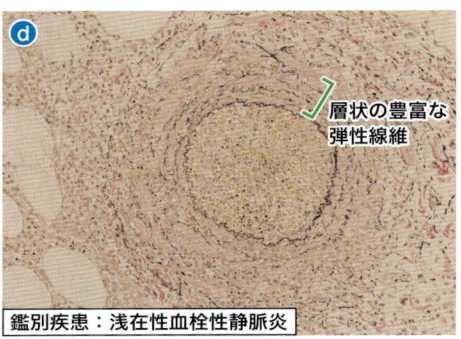

ⓐ 皮下脂肪組織の血管壁に炎症細胞浸潤

ⓑ 好中球／組織球／フィブリノイド壊死／リンパ球／炎症細胞浸潤

ⓒ 断裂像／明瞭な内弾性板 周囲の弾性線維は乏しい

ⓓ 層状の豊富な弾性線維

鑑別疾患：浅在性血栓性静脈炎

Part 2 炎症性疾患

第6章 血管炎・類症

3 両下腿に生じた紫斑

難易度 ★☆☆

新井悠江

症例 50歳代，女性．1週間前より下腿に点状出血が不規則に散在している．関節痛・腹痛などの自覚症状はない．

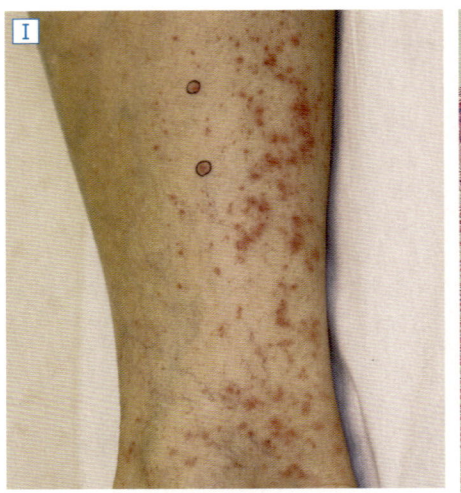

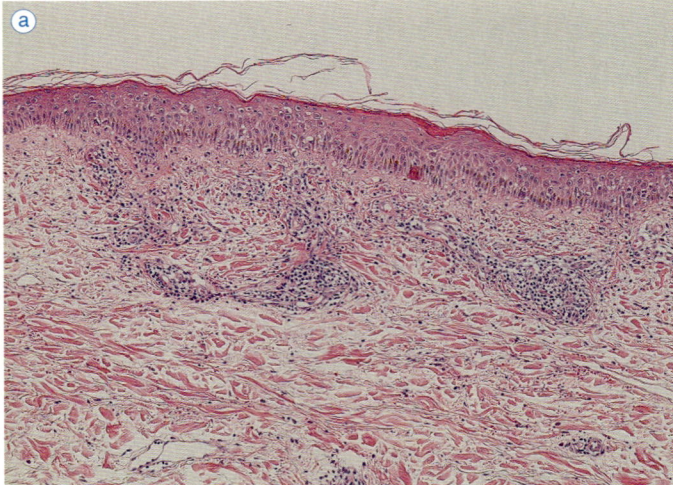

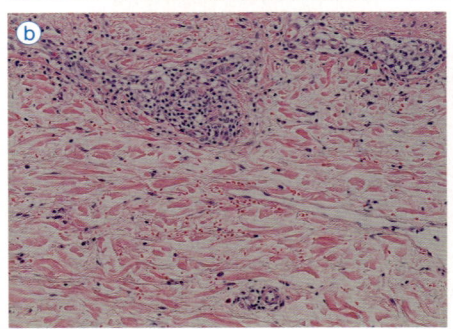

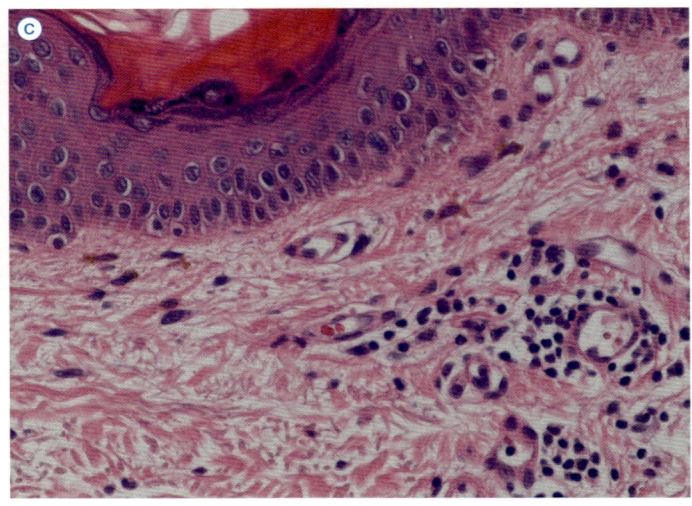

Ⅰ）右下腿の体表写真
a）HE染色（ルーペ像）
b）HE染色（中拡大像）
c）HE染色（強拡大像）

臨床医のギモン

❶ 病理像で多数みられる赤い細胞は何ですか？

慢性色素性紫斑（Schamberg病）

皮膚病理アプローチ

■ 病理診断
- 慢性色素性紫斑（Purpura pigmentosa chronica）
- 別名：Schamberg病

■ 病理像はこう読む

表皮の変化
- 表皮には**軽度リンパ球浸潤**（ⓐ）．
- 時に表皮内に血管外漏出した赤血球がみられる．

炎症細胞浸潤パターン
- 真皮上層の血管周囲に炎症細胞浸潤（ⓐ ○，ⓑ →）．

診断の手がかり
- 真皮上層の**血管増生**（血管炎は伴わない，ⓐ ▶）．
- 真皮乳頭層に❶**多数の赤血球が血管外漏出**している（ⓑ ○）．
- 真皮乳頭層にジデロファージの浸潤がみられる（ⓒ ▷）．

浸潤細胞
- リンパ球，組織球．

■ 臨床症状と病理所見の対応
- 血管外に漏出した赤血球が紫斑に，デジロファージが色素沈着に対応する．

＋α知識
- 慢性色素性紫斑は臨床所見や皮疹の形状，病理組織の特徴から下記の病型に分類できる．
- **Schamberg病**：40歳以降に多く，男性に多くみられる．初期は点状出血として起こり，次第に点状出血が集簇して卵円形の赤褐色斑（cayenne pepper spot）となる．そのため，病理所見でも初期から最盛期病変では赤血球の血管外漏出像がみられる．
- **Majocchi病**：20～50歳代にみられ，女性にやや多い．初期は毛細血管拡張を伴った淡紅色斑で，次第に出血点となり，遠心性に拡大して環状となる．病理組織像はSchamberg病と同様である．
- **Gougerot-Blum病**（Part2 第6章-4）：40歳代男性に多く，両下肢に茶褐色丘疹が集簇し局面を形成する．病理組織は真皮上層に帯状に炎症細胞浸潤がみられ，苔癬型皮膚炎をきたす．
- **Ducas-Kapetanakis病**：下腿や大腿に左右対称性に鱗屑を伴った丘疹がみられる．病理組織像は表皮の限局性の海綿状浮腫を伴うことが特徴である．

鑑別疾患
- うっ滞性皮膚炎：拡張した小血管が真皮乳頭層に増し，血管壁の肥厚，内皮細胞の腫大がある．全層性に線維化や出血，ヘモジデリン沈着みられる．
- 炎症後色素沈着（Part 3-1）：真皮乳頭層に多数のメラノファージが存在する．

> **キモの一言**：Schamberg病とMajocchi病は病理所見からは区別できず，臨床症状から診断される．

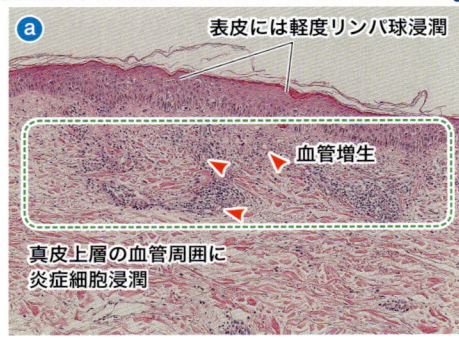

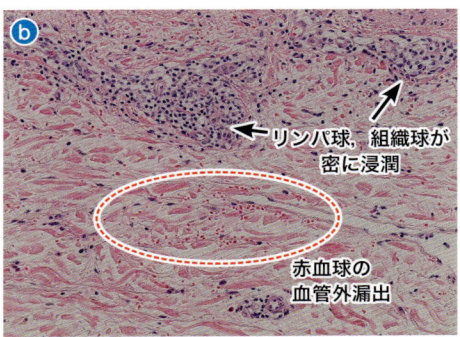

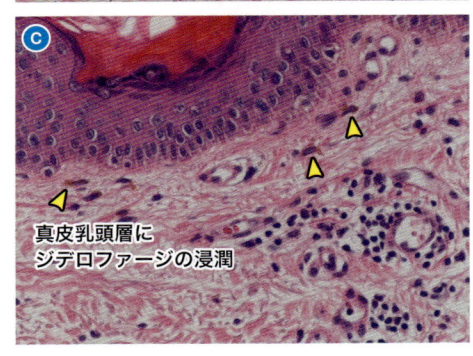

ⓐ 表皮には軽度リンパ球浸潤／血管増生／真皮上層の血管周囲に炎症細胞浸潤

ⓑ リンパ球，組織球が密に浸潤／赤血球の血管外漏出

ⓒ 真皮乳頭層にジデロファージの浸潤

Part 2　炎症性疾患

第6章　血管炎・類症

難易度 ★★☆

4　臀部から下肢に生じた紫斑

新井悠江

症例　60歳代，女性．1カ月前から臀部から下肢にかけて帽針頭大の軽度隆起した紫斑が散在している．軽度そう痒を自覚．

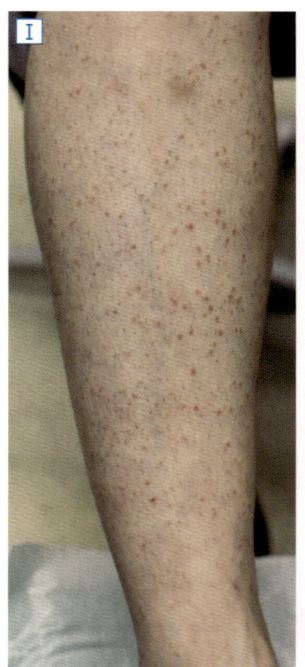

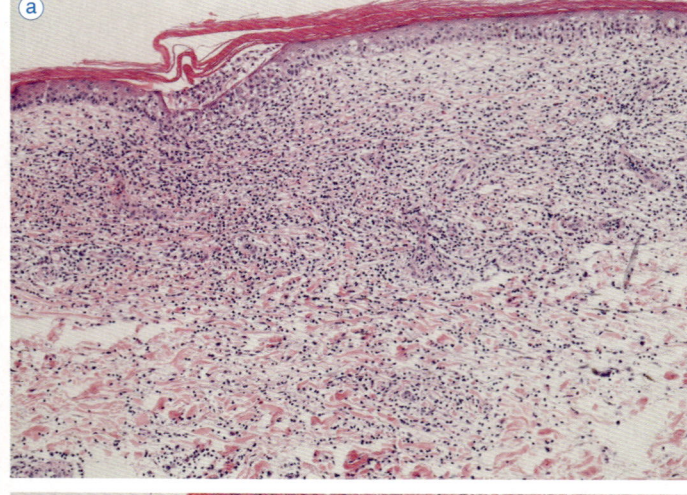

Ⅰ）右下腿の体表写真
a）HE染色（ルーペ像）
b）HE染色（中拡大像）

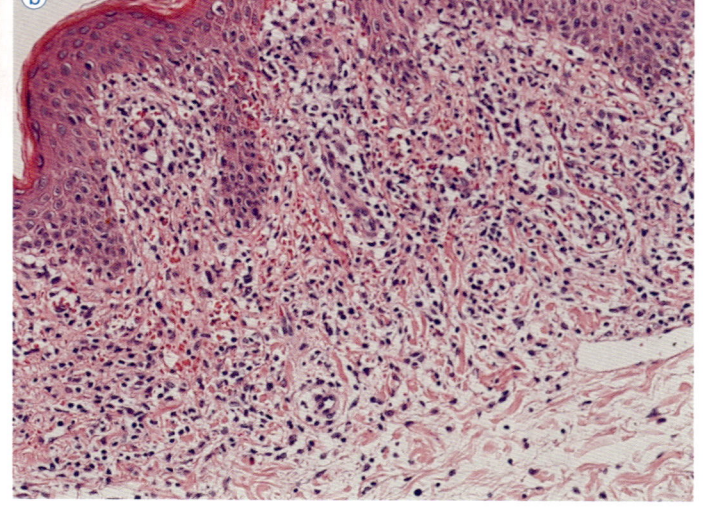

臨床医のギモン

❶ 病理像で中央にみられる紫色の細胞は何ですか？

苔癬様持続性色素性紫斑（Gougerot-Blum病）

皮膚病理アプローチ

■ 病理診断
- 苔癬様持続性色素性紫斑（Lichenoid persistent pigmented purpuric dermatitis）
- 別名：Gougerot-Blum病（グージェロ ブルム）

■ 病理像はこう読む

表皮の変化
- 表皮は軽度肥厚（ⓐ），表皮内リンパ球浸潤（ⓑ）．
- 苔癬様皮膚炎（Lichenoid dermatitis）：真皮上層に帯状にリンパ球が浸潤し，表皮真皮境界部が不明瞭（ⓑ○）．

炎症細胞浸潤パターン
- 血管周囲性皮膚炎．

診断の手がかり
- 赤血球の血管外漏出（ⓑ▶）．

浸潤細胞
- ❶リンパ球，組織球．

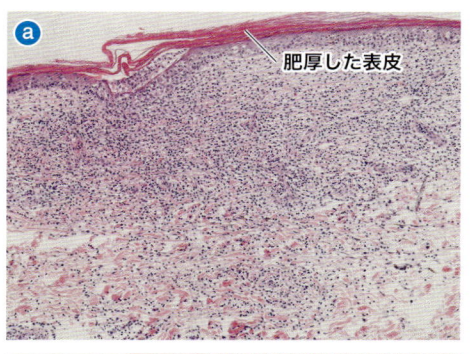

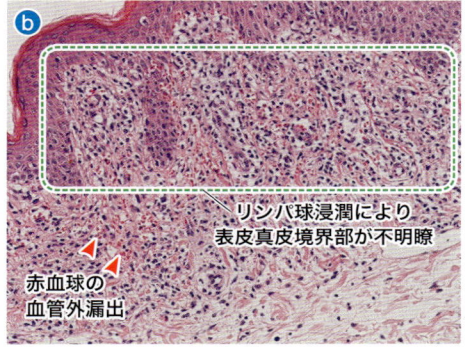

■ 臨床症状と病理所見の対応
- 血管外に漏出した赤血球が紫斑に対応する．

+α知識
- 紫斑性色素性苔癬様皮膚炎（Gougerot-Blum病）は，40歳代男性に多く，下腿に出血性小丘疹が多発し，増大して扁平隆起性局面を呈する．色調は鮮紅色から褐色へと変色し，**落屑して湿疹様となる**．
- 本症例のように大腿から腰臀部にまで及ぶことがあり，時にそう痒を伴う．
- 慢性に経過し，数年にわたる．

鑑別疾患
- **扁平苔癬**（Part2 第4章-4）：表皮萎縮，不全角化を伴わない角質増加，顆粒層の肥厚がみられる．赤血球の血管外漏出は伴わない．
- **単純性血管腫**：赤血球の血管外漏出がみられ，血管炎を伴わない．
- **Schamberg病**（Part2 第6章-3）：真皮乳頭層の赤血球血管外漏出像は共通しているが，表皮真皮境界部には炎症細胞浸潤は目立たない．

ⓐ 肥厚した表皮

ⓑ リンパ球浸潤により表皮真皮境界部が不明瞭／赤血球の血管外漏出

> **キモの一言** Gougerot-Blum病は苔癬様皮膚炎に分類される．

Part 2　炎症性疾患

第6章　血管炎・類症

難易度 ★★☆

5　下腿の疼痛を伴う潰瘍

新井悠江

症例　40歳代，男性．初診2週間前より右足関節に疼痛を自覚し徐々に増悪した．1週間前より潰瘍形成した．右内果に痂皮を伴う褐色局面があり，下腿前面・足背には網状皮斑がみられる．

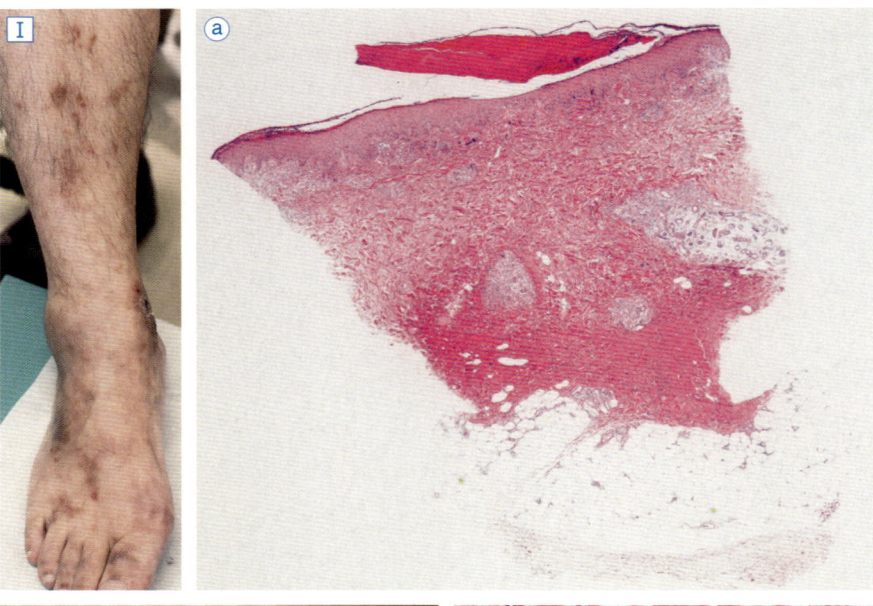

Ⅰ）右下腿の体表写真
Ⅱ）右下腿の体表写真（潰瘍部）
a）HE染色（ルーペ像，潰瘍辺縁部の組織）
c）HE染色（強拡大像）

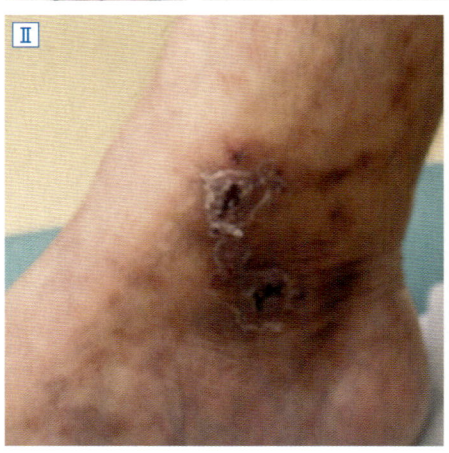

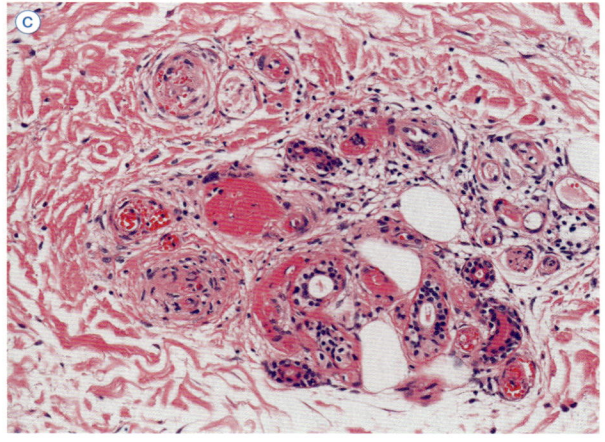

臨床医のギモン

❶ 病理像でピンク色のかたまりは何でしょうか？

リベド血管症（リベド血管炎）

皮膚病理アプローチ

■ 病理診断
- リベド血管症（Livedo vasculopathy）
- 別名：リベド血管炎（Livedo vasculitis）

■ 病理像はこう読む

表皮の変化
- 時に表皮の過角化，鱗屑痂皮の形成（b→）．

炎症細胞浸潤パターン
- 真皮乳頭層〜網状層下層にかけて，血管周囲性に結節状に炎症細胞浸潤がみられる（a ⃝）．

診断の手がかり
- 血管壁の❶フィブリン血栓による閉塞（c→）．

浸潤細胞
- リンパ球．
- 多くの場合好中球浸潤はなく，**好中球核破破像はみられない**．

その他の所見
- 真皮乳頭層に赤血球の血管外漏出．

■ 臨床症状と病理所見の対応
- 陳旧性潰瘍部は，真皮下層〜脂肪組織の細動脈にフィブリン血栓や内膜の線維性肥厚がみられる．

+α知識
- 成人の下腿に網状皮斑と難治性の潰瘍を形成する．
- 再発を繰り返し，慢性に経過した後，**白色萎縮（Atrophie blanche）**が生じる点が特徴である．
- リベド血管症は血管内皮細胞の線溶促進機能と凝固促進機能の平衡が破綻し，血栓が形成されやすくなった結果，**閉塞性虚血状態**になることが原因と推測されている．

鑑別疾患
- IgA血管炎（Henoch-Schönlein紫斑，Part2 第6章-1）：血管壁にフィブリン沈着を伴うが，好中球浸潤と白血球核破壊像（Leukocytic vasculitis：LCV）あり．
- うっ滞性皮膚炎：拡張した小血管が真皮乳頭層に増し，血管壁の肥厚，内皮細胞の腫大がある．全層性に線維化や出血，ヘモジデリン沈着みられる．

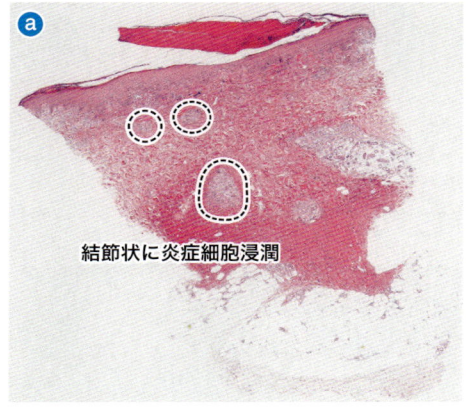

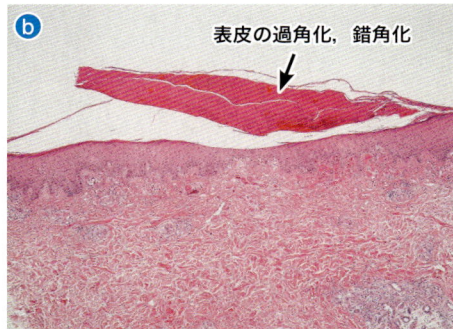

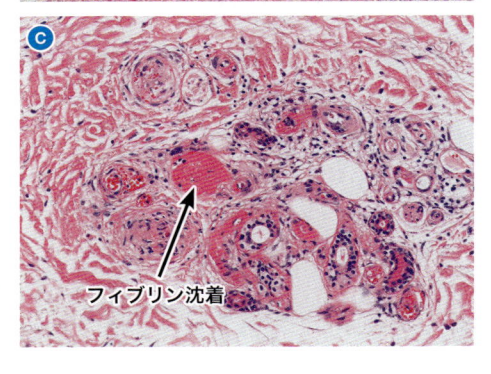

a 結節状に炎症細胞浸潤

b 表皮の過角化，錯角化

c フィブリン沈着

キモの一言 リベド血管症は多くの場合白血球核破砕像はみられず，真の血管炎ではないと考えられている．

Part 2 炎症性疾患

第6章 血管炎・類症

85

Part 2　炎症性疾患

第6章　血管炎・類症

難易度 ★☆☆

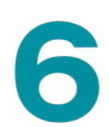

6　両足趾に生じた疼痛を伴う紫斑

新井悠江

症例　80歳代，女性．3日前から両足趾に紫斑，足底に網状皮斑あり．冷感・疼痛が持続している．

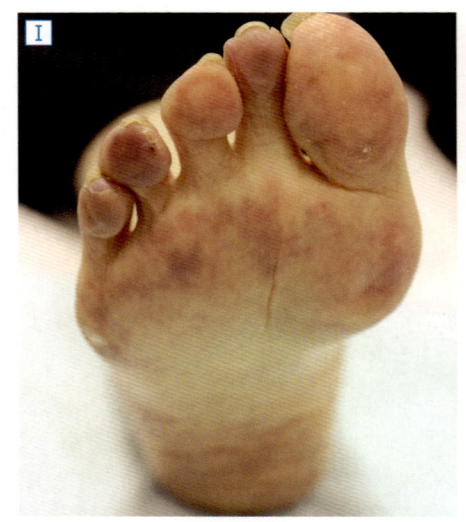

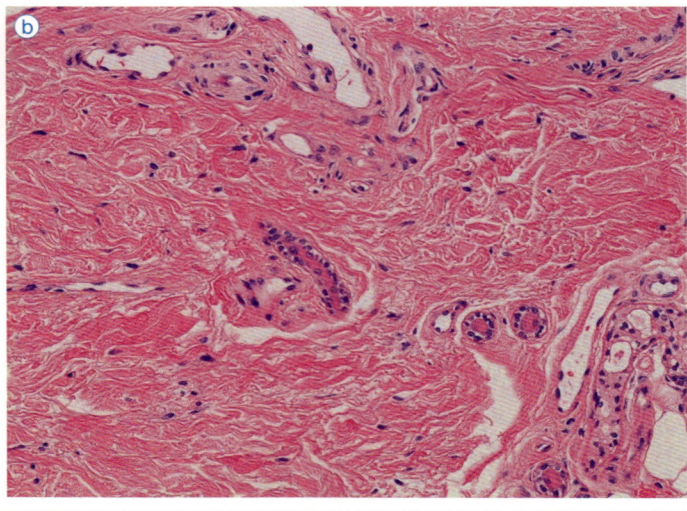

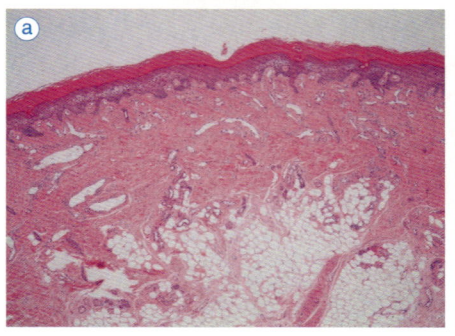

Ⅰ）右足趾の体表写真
a）HE染色（ルーペ像，右足趾より生検）
b）HE染色（強拡大像）
c）HE染色（強拡大像）

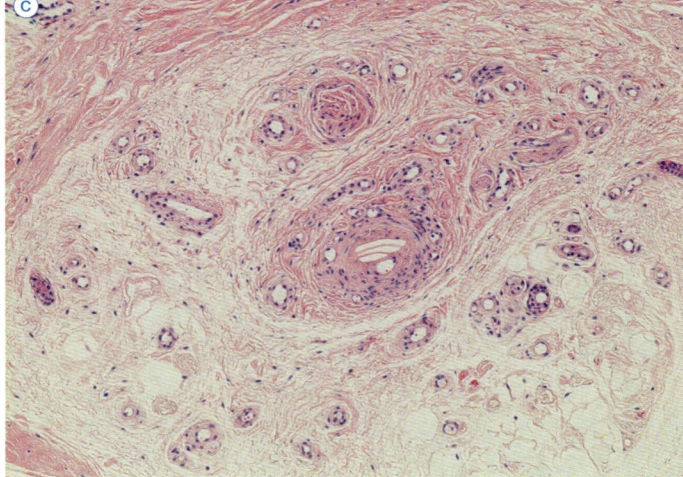

臨床医のギモン

❶ ⓐの上方にみられる白く抜けた部分は何ですか？

コレステロール結晶塞栓症

皮膚病理アプローチ

■ 病理診断
- コレステロール結晶塞栓症（Cholesterol embolism）

■ 病理像はこう読む

表皮の変化
- 基本的にはないが，時に皮膚潰瘍．

炎症細胞浸潤パターン
- 真皮血管周囲性の炎症細胞浸潤（ⓑ▷）．

診断の手がかり
- 血管内の槍の穂先状の**裂隙形成像**（ⓒ→）．

浸潤細胞
- リンパ球．

その他の所見
- ❶**真皮上層の血管拡張**（ⓐ）．
- 真皮〜皮下脂肪組織にかけて細小動脈の**赤血球器質化**（ⓑ◌）．

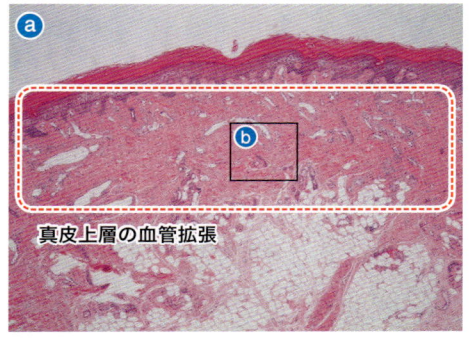

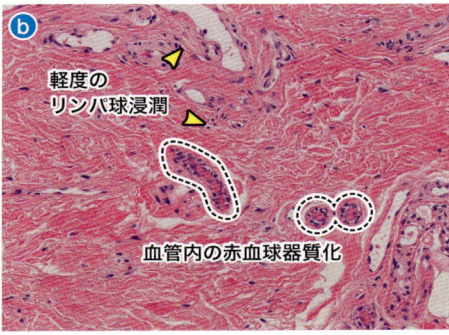

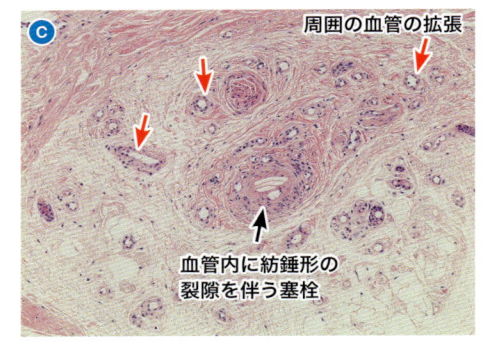

■ 臨床症状と病理所見の対応
- 動脈の閉塞が下肢の網状皮斑が最も多くみられる．チアノーゼを伴う足趾の壊疽（blue toe syndrome），潰瘍，結節などに対応する．

＋α知識
- **早期**では細小動脈のコレステロール結晶を含む塞栓像とリンパ球浸潤がみられる（ⓑ，ⓒ）．
- **最盛期**病変では塞栓血管周囲に肉芽反応を伴う，真皮上層には拡張した血管多数みられる（ⓐ）．
- **晩期**では塞栓血管の線維化と内部に再疎通像がある．

鑑別疾患
- **多発性結節性動脈炎**（Part2 第6章-2）：小動脈に壊死性血管炎（フィブリン沈着＋好中球浸潤）がある．
- **うっ滞性皮膚炎**：拡張した小血管が真皮乳頭層に増し，血管壁の肥厚，内皮細胞の腫大がある．全層性に線維化や出血，ヘモジデリン沈着がみられる．

ⓐ 真皮上層の血管拡張

ⓑ 軽度のリンパ球浸潤 / 血管内の赤血球器質化

ⓒ 周囲の血管の拡張 / 血管内に紡錘形の裂隙を伴う塞栓

> **キモの一言**　コレステロール結晶塞栓症を疑うが塞栓像が確認できない場合，真皮上層の著明な血管拡張があれば，深切り切片を作成することで塞栓がみつかる可能性がある．

Part 2 炎症性疾患

第7章 膠原病

難易度 ★★☆

1 頬部と耳介の色素沈着を伴う紅斑

百瀬葉子

症例 10代後半，女性．全身性エリテマトーデス（SLE）で加療中．特に誘引なく頬部と耳介とその周囲に色素沈着を伴う紅斑が出現した．疼痛やそう痒は伴わず，全身症状はなく血清学的にSLEの病勢の悪化はなし．

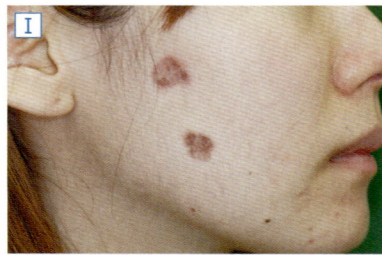

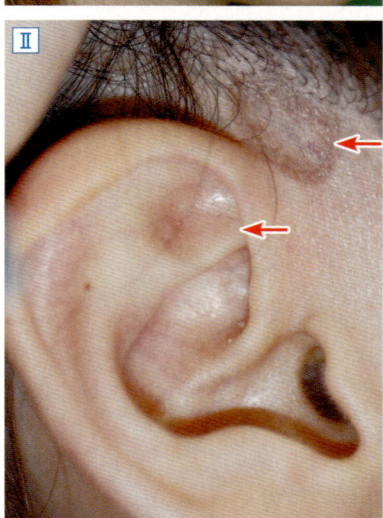

Ⅰ）**右頬部**の体表写真
Ⅱ）**右耳介**の体表写真：Ⅰ，Ⅱともに円形，境界明瞭，不均一な色素沈着を伴う，淡褐色の浸潤を伴う紅斑を認める．中心にやや萎縮（陥凹）あり．
a）**HE染色**（弱拡大像，右頬部）
c）**HE染色**（中拡大像，右頬部）

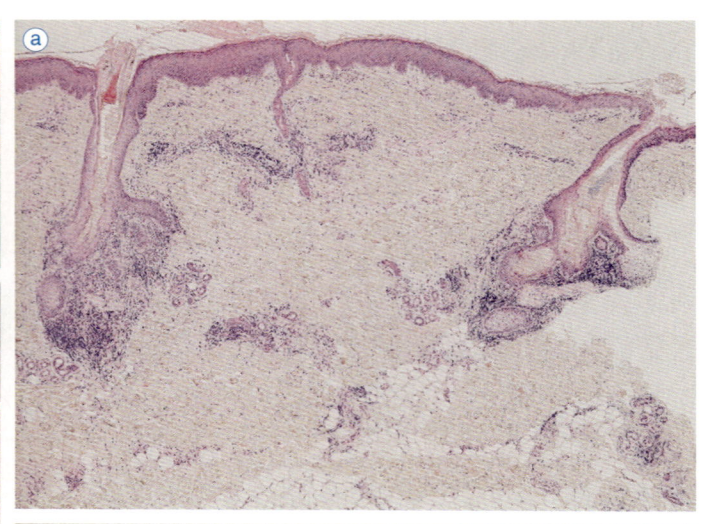

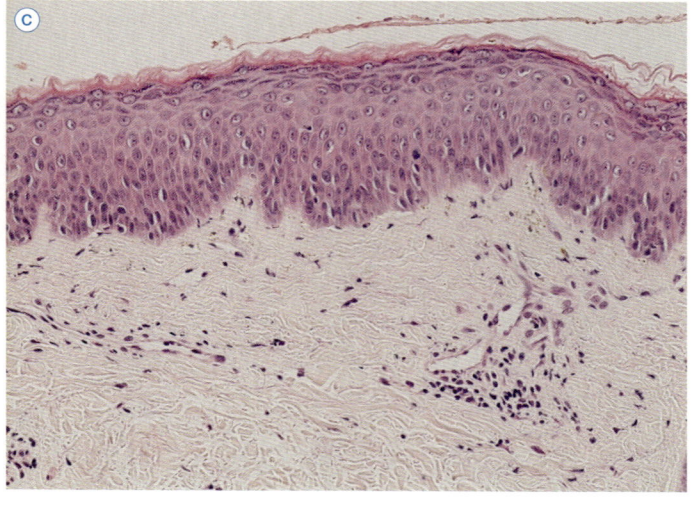

> **臨床医のギモン**
> ❶ 組織でSLE，亜急性皮膚紅斑性狼瘡，円板状紅斑性狼瘡（DLE）の鑑別はできますか？

円板状紅斑性狼瘡（DLE）

皮膚病理アプローチ

■ 病理診断
- 円板状紅斑性狼瘡（エリテマトーデス）（Discoid lupus erythematousus：DLE）

■ 病理像はこう読む

表皮の変化
- 表皮は菲薄化（ⓐ）．
- 空胞型境界部皮膚炎：表皮真皮境界部に空胞形成（ⓒ →）がある．

炎症細胞浸潤パターン
- 血管周囲性皮膚炎（時に結節型皮膚炎）．
- 毛包上皮に苔癬型反応．毛包周囲の炎症細胞浸潤は脂肪層に及ぶこともある（ⓑ）．

診断の手がかり
- 真皮網状層の著明なムチン（粘液）の貯留（ⓐ →）．
- 表皮基底膜の肥厚（判定にPAS染色が有用）．

浸潤細胞
- 主にリンパ球，組織球，時に形質細胞．わずかに好中球を認める場合もある．

その他の所見
- 角栓形成．Civatte小体．
- 蛍光抗体直接法にて表皮真皮境界部に免疫グロブリン，補体のいずれかが陽性となる．

■ 臨床症状と病理所見の対応
- 表皮が菲薄化する為表面は萎縮し，表皮真皮境界部が変性しメラノファージを認めるため褐色を呈する（色素沈着，ⓒ）．

+α知識
- ❶組織所見のみからSLE，SCLE（亜急性皮膚紅斑性狼瘡），およびDLEの鑑別は難しく，臨床情報が欠かせない．
- LEは診断名と皮疹名を二次元的にそれぞれの症例を評価する．DLEは全身症状を伴わず単独の症例もあれば，SLEに伴ってみられるDLEもある．

鑑別疾患
- 皮膚筋炎（Part2 第7章-3）：DLE同様に表皮は菲薄化，基底層も肥厚し表皮の変化は同じである．またムチンも沈着する．ただ炎症細胞浸潤がDLEに比べて軽度である．病理組織像だけでは鑑別が困難な場合も多い．

キモの一言　表皮菲薄化を伴い，表皮のみならず毛包周囲にも苔癬型反応をみたらDLEを考える．

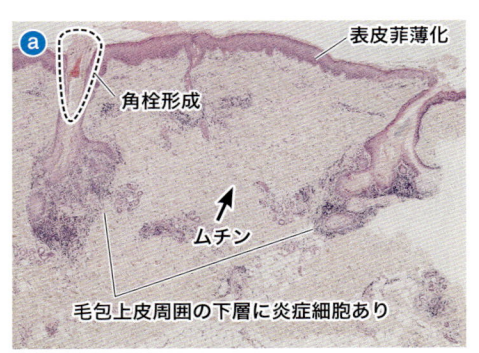

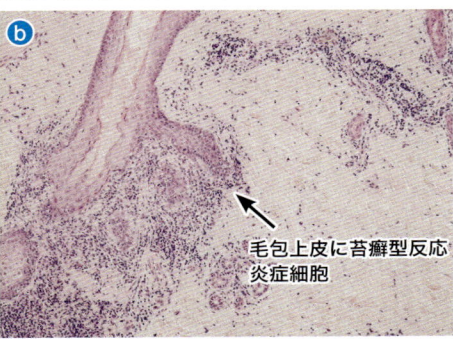

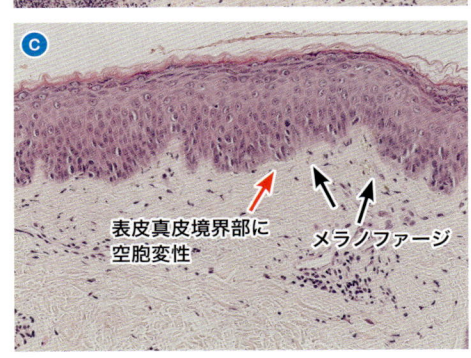

Part 2　炎症性疾患

第7章　膠原病

2　両上腕の陥凹を伴う皮下硬結

難易度 ★★★

百瀬葉子

症例 40歳代，男性．4〜5年前より両上腕に中心に陥凹を伴う皮下硬結が出現した．

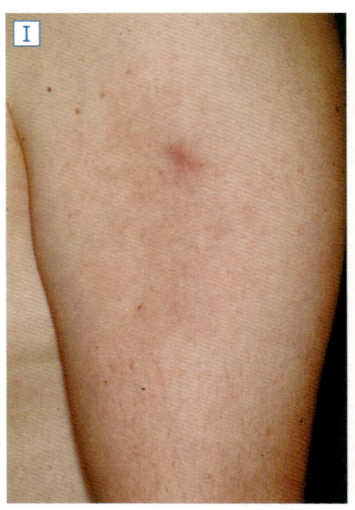

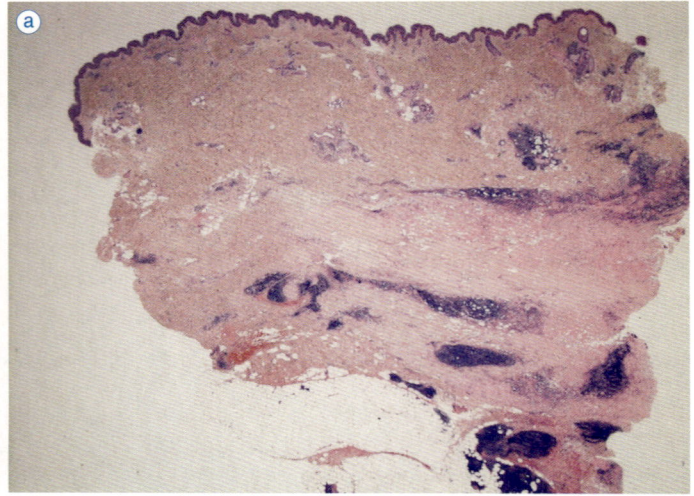

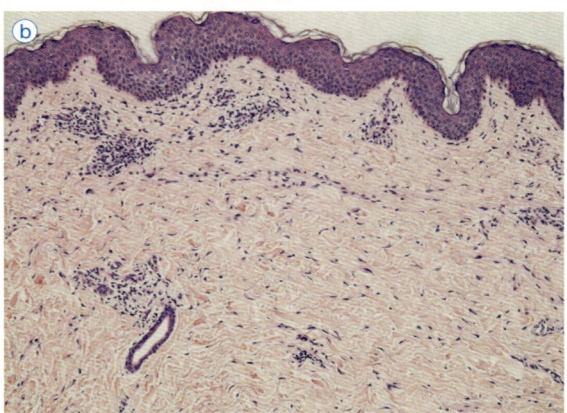

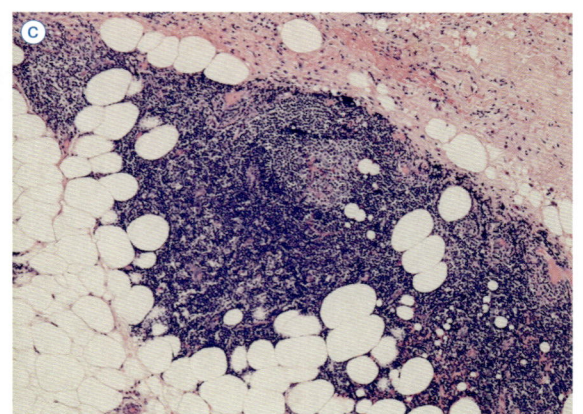

Ⅰ）右上腕の体表写真：境界不明瞭な淡い潮紅を伴い中心に陥凹を有する手拳大の皮下硬結を認める．
a）HE染色（弱拡大像）
b）表皮真皮のHE染色（中拡大像）
c）脂肪組織のHE染色（強拡大像）

臨床医のギモン

❶ リンパ腫との鑑別は？

深在性紅斑性狼瘡（LEP）

皮膚病理アプローチ

■ 病理診断
- 深在性紅斑性狼瘡（Lupus erythematous profundus：LEP）

■ 病理像はこう読む

表皮の変化
- 症例によりわずかだが**基底層の肥厚**や（ⓑ➡），表皮真皮境界部に空胞形成や苔癬型反応があることがある．本例は変化を認めるが，ない場合もある．

炎症細胞浸潤パターン
- 真皮上〜中層は脈管周囲性．
- 小葉性脂肪組織炎．

診断の手がかり
- 脂肪組織内の**ムチン**（粘液）の貯留（本例ではない）．

浸潤細胞
- 脈管周囲・脂肪小葉内いずれも，リンパ球・組織球が主体である（ⓑ➡，ⓒ）．形質細胞を伴うことが多い．

その他の所見
- 真皮中層〜下層に強く**好酸性**に染色される部位がある（ⓐ↔）．膠原線維の**変性・壊死**であり，硬化ではない（ⓓ）．

■ 臨床症状と病理所見の対応
- 脂肪主体の炎症のため臨床的に境界が不明瞭で，膠原線維の変性を伴うため硬結となる．

+α知識
- 頬部に最も多く，上腕伸側，背部，臀部および大腿部が好発部位である．本疾患を疑う大切な所見は皮下硬結である．
- 経過中，脂肪組織の変性融解により陥凹をきたす．
- 蛍光抗体法で脈管に補体（C3）が陽性．表皮真皮境界部に免疫グロブリン（IgG，A，M）や補体（C1，C3）の沈着がある．

鑑別疾患
- 悪性リンパ腫（主に皮下脂肪組織炎様T細胞リンパ腫）：❶表皮への変化は稀でリンパ球に異型がある．脂肪細胞を異型リンパ球が取り囲む像（rimming）がある．蛍光抗体法は陰性．

キモの一言 皮下硬結があり，本疾患を疑ったら蛍光抗体法の確認を！

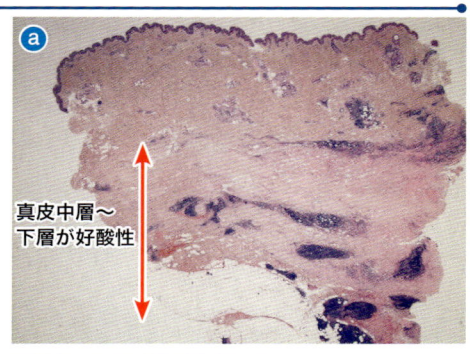

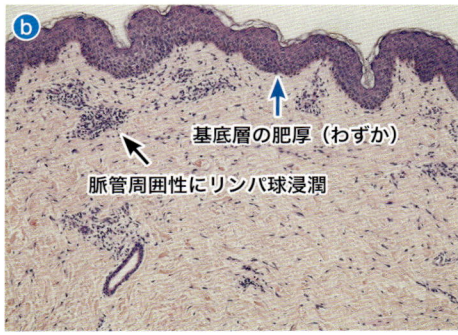

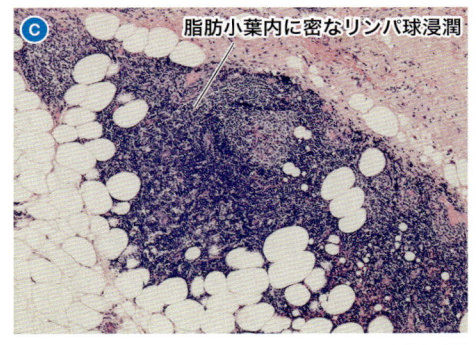

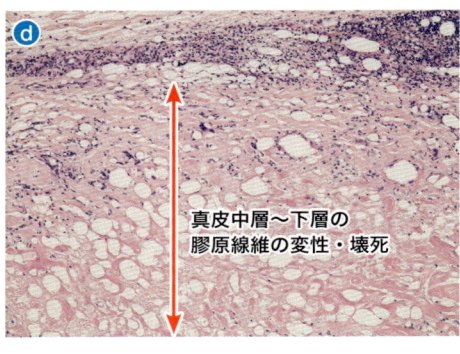

ⓐ 真皮中層〜下層が好酸性

ⓑ 基底層の肥厚（わずか）
脈管周囲性にリンパ球浸潤

ⓒ 脂肪小葉内に密なリンパ球浸潤

ⓓ 真皮中層〜下層の膠原線維の変性・壊死

Part 2 炎症性疾患

第7章 膠原病

難易度 ★★★

3 筋力低下を伴った全身の紅斑

百瀬葉子

症例 70歳代，女性．四肢の筋力低下とともに，顔面，体幹，および四肢に掻痒を伴う紅斑が出現．爪囲紅斑，爪上皮の延長と点状出血を認めた．

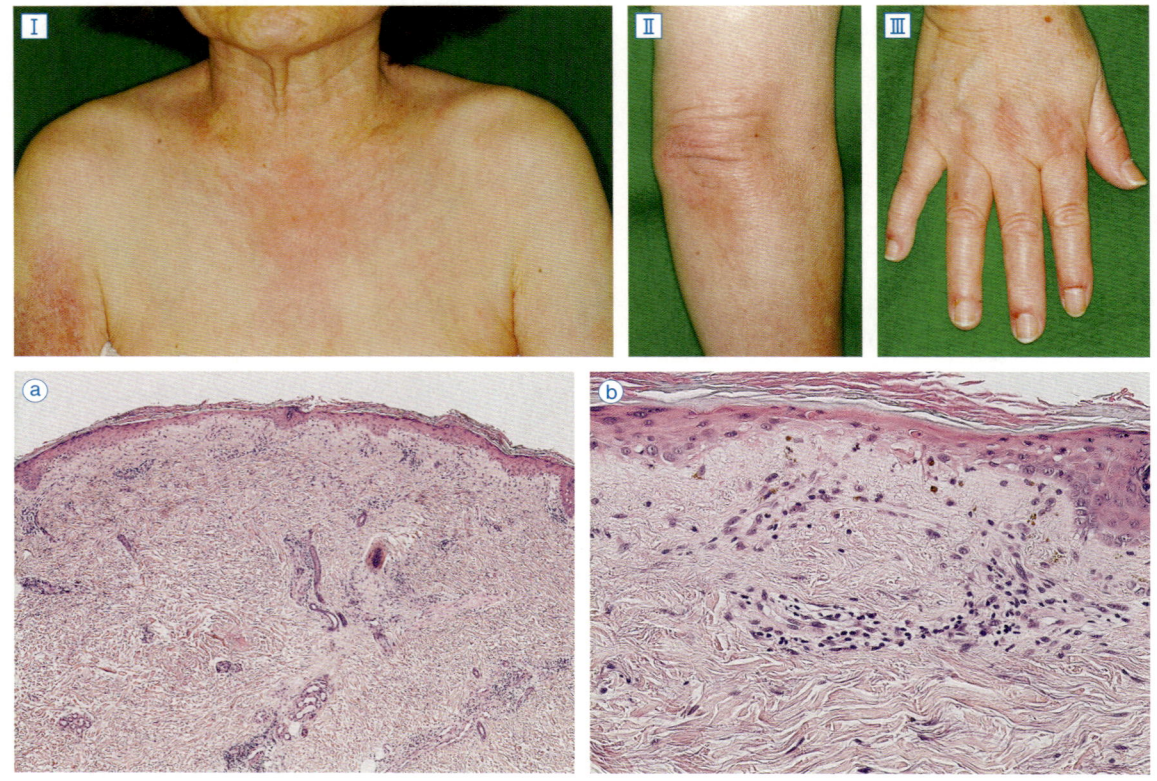

Ⅰ）前胸部：前胸部を中心に鮮紅色の浮腫性紅斑を認め（V-neck sign），一部は線状である．
Ⅱ）右肘：境界不明瞭で鱗屑を伴う鮮紅色の紅斑を認める．
Ⅲ）右手背：爪囲紅斑，爪上皮の延長および出血に加えMP関節上に紅斑を認める（Gottron徴候）．
a）HE染色（弱拡大像）
b）HE染色（強拡大像）

臨床医のギモン

❶ 組織学的に円板状紅斑性狼瘡（DLE）との違いはありますか？

92 臨床医が知っておきたい皮膚病理の見かたのコツ

皮膚筋炎

皮膚病理アプローチ

■ 病理診断
- 皮膚筋炎（Dermatomyositis）

■ 病理像はこう読む

表皮の変化
- 表皮の菲薄化（ⓐ →）．
- 苔癬型か空胞型のいずれか，もしくは双方が混在する境界部皮膚炎（ⓒ）．
- 基底層が肥厚し，時にCivatte小体がみられる（ⓑ ◯）．
- Gottoron（ゴットロン）徴候より採取した組織では角質の増殖がみられる（ⓒ）．

炎症細胞浸潤パターン
- 血管周囲性皮膚炎．

診断の手がかり
- 真皮網状層のムチン（粘液）の貯留（ⓐ）．

浸潤細胞
- リンパ球が主体だが，程度は症例によりさまざまである．

その他の所見
- 真皮上層のメラノファージの浸潤（ⓒ →）．
- 蛍光抗体直接法で表皮・真皮境界部に免疫グロブリンや補体が陰性

■ 臨床症状と病理所見の対応
- 表皮真皮境界部が変性しメラノファージを認めるため褐色を呈する．炎症細胞の浸潤を認めるため紅斑を認める．紅斑と色素沈着が混在する．

+α知識
- 皮膚症状は多様性があり，診断的に有用なのは上眼瞼のヘリオトロープ疹，肘頭や膝蓋および手指背面のGottoron徴候である．他，顔面や頸部および体幹の紅斑で掻破による線状紅斑が混在するのは皮膚筋炎に特徴的．爪囲紅斑，逆Gottoron徴候（手指屈側や手掌に生じた丘疹），メカニクスハンド（母指から示指側縁に生じる角化性紅斑）等がある．基本的に組織像はいずれも類似した所見となる．

鑑別疾患
- 円板状紅斑性狼瘡（DLE, Part2第7章-1）：❶皮膚筋炎に比べて炎症細胞浸潤が強く，蛍光抗体直接法で表皮真皮境界部へ免疫グロブリンや補体が沈着する．

ⓐ 表皮の菲薄化
膠原線維間が離開しムチンが沈着する

ⓑ 基底層肥厚　Civatte小体

ⓒ 角質肥厚
空胞変性
メラノファージ

> **キモの一言**　境界部皮膚炎と真皮網状層のムチン沈着があったら皮膚筋炎を疑う．

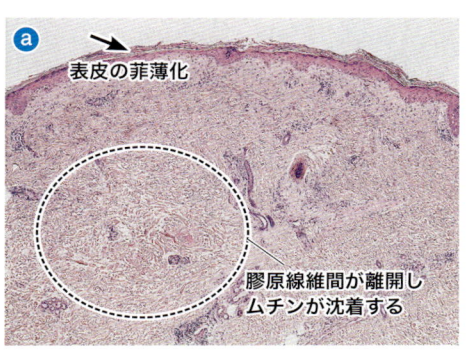

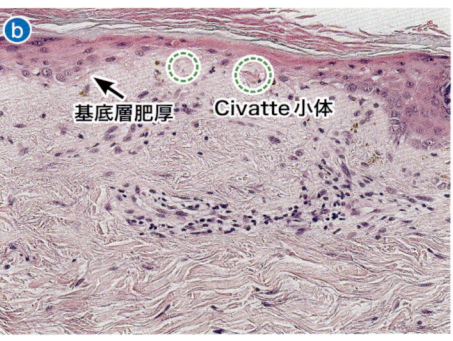

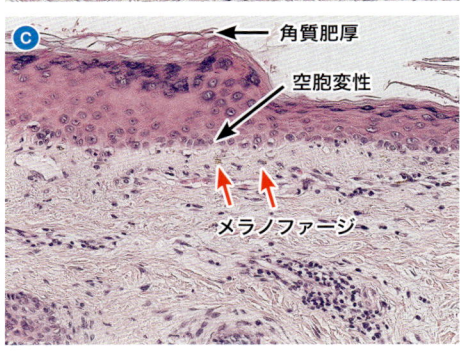

Part 2　炎症性疾患

第7章　膠原病

4　両前腕までの皮膚硬化

難易度 ★★☆

百瀬葉子

症例 60歳代，女性．数ヵ月前より手指に浮腫が出現．爪囲紅斑と手指に浮腫性の皮膚硬化，両前腕にも皮膚硬化を認めた．

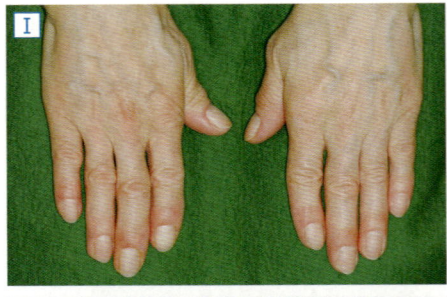

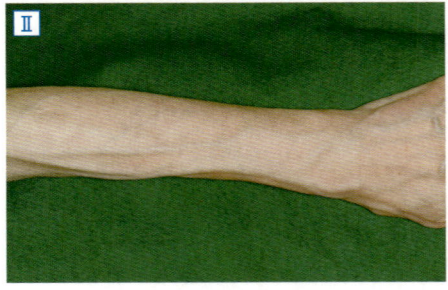

Ⅰ）**手指の体表写真**：全手指に爪囲紅斑と浮腫性の皮膚硬化を認める．
Ⅱ）**左前腕の体表写真**：肘までの浮腫性紅斑を認める．わずかだが光沢を有する．右前腕も同様．
a）**HE染色**（左前腕，弱拡大像）
b）**HE染色**（左前腕，中拡大像）

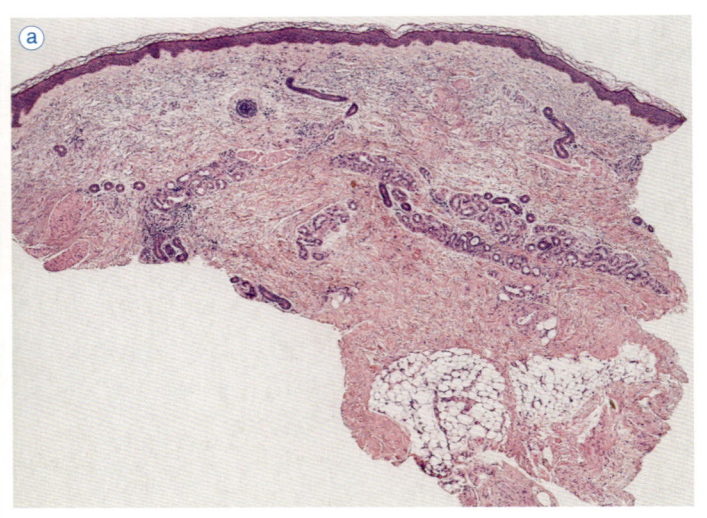

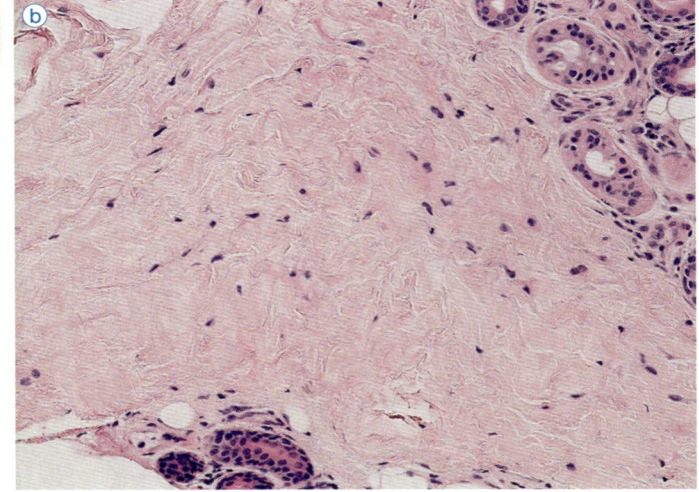

臨床医のギモン

❶ 全身性強皮症と限局性強皮症の組織学的な違いは何ですか？

皮膚病理アプローチ

■ 病理診断
- 限局型全身性強皮症（limited systemic scleroderma）

■ 病理像はこう読む

表皮の変化
- ほぼ正常．時に萎縮することあり．

炎症細胞浸潤パターン
- 血管周囲性皮膚炎：初期に真皮の浮腫性変化とともに，脈管周囲に軽度にリンパ球浸潤あり．
- 皮膚硬化が進行するとともに炎症細胞浸潤が目立たなくなる．

診断の手がかり
- 真皮網状層の**膠原線維**の**肥厚**と**増生**，**均質化**（ⓑ）がみられる．正常な膠原線維と比べて**好酸性**に染色される．
- 硬化は真皮下層から始まり，経過とともに真皮全層に及ぶ（ⓐ◯）．
- 汗腺分泌部周囲の脂肪組織が減少あるいは消失する．汗腺分泌部は，肥厚・増生した膠原線維に囲まれ，萎縮する（ⓐ→）．

浸潤細胞
- リンパ球，組織球，形質細胞．病初期には時に好酸球．

ⓐ 汗腺が肥厚・増生した膠原線維に囲まれる
膠原線維が好酸性皮膚硬化を認める

ⓑ 膠原線維が肥厚・増生し，好酸性に均質化する

■ 臨床症状と病理所見の対応
- 膠原線維の肥厚，増生および均質化を認めるため皮膚が硬化する．炎症細胞浸潤に乏しく紅斑を認めない．

＋α知識
- 病期により浮腫の有無や硬化の程度や出現部位が異なる．
- 皮膚生検は診断のためには前腕伸側1カ所で十分．ただ皮膚硬化は指から始まるので，病初期の場合には前腕より指の方が硬化が明瞭である．

鑑別疾患
- 限局性強皮症（localized scleroderma）：斑状強皮症（morphea）は辺縁に紅斑（ライラックリング）を伴う円形ないし楕円形の皮膚硬化病変である．線状強皮症（linear scleraderma）は顔面，頭部および四肢などに陥凹を伴う線状の皮膚硬化病変を認める．組織学的には膠原線維の肥厚と増生を認め，病変の主座は個々で異なる．❶初期は**脈管周囲**にリンパ球浸潤に加えて**形質細胞**を認めることがある．しかし，現実的には鑑別困難な場合が多い．

> **キモの一言** 好酸性に染まる膠原線維の肥厚と増生および均質化が診断の決め手．

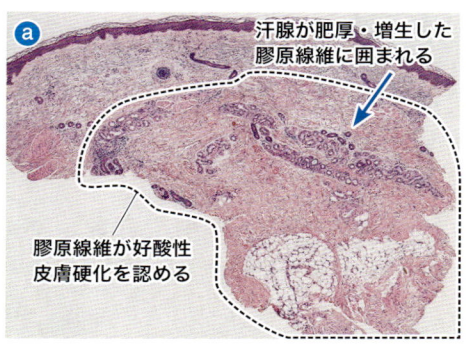

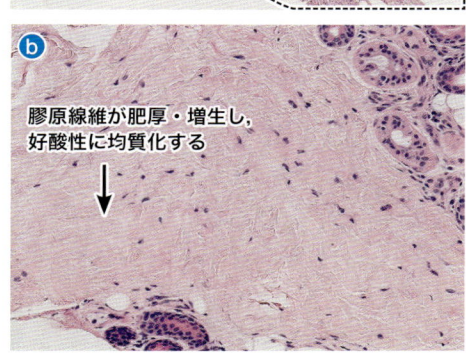

Part 2　炎症性疾患

第8章　肉芽腫症

難易度 ★☆☆

1　顔面の浸潤をふれる紅色局面

伊澤有香

症例　70歳代，女性．1年ほど前から右鼻背部に浸潤をふれる紅色局面がある．眼科でぶどう膜炎を指摘された．

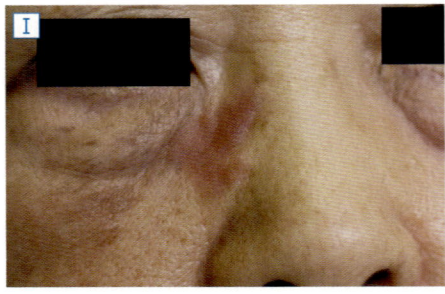

Ⅰ）顔面の体表写真
a）HE染色（弱拡大像）
b）HE染色（中拡大像）

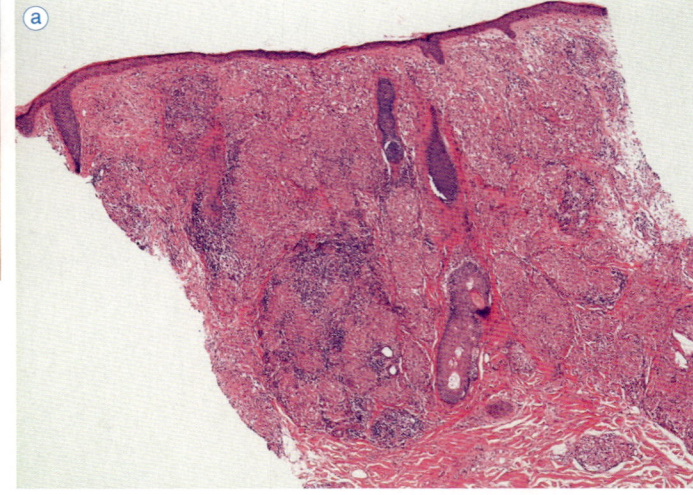

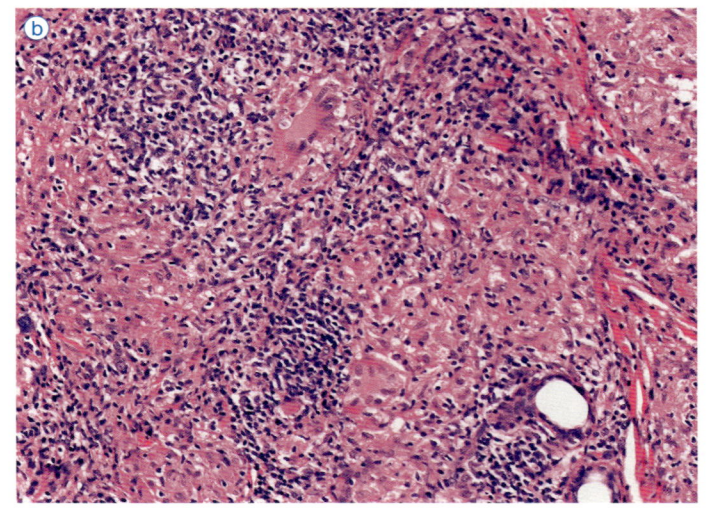

臨床医のギモン

❶真皮に浸潤している赤い細胞は何ですか？

96　臨床医が知っておきたい皮膚病理の見かたのコツ

サルコイドーシス

皮膚病理アプローチ

■ 病理診断
- サルコイドーシス（Sarcoidosis）

■ 病理像はこう読む

表皮の変化
- 特になし．

炎症細胞浸潤パターン
- 結節状皮膚炎：真皮に❶組織球が結節状に浸潤している（類上皮細胞肉芽腫，ⓐ ⌒）．その周囲にリンパ球の浸潤を伴っている（ⓑ →）．

診断の手がかり
- リンパ球浸潤が少なめの類上皮細胞肉芽腫（Naked granuloma）とも言う．
- Langhans型巨細胞（ⓑ ⌒）．

浸潤細胞
- 組織球（ⓑ ⌒），リンパ球（ⓑ →）．

その他の所見
- 巨細胞内に**星芒体**（星型の好酸性封入体），**Schaumann小体**（好塩基性で円形の層状構造の石灰化封入体）や中心部に**フィブリノイド壊死**がみられることがある．

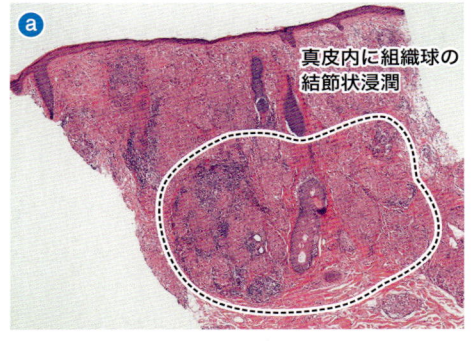

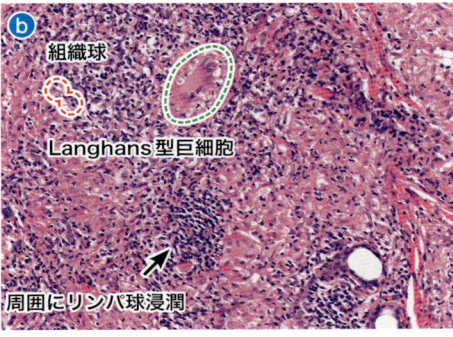

■ 臨床症状と病理所見の対応
- 浸潤を触れる皮疹であり，それは**真皮の類上皮細胞肉芽腫**に対応する．

+α知識
- 全身性肉芽腫性疾患であり，原因ははっきりしていない．
- サルコイドーシスの約25％に皮膚病変がある．皮膚以外の症状としては，肺門リンパ節腫脹，肉芽腫性前部ぶどう膜炎などがみられることがある．
- **早期病変**では大型組織球の浸潤があり，病期が進むにつれ類上皮肉芽腫を形成し，Langhans型巨細胞が出現する．**晩期病変**では肉芽腫内にフィブリノイド壊死がみられることがある．

鑑別疾患
- 酒さ：毛細血管の拡張と血管および毛包周囲にリンパ球浸潤があり，類上皮細胞の浸潤を伴う．
- 環状肉芽腫（Part2 第8章-2）：中央に変性した膠原線維があり，周囲を組織球やリンパ球，巨細胞が放射状に取り囲む**柵状肉芽腫**（palisading granuloma）の形態をもつことが多い．時にサルコイドーシスと類似の類上皮細胞肉芽腫を形成することもある．

ⓐ 真皮内に組織球の結節状浸潤

ⓑ 組織球 / Langhans型巨細胞 / 周囲にリンパ球浸潤

キモの一言：リンパ球浸潤の少ない類上皮細胞肉芽腫ではあるが，リンパ球はある程度みられることが多い．

Part 2 炎症性疾患

第8章 肉芽腫症

2 手背の辺縁隆起した環状紅斑

難易度 ★★☆

篠原理恵

症例 70歳代，女性．1年前より左手背に自覚症状のない，辺縁隆起した環状紅色斑がみられる．

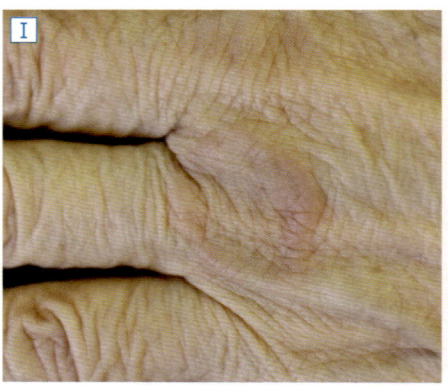

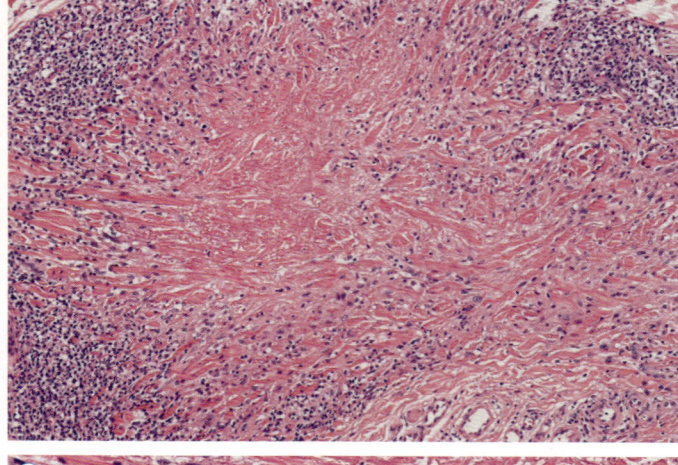

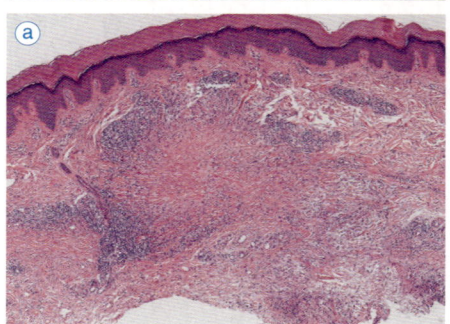

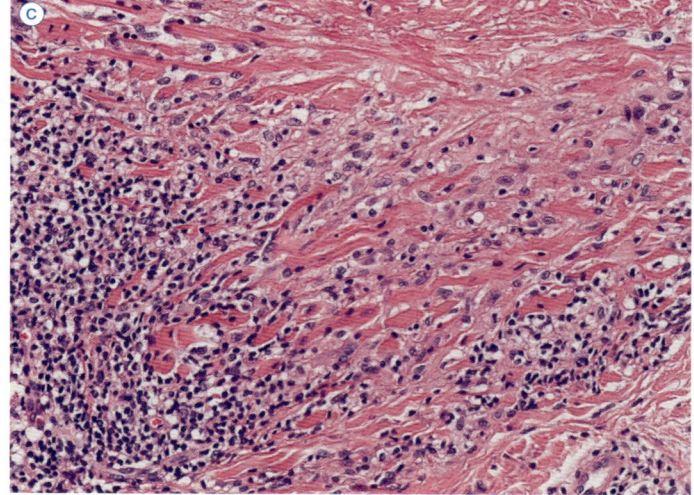

Ⅰ）手背の体表写真
a）HE染色（ルーペ像）
b）HE染色（強拡大像）
c）HE染色（弱拡大像）

臨床医のギモン

❶ 本症例にみられるような特徴的病理所見のない症例は，どのように診断するのでしょうか？

環状肉芽腫

皮膚病理アプローチ

■ 病理診断
- 環状肉芽腫（Granuloma annulare）

■ 病理像はこう読む

表皮の変化
- なし．

炎症細胞浸潤パターン
- 結節状皮膚炎．

診断の手がかり
- 真皮内に膠原線維の変性と（ⓑ），ムチン（粘液）の貯留があり（ⓑ，ⓒ），これを取り囲むように組織球が柵状に配列し（ⓑ），**柵状肉芽腫**（Palisading granuloma）を形成している（ⓐ⃝）．
- ムチンの沈着を伴っている部位は，アルシアンブルー染色では青色を呈する．

浸潤細胞
- 組織球が主体で，リンパ球浸潤を伴う．
- 時に好中球浸潤を伴うことがある．

■ 臨床症状と病理所見の対応
- 柵状肉芽腫を呈する**紅斑部**は軽度隆起するが，真皮内の変化であるため表面は平滑である．

+α知識
- 環状肉芽腫は，本症例のような柵状肉芽腫が形成されるpalisaded type，❶真皮膠原線維間ムチンの沈着と組織球の浸潤，多核巨細胞よりなるinterstitial type（ⓓ），好酸性を示す豊富な胞体をもつ類上皮細胞様の組織球が胞巣を形成するepithelioid typeがある．
- 糖尿病患者では全身に汎発することがあり，その治療で軽快する．
- 病変が皮下脂肪組織に生じる皮下型は小児に好発する．

鑑別疾患
- **リポイド類壊死症**：膠原線維の変性はびまん性または層状にみられる．
- **リウマトイド結節**：皮下脂肪組織に形成され，フィブリンが沈着する．
- **皮膚結核**：環状肉芽腫のepithelioid typeに類似するが，乾酪壊死がみられる．
- **サルコイドーシス**（Part2 第8章-1）：類上皮細胞肉芽腫で柵状配列はなく，ムチンの沈着はない．

ⓐ 柵状肉芽腫
ⓑ 変性した膠原線維 / 柵状の組織球
ⓒ ムチンの沈着 / 血管周囲のリンパ球浸潤
ⓓ 別の症例　多核巨細胞

キモの一言　真皮内での組織球の浸潤とムチンの沈着が環状肉芽腫の手掛かりである．

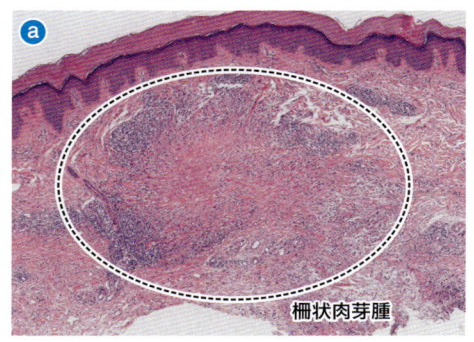

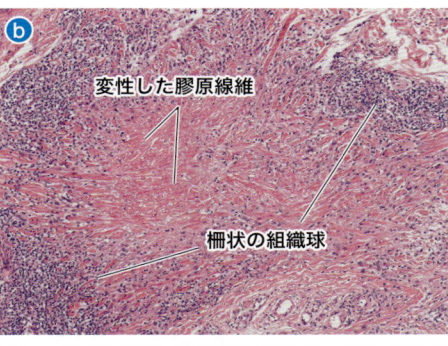

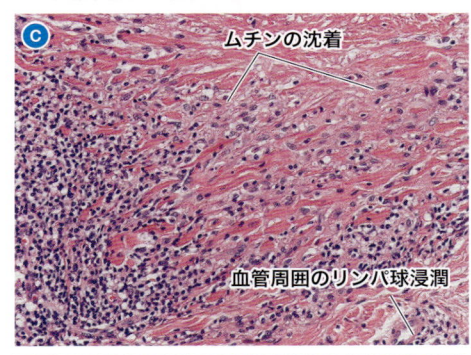

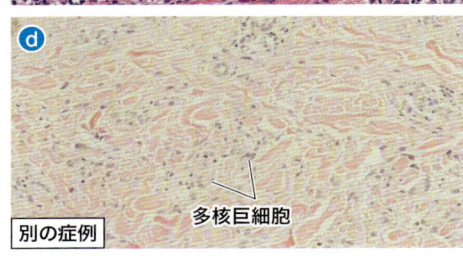

Part 2 炎症性疾患

第9章 感染症

難易度 ★★☆

1 下顎の紅色結節

赤間智範

症例 50歳代，女性．約3カ月前より下顎に紅色結節が出現．徐々に増大してきた．

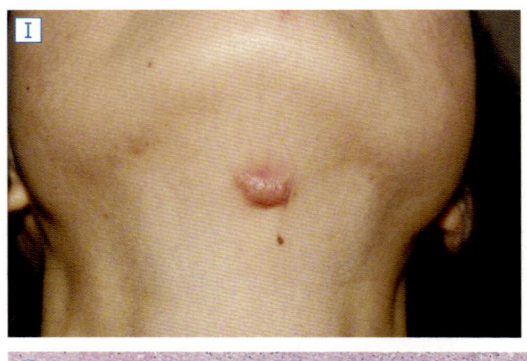

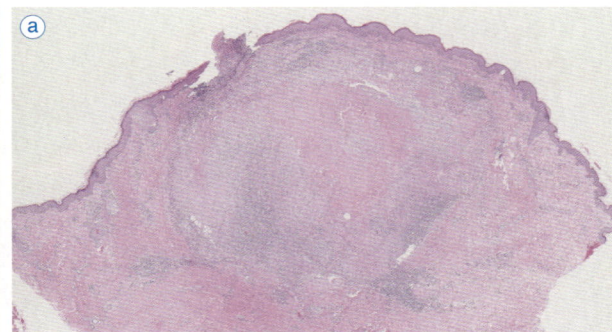

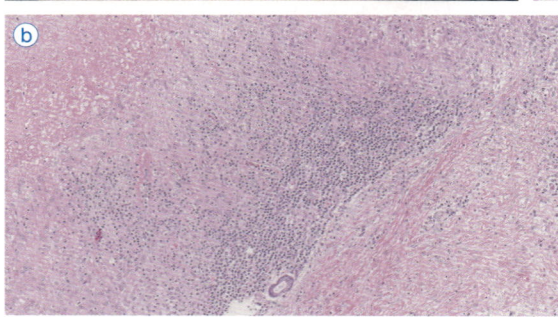

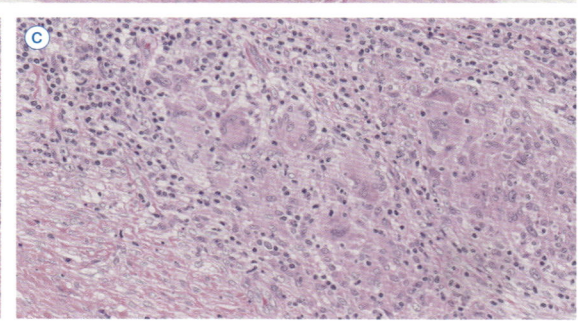

Ⅰ）下顎の体表写真
a) HE染色（ルーペ像，切除標本）
b) HE染色（弱拡大像）
c) HE染色（強拡大像）

臨床医のギモン

❶ 腫瘍性病変ではないように考えますが，どのように精査を進めていくべきでしょうか？

非結核性抗酸菌症

皮膚病理アプローチ

■ 病理診断
- 非結核性抗酸菌症（Non-tuberculous acid-fast bacteriosis）

■ 病理像はこう読む

表皮の変化
- 潰瘍の形成や（ⓐ ➡），鱗屑・痂皮の付着を伴う．
- 表皮が偽癌性増殖を示すこともある．

炎症細胞浸潤パターン
- 結節状皮膚炎：真皮内病変部への強い炎症細胞浸潤（ⓐ ○）．

診断の手がかり
- 膿瘍・壊死部周囲の**類上皮細胞性肉芽腫**（ⓑ ○）：化膿性肉芽腫性炎症と線維化を伴う肉芽組織．

浸潤細胞
- リンパ球，組織球，形質細胞，好中球．

その他の所見
- 真皮や皮下脂肪組織に**変性，壊死，膿瘍**を生じる．
- Langhans型や異物型の**巨細胞**がみられる（ⓒ ▷）．

■ 臨床症状と病理所見の対応
- 真皮内の類上皮細胞性肉芽腫のため，紅色隆起性結節を形成する．

+α知識
- 本邦では，原因菌として*Mycobacterium marinum*が最も多く，*M. avium*や*M. fortuitum*，*M. chelonae*なども報告されている．
- *M. marinum*の場合，熱帯魚の飼育者や調理師など**魚類を扱う人**が患者の約90％を占める．
- ❶チールネルゼン染色（ⓓ）では必ずしも菌の存在は確認できないので，小川培地での培養やDNA-DNAハイブリダイゼーション法が有用である．

鑑別疾患
- スポロトリコーシス（Part2 第9章-3）：HE染色では鑑別困難．特殊染色での菌体の検出や，培養検査を行う．
- サルコイドーシス（Part2 第8章-1）：類上皮細胞性肉芽腫周囲にリンパ球浸潤が少なく，乾酪壊死は稀．

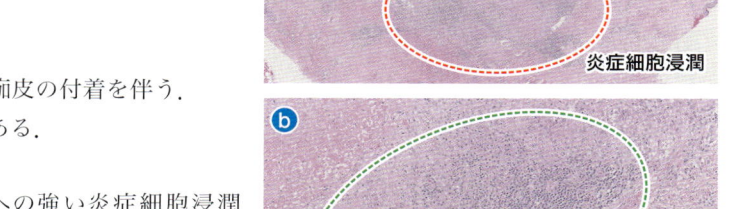

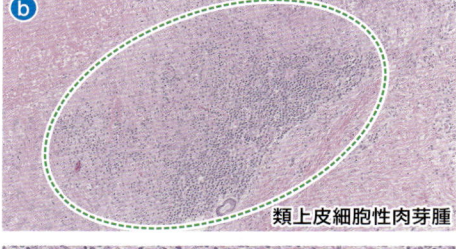

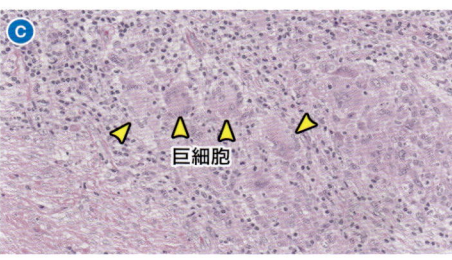

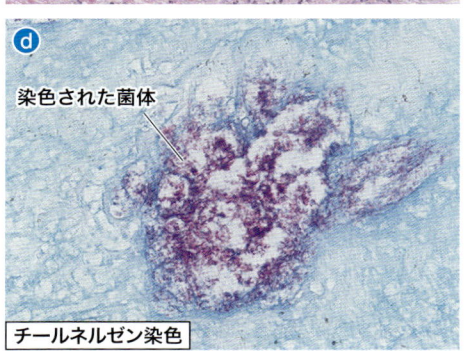

ⓐ 潰瘍　壊死巣　炎症細胞浸潤
ⓑ 類上皮細胞性肉芽腫
ⓒ 巨細胞
ⓓ 染色された菌体　チールネルゼン染色

> **キモの一言**　膿瘍・壊死・類上皮細胞性肉芽腫をみたら，感染症を鑑別に思い浮かべるべきである．

Part 2　炎症性疾患

第9章　感染症

難易度 ★★☆

2　背部の遠心性に拡大する紅斑

長田真一

症例　50歳代，男性．足白癬，足爪白癬に対し抗真菌薬の外用を続けており改善してきている．肺癌に対し抗癌剤治療を始めた頃から両側腋窩近傍に，そう痒・鱗屑を伴い，遠心性に拡大する紅斑が出現した．ステロイド薬を外用しているが改善しない．

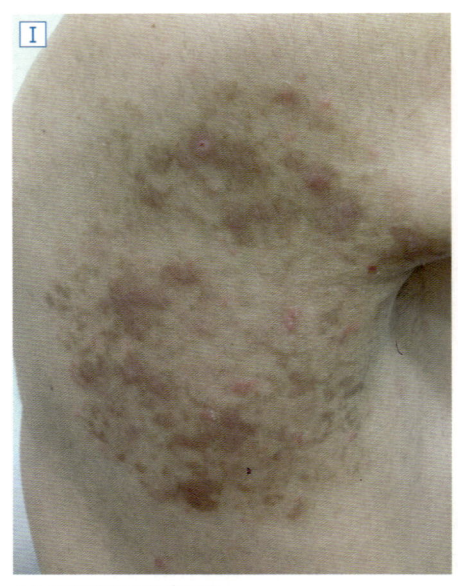

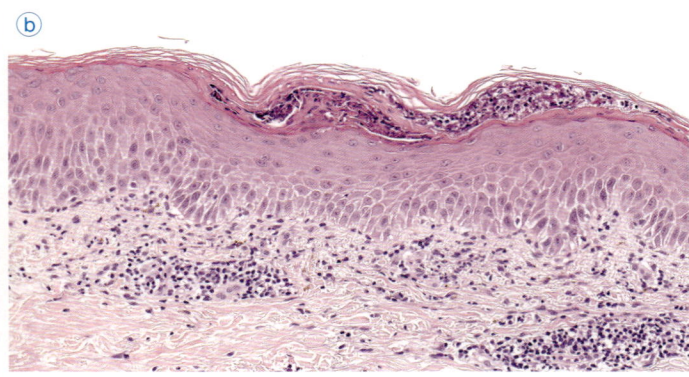

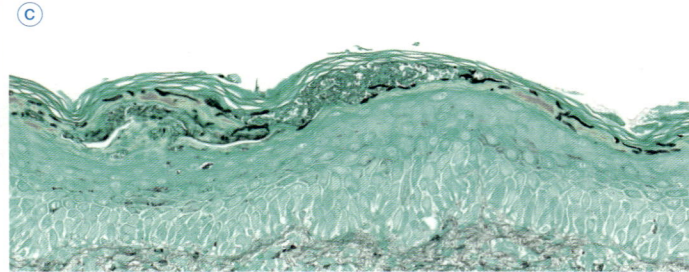

Ⅰ）右側背部の体表写真
b）HE染色（中拡大像）
c）グロコット染色（強拡大像）

臨床医のギモン

❶角層下にみられる集塊は何でしょうか？

白癬（皮膚糸状菌症）

皮膚病理アプローチ

■ 病理診断
- 体部白癬（Tinea corporis）
- 別名：皮膚糸状菌症（Dermatophytosis）

■ 病理像はこう読む

表皮の変化
- 局所的に角層が肥厚し，好塩基性に濃染している（ⓐ）．
- 通常乾癬様の表皮肥厚を伴う．
- ❶角層下水疱内の好中球の集簇（ⓑ）．
- 基底層の海綿状浮腫（ⓑ）と，空胞変性（ⓓ）．

炎症細胞浸潤パターン
- 真皮上層の帯状（血管周囲性＋間質性）の炎症細胞浸潤（ⓐⓓ，⚪）．

診断の手がかり
- 錯角化した角層内の好中球の核．
- グロコット染色で濃染する菌体（ⓒ）．
- 正常角化層が錯角化層を挟んでいる（サンドウィッチサイン，ⓒ⚪）．

浸潤細胞
- 好中球，リンパ球，組織球（ⓓ⚪）．

その他の所見
- 真皮内のメラノファージ（ⓓ▷）．

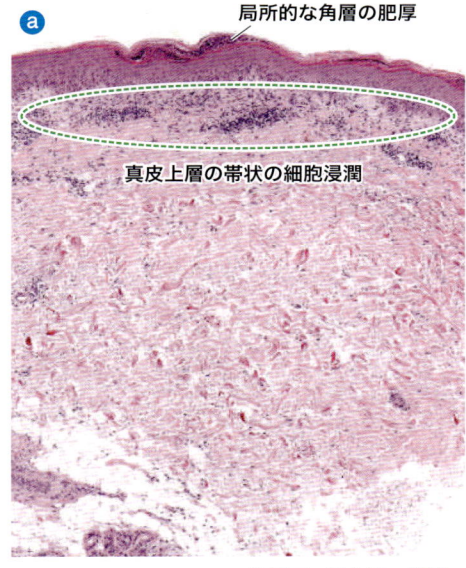

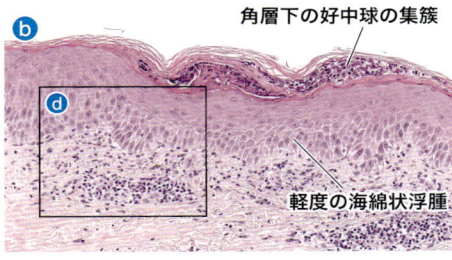

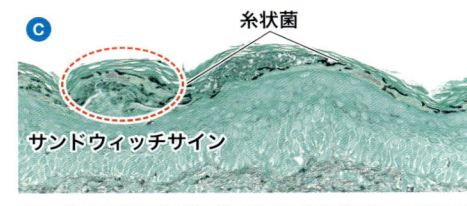

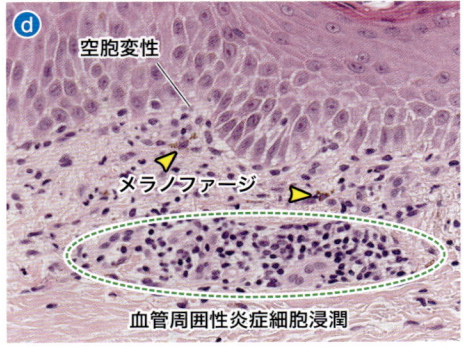

■ 臨床症状と病理所見の対応
- 鱗屑は錯角化して肥厚した角層に，紅斑は真皮上層の炎症細胞浸潤と基底層の空胞変性に対応する．

＋α知識
- 足白癬，足爪白癬を合併していることが多い．
- 悪性腫瘍，糖尿病など基礎疾患をもつこともある．
- 菌体はPAS染色でも陽性になる．

鑑別疾患
- 慢性単純性苔癬（Part2 第1章-2）：表皮稜の延長は不規則で，顆粒層肥厚もみられるが，角層内に膿疱はみられない．
- 尋常性乾癬（Part2 第4章-1）：表皮稜の延長は規則的で，顆粒層の菲薄化，錯角化がみられる．角層下膿疱（Munro微小膿瘍）は無菌性である．

ⓐ 局所的な角層の肥厚
真皮上層の帯状の細胞浸潤

ⓑ 角層下の好中球の集簇
軽度の海綿状浮腫

ⓒ 糸状菌
サンドウィッチサイン

ⓓ 空胞変性
メラノファージ
血管周囲性炎症細胞浸潤

キモの一言　白癬では苔癬様皮膚炎と海綿状皮膚炎がみられる．

Part 2 炎症性疾患

第9章 感染症　　　難易度 ★★☆

3　右手背の暗紅色結節

松立吉弘

症例 70歳代，男性．3カ月前より右手背に暗紅色結節があり，抗生剤内服で改善しないため受診した．

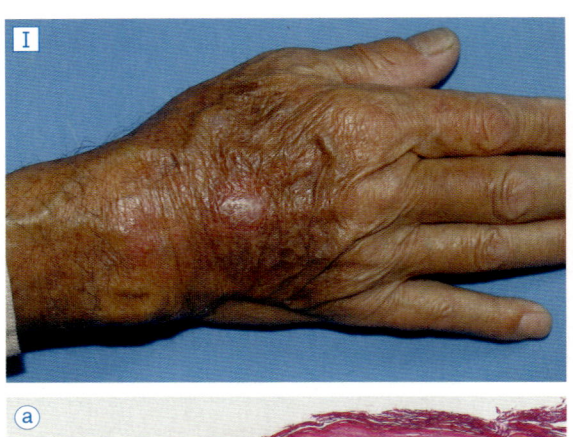

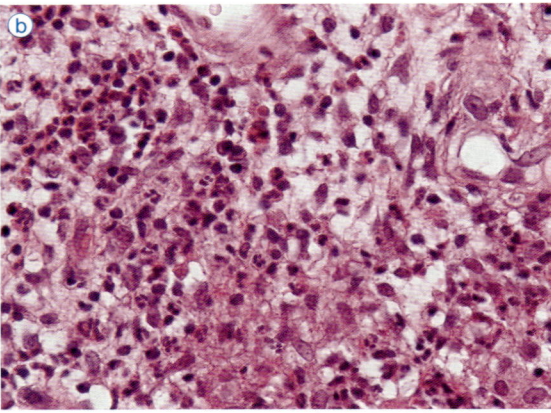

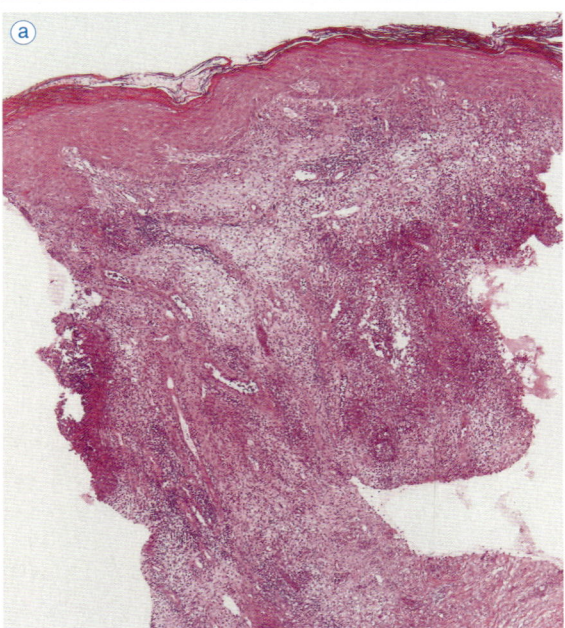

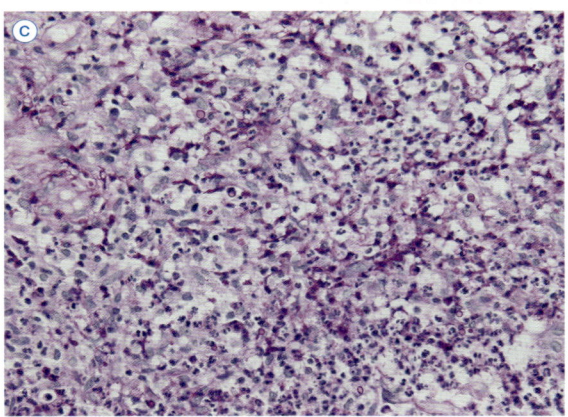

Ⅰ）右手背の体表写真
a）HE染色（ルーペ像）
b）HE染色（強拡大像）
c）PAS染色（強拡大像）

臨床医のギモン

❶ 強拡大像（ⓒ）でみられる円形の構造は何ですか？

104　臨床医が知っておきたい皮膚病理の見かたのコツ

スポロトリコーシス

皮膚病理アプローチ

■ 病理診断
- スポロトリコーシス（Sporotrichosis）

■ 病理像はこう読む

表皮の変化
- 不規則な**表皮肥厚**（偽上皮腫性過形成，ⓐ↔）．
- 錯角化した厚い**角層**（ⓐ⇨）．

炎症細胞浸潤パターン
- びまん性皮膚炎（真皮全層）．

診断の手がかり
- 化膿性肉芽腫性炎症，好中球浸潤を伴う類上皮肉芽腫．

浸潤細胞
- リンパ球，組織球（ⓑ〇），好中球（ⓑ〇），形質細胞（ⓑ〇）．

その他の所見
- 膠原線維の増生（ⓐ⇨），小血管腔の増生（ⓐ→），間質の浮腫（ⓐ〇）がみられる．
- PAS染色で❶赤紫色の**真菌胞子**が多数みられる（ⓒ▷）．

■ 臨床症状と病理所見の対応
- 密な炎症細胞浸潤および偽上皮腫性過形成により結節状に隆起している．

＋α知識
- 土壌中などに存在する*Sporothrix schenckii*（スポロトリコーシス シェンキー）による**深在性皮膚真菌症**である．小児・高齢者の顔面や上肢に好発する．
- 臨床的に固定型，リンパ管型，播種型に分類される．
- 真菌培養で，黒褐色絨毛状のコロニーがみられる．
- スライドカルチャーで，菌糸側壁から生じる壁の厚い褐色，**球形の分生子**（ⓓ▷）と菌糸先端で花弁状を呈する無色・**洋梨形の分生子**（ⓓ〇）がみられる．

鑑別疾患
- 非結核性抗酸菌症（Part2 第9章-1）：チールネルゼン染色で抗酸菌がみられる．
- その他，組織所見からは**非特異的な化膿性肉芽腫性炎症像を呈する疾患**（感染性粉瘤，せつ，よう，霰粒腫，麦粒腫，外歯瘻，毛巣洞など）が鑑別疾患となる．

> **キモの一言**：PAS染色による菌の証明，真菌培養検査が重要である．

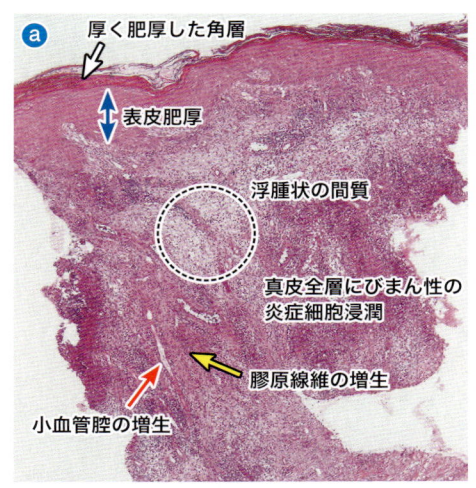

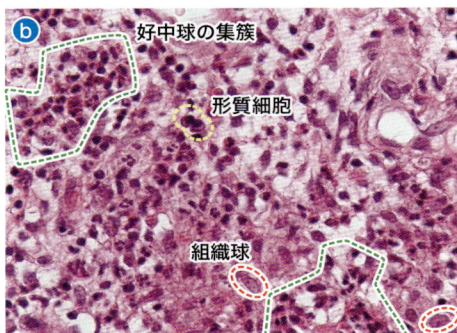

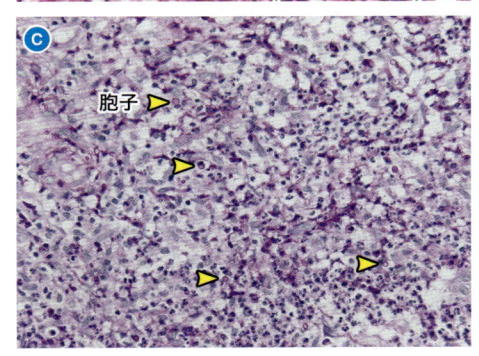

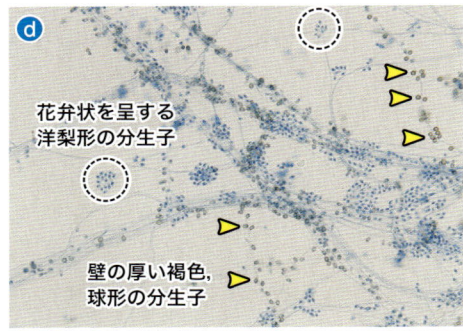

ⓐ 厚く肥厚した角層／表皮肥厚／浮腫状の間質／真皮全層にびまん性の炎症細胞浸潤／膠原線維の増生／小血管腔の増生

ⓑ 好中球の集簇／形質細胞／組織球

ⓒ 胞子

ⓓ 花弁状を呈する洋梨形の分生子／壁の厚い褐色，球形の分生子

Part 2 炎症性疾患

第9章 感染症

Part 2 炎症性疾患

第9章 感染症

難易度 ★★☆

4 体幹の水疱，膿疱，びらん

長田真一

症例 60歳代，男性．尋常性乾癬に対しステロイド外用をしていたが，改善したため治療を自己中断していた．左胸部と背部に水疱・膿疱・びらんが出現し，全身に拡がってきたため受診．臨床所見から汎発性帯状疱疹と考えられたが，疼痛はなく，膿疱性乾癬も考えられたため腹部の小膿疱より生検を施行した．

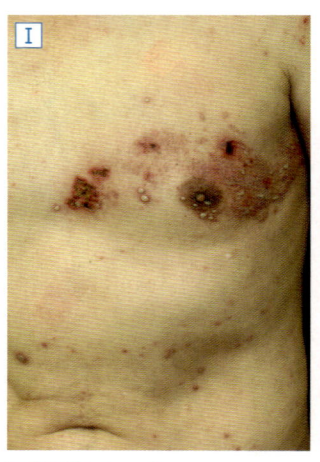

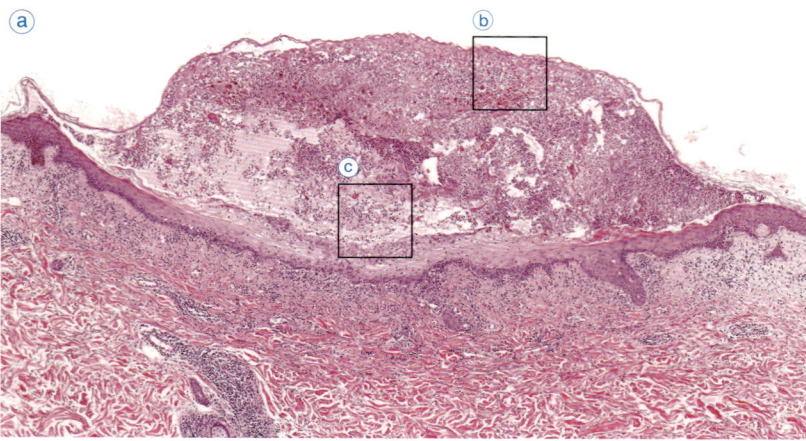

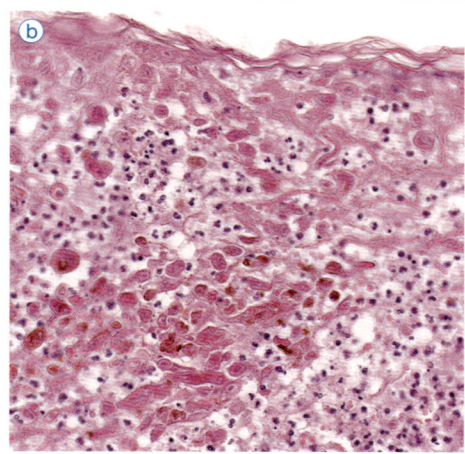

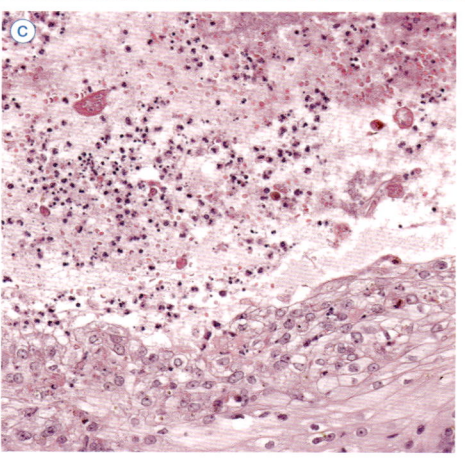

Ⅰ) 左胸部の体表写真
a) HE染色（低拡大像，膿疱の生検）
b) HE染色（強拡大像）
c) HE染色（強拡大像）

臨床医のギモン

❶ ウイルス感染症なのに，水疱内に多数の好中球がみられるのはどうしてでしょうか？
❷ 水疱内に多彩な形態の細胞がみられるのはどうしてでしょうか？

皮膚病理アプローチ

■ 病理診断
- 帯状疱疹（Herpes zoster）

■ 病理像はこう読む

表皮の変化
- 表皮内水疱（ⓐ）．
- 水疱内の棘融解細胞と**網状変性**（ⓑ〇）．
- 濃染した核の周囲に白暈を伴う**核内封入体細胞**（ⓑ▷）と**膨化細胞**（ⓑ▶）．
- 水疱底の角化細胞の**球状変性**（ⓒ〇）．
- **多核巨細胞**（ⓒ→）．

炎症細胞浸潤パターン
- 真皮上層〜下層にかけての**血管周囲性**，および**膠原線維間の炎症細胞浸潤**（ⓐ）．

診断の手がかり
- 水疱内の棘融解細胞，**網状変性**（ⓑ〇），膨化細胞，多核巨細胞（ⓒ→），核内封入体細胞（ⓑ▷）．これらの変化は時に**毛包上皮内**にもみられる．

浸潤細胞
- リンパ球，好中球．

その他の所見
- 水疱内の多数の好中球（ⓑ〇）．

■ 臨床症状と病理所見の対応
- **膿疱**は表皮下水疱内に**集簇した好中球**に対応する．

＋α知識
- 免疫能低下状態にある場合，全身に小水疱がみられることがある（汎発性帯状疱疹）．
- ❶水疱が**二次感染**を起こすとしばしば膿疱化する．
- ❷細胞の膨化，多角巨細胞，核内封入体は，ウイルスの細胞内での増殖による**細胞変性効果**（cytopathic effect：CPE）による．

鑑別疾患
- 膿疱性乾癬（Part2 第4章-2）：角層下膿疱に加え，膿疱辺縁の表皮細胞間に好中球が侵入して多房性の小膿疱（Kogoj海綿状膿疱）を形成する．
- 尋常性天疱瘡（Part2 第5章-1）：基底層直上に棘融解がみられる．

> **キモの一言** 表皮下水疱内に変性した多彩な形態の細胞がみられる．

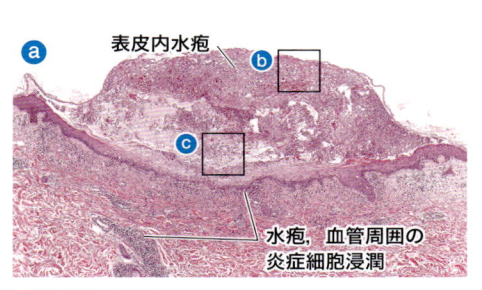

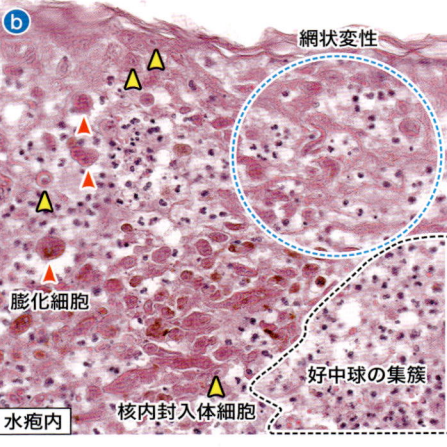

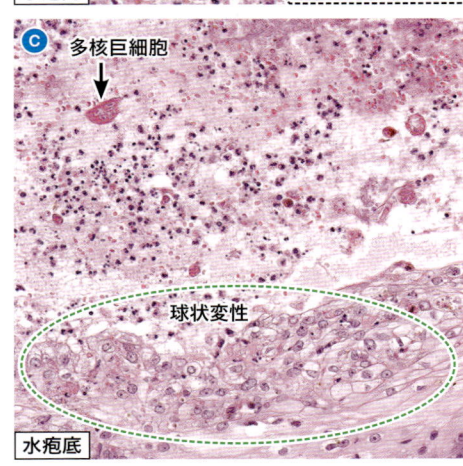

Part 2　炎症性疾患

第9章　感染症

難易度 ★☆☆

5　頬部の隆起性角化性結節

亦野蓉子

症例　60歳代，男性．数カ月前に右頬に角化を伴う結節が出現し，比較的急速に拡大してきた．

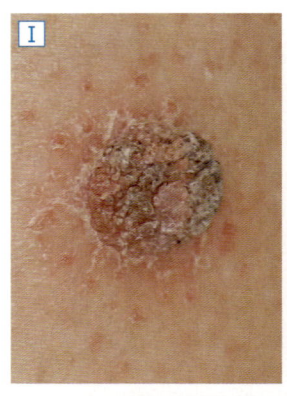

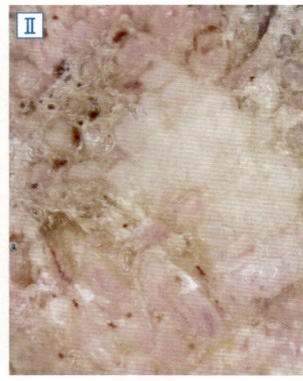

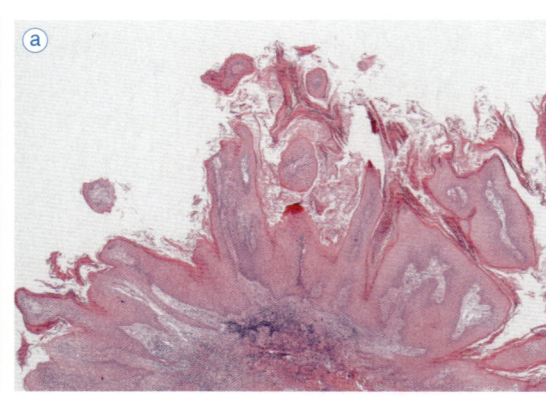

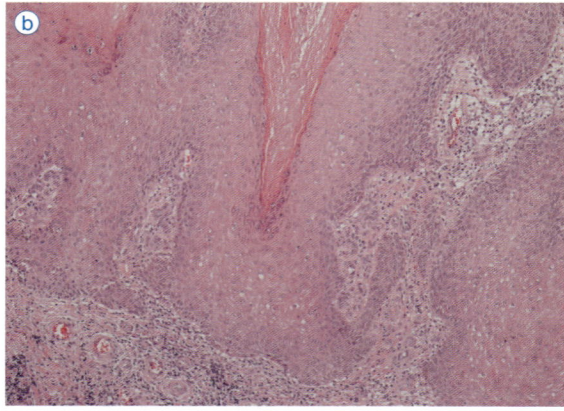

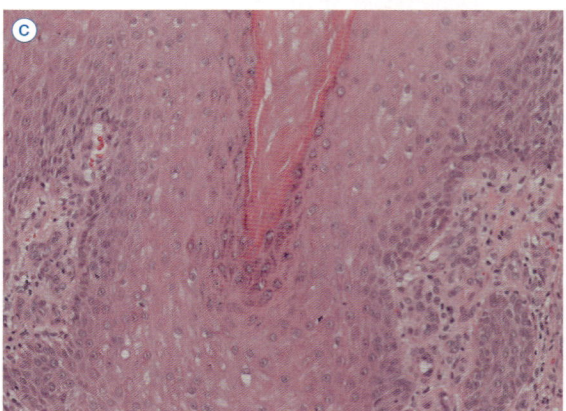

Ⅰ）右頬部の体表写真
Ⅱ）ダーモスコピー像
a）HE染色（弱拡大像）
b）HE染色（中拡大像）
c）HE染色（強拡大像）

臨床医のギモン

❶ ウイルスの関与は病理組織でわかるのでしょうか？

皮膚病理アプローチ

尋常性疣贅

■ 病理診断
- 尋常性疣贅（Verruca vulgaris）

■ 病理像はこう読む

表皮の変化
- 表皮は肥厚し，**過角化**や，部分的な**錯角化**を伴う．
- 上方に向かって**外方手指状に突出**（ⓐ➡），下方は中央に向かって**収束**（arborization）する（ⓐ➡）．
- **真皮乳頭層**は毛細血管の拡張を伴って**突出**する（ⓑ）．
- 突出した乳頭の間の谷の部分では**楔状に顆粒細胞層が肥厚**する（ⓒ）．

診断の手がかり
- 上方で外へ広がり，下方で中に収束する表皮増殖．

その他の所見
- **核内・細胞質内に封入体**，**ケラトヒアリン顆粒の粗大化**がみられる（ⓒ）．
- 表皮角化細胞には異型性がなく，表皮の基底細胞が数層に肥厚し，細胞密度が高くなる．

■ 臨床症状と病理所見の対応
- 突出部は**過角化と錯角化した厚い角層**に対応する．
- ダーモスコープなどで観察される**点状出血**は，**角層内の出血**や**乳頭層の拡張した毛細血管**に対応する．

+α知識
- 主にHPV-2, 27, 57による限局性ウイルス感染症である．
- 晩期病変では封入体は消失することが多いが，全体構築や真皮乳頭の血管拡張は残存する．
- 表皮中～上層の角化細胞では，細胞質の空胞化（koilocytosis）がある．

鑑別疾患
- **脂漏性角化症**（Part4 第1章-A-8）：基底細胞様細胞が増殖の主体となり，偽角質囊腫がみられる
- **表皮母斑**：表皮の乳頭腫様増殖を呈し，尋常性疣贅に類似するが，核内・細胞質内封入体を欠き，表皮増殖にarborizationがない．ただし，臨床情報なしでは鑑別困難な場合もある．
- **日光角化症**（Part4 第1章-B-1）：基底層を中心に角化細胞の配列不整，核の大小不同，異型性がある．
- **疣状癌**：全体構築は類似するが，凹凸が激しく深部に至る表皮増殖がある．下層では表皮角化細胞の核異型性を伴う．

ⓐ 外方手指状に突出 / arborization
ⓑ 拡張した血管 / 突出した乳頭層
ⓒ 核周囲の空胞化とケラトヒアリン顆粒の粗大化 / 楔状に顆粒細胞層が肥厚

> **キモの一言**：外方に手指状に突出し，下方では内に向かって収束する全体構築パターンが尋常性疣贅の特徴である．

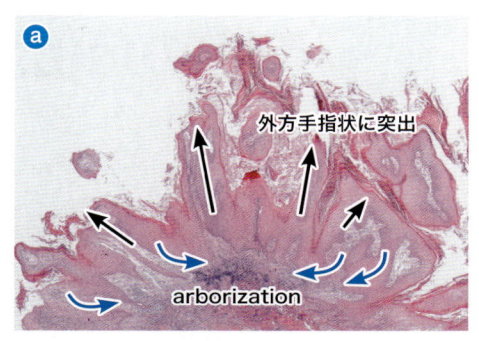

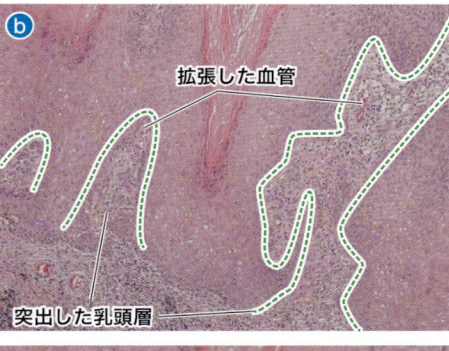

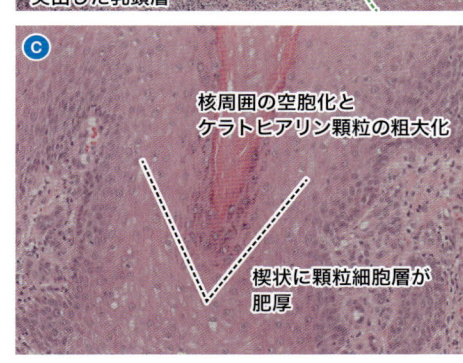

Part 2 炎症性疾患

第9章 感染症　　　　　　　　　　　　　　難易度 ★★☆

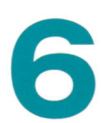

6 足底の角化性小結節

秋山美知子

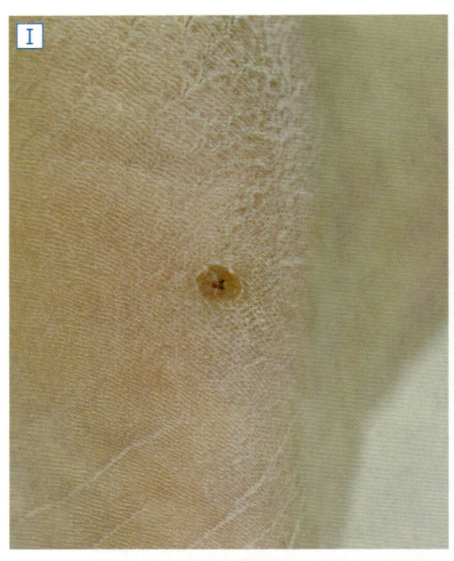

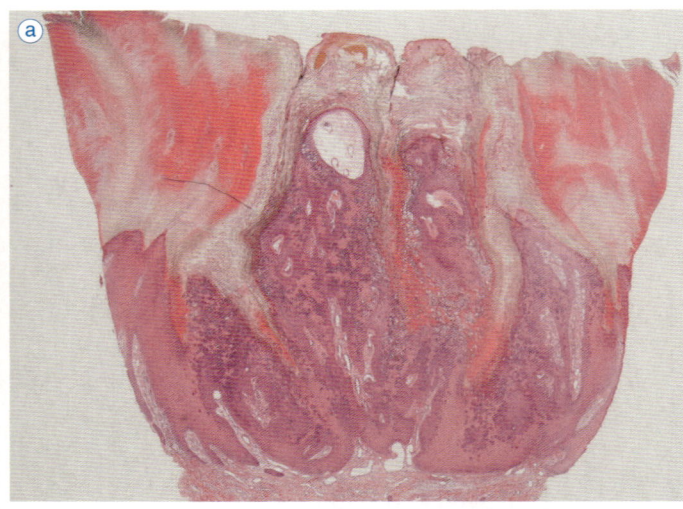

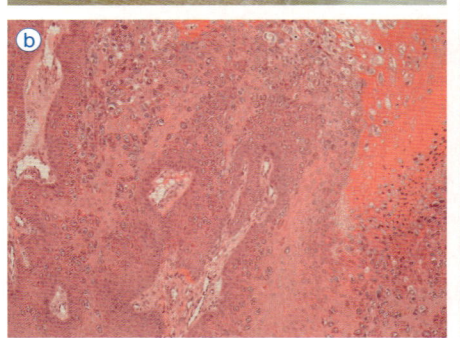

症例 50歳代，男性．1週間前から右足底に圧痛を伴う皮下結節が出現した．

Ⅰ）足底の体表写真
a）HE染色（ルーペ像，生検）
b）HE染色（中拡大像）
c）HE染色（強拡大像）

臨床医のギモン

❶ 拡大した時にみえる紫や淡青色のものは何ですか？

110　臨床医が知っておきたい皮膚病理の見かたのコツ

ミルメシア

皮膚病理アプローチ

■ 病理診断
- ミルメシア（Myrmecia）

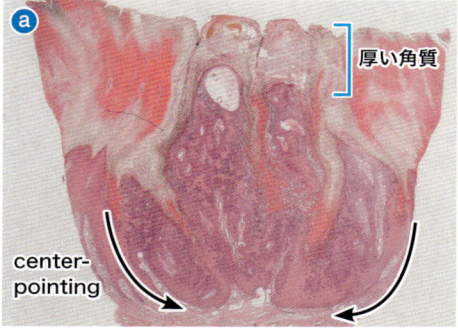

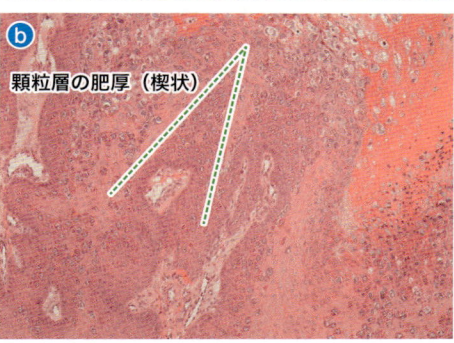

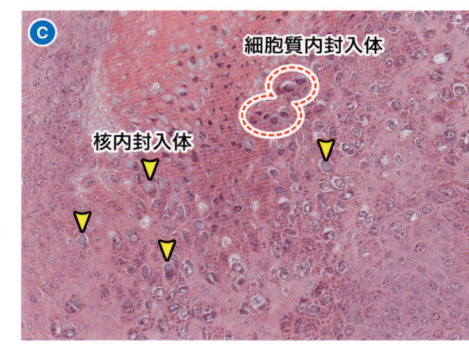

■ 病理像はこう読む

病変の全体構築
- 表面は比較的軽度の隆起に留まり，**厚い角層**に覆われる（ⓐ⌴）．
- 深部方向への増殖が主体で，ドーム状に隆起した❶結節の中央部が陥凹し角質を入れて開口するようにみえる（蟻塚様）．

診断の手がかり
- 顆粒層を中心として，大小の好塩基性，滴状顆粒様を呈する❶**細胞質内封入体**（ⓒ◯）および**核内封入体**（ⓒ▷）が多数みられる．
- 上方よりも**下方への増殖が主体**である（ⓐ）．中央へ向かって収束する center-pointing を示す（ⓐ→）．

その他の所見
- 突出した真皮乳頭の間にあたる部分では**楔状に顆粒層が肥厚**する（ⓑ---）．
- 真皮乳頭層の血管が増生している．

■ 臨床症状と病理所見の対応

+α知識
- HPV-1 の感染によるもので，小児の手掌・足底部に好発する．
- しばしば疼痛や圧痛，炎症による発赤や腫脹を伴う．
- ミルメシアとは蟻塚の意である．

鑑別疾患
- **他の部位の尋常性疣贅**（Part2 第9章-5）：上方には手指状突出を呈する．細胞質内封入体は明らかでない．
- **後天性被角線維腫**：真皮内に膠原線維束が表皮と垂直方向に増生している．

ⓐ 厚い角質　center-pointing

ⓑ 顆粒層の肥厚（楔状）

ⓒ 細胞質内封入体　核内封入体

キモの一言 上方よりも下方への増殖が目立ち，多数の細胞質内および核内封入体を伴う．

Part 2 炎症性疾患

第9章 感染症

難易度 ★☆☆

7 陰嚢に多発する乳頭腫状丘疹

岡﨑 静

症例 30歳代，男性．数カ月前より，陰嚢に褐色調の乳頭腫状丘疹がみられ，徐々に増えていった．

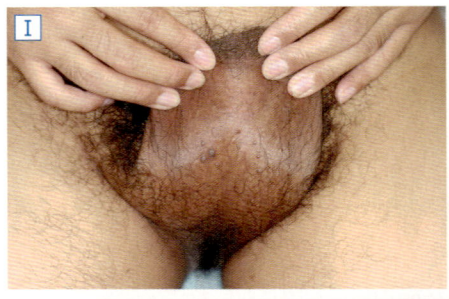

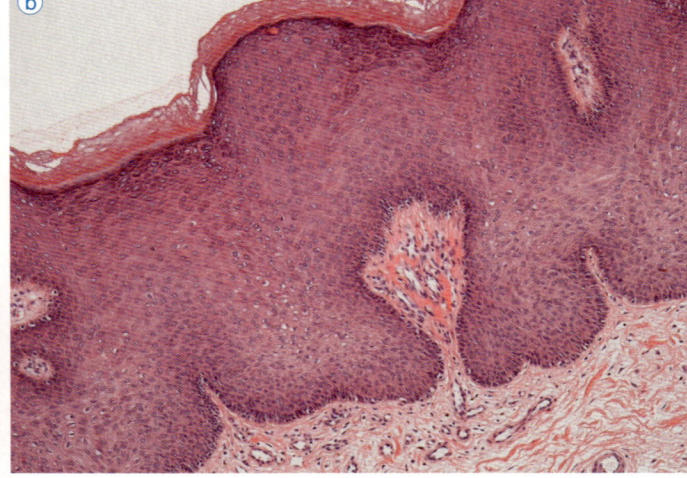

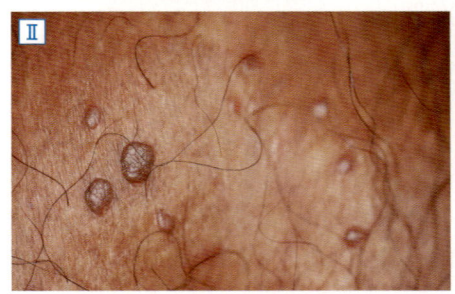

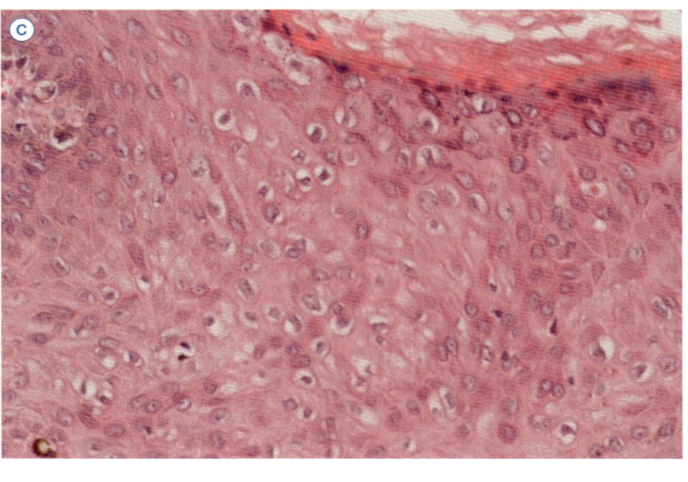

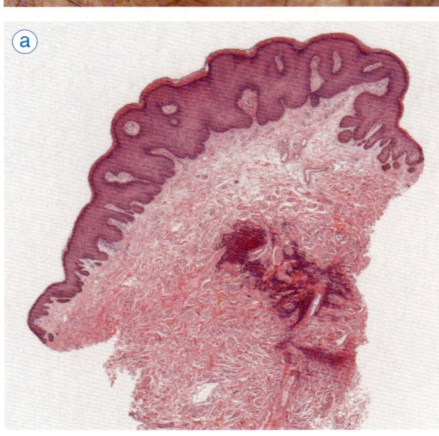

Ⅰ）陰嚢後面の体表写真
Ⅱ）Ⅰの拡大写真（乳頭腫状丘疹）
a）HE染色（ルーペ像，生検）
b）HE染色（中拡大像）
c）HE染色（強拡大像）

臨床医のギモン

❶臨床像では角化はありませんが，表皮はどのように肥厚しているのでしょうか？

尖圭コンジローマ

皮膚病理アプローチ

■ 病理診断
- 尖圭コンジローマ（Condyloma acuminatum）

■ 病理像はこう読む

表皮の変化
- ❶表皮あるいは粘膜上皮の**握りこぶし様肥厚**がみられる（ⓐ◯）．
- 過角化や錯角化は比較的軽度である．
- 乳頭腫の陥凹部では**ケラトヒアリン顆粒**が増加している（ⓑ◯）．

診断の手がかり
- 表皮は，握りこぶし様に外方へ突出する（ⓐ）．
- 表皮中層から上層の**角化細胞の細胞質の空胞化**（koilocytosis，ⓒ➤）．

その他の所見
- 真皮乳頭層の**毛細血管の拡張・増生**（ⓑ▶）．

■ 臨床症状と病理所見の対応
- 角化は軽度で，表皮が乳頭腫状に肥厚している点が臨床像に対応する．

+α知識
- ヒト乳頭腫ウイルス（human papillomavirus：HPV）6型，11型感染症である．
- **発癌**に関しては**低リスクな型**である．
- 感染経路は主に**性行為感染**であり，いわゆる性感染症である．

鑑別疾患
- **尋常性疣贅**（Part2 第9章-5）：乳頭腫状の増殖の先端が先細っている．著明な角化を伴う．
- **軟性線維腫**：有茎性腫瘍．膠原繊維の増加が主体である．
- **Bowen様丘疹症**（Part4 第1章-B-2）：clumping cellなど，Bowen病様の異型細胞がある．

ⓐ 乳頭腫状の隆起
握りこぶし様肥厚

ⓑ ケラトヒアリン顆粒の増加
毛細血管の拡張・増生

ⓒ 細胞質の空胞化（koilocytosis）

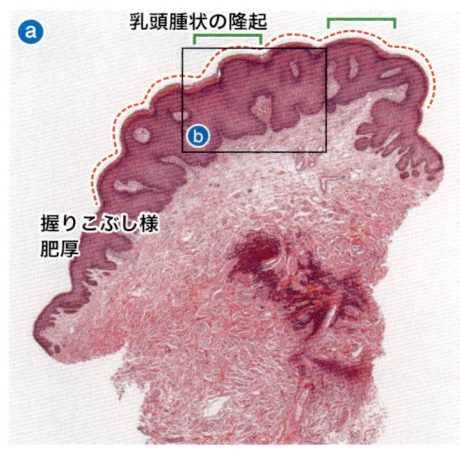

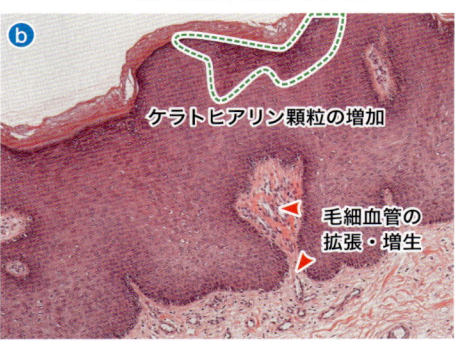

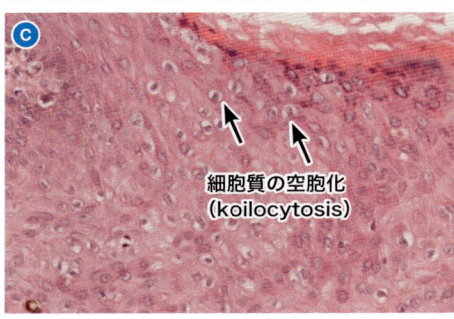

キモの一言 表皮あるいは粘膜上皮が握りこぶし様に肥厚する．

Part 2 炎症性疾患

第9章 感染症

難易度 ★★☆

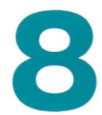

8 中央が臍窩状に陥凹する半球状小結節

松立吉弘

症例 70歳代，男性．菌状息肉症（皮膚T細胞リンパ腫）に対しナローバンドUVBを照射中．1カ月前から躯幹に中央が臍窩状に陥凹し，光沢を伴う半球状小結節が多数散在してきた．

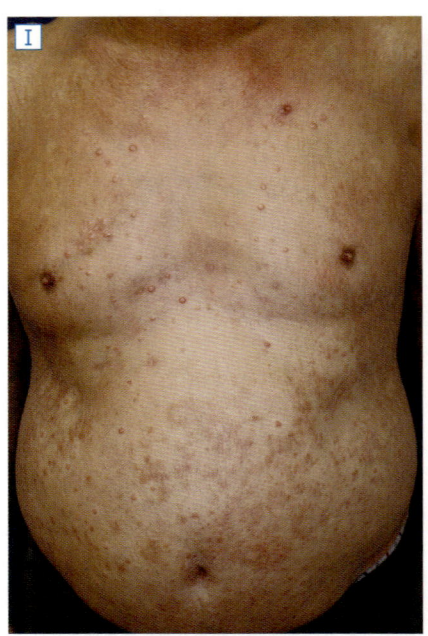

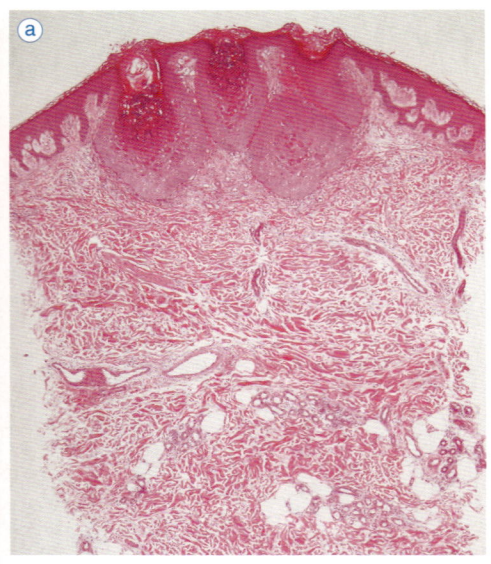

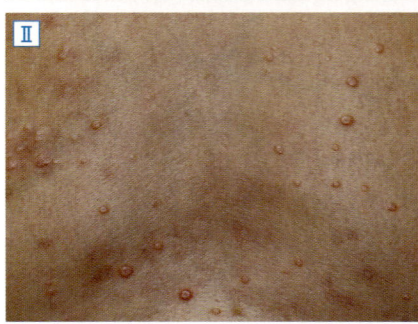

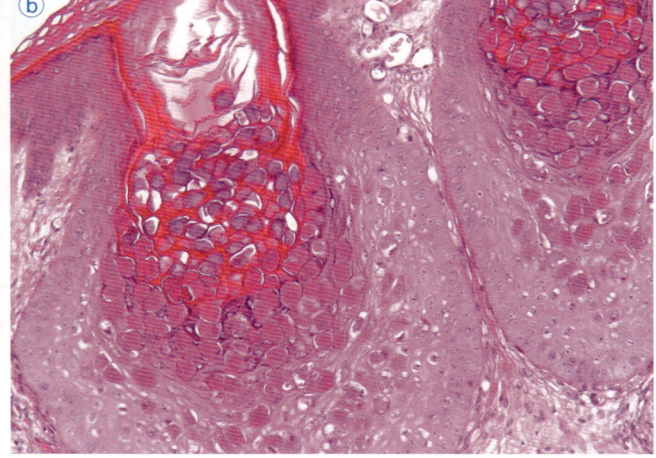

Ⅰ）躯幹の体表写真　　a）HE染色（ルーペ像）
Ⅱ）前胸部の体表写真　b）HE染色（強拡大像）

臨床医のギモン

❶ 病理像（ⓑ）でみられるピンク色の塊は何ですか？
❷ 小結節の中央がくぼんでいるのはなぜでしょうか？

114　臨床医が知っておきたい皮膚病理の見かたのコツ

伝染性軟属腫

皮膚病理アプローチ

■ 病理診断
- 伝染性軟属腫（Molluscum contagiosum）

■ 病理像はこう読む

表皮の変化
- 表皮は**囊腫状に増殖・肥厚**し，中央部は噴火口状に陥凹している（ⓐ〇）．
- 表皮あるいは毛包漏斗部上皮内に楕円形で好酸性に染まる❶**細胞質内封入体（軟属腫小体）**が増殖している（ⓐⓑ，→）．

炎症細胞浸潤パターン
- 炎症細胞浸潤は目立たない．

診断の手がかり
- 軟属腫小体．

浸潤細胞
- 囊腫構造が破綻した場合には（ⓓ〇），リンパ球や組織球浸潤を伴う（ⓓ）．

その他の所見
- 核は圧迫されて菲薄化し，細胞の辺縁にみられる（ⓑⓒ，〇）．
- 粗大な**ケラトヒアリン顆粒**を産生する（ⓑⓒ，▷）．
- 上方では軟属腫小体はやや**好塩基性**となる（ⓑ〇）．

■ 臨床症状と病理所見の対応
- 常色でやわらかい**半球状の隆起**は，軟属腫小体の増殖に対応する．
- ❷病変の中央部は噴火口状に陥凹しており，中央がくぼんでみえる．

+α知識
- 伝染性軟属腫ウイルス（ポックスウイルス科）による皮膚感染症である．
- 小児の眼瞼部や頬部に好発し，成人は稀．
- 成人に多発する場合には，HIV，リンパ腫，白血病，免疫抑制薬の使用などの**免疫不全状態**に注意する．

鑑別疾患
- ミルメシア（Part2 第9章-6）：下方への増殖が主体で，表皮突起は病巣中心へ収束する．細胞質内封入体は紫紅色で不整形状の顆粒としてみられ，核は辺縁に圧排されない．

ⓐ 囊腫状に増殖，肥厚／軟属腫小体

ⓑ やや好塩基性の軟属腫小体／軟属腫小体／圧排された核／ケラトヒアリン顆粒

ⓒ 圧排された核／ケラトヒアリン顆粒

ⓓ リンパ球／組織球／囊腫構造の破綻／別の症例

> **キモの一言** 核を圧排する好酸性の細胞質内封入体は，伝染性軟属腫に特徴的である．

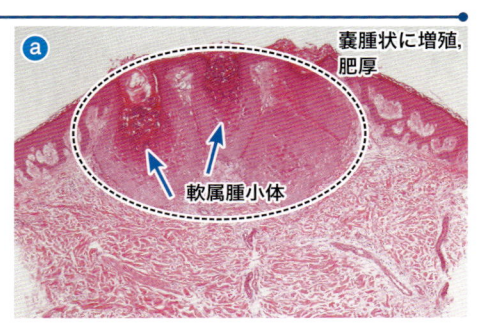

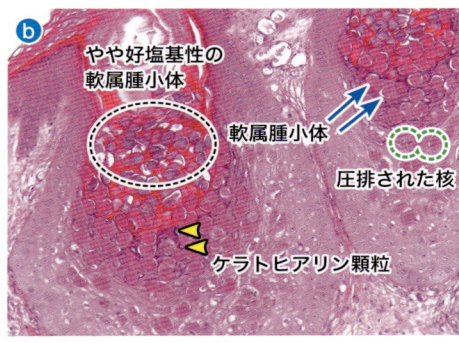

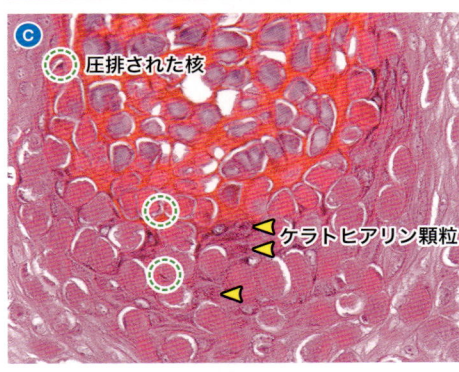

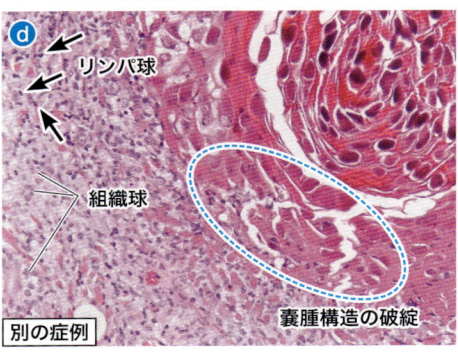

Part 2　炎症性疾患

第9章　感染症

難易度 ★★★

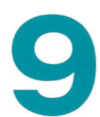

9　手掌，足底の角化性局面

松立吉弘

症例　30歳代，男性．1カ月前から手掌，足底の角化性局面が生じ，同時期から口唇や口腔粘膜にびらんが生じた．

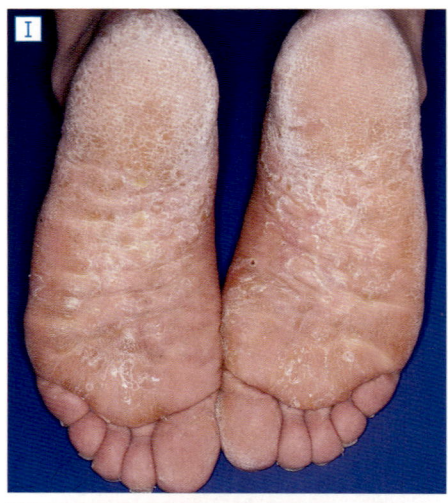

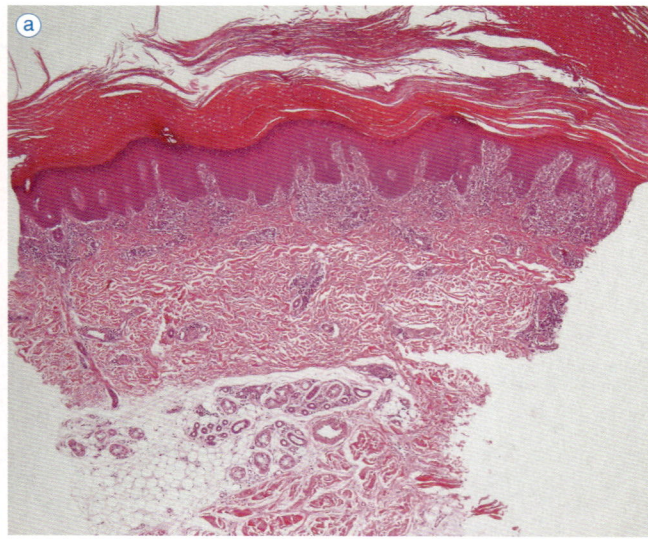

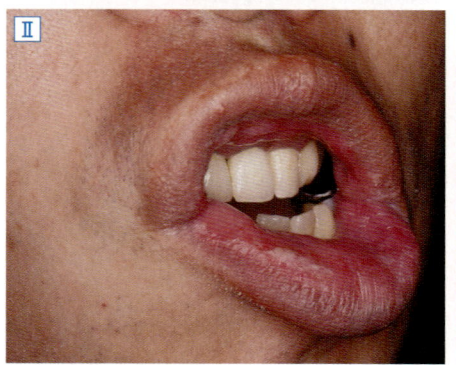

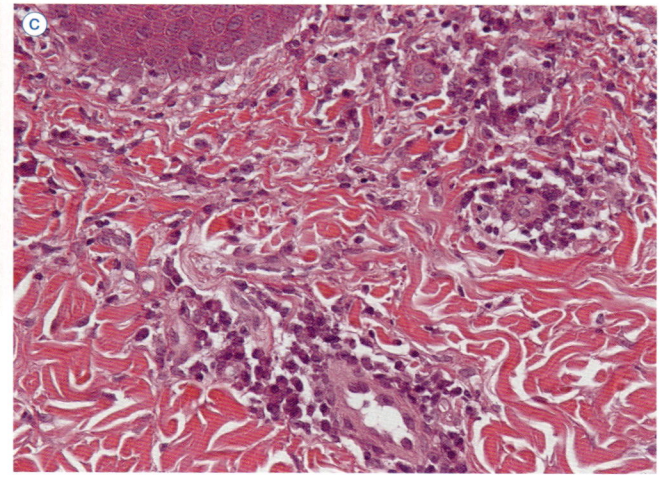

Ⅰ）足底の体表写真
Ⅱ）口唇の体表写真
a）HE染色（ルーペ像，足底の生検）
c）HE染色（強拡大像）

臨床医のギモン

❶ 病理像（ⓒ）で多数みられる細胞は何ですか？

梅毒

皮膚病理アプローチ

■ 病理診断
- 梅毒（Syphilis）

■ 病理像はこう読む

表皮の変化
- 乾癬様表皮肥厚がみられる（ⓐⓑ，↔）．
- 角層は部分的に錯角化して厚くなる（ⓐⓑ）．

炎症細胞浸潤パターン
- 苔癬様および真皮血管周囲性の炎症細胞浸潤（ⓐⓑ，◯）．

診断の手がかり
- 乾癬様表皮肥厚を伴う苔癬様皮膚炎．
- ❶形質細胞浸潤が目立つ（ⓒ▷）．

浸潤細胞
- リンパ球，組織球，形質細胞．

その他の所見
- 血管壁の肥厚（ⓒ→），血管内皮細胞の腫大（ⓒ→）．
- 抗Treponema pallidum抗体を用いた免疫染色で，表皮内に多数のトレポネーマを認める（ⓓ）．

■ 臨床症状と病理所見の対応
- 角化性局面は，苔癬様の炎症細胞浸潤に伴う角質・表皮肥厚に対応する．

+α知識
- 症例は**第2期梅毒**（手掌と足底は梅毒性乾癬，口唇と口腔粘膜は梅毒性粘膜疹）である．
- 第2期梅毒では，**梅毒血清反応**（STS，TPHA法）でも診断可能であり，皮疹の病理組織検査は必須ではないが，**非典型的な臨床像**の場合には病理組織所見から診断に至ることもある．
- HIVなど他の性感染症の合併にも注意する．

鑑別疾患
- **尋常性乾癬**（Part2 第4章-1）：錯角化した厚い角層，顆粒細胞層の消失，乾癬様表皮肥厚がみられる．形質細胞浸潤は目立たない．
- **扁平苔癬**（Part2 第4章-4）：苔癬様の炎症細胞浸潤に加え，表皮突起の鋸歯状化，顆粒細胞層の肥厚，基底細胞層の空胞変性，角化細胞の壊死がみられる．
- **角化型足白癬**：角質に菌糸成分がみられる．

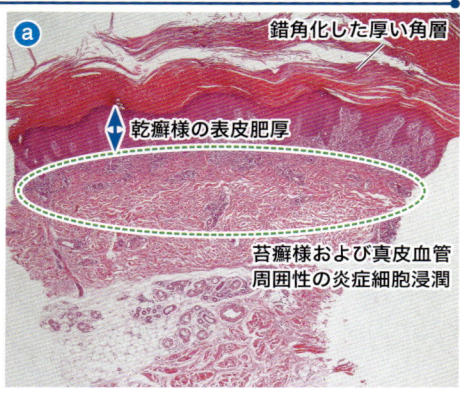

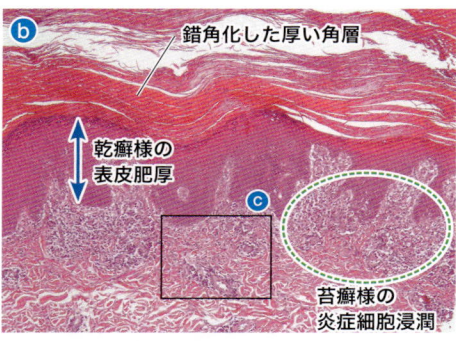

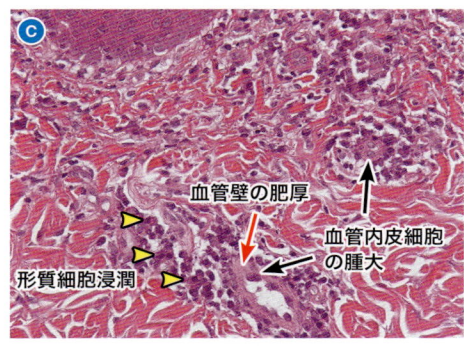

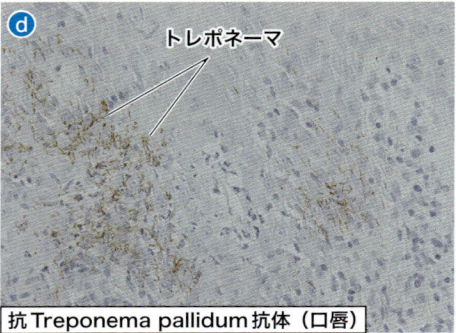

ⓐ 錯角化した厚い角層
乾癬様の表皮肥厚
苔癬様および真皮血管周囲性の炎症細胞浸潤

ⓑ 錯角化した厚い角層
乾癬様の表皮肥厚
苔癬様の炎症細胞浸潤

ⓒ 血管壁の肥厚
血管内皮細胞の腫大
形質細胞浸潤

ⓓ トレポネーマ
抗Treponema pallidum抗体（口唇）

キモの一言　乾癬様表皮肥厚＋形質細胞浸潤をみたら，梅毒を鑑別にあげる必要がある．

Part 2 炎症性疾患

第9章 感染症

難易度 ★☆☆

10 腋窩のそう痒を伴う紅色丘疹

長田真一

症例 70歳代，女性．外来で体幹の湿疹に対してステロイドを外用していたが改善せず，次第に体幹・四肢にそう痒を伴う紅色丘疹が増えてきた．

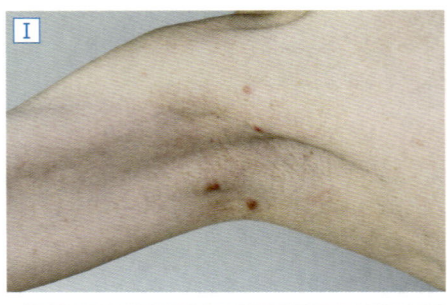

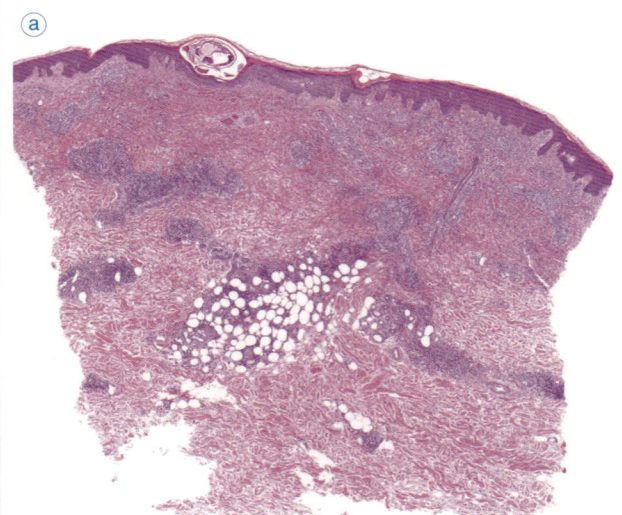

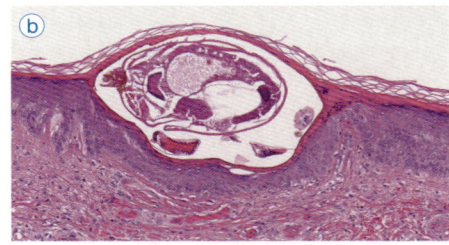

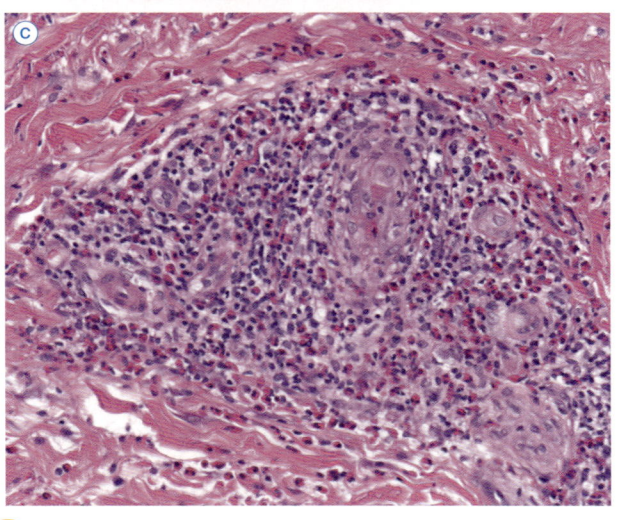

I ）左腋窩の体表写真
a ）HE 染色（ルーペ像，丘疹の生検）
b ）HE 染色（強拡大像，角層下）
c ）HE 染色（強拡大像，真皮）

臨床医のギモン

❶ 虫体がみつからない時はどうやって診断をつければよいでしょうか？

疥癬

皮膚病理アプローチ

■ 病理診断
- 疥癬（Scabies）

■ 病理像はこう読む

表皮の変化
- 角層と表皮の**不規則な肥厚**（**ⓐ**）．
- 角層内の**空隙形成**とその内部の**虫体と虫卵**（**ⓑ**）．

炎症細胞浸潤パターン
- **真皮上層～皮下脂肪組織**におよぶ結節状炎症細胞浸潤（**ⓐⓒ**）：真皮上層で密に，真皮下層で粗に炎症細胞が浸潤し，多数の**好酸球**を伴う，**虫刺症型反応**．

診断の手がかり
- 角層内の虫体・虫卵（**ⓑ**）．

浸潤細胞
- 好酸球，リンパ球，組織球（**ⓒ**）．

その他の所見
- 角層内の虫体・虫卵が抜けた空隙．

■ 臨床症状と病理所見の対応
- 丘疹は，角層の肥厚と真皮の密な**炎症細胞浸潤**に対応する．

+α知識
- 虫体・虫卵・抜け殻などに対する**アレルギー反応**である．
- ヒゼンダニが角質層内を移動することで**疥癬トンネル**という発疹が形成される．長さ5 mm程度で隆起した白色調の蛇行・線状の発疹であり，疥癬に特異的ではあるが，**常にみつかるとは限らない**．
- **自家感作性皮膚炎**を起こした場合，丘疹から虫体・虫卵を検出するのは困難になる．
- ❶虫体・虫卵が検出できない場合，**皮疹の分布，家族内発症，ステロイド反応性の有無**などから総合的に診断する．

鑑別疾患
- **虫刺症**：真皮下層におよぶ楔形の好酸球を主体とする炎症細胞浸潤がみられる．虫体・虫卵がない場合には疥癬との鑑別は困難である．ステロイド外用に反応する．
- **痒疹**（Part2 第2章-1）：過角化，表皮肥厚，海綿状浮腫，搔破による痂皮や表皮剝離がみられる．ステロイド外用や紫外線療法に反応する．

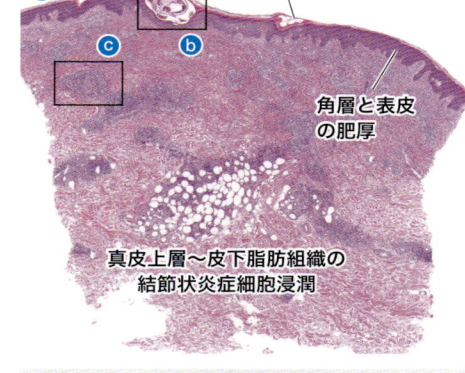

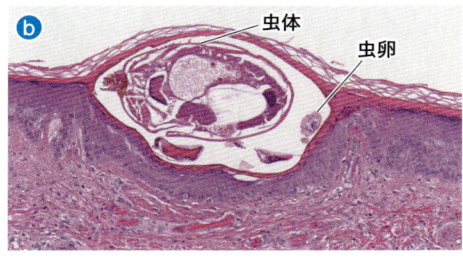

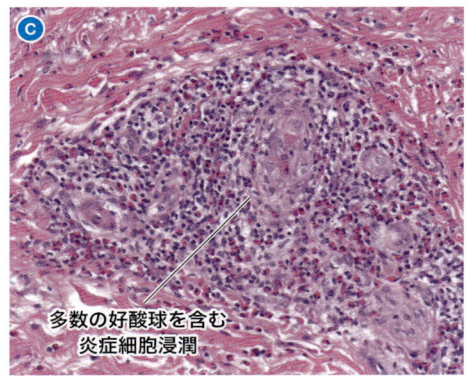

キモの一言 虫体・虫卵を検出できない場合，虫刺症型組織反応を示す他疾患との鑑別は困難である．

Part 2 炎症性疾患

第9章 感染症

難易度 ★☆☆

11 マダニ咬症

井上多恵

症例 60歳代，男性．10日前に登山した後に右肩に発疹があるのに気がついた．

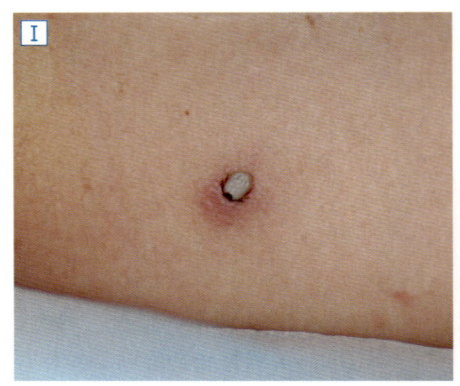

Ⅰ）右肩の体表写真
a）HE染色（ルーペ像）
b）HE染色（中拡大像）

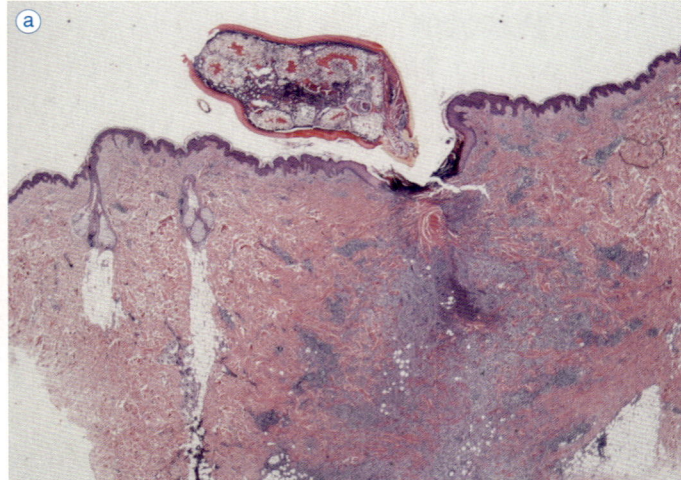

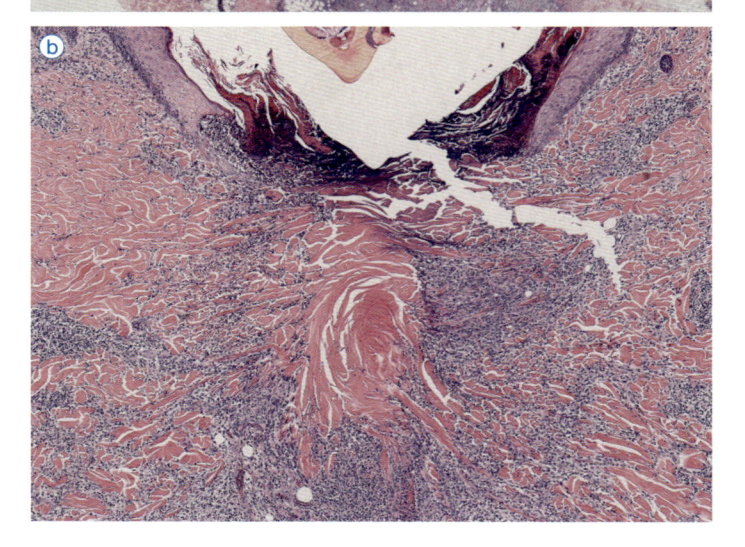

臨床医のギモン

❶ マダニを除去しても虫体は皮膚に残るのでしょうか？
❷ 標本内にマダニがない場合，診断の決め手は何でしょうか？

マダニ刺咬症

皮膚病理アプローチ

■ 病理診断
- マダニ刺咬症（Tick bite）

■ 病理像はこう読む

表皮の変化
- 表皮は刺咬部周辺が**潰瘍化**し，一部**壊死**している（ⓑ○）．

炎症細胞浸潤パターン
- **結節状皮膚炎**：真皮上層〜下層の血管周囲性の炎症細胞浸潤が融合して結節状になり，皮下脂肪組織にも及ぶ（ⓐ○）．

診断の手がかり
- 刺咬部の口下片周辺の真皮**膠原線維の硬化**（ⓑ○）．

浸潤細胞
- 真皮上層では**好中球**が主体だが（ⓒ○），真皮下層あるいは皮下脂肪組織では**好酸球**が目立つ．
- 真皮の**赤血球の血管外漏出**（ⓒ▶），**血管壁の変性**（ⓒ→），好中球の浸潤と核破砕像（ⓒ○）．

その他の所見
- 虫体（ⓐ）．❶真皮内に口下片のみがみられることもある．
- 血栓（ⓓ→）．

■ 臨床症状と病理所見の対応
- 咬着部位は**口下片**と表皮の**壊死・潰瘍**，セメント物質は真皮膠原線維の硬化，吸血は赤血球の血管外漏出に対応する．

＋α知識
- マダニは口下片を宿主の皮膚に挿入し，セメント物質などを分泌し組織に固着する．

鑑別疾患
- **マダニ以外の虫刺症**：炎症細胞浸潤が真皮上層で密となり，下層で粗な楔状の細胞浸潤（Wedge shape），好酸球が目立つ．膠原線維の硬化はみられない．
- **偽リンパ腫**（Part4 第4章-A-1）：炎症細胞浸潤が結節状，真皮上層で密，下層で粗（top heavy）となる．
- **リンパ腫**：炎症細胞浸潤が真皮上層で粗，下層で密（bottom heavy）となる．

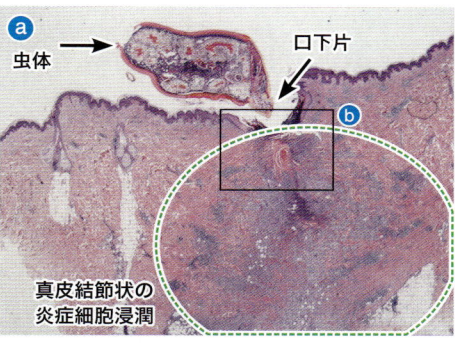

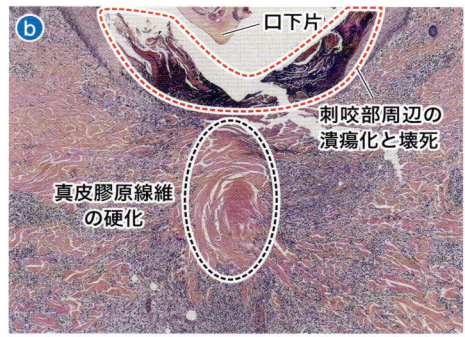

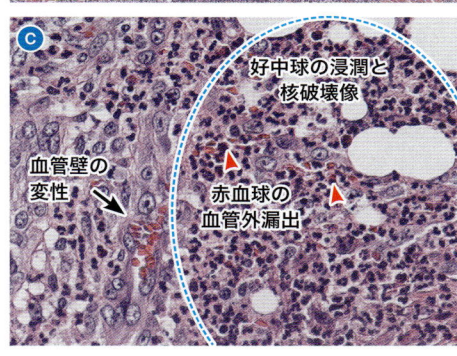

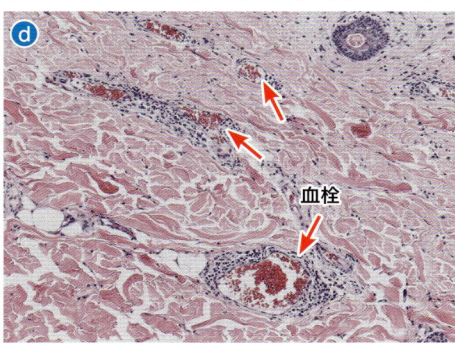

キモの一言　❷虫体がない場合には口下片，表皮の壊死・潰瘍，膠原線維の硬化，赤血球の血管外漏出を探す．

Part 2　炎症性疾患

第10章　毛包炎・毛包周囲炎

1　体幹のそう痒のない紅色丘疹

難易度 ★☆☆

伊澤有香

症例　50歳代，女性．1カ月前から腹部中心にかゆみのない皮疹が出現し，ステロイド外用をしたが拡大してきた．

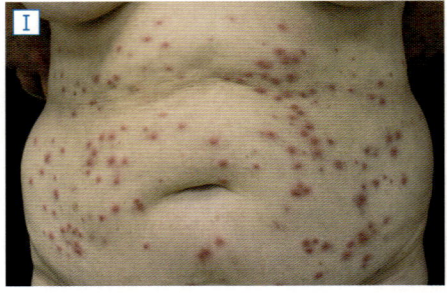

Ⅰ）腹部の体表写真
a）HE染色（弱拡大像，腹部の生検）
b）HE染色（強拡大像）

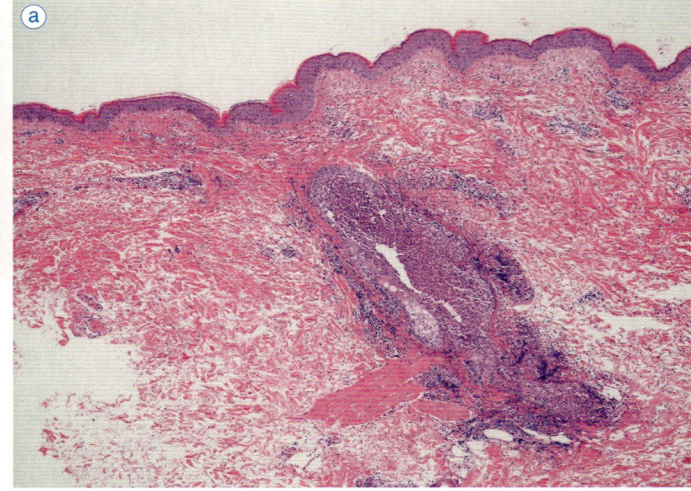

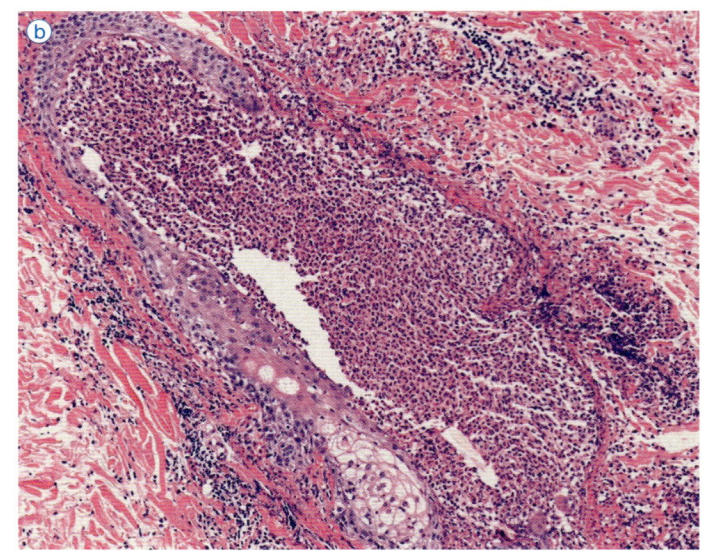

臨床医のギモン

❶ 毛包内をうめている細胞は何ですか？

122　臨床医が知っておきたい皮膚病理の見かたのコツ

表在性毛包炎

皮膚病理アプローチ

■ 病理診断
- 表在性毛包炎（Superficial folliculitis）

■ 病理像はこう読む

表皮の変化
- 本症例では表皮の変化はほとんどない．

炎症細胞浸潤パターン
- 毛包炎：毛包漏斗部内には好中球が浸潤し，毛包周囲にリンパ球・組織球・好中球が浸潤している（ⓐ◯）．

診断の手がかり
- ❶ 毛包周囲・毛包内への狭い範囲での強い好中球浸潤（ⓑ）．

浸潤細胞
- 主に好中球．リンパ球・組織球も混在する．

その他の所見
- 毛包上皮の破壊や断裂・壊死を伴うことも多い．
- せつでは真皮や皮下脂肪組織にも及ぶ広い範囲で好中球の浸潤がみられる（ⓒ◯）．

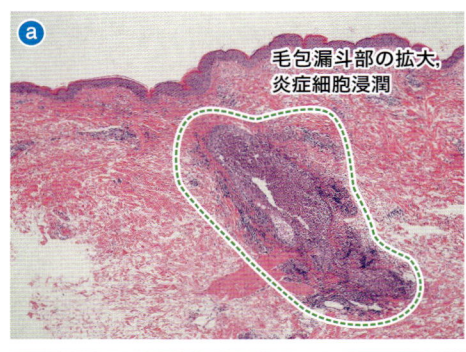

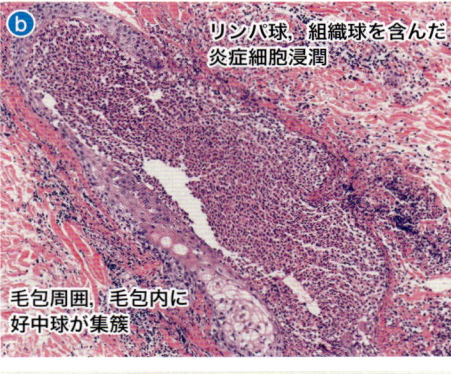

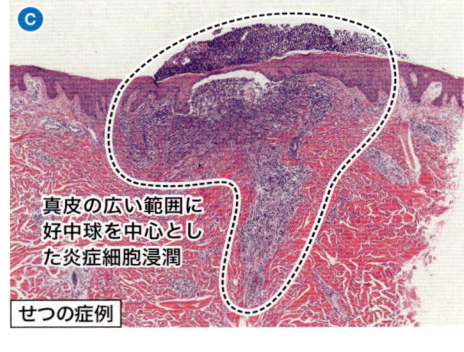

■ 臨床症状と病理所見の対応
- 紅色丘疹は，好中球が密に浸潤した毛包に一致する．

+α知識
- 毛包漏斗部が断裂すると，真皮内に，毛包外に露出した毛髪や毛包虫をみることがある．
- 炎症の浸潤の範囲により，表在性毛包炎，せつ，ようと変化する．
  - ・せつ：1つの毛包で生じたもの．
  - ・せつ腫症：癤が長期間にわたって反復して発生するか多発性に認めるもの．
  - ・よう：癤が増悪し，隣接する複数の毛包にわたって炎症が拡大したもの．

鑑別疾患
- 痤瘡：毛包漏斗部内に角栓の形成がある．
- 真菌性毛包炎：グロコット染色で毛包漏斗内に真菌を確認できる．

ⓐ 毛包漏斗部の拡大，炎症細胞浸潤

ⓑ リンパ球，組織球を含んだ炎症細胞浸潤

毛包周囲，毛包内に好中球が集簇

ⓒ 真皮の広い範囲に好中球を中心とした炎症細胞浸潤

せつの症例

> **キモの一言** 毛包への好中球の浸潤の範囲が真皮や皮下脂肪組織に進行すると，「せつ」や「よう」になる．

Part 2 炎症性疾患

第10章 毛包炎・毛包周囲炎

Part 2　炎症性疾患

第10章　毛包炎・毛包周囲炎

難易度 ★☆☆

2　顔面の膿疱を混じる紅色局面

松立吉弘

症例　40歳代，男性．3カ月前より顔面に膿疱を混じる紅色局面があり，徐々に遠心性に拡大してきた．

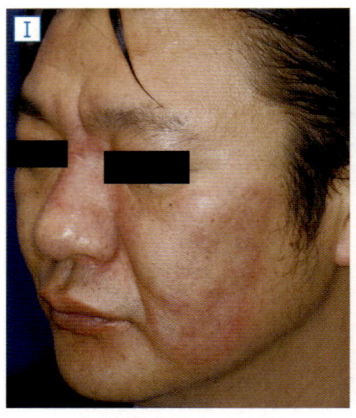

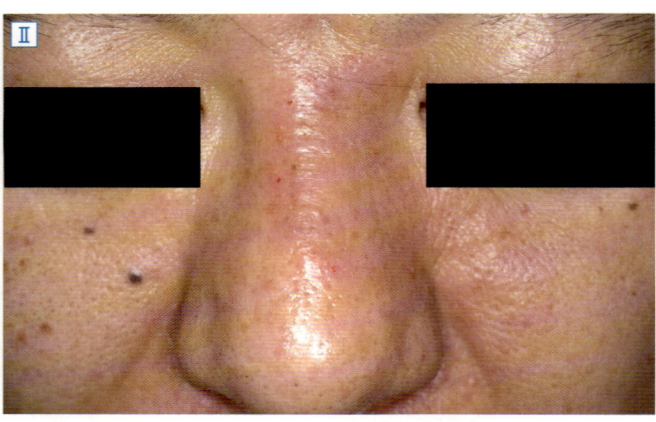

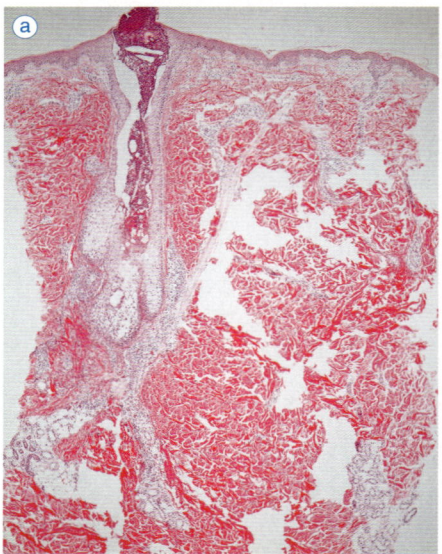

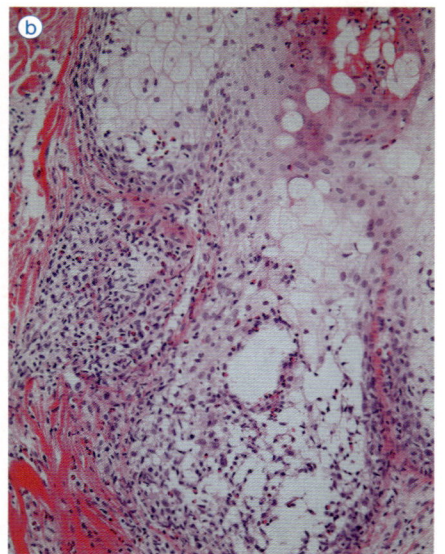

Ⅰ）顔面の体表写真
Ⅱ）鼻部の体表写真
a）HE染色（ルーペ像）
b）HE染色（強拡大像）

臨床医のギモン

❶病理像で多数みられる赤色の細胞は何ですか？

皮膚病理アプローチ

■ 病理診断
- 好酸球性膿疱性毛包炎〔Eosinophilic pustular folliculitis（Ofuji）〕

■ 病理像はこう読む

表皮の変化
- 特に変化はみられない．

炎症細胞浸潤パターン
- 毛包内，脂腺内，毛包周囲性の密な炎症細胞浸潤（ⓐ ⚪︎）．
- 真皮血管周囲性の炎症細胞浸潤（ⓐ ⚪︎）．

診断の手がかり
- 毛包上皮の海綿状浮腫（ⓑ▷）と毛包内（ⓑ○）あるいは脂腺内（ⓒ○）の❶**多数の好酸球浸潤**．

浸潤細胞
- リンパ球，組織球，好酸球．

その他の所見
- 毛包内に好酸球・好中球が集簇し，膿疱を形成する（**好酸球性膿疱**，ⓓ ⚪︎）．
- アルシアンブルー染色で毛包内にムチン沈着がみられる（ⓔ）．

■ 臨床症状と病理所見の対応
- 紅斑は真皮血管周囲性の**炎症細胞浸潤**に対応する．診断のためには，膿疱部など毛包が含まれるように組織を採取する必要がある．

+α知識
- 古典型（本症例），免疫抑制関連型，小児型の3型に分類される．
- 免疫抑制関連型では，孤立性丘疹が主体の臨床像を呈する．

鑑別疾患
- 化膿性毛包炎（Part2 第10章-1）：浸潤する細胞は，少数の好酸球を混じることはあるが，好中球が主体である．
- 虫刺症：V字型の炎症細胞浸潤を呈し，毛包内への好酸球浸潤は目立たない．
- 毛包性ムチン沈着症：毛包内のムチン沈着と毛包上皮の海綿状浮腫を呈する．リンパ球浸潤が主体だが，好酸球浸潤を伴う症例も多く，鑑別が難しいこともある．

> **キモの一言**　毛包上皮の海綿状浮腫と毛包あるいは脂腺内への好酸球浸潤をみたら好酸球性膿疱性毛包炎を考える．

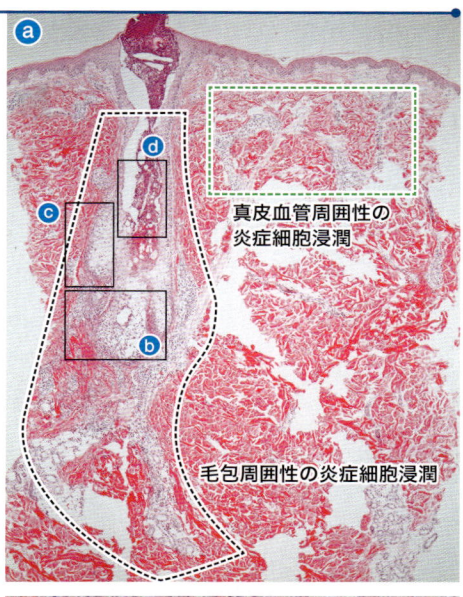

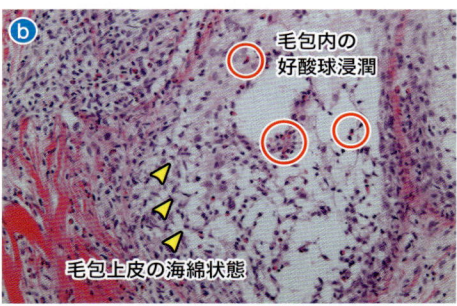

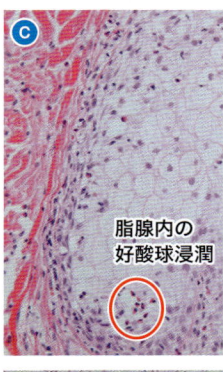

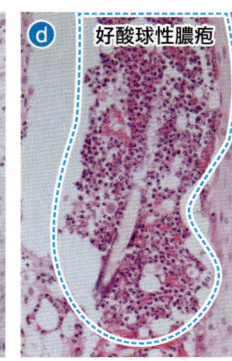

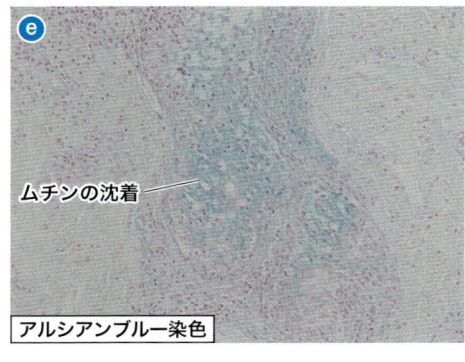

ⓐ 真皮血管周囲性の炎症細胞浸潤／毛包周囲性の炎症細胞浸潤

ⓑ 毛包内の好酸球浸潤／毛包上皮の海綿状態

ⓒ 脂腺内の好酸球浸潤

ⓓ 好酸球性膿疱

ⓔ ムチンの沈着／アルシアンブルー染色

125

Part 2　炎症性疾患

第10章　毛包炎・毛包周囲炎

3　顔面に多発する丘疹

難易度 ★★☆

伊澤有香

症例　10歳代，男性．1年前から顔面にかゆみを伴う丘疹が出現した．

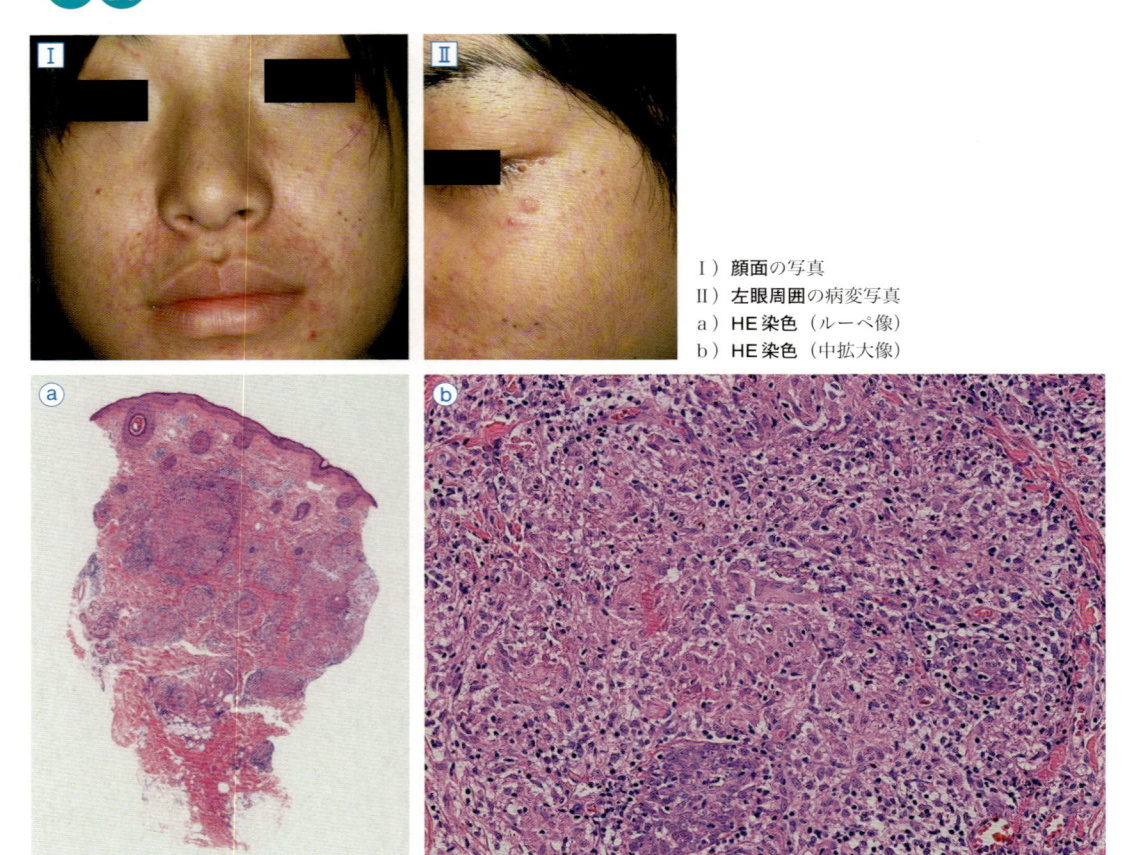

Ⅰ）顔面の写真
Ⅱ）左眼周囲の病変写真
a）HE染色（ルーペ像）
b）HE染色（中拡大像）

臨床医のギモン

❶ 真皮内に浸潤している赤い細胞は何ですか？

126　臨床医が知っておきたい皮膚病理の見かたのコツ

顔面播種状粟粒性狼瘡

皮膚病理アプローチ

■ 病理診断
- 顔面播種状粟粒性狼瘡（Lupus miliaris disseminatus faciei）

■ 病理像はこう読む

表皮の変化
- なし．

炎症細胞浸潤パターン
- 結節状皮膚炎あるいは毛包周囲炎：真皮内にリンパ球，❶組織球を中心とした結節状の炎症細胞浸潤がみられる（ⓐ）．時に毛包近傍にみられる．

診断の手がかり
- 乾酪壊死（ⓐ➡）の周囲にリンパ球，組織球の集簇している肉芽腫（ⓑ）が存在する．

浸潤細胞
- リンパ球，組織球．

その他の所見
- 多核巨細胞も出現する．

■ 臨床症状と病理所見の対応
- やや硬みのある小丘疹は真皮内の肉芽腫に対応する．

+α知識
- 眼瞼部を中心に頬部などに，米粒大までの紅色〜紅褐色小丘疹が多発する．
- 20歳代男性，30〜40歳代の女性に多い．
- 結核の関与は否定された．
- 肉芽腫の形成される機序は明らかとなっていないが，毛包脂腺系成分への反応が考えられている．

鑑別疾患
- 酒さ：毛細血管の拡張と血管周囲にリンパ球浸潤がある．病理組織学的には類似の病変である．
- サルコイドーシス（Part2 第8章-1）：リンパ球が少なめの類上皮細胞肉芽腫である．

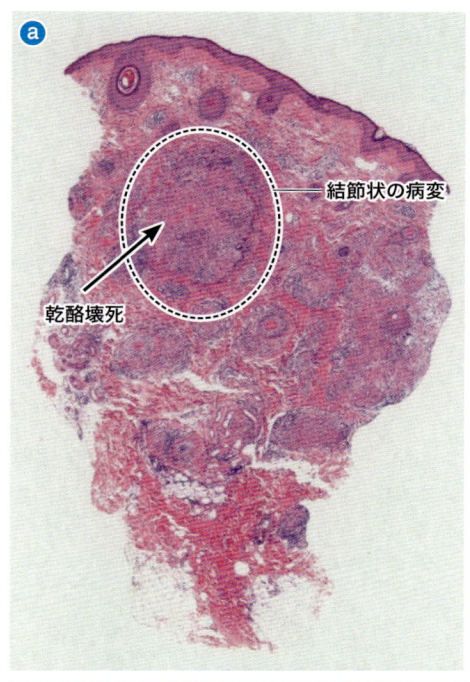

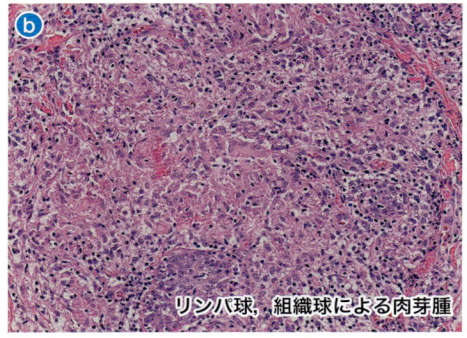

ⓐ 結節状の病変／乾酪壊死
ⓑ リンパ球，組織球による肉芽腫

キモの一言 乾酪壊死はあってもなくても診断は可能である．

Part 3 代謝・変性・沈着症

難易度 ★☆☆

1 左鼻背部の茶褐色斑

荻田あづさ

症例 70歳代，男性．1カ月前に左鼻背部に紅斑出現し，近医でステロイドを処方され外用した．その後，同部位に茶褐色斑，一部鱗屑が残る．

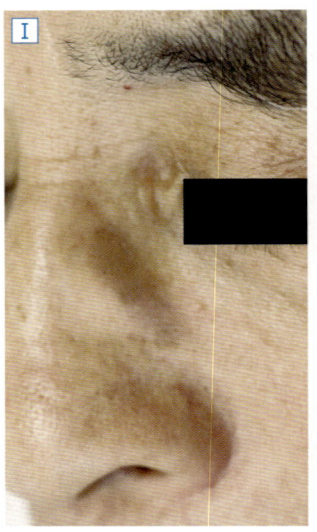

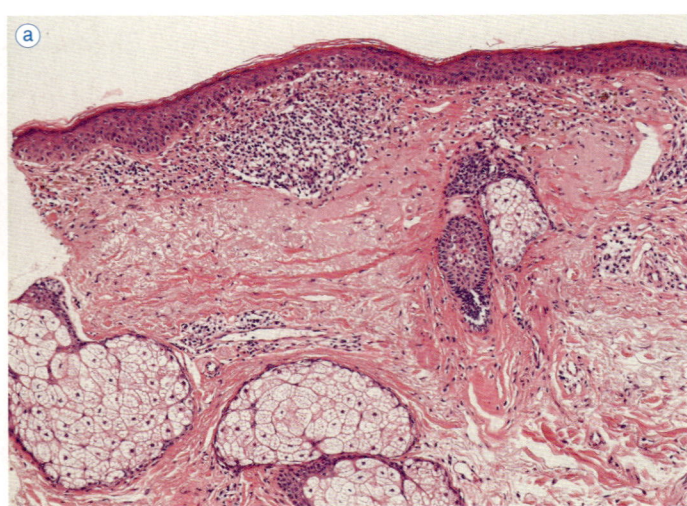

Ⅰ）左鼻背部の3×2 cm大の黒褐色斑．
a）HE染色（弱拡大像）
b）HE染色（強拡大像）

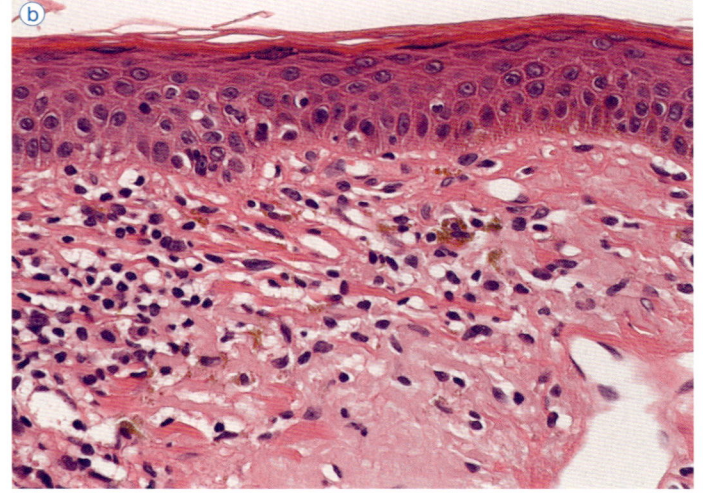

臨床医のギモン

❶ メラノファージとジデロファージの見分け方を教えてください．

128 臨床医が知っておきたい皮膚病理の見かたのコツ

炎症後色素沈着

皮膚病理アプローチ

■ 病理診断
- 炎症後色素沈着（Post inflammatory pigmentation）

■ 病理像はこう読む
- **表皮の変化**：表皮基底層の角化細胞内の**メラニン顆粒**の増加（basal pigmentation）がみられる（ⓑ▷）．
- 真皮上層に多数の**メラノファージ**がみられる．胞体内に粗大な顆粒状のメラニン色素が**貪食**されている（ⓑ→）．
- 真皮上層の血管周囲にリンパ球，組織球が浸潤する（ⓐ→，ⓑ）．
- 真皮乳頭層の太い膠原線維の増生．
- フォンタナ・マッソン染色でメラニン顆粒を確認できる．

■ 臨床症状と病理所見の対応
- メラニンが基底層や真皮上層にあると，臨床的に**薄茶色〜やや灰色**がかってみえる．

＋α知識
- ❶メラノファージの顆粒はジデロファージの顆粒に比べ小さい．
- ❶ジデロファージの顆粒はメラノファージに比べ黄色みがかり，黄金色を呈する．

鑑別疾患
- **老人性色素斑**：変性（solar elastosis）を伴い，角化細胞の増加による表皮肥厚，角化細胞内メラニン顆粒の増加がある．真皮乳頭層にメラノファージを伴うこともある．

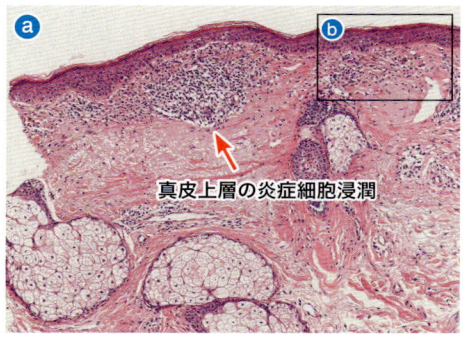

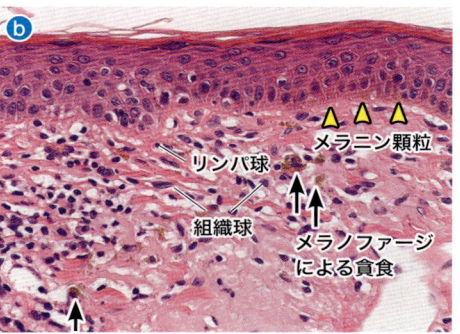

ⓐ 真皮上層の炎症細胞浸潤

ⓑ メラニン顆粒／リンパ球／組織球／メラノファージによる貪食

キモの一言 メラニン沈着部位を確認し，メラノファージとジデロファージを鑑別すること．

Part 3 代謝・変性・沈着症

難易度 ★☆☆

2 臀部の瘢痕

荻田あづさ

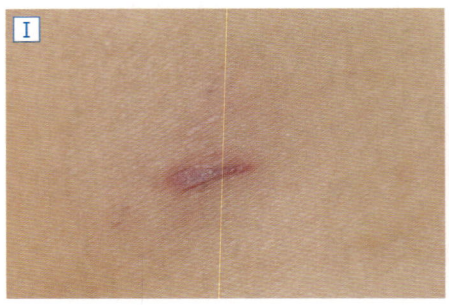

症例 30歳代，男性．2カ月前に臀部に炎症性粉瘤ができ，切開排膿した．その後，痕が治らない．

I）臀部の臨床写真
a）HE染色（弱拡大像）
b）HE染色（中拡大像）

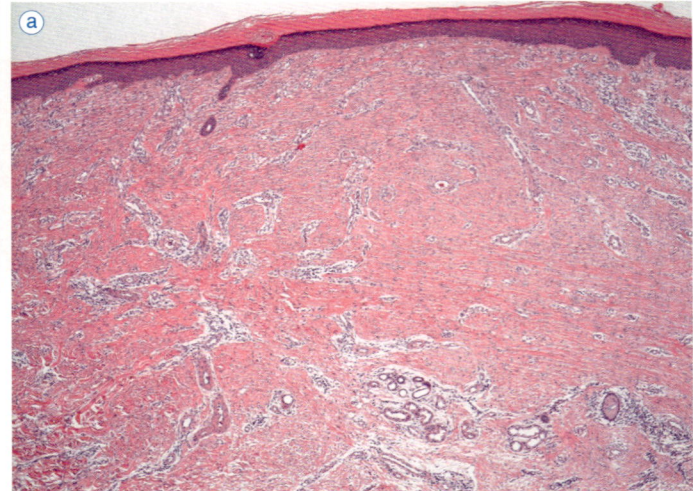

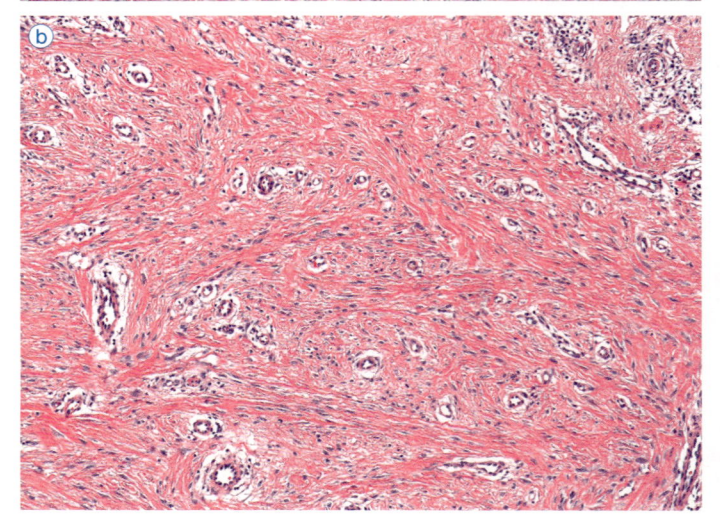

臨床医のギモン

❶瘢痕，肥厚性瘢痕，ケロイドの違いを教えてください．

瘢痕

皮膚病理アプローチ

■ 病理診断
- 瘢痕（Scar）

■ 病理像はこう読む
- 皮表の隆起はわずかで，真皮全層に膠原線維，毛細血管が増生している（ⓐ）．
- 真皮内では，**膠原線維**が主に表皮と**水平方向**に増生し，**毛細血管**（ⓑ →）は垂直方向に増生する．**線維芽細胞**が増加している（ⓑ）．
- 正常真皮と瘢痕部の境界は入り組んでいる．
- 瘢痕部では汗孔や毛包などの**付属器が消失**しているため，診断の手がかりになる．

■ 臨床症状と病理所見の対応
- 慢性化すると病理学的に**膠原線維の増生**が主体となり，臨床的に硬いしこりとして触れる．

+α知識
- ❶**瘢痕**とは，外傷・手術・火傷の後などにみられる傷跡を指す．皮面から隆起するものを**肥厚性瘢痕**，皮面より少し陥凹するものを**萎縮性瘢痕**と呼ぶ．
- ❶自然治癒せず，肥厚性瘢痕が正常皮膚にも広がっていくものが**ケロイド**である．

鑑別疾患
- **肥厚性瘢痕**：皮表から軽度隆起した結節状病変で，増加した膠原線維が束状に種々の方向に走行する．
- **ケロイド**：創面の範囲を越えて増大する病変で，多くの均一に染色される太い膠原線維（keloidal collagen）を伴う．

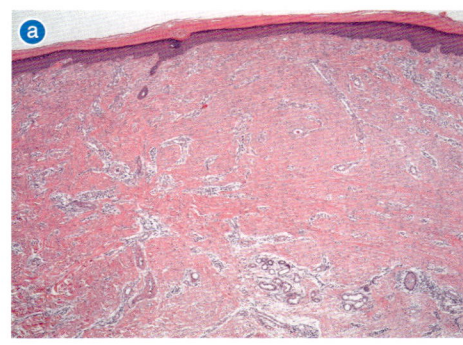

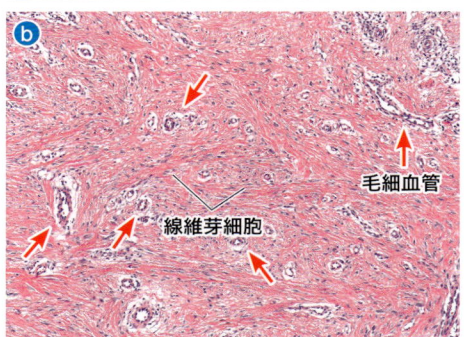

> **キモの一言**　瘢痕病変は弱拡大で確認すると，正常真皮とは染色性が異なるため確認しやすい．

Part 3 代謝・変性・沈着症

難易度 ★★☆

3 上背部の褐色斑

伊藤路子

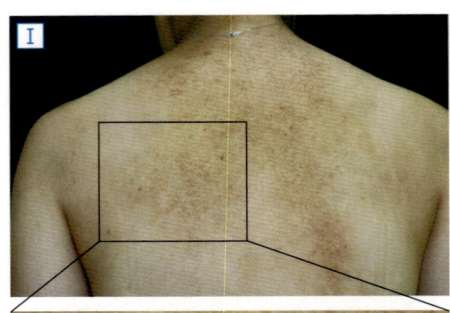

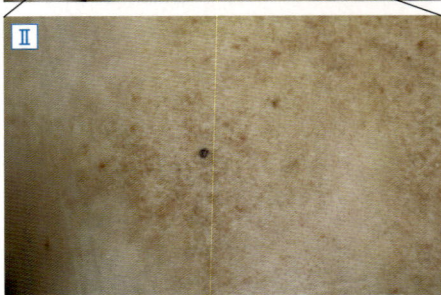

症例 30歳代，女性．数年前より背部に皮疹を自覚していた．

Ⅰ）背部の体表写真
Ⅱ）背部の体表写真（拡大）
a）HE染色（弱拡大像）
b）DFS（direct fast scarlet）染色

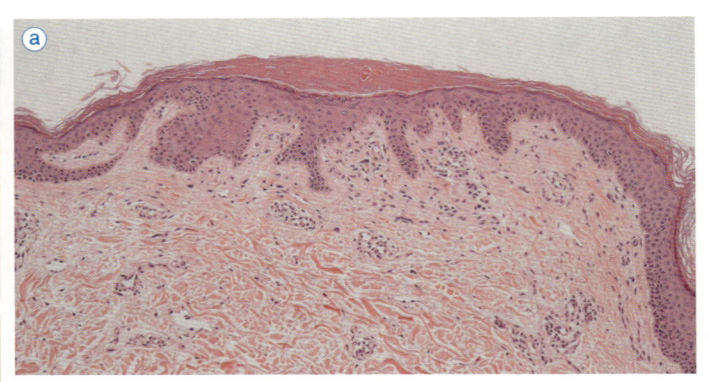

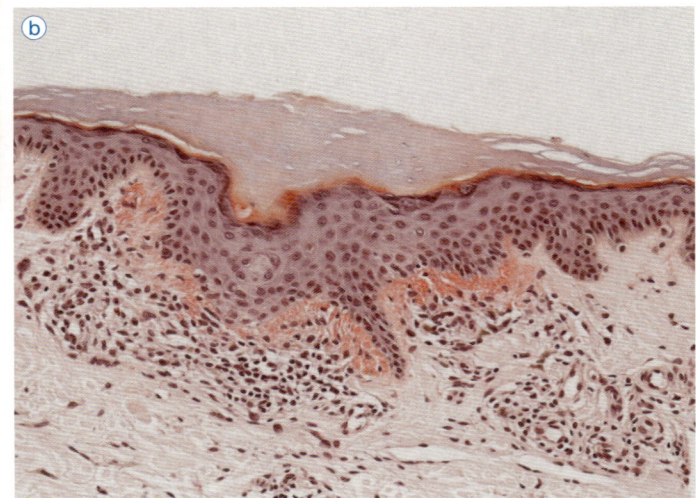

臨床医のギモン

❶ 赤く染色されているものは何ですか？

斑状アミロイドーシス

皮膚病理アプローチ

■ 病理診断
- 斑状アミロイドーシス（Macular amyloidosis）

■ 病理像はこう読む

表皮の変化
- 特になし．
- 時に乾癬様の表皮肥厚〔**ⓐ**，アミロイド苔癬の場合〕．

炎症細胞浸潤パターン
- 真皮の血管周囲性炎症細胞浸潤．

診断の手がかり
- 真皮乳頭層に塊状の❶**無構造物質（アミロイド）**が存在する（**ⓐ** ）．
- ダイロン染色，DFS染色でアミロイドが**赤橙色**に染色される（**ⓑ** ■）．

浸潤細胞
- 組織球，リンパ球．

その他の所見
- アミロイド沈着とともにメラノファージが存在する（**ⓐ**，**ⓑ**）．

ⓐ 角層の肥厚／アミロイドの沈着／メラノファージ

ⓑ メラノファージ／アミロイドの沈着／表皮突起が沈着物を囲むように延長している

■ 臨床症状と病理所見の対応
- **褐色斑**はメラノファージに対応する．
- 皮膚アミロイドーシスは，アミロイドが皮膚に限局して沈着する疾患である．**斑状アミロイドーシス**と**アミロイド苔癬**に大別されるが，並存していることもある．

+α知識
- 表皮内に**個細胞壊死**を認める．
- 沈着物周辺の**表皮突起**が沈着物を囲むように延長している（**ⓑ** ---）．
- 皮膚アミロイド線維はコンゴーレッド染色では染まりにくい．

鑑別疾患
- アミロイド苔癬：並存していることもある．
- 炎症後色素沈着（Part3-1）：アミロイドの沈着はない．
- 全身性アミロイドーシス：アミロイドの沈着部位が真皮上層～皮下脂肪組織の血管周囲にある．コンゴーレッド染色で橙赤色に染まる．

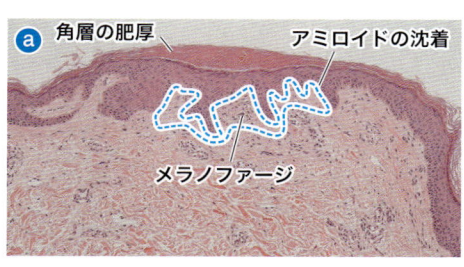

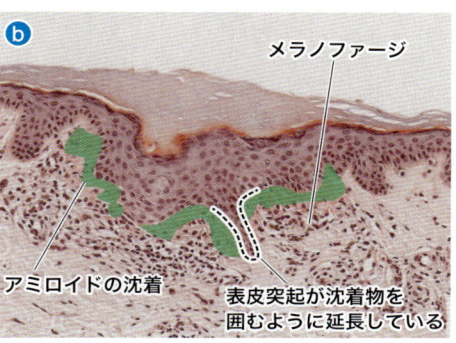

キモの一言 皮膚アミロイドーシスでは，アミロイドが真皮上層に沈着し血管周囲にはない．

Part 3 代謝・変性・沈着症

難易度 ★☆☆

4 下口唇の白色結節

長田真一

症例 20歳代，男性．下口唇の粘膜に半球状に隆起する白色の小結節が出現．時々自壊して再発を繰り返していた．

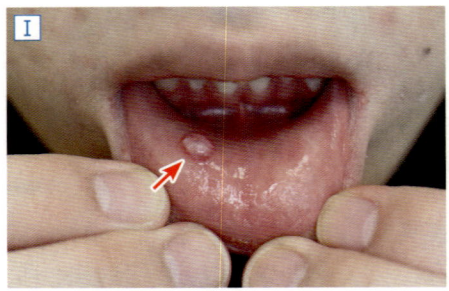

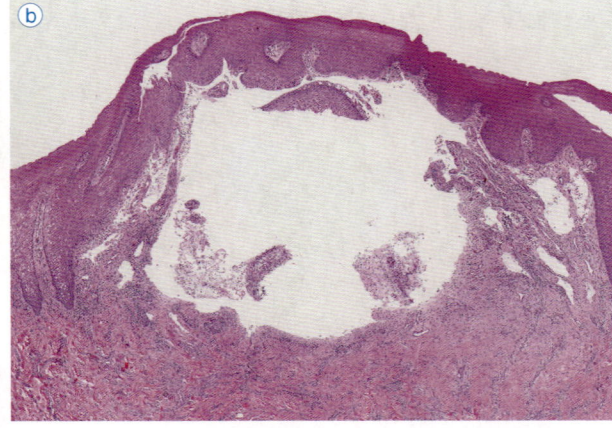

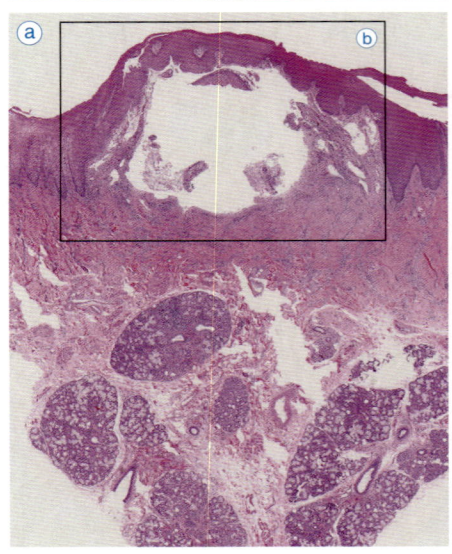

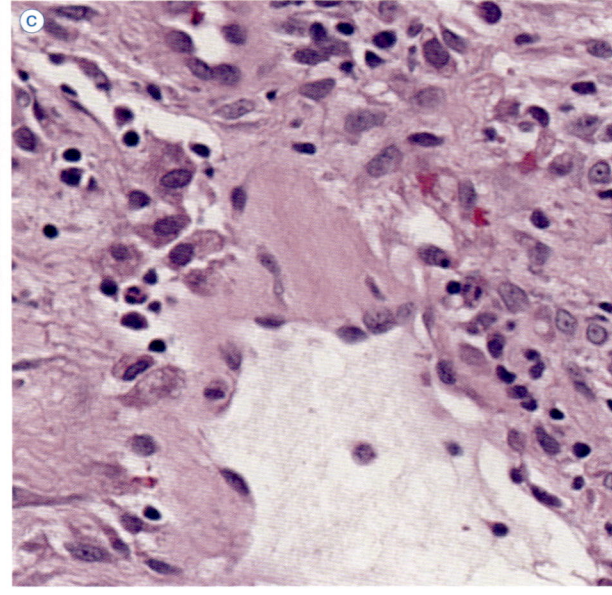

I）下口唇粘膜面の写真
a）HE染色（ルーペ像，全摘標本）
b）HE染色（弱拡大像）
c）HE染色（強拡大像）

臨床医のギモン

❶ 裂隙の周囲にみられる，泡沫状の細胞質をもつ細胞は何ですか？

134 臨床医が知っておきたい皮膚病理の見かたのコツ

口唇粘液嚢腫

皮膚病理アプローチ

■ 病理診断
- 口唇粘液嚢腫（Mucous cyst of the lip）

■ 病理像はこう読む
- 口唇粘膜は，**粘膜上皮**と**粘膜固有層**からなり，粘膜固有層下に**唾液腺組織**がある（ⓐ）．
- 本症例では，粘膜上皮下に辺縁が不整な**偽嚢腫病変**がみられる（ⓐ，ⓑ）．
- 粘膜上皮は顆粒層を欠く扁平重層上皮である（ⓑ）．
- 嚢腫状病変は壁構造を欠いている（ⓑ）．
- 嚢腫状病変の周囲には，小さな**裂隙**や毛細血管，肉芽組織，**炎症細胞浸潤**がみられる（ⓑ）．
- 裂隙の中には**ムチンの沈着**がみられ，その周囲には❶ムチンを貪食し，細胞質が泡沫状を呈する **Muciphage** や**好中球**が存在する（ⓒ）．

■ 臨床症状と病理所見の対応
- 半球状に隆起する白色結節は，ムチンを含んだ嚢腫様病変に対応する．

＋α知識
- 下口唇，頬粘膜に好発する．
- 口蓋底に生じたものをガマ腫と呼ぶこともある．
- 唾液腺導管が外傷等で損傷を受けた結果，粘膜下組織に粘液が漏出して形成される．

鑑別疾患
- 静脈湖（Part4 第3章-A-8）：濃青色を呈し，口唇の皮膚側に好発する．真皮上層の血管の拡張で，しばしば血栓形成を伴う．

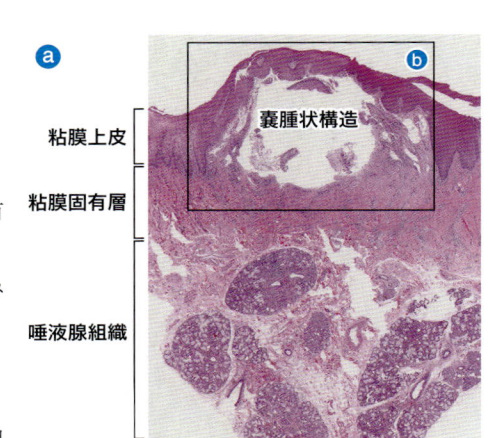

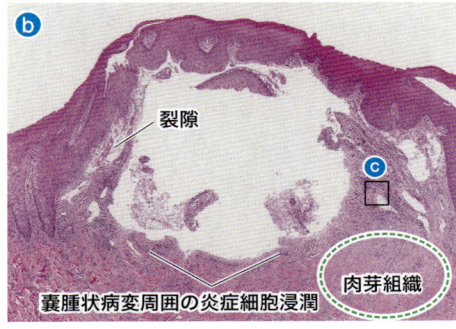

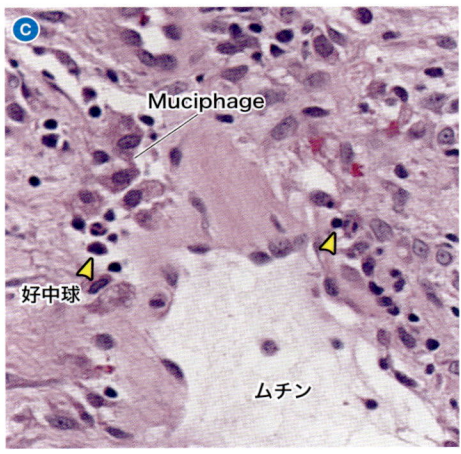

キモの一言 ─ 病理組織学的には嚢腫ではなく，壁構造を欠く偽嚢腫である．

Part 3 代謝・変性・沈着症

難易度 ★☆☆

5 左足関節部の皮下結節

長田真一

症例 50歳代，女性．十数年前から左足関節部に軟らかい皮下結節があり，徐々に増大してきた．穿刺にて透明粘稠な液体の排出がみられた．穿刺の1カ月後に切除術を施行した．術中，伸筋支帯間から結節と連続する関節包が確認できた．結節の茎部で切断して切除した．

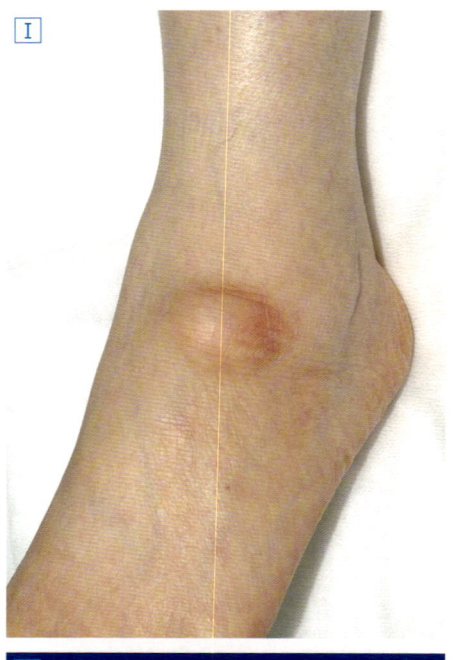

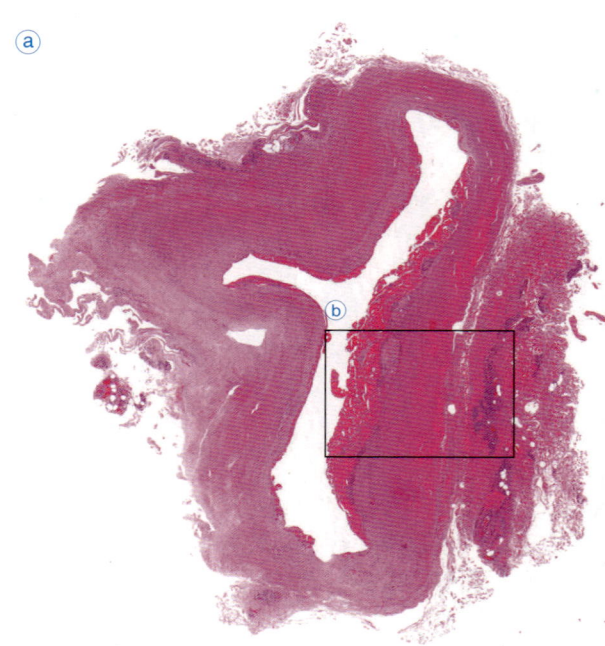

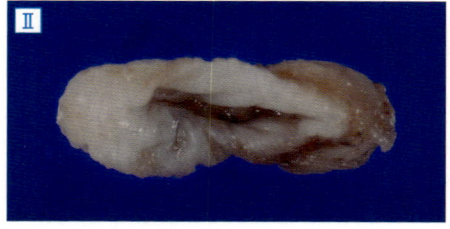

I）左足の体表写真
II）切除した**皮下結節**
a）HE染色（ルーペ像，切除標本）
b）HE染色（中拡大像）

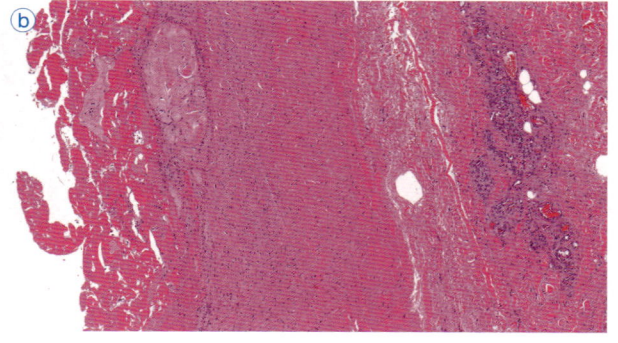

臨床医のギモン

❶指趾粘液嚢腫と病理組織学上，違いがありますか？

136 臨床医が知っておきたい皮膚病理の見かたのコツ

ガングリオン

皮膚病理アプローチ

■ 病理診断
- ガングリオン（Ganglion）

■ 病理像はこう読む
- 線維性の厚い壁で裏打ちされた**偽嚢腫構造**がみられる（ⓐ）.
- 内腔壁には，**フィブリン様物質が沈着**している（ⓑ）.
- 壁様構造は密な膠原線維束および種々の炎症細胞浸潤からなるが（ⓑ⇒）上皮構造を欠く．線維芽細胞の核が減少し一部硝子化している（ⓑ◯）.
- 壁様構造の外側には**毛細血管が集簇**している部分もある（ⓑ◯）.
- 穿刺等の侵襲を受けていない症例では（ⓒ），線維性の壁で包まれた内部に紡錘形の**線維芽細胞**と細線維状の**ムチンの沈着**がみられる．

■ 臨床症状と病理所見の対応
- 内腔壁のフィブリン様物質は，穿刺時の出血が変性したものと考えられる．

+α知識
- 四肢遠位部に好発する．
- 関節部にできるものは，関節包と連続していることがほとんどである．
- 指趾粘液嚢腫を線維芽細胞のムチンの過剰産生によるmyxomatous typeと関節包のヘルニアによるganglion typeに分類し，後者をガングリオンとする立場もある．

鑑別疾患
- ❶**指趾粘液嚢腫**：真皮内に粘液が沈着して偽嚢腫構造を形成するが，線維性の壁をもたない．

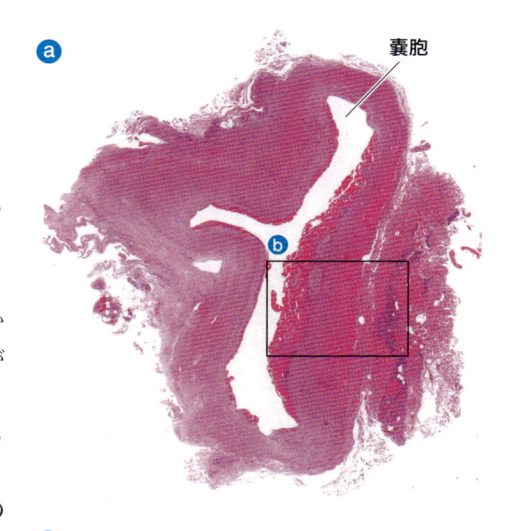

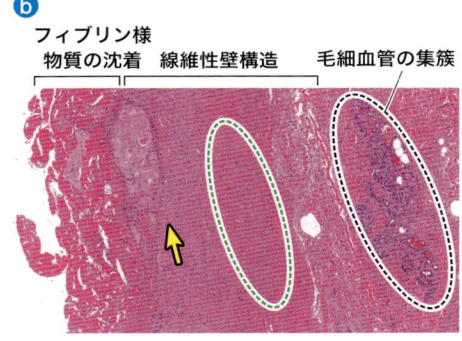

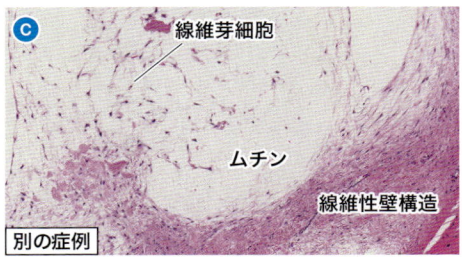

キモの一言 ❶ガングリオンは厚い線維性の壁構造をもつ偽嚢腫である．

137

Part 3 代謝・変性・沈着症

難易度 ★☆☆

6 上下眼瞼の黄色結節

伊澤有香

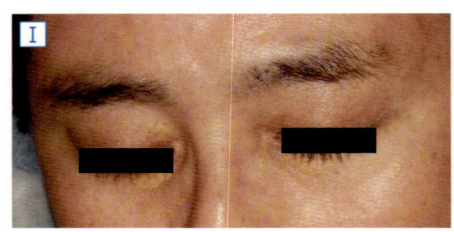

症例 40歳代，男性．以前より上下眼瞼に黄色の結節が存在する．

Ⅰ）顔面の体表写真
a）HE染色（弱拡大像）
b）HE染色（中拡大像）

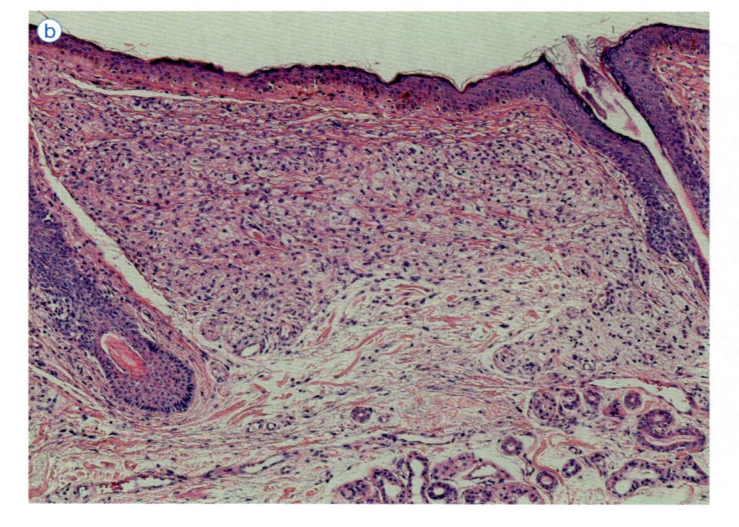

臨床医のギモン

❶真皮上層で白っぽくみえる細胞は何ですか？

眼瞼黄色腫

皮膚病理アプローチ

■ 病理診断
- 眼瞼黄色腫（Xanthoma palpebrarum/Xanthelasma）

■ 病理像はこう読む
- 真皮上層に主に**血管周囲性**に**結節状**に腫瘍細胞胞巣が存在する（ⓐ）．
- ❶細胞質が豊富で泡沫状の細胞（泡沫細胞）が多数浸潤している（ⓑ）．泡沫細胞は脂質を貪食した組織球である．
- 高コレステロール血症を伴う症例ではコレステロール裂隙も散見される．
- Touton型巨細胞（中央部の好酸性細胞質を核が取り囲み，その外側を泡沫状の明るい細胞質が取り囲む多核巨細胞，ⓒ）が存在することもあるが，黄色肉芽腫に比較すると多くない．

■ 臨床症状と病理所見の対応
- 臨床上で黄色くみえるのは貪食した脂質によるものである．

+α知識
- 両側の内眼角に生じる黄色調扁平隆起性局面．
- 中年以降の男女に多い．
- 約半数に脂質代謝異常を伴う．
- 若年発症の黄色腫では**リポタンパク異常**を伴うことが多い．

鑑別疾患
- 黄色肉芽腫：黄色腫と比較して類上皮細胞の増殖とTouton型巨細胞が多くみられる（ⓒ）．
- らい腫型ハンセン氏病：灰色の細胞質をもつ泡沫細胞がみられ，真皮内に肉芽腫が形成する．

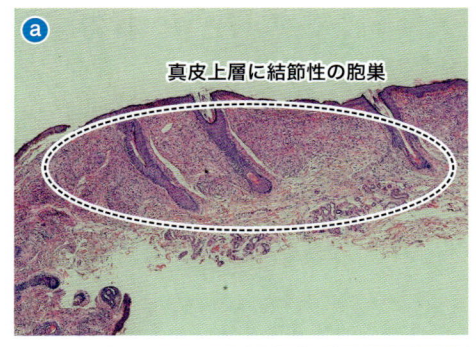

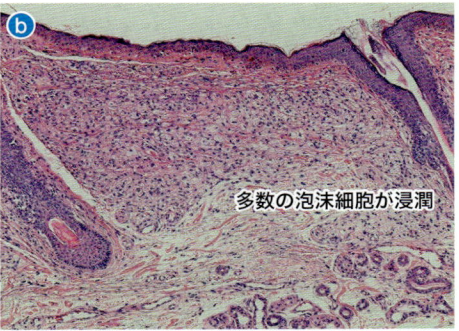

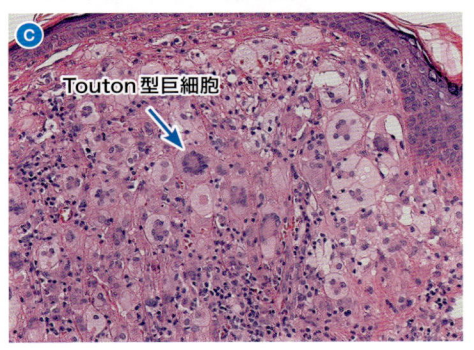

ⓐ 真皮上層に結節性の胞巣

ⓑ 多数の泡沫細胞が浸潤

ⓒ Touton型巨細胞

キモの一言 血管周囲性の泡沫細胞浸潤主体で，炎症細胞やTouton型巨細胞は多くない．

Part 4 腫瘍性疾患

0 腫瘍性疾患における病理診断の考え方

安齋眞一

■ 腫瘍性疾患の病理診断の基本的な流れ

- 腫瘍性疾患の診断は，①病変の存在部位の認識，②上皮性か非上皮性かの判断，③腫瘍細胞の分化あるいは特徴的構築の認識，④良性腫瘍か悪性腫瘍か，という情報を総合して行われる．その観察は弱拡大から順次強拡大へと進んでいくのが普通である．
- 各症例を診断する場合，もちろん，教科書に記載されている各腫瘍の典型像と照らし合わせてそれと似ているかどうかによる診断法（いわゆる絵合わせ診断法）を用いる場合も多々あるし，特に初心者ではそれが有用なこともある．
- また，エキスパートであっても，標本を観察した時に瞬時に自分の頭のなかにストックされた画像と絵合わせを行っていることが多い．しかしながら，各病変は必ずしも教科書に記載されているような典型像ばかりではないし，所見がすべての点で合致するとは限らない．そのため，腫瘍性疾患の診断のためには，**各腫瘍の本質は何か**，あるいは**定義は何か**ということを理解しておく必要がある．
- 例えば，有棘細胞癌（Part4 第1章-B-3, 4）は，「核異型性のある角化細胞の不規則な増加」であるし，基底細胞癌（Part4 第1章-B-9, 10）は，「毛芽細胞様細胞がムチン（粘液）の貯留を伴って増加する腫瘍」と定義される．このように各疾患の本質を理解することが非常に重要である．

1）観察の手順

- 診断の手順としては，まず弱拡大で**病変の存在部位を特定**する．表皮内なのか，表皮から真皮にかけてなのか，真皮に限局しているのか，皮下脂肪組織に及ぶのかなどである．
- 次に病変の**構成細胞および全体構築を観察**して，**上皮性腫瘍**なのか，**非上皮性腫瘍**なのかを判断する．上皮性腫瘍は，一般に腫瘍細胞の細胞質が接着しており結節状の病変を形成するが，非上皮性腫瘍は多くの場合，腫瘍細胞は密着するが細胞質は密着せず，結節状あるいは散在性の病変を形成する点が鑑別ポイントとなる（ⓐ）．

2）病理診断

- さらに，腫瘍性疾患の病理診断は，**腫瘍細胞の分化**により特定される．時には腫瘍細胞が構成する特徴的な形態を加味して決定される．この2つの要素が非常に重要であり，各腫瘍の本質あるいは定義といったものは，この2つの要素で構成されている．その詳細は後述する．
- また，腫瘍性疾患の診断で重要なことは，良悪性の判断をすることである．そのポイントについてもあとにまとめて説明する．
- 弱拡大，中拡大，強拡大像それぞれから得られる以上のような情報を総合して，診断がくだされる．

■ 腫瘍の良性および悪性の鑑別

- これは，**病変の全体構築**，細胞学的腫瘍細胞の**核異型性の有無**などを総合して判断する．その要点を表1に示す．特に重要なのは，腫瘍細胞の**核異型性の有無**と**配列の不規則性**の有無の判断である（ⓑ）．

ⓐ 上皮性腫瘍と非上皮性腫瘍の違い

①有棘細胞癌

②筋周皮腫

③色素細胞母斑

①上皮性腫瘍は，一般に腫瘍細胞の細胞質が接着しており，結節状の病変を形成する
②③非上皮性腫瘍は，多くの場合，腫瘍細胞は密着するが，細胞質は密着せず，結節状あるいは散在性の病変を形成する

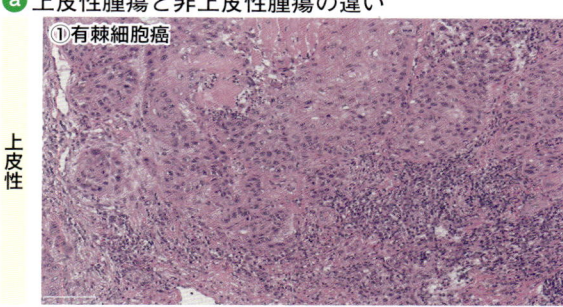

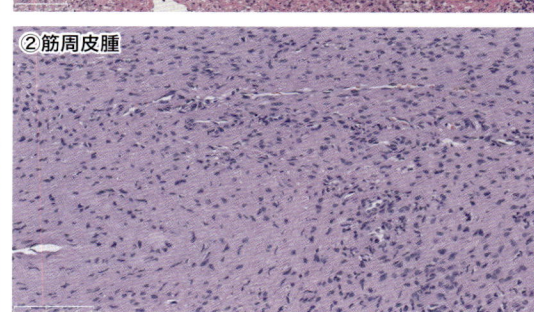

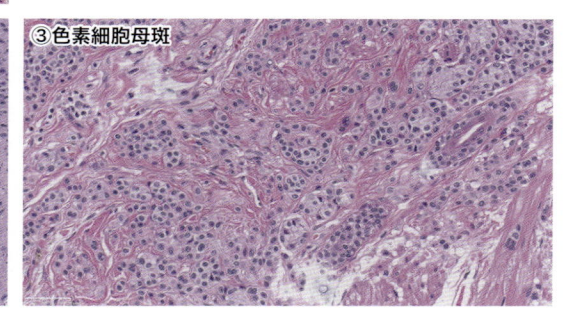

表1　良性腫瘍と悪性腫瘍の病理組織学的鑑別の基本

	良性腫瘍	悪性腫瘍
病変全体の大きさ	比較的小型	大型のことが多い
左右対称性	ある	ない
皮膚潰瘍の形成	基本的にはない	しばしばある
病変境界	明瞭	不明瞭
病変辺縁	平滑	浸潤性（ギザギザ）
腫瘍細胞胞巣の大きさ	比較的均一	大小不同
塊状壊死	稀	しばしば
腫瘍細胞の核異型性	基本的にはない	ある
核分裂像	少ない	多い
異型核分裂像	稀	しばしば
腫瘍細胞の配列の不規則性	ない	ある

1）核異型性

- 腫瘍細胞の核異型性があるということは，核の**大きさが不揃い**であること，核の**形がいびつ**であること，**クロマチンが凝集**していること，**核小体が明瞭で多くみられる**ことを総合して判断する（ⓑ）．
- 核が**腫大**（正常の細胞より大きくなる）すること，**核分裂像**が多いことや**異型核分裂像**（ⓑ-①）がみられることは，核異型性自体を示す所見ではないが，その存在を示唆する所見である（ⓑ）．
- また，重要なのは，核異型性があることが**イコール悪性所見ではない**ということである．尋常性疣贅や再生表皮など細胞が活発に分裂増殖している場合，良性疾患であっても，しばしば核の腫大や核異型性，核分裂像を伴うことはありうるということを知っておく必要がある（ⓑ-⑤）．

2）配列の不規則性

- 配列の不規則性とは，つまり腫瘍細胞の**核の間隔が不揃い**であることであり，細胞の境界が不明瞭となり，いわゆる**重なり合った核**（crowded nuclei）の状態を表す（ⓑ-②③④）．
- この所見の方が，核異型性の有無よりも**悪性腫瘍と診断するうえでは重要**である（ⓑ）．

ⓑ 核異型性を示す所見

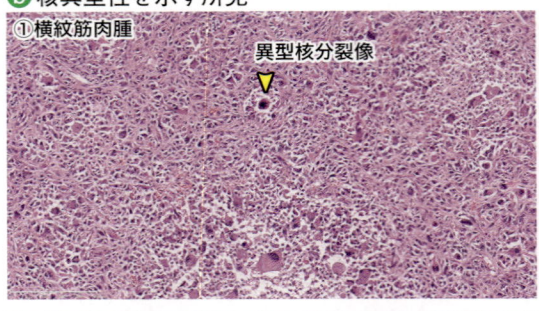

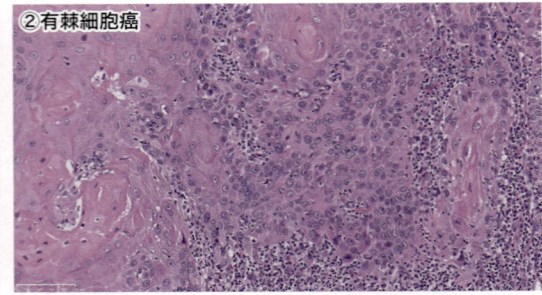

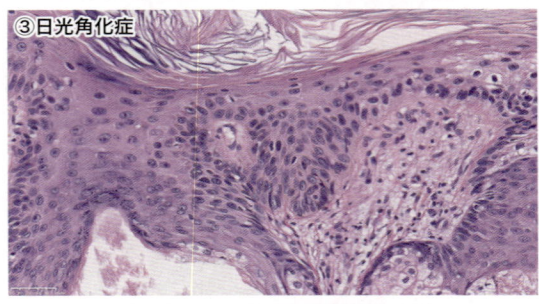

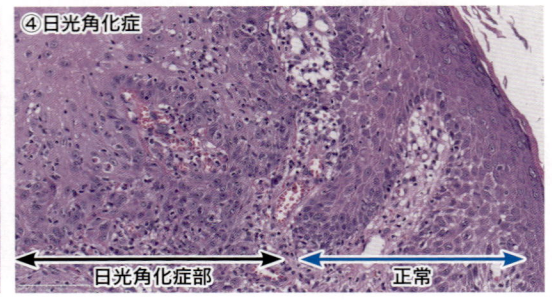

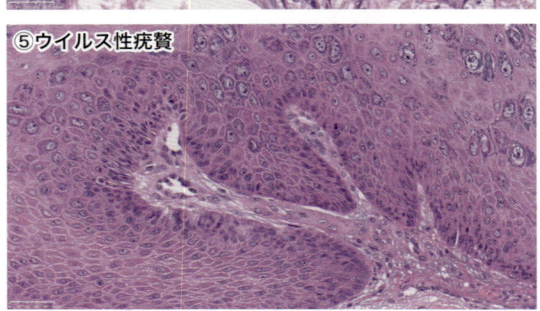

① 横紋筋肉腫 　異型核分裂像
② 有棘細胞癌
③ 日光角化症
④ 日光角化症　　日光角化症部　　正常
⑤ ウイルス性疣贅

核が腫大している，核の大きさの不揃い，核の形がいびつ，クロマチンが凝集している，核小体が多かったり明瞭である，といった核異型性を示す所見がみられる（①横紋筋肉腫，②有棘細胞癌）．異型核分裂像（①▷）もみられる．配列の不規則性は，核の重なり合いで判定される（③・④日光角化症）．④では，核の重なり合いがみられる◀▶部（日光角化症部）と細胞間の間隙が観察できる◀▶部（周辺の正常皮膚）の所見を比較することができる．③・④いずれの腫瘍細胞でも核異型性もみられる．良性疾患でも核異型性や核分裂像がみられることはあるが，配列の不規則性はみられない〔⑤ウイルス性疣贅（ミルメシア）〕．

■ 腫瘍細胞の分化の診断

- 腫瘍細胞の分化の診断には，形態的および機能的にそれらの細胞が正常皮膚細胞のどの細胞に類似するかによって行われる．主に**HE染色**の所見をもとに行われるが，時に**特殊染色**や**免疫組織化学染色**，**電子顕微鏡所見**を参考にすることがある．
- 腫瘍細胞の分化の診断で重要なことは，**まず正常組織の形態的特徴をしっかり把握することである**．さらに，腫瘍細胞は分化が同じであっても，**必ずしも正常細胞と同様の形態を示すとは限らないことを知っておくも重要である**し，正常組織内での**腫瘍細胞の増殖**と**腫瘍細胞の分化所見**との鑑別も常に念頭に置く必要がある．
- 免疫組織学的分化マーカーについては，腫瘍細胞では，必ずしも常に正常の細胞と同様の所見が得られるとは限らない．免疫組織学的マーカーは，できるだけ陽性所見を有意のものとして取り，陰性所見は参考程度にする．あくまでもHE染色所見を補うものであり，その所見の意味づけが，HE染色所見より上位に評価されることがあってはならない．

1) 上皮性腫瘍・嚢腫

- 表皮には，**角化細胞**（keratinocyte），**色素細胞**（melanocyte），**Langerhans細胞**（Langerhans cell），**Merkel細胞**（Merkel cell）がある．

表2 表皮を構成する主な細胞の分化所見と主な腫瘍性病変

	HE染色所見	免疫組織化学染色あるいは特殊染色所見	主な腫瘍性病変
角化細胞	・有棘細胞様の腫瘍細胞が角化する ・腫瘍細胞が角質層を形成するか, 腫瘍細胞が好酸性の豊富な細胞質をもつ ・好酸性の胞体は時に核周囲に限局する	・CK1やCK10などの分化型ケラチンやインボルクリンなどの角化関連タンパク質が陽性	・脂漏性角化症 ・日光角化症 ・Bowen病 ・浸潤性有棘細胞癌
色素細胞	・細胞質内に比較的微細なメラニン顆粒をもつ細胞である ・表皮内で胞巣を形成する細胞である ・印環状の核をもつ細胞を含む	・S-100蛋白, Melan A (MART-1), MiTFが陽性 ・時にHMB45が陽性	・色素細胞母斑 ・青色母斑 ・悪性黒色腫
Merkel細胞	・判別は難しい	・CK20やCAM5.2などのケラチンが核周囲にdot状に陽性 ・Chromogranin AやCD56 ・電子顕微鏡における有芯顆粒 (dense core granule)	・Merkel細胞癌
Langerhans細胞	・判別は難しい	・CD1a, S-100蛋白, Langerin (CD207) が陽性 ・電子顕微鏡におけるBirbeck顆粒	・Langerhans細胞組織球症

- 角化細胞および上皮細胞ではないが, 表皮内に分布する色素細胞, Merkel細胞, Langerhans細胞の分化について, HE染色所見と免疫組織化学染色所見の要点を表2に示す.
- 皮膚付属器には, エクリン汗腺 (eccrine sweat gland), アポクリン汗腺 (apocrine sweat gland), 毛包 (hair follicle), 脂腺 (sebaceous gland) がある (Part1 参照). それぞれの各構成成分の主な分化所見は表3にまとめた.

2) 色素細胞腫瘍 (**c**)

- HE染色標本で, **色素細胞分化**を示唆する所見は, ①**細胞質内に比較的微細なメラニン顆粒をもつ細胞がある**, ②**表皮内で胞巣を形成する**, ③**印環状の核をもつ細胞がある**, である. ただこれらの所見がすべて色素細胞分化を確定させるものではない.
- 細胞質内にメラニン顆粒をもつ細胞としては, メラノファージとの鑑別が必要である. その違いは**c**に示すように, **腫瘍細胞ではメラニン顆粒が微細で, メラノファージでは粗大**だということである.
- 表皮内で胞巣を形成するのも色素細胞腫瘍 (色素細胞母斑および悪性黒色腫) のみにみられる所見ではない. いわゆる, **Jadassohn現象**を伴う腫瘍では表皮内に腫瘍細胞が胞巣を形成する (例: Bowen病, Paget病, 脂漏性角化症, 汗孔腫など). メラニン顆粒をもつ細胞が表皮内で胞巣を形成するということは, 色素細胞腫瘍であることを支持する1つの所見とはなる.
- また, 悪性黒色腫の場合, 表皮内での**腫瘍細胞の分布**が良性の色素細胞母斑とは異なる. つまり, 良性病変では, その分布は表皮下層に限局して胞巣を形成する傾向が強いが, **悪性黒色腫では表皮中層以上に腫瘍細胞が散在性に分布**する.
- 同様に, 印環状の核をもつ細胞は色素細胞腫瘍特異的な所見ではないが, その診断を考える手がかりにはなる.
- 色素細胞の免疫組織化学染色所見を表2に示す.

3) 軟部腫瘍

- 真皮以下の**間葉系成分**は, 線維芽細胞 (fibroblast), 脂肪細胞 (adipocyte), 組織球 (histio-

表3　皮膚付属器の上皮細胞の分化所見と主な腫瘍性病変

皮膚付属器		上皮細胞	HE染色所見	免疫組織化学染色あるいは特殊染色所見所見	主な腫瘍性病変
汗器管	汗管	小皮縁／クチクラ細胞	基底細胞様細胞	表皮内ではLumincanが陽性	汗孔腫など
		孔細胞	管腔形成を伴う有棘細胞様細胞	管腔面で、CEA（polyclinal）、CA19-9が陽性	
	エクリン汗腺分泌部	分泌細胞	断頭分泌の確認できない分泌細胞	管腔面で、CEA（polyclinal）、GCDFP-15が陽性	特異的なものはなし
	アポクリン汗腺分泌部	分泌細胞	断頭分泌像	管腔面で、GCDFP-15、GCDFP-24（Apolipoprotein D）、lysozymeが陽性	皮膚混合腫瘍など
		筋上皮細胞	断頭分泌像を伴う腺上皮の外側にある紡錘形あるいは立方状の細胞、あるいは好酸性の豊富な細胞質と偏在する核をもつ、いわゆる形質細胞様の細胞	ケラチンとともに、S-100蛋白あるいはα-平滑筋アクチンなどの平滑筋マーカー、p63が陽性	
脂腺	導管		数層の細胞からなる管で、内腔には緻密な正角化の角層を伴い、時にこの角層は波打つようにみられる	特異的なものはなし	脂腺嚢腫、脂腺腫、脂腺癌など
	脂腺分泌部	脂腺細胞	細胞質内の多房性空胞とホタテ貝状の核を有する細胞	アディポフィリン、アンドロゲン受容体など	脂腺嚢腫、脂腺腫、脂腺癌など
		未分化細胞	基底細胞様細胞	特異的なものはなし	脂腺腫、脂腺癌など
毛包	毛包漏斗部		表皮とほぼ同様の顆粒細胞層を伴う層状の角化を示す重層扁平上皮	CK1, CK10	毛包腺腫、毛芽腫など
	外毛根鞘	毛包峡部	好酸性の豊富な細胞質をもつ細胞が顆粒細胞層を経ずに塊状に角化する	特異的なものはなし	ケラトアカントーマ、増殖性外毛根鞘嚢腫など
		毛幹部以下	淡明な細胞質をもつ細胞で、厚い基底膜の反対側の細胞上極側に核が柵状に配列する	ジアスターゼ消化性PAS陽性	外毛根鞘腫など
	内毛根鞘		好酸性の顆粒であるトリコヒアリン顆粒を細胞質内に有する	特異的なものはなし	なし
	毛球部	毛母細胞	細胞質の乏しい小型の核をもつ基底細胞様細胞から連続する核の遺残した、好酸性のいわゆる陰影細胞	特異的なものはなし	毛母腫など
		毛乳頭	上皮細胞巣の陥凹とその部の核の大型の線維芽細胞の集簇	特異的なものはなし	毛芽腫など
	成長早期下部	毛芽細胞	表皮基底細胞より大きい楕円形の濃染する核をもち、細胞質は少なく楕円形で、下部毛包の辺縁では柵状に配列する	Ber-EP4が陽性	基底細胞癌、毛芽腫など

ⓒ 色素細胞分化した腫瘍細胞

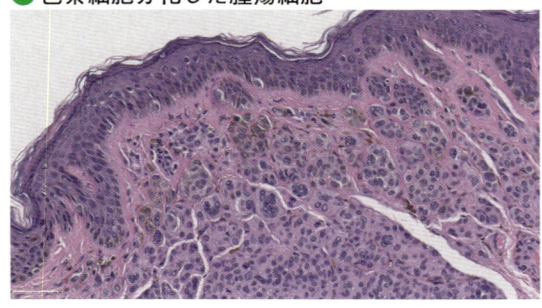

真皮内に細胞質内に比較的微細なメラニン顆粒をもつ細胞と印環状の核をもつ細胞の集塊がある。

表4　非上皮性成分と免疫組織化学染色所見

		陽性となるマーカー
	筋線維芽細胞	α-平滑筋アクチン，カルポニン
	組織球	CD68（PG-M1，KP-1）
血管	内皮細胞	CD31，CD34，第Ⅷ関連因子
	周皮細胞	α-平滑筋アクチン
リンパ管	内皮細胞	D2-40
脂肪組織	脂肪細胞	S-100蛋白，（アディポフィリン）
立毛筋・血管平滑筋	平滑筋細胞	α-平滑筋アクチン，デスミン，h-カルデスモン，カルポニン
末梢神経	神経線維	ニューロフィラメント
	シュワン細胞	S-100蛋白
	神経周膜細胞	上皮膜抗原（EMA），クローディン-1，glut-1

cyte），血管（blood vessel），末梢神経（peripheral nerve），などの種々の構成成分を含む．これらに分化した腫瘍細胞で構成されるのが，軟部腫瘍である．

- 軟部腫瘍では，脂肪腫（Part4 第3章-A-4）などのように純粋に正常組織との形態の類似性のみで診断できる場合もあるが，そうではない場合も多い．
- 軟部腫瘍の場合には，**病変の構築様式，腫瘍細胞の形態，間質の特徴**を把握し，これらを総合して診断する手法が一般的である．腫瘍細胞の分化診断に関しても，間葉系細胞では腫瘍化した場合，免疫組織化学染色の所見が大きな手がかりになることが多い．
- 本書で扱う疾患に関する病変の構築様式，腫瘍細胞の形態，間質の特徴については，各疾患の項を参照していただきたい．ここでは，間葉系成分の各細胞に特異的な免疫組織化学染色所見をまとめて表4に示す．

4）血液リンパ球系腫瘍

- 白血球の腫瘍性疾患の診断はしばしば困難である．それは，白血球自体が炎症性病変の構成細胞であるため，炎症性疾患なのか，白血球の腫瘍性疾患なのかの判断に迷うからである．
- 通常，皮膚の病理検体で扱う疾患としては，菌状息肉症（Part4 第4章-B-1）をはじめとする悪性リンパ腫が多い．悪性リンパ腫を疑う手がかりになる所見としては，①**結節性あるいはびまん性皮膚炎**（悪性リンパ腫一般），②**乾癬様表皮肥厚を伴う苔癬様皮膚炎**（菌状息肉症とその類縁疾患），③**表皮内の海綿状浮腫を伴わないリンパ球様単核球の集簇**（Pautrier微小膿瘍：菌状息肉症と類縁疾患），④**小葉性脂肪組織炎**（皮下脂肪組織炎様T細胞リンパ腫），があげられる．
- 通常，正常のリンパ球より核の大きなリンパ球様単核球で構成される病変のことが多いが，必ずしも，常に核異型性や核分裂像が多くみられるというわけではない．特に，菌状息肉症や節外性辺縁帯B細胞性リンパ腫（MALT）などの場合には，核異型性の有無は診断の際に大きな問題とならないことが多い．
- リンパ腫の診断に有用な免疫組織化学染色所見を表5に示す．

■ 腫瘍の全体構築

- 腫瘍の診断にはその全体構築が重要な要素となる．例えば，孔細胞と小皮縁/クチクラ細胞で構成される単純性汗腺棘細胞腫（Part4 第1章-A-11），汗孔腫（Part4 第1章-A-11），真皮内汗管腫瘍（Part4 第1章-A-11），汗腺腫（Part4 第1章-A-12）はその全体構築の違いで鑑別される（**ⓓ**）．

表5 リンパ球腫瘍の診断で用いる主なマーカーとその意義

マーカー	陽性となる細胞
CD1a	Langerhans 細胞
CD3	成熟 T 細胞
CD4	ヘルパー／インデューサー T 細胞，菌状息肉症の腫瘍細胞
CD5	T 細胞，時に B 細胞リンパ腫の腫瘍細胞
CD7	T 細胞，菌状息肉症の腫瘍細胞で発現が減弱
CD8	サプレッサー／キラー T 細胞
CD10	胚中心の B 細胞
CD20	B 細胞
CD30	活性化 T 細胞（未分化大細胞性リンパ腫あるいは菌状息肉症の大細胞転化で陽性）
CD43	T 細胞
CD45	白血球全体
CD45RO	T 細胞
CD56	NK 細胞，時に T 細胞
CD68	組織球，時に好中球
bcl-2	節外性辺縁帯リンパ腫，原発性皮膚びまん性大細胞型リンパ腫の腫瘍細胞
bcl-6	原発性皮膚濾胞中心リンパ腫の腫瘍細胞
ALK-1	リンパ節原発未分化大細胞性リンパ腫の腫瘍細胞（皮膚原発では陰性）
免疫グロブリンκ鎖・λ鎖	形質細胞様細胞が，モノクローナルに増加しているかを判断する どちらかの陽性細胞が 5～10 倍程度多い場合優位と考える

d 全体構築の違い

①汗孔腫

②単純性汗腺棘細胞腫

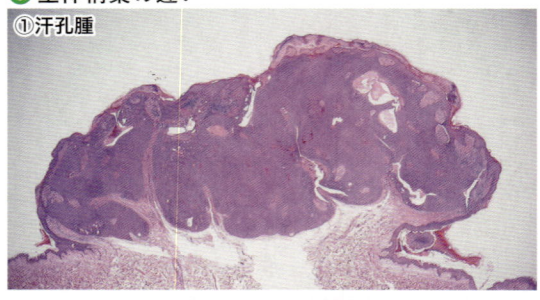

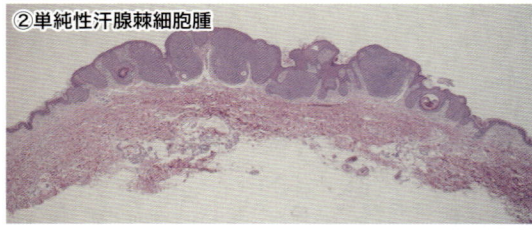

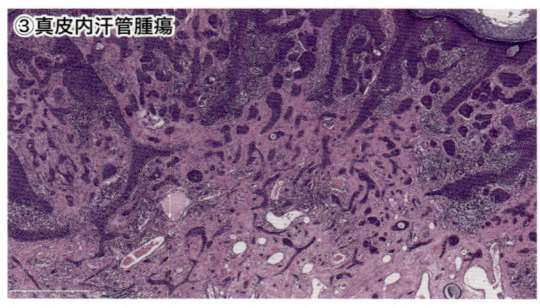

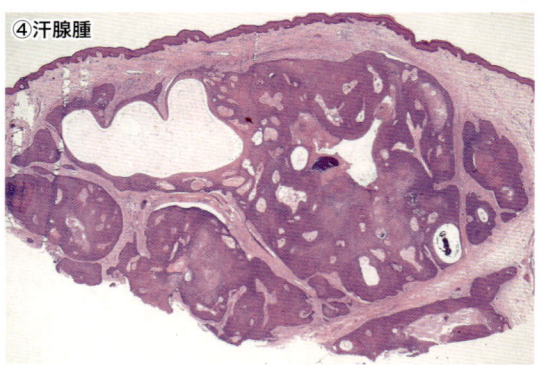

③真皮内汗管腫瘍

④汗腺腫

孔細胞（Poroid cell）および小皮縁／クチクラ細胞で構成されるいわゆる Poroid cell neoplasm は，その全体構築により，診断名が異なる．
①腫瘍が表皮と連続して真皮内に索状に伸びて吻合増生する Pinkus 型の汗孔腫
②表皮内に胞巣を形成して限局し，腫瘍細胞周囲に正常角化細胞を伴う Smith-Coburn 型の単純性汗腺棘細胞腫
③表皮と連続せずに小さな結節が真皮内で島嶼状に散在する Winkelmann-McLeod 型の真皮内汗管腫瘍
④真皮から皮下組織にかけて大型の結節または嚢腫様構造を形成する Mayer-Ackerman 型の汗腺腫

Note

Part 4 腫瘍性疾患

Part 4 腫瘍性疾患

第1章 上皮性腫瘍・囊腫

難易度 ★☆☆

A. 良性病変

1 生来，側頭部にある黄色調脱毛斑

松田秀則

症例 10歳代，男児．生来，右側頭部に存在する2×1 cm大，一部に乳頭腫状隆起を伴う黄色調脱毛斑がある．そう痒などの自覚症状なし．ダーモスコピーでは，脱毛斑の中に黄白色点を散在性に認めるとともに，淡紅色調を呈する部分もある．

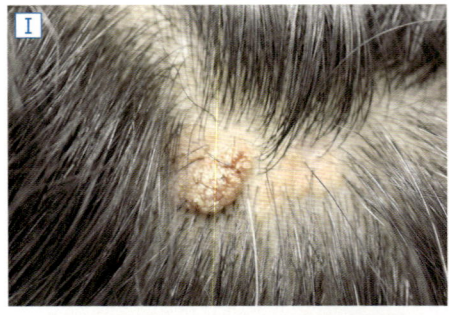

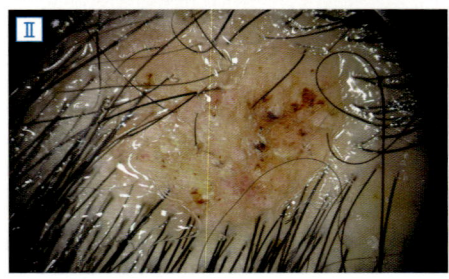

Ⅰ）側頭部皮膚の体表写真
Ⅱ）ダーモスコピー像
a）HE染色（切除標本，ルーペ像）
b）HE染色（切除標本，中拡大像）

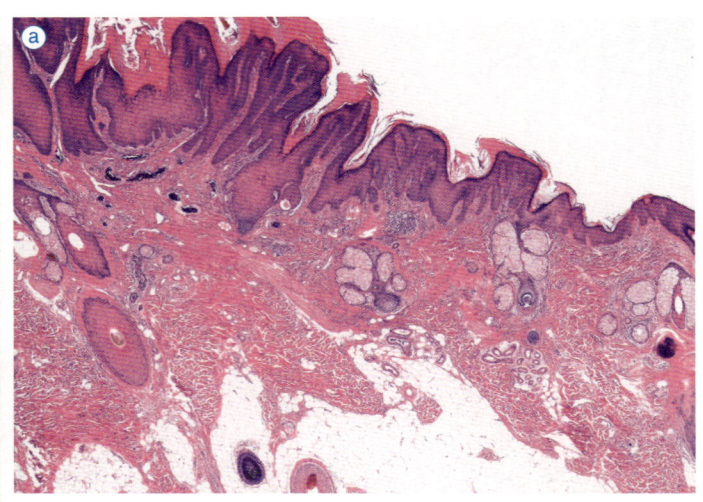

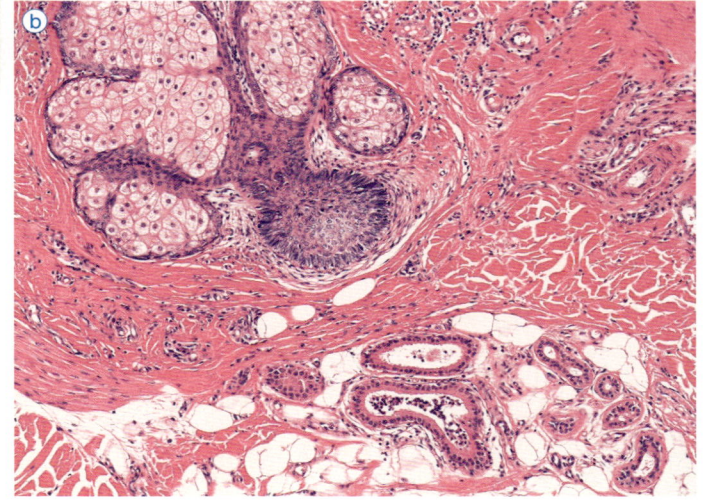

臨床医のギモン

❶ 年齢によって病理組織像はどのように変化するのですか？
❷ 病理組織診断において決め手となる所見は何ですか？

148 臨床医が知っておきたい皮膚病理の見かたのコツ

脂腺母斑

皮膚病理アプローチ

■ 病理診断
- 脂腺母斑（Sebaceous Nevus）

■ 病理像はこう読む

病変の全体構築
- 脱毛病変で（ⓐ ↔）、表皮の一部は乳頭腫状に増生し、過角化を伴う（ⓐ ○）．
- 真皮上層には、毛包類似の構造（奇形毛包，ⓐ ○）がみられ、それを取り囲むように多数の脂腺増生がみられる（ⓐⓑ，○）．
- アポクリン汗腺増生も伴う（ⓐⓑ，○）．

腫瘍細胞の形態・分化
- 核が柵状に配列する❷**毛球・毛乳頭構造**（ⓐ ○）や、奇形毛包がある（ⓑ ○）．
- 脂腺は真皮乳頭層に成熟した**小葉**を形成している（ⓑ ○）．

その他の所見
- 頭部には通常存在しない❷**異所性アポクリン汗腺**がみられる（ⓑ ○）．アポクリン汗腺には**断頭分泌像**がみられる（ⓒ）．

■ 臨床症状と病理所見の対応
- 脱毛斑が黄色調を呈するのは、**脂腺の増殖**による．
- 皮膚が**疣状に隆起**している部分は、**表皮の乳頭腫状増生と過角化**による．

+α知識
- ❶**幼児・学童期**：脱毛＋表皮が軽度肥厚、小さな脂腺増加、奇形毛包．**思春期**：脱毛＋表皮の乳頭腫状増殖の顕在化、脂腺小葉の成熟、異所性アポクリン腺の発達．**思春期以降**：続発性腫瘍が混在する．
- 脂腺母斑から発生する悪性腫瘍は、**基底細胞癌**（ⓓ ○）の発生が最も多い．

鑑別疾患
- **表皮母斑**：表皮と真皮乳頭層の結合組織の増生のみで、奇形毛包や異所性アポクリン汗腺はみられない．
- **脂漏性角化症**（Part4 第1章-A-8）：基底細胞様細胞が増生、偽角質囊腫がみられることが多い．青年期以降に発症する．
- **尋常性疣贅**（Part2 第9章-5）：表皮の乳頭腫状増殖が主体で、ウイルス封入体がみられ、真皮乳頭層の血管拡張がみられる．

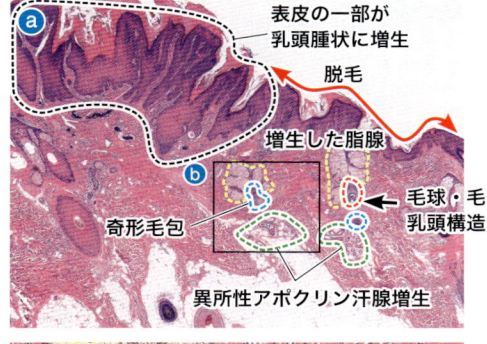

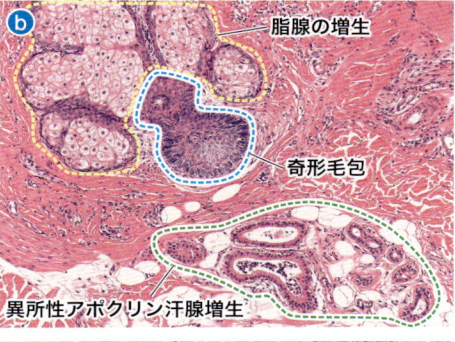

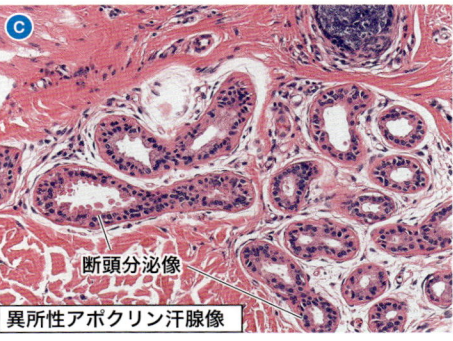

ⓐ 表皮の一部が乳頭腫状に増生／脱毛／増生した脂腺／毛球・毛乳頭構造／奇形毛包／異所性アポクリン汗腺増生

ⓑ 脂腺の増生／奇形毛包／異所性アポクリン汗腺増生

ⓒ 断頭分泌像／異所性アポクリン汗腺像

ⓓ 基底細胞癌発生部位／脱毛／脂腺導管／奇形毛包／脂腺の増生／多房性脂腺小葉
別の症例

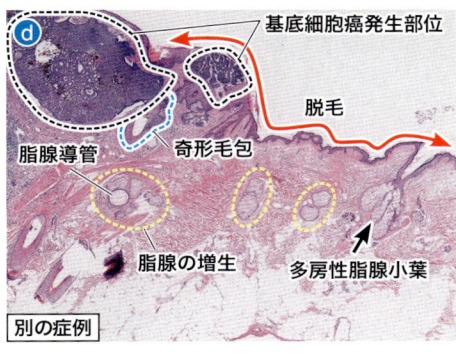

キモの一言 年齢で病理組織像も変化するため、奇形毛包や異所性アポクリン汗腺などを手掛かりに診断する．

Part 4 腫瘍性疾患

第1章 上皮性腫瘍・囊腫

149

Part 4 腫瘍性疾患

第1章 上皮性腫瘍・囊腫

難易度 ★☆☆

A. 良性病変

2 上背部の黒点を有する皮膚結節

市山 進

症例 40歳代，女性．数年前より右上背部に黒点（Ⅰ→）を有する皮膚結節が出現し，徐々に増大してきた．

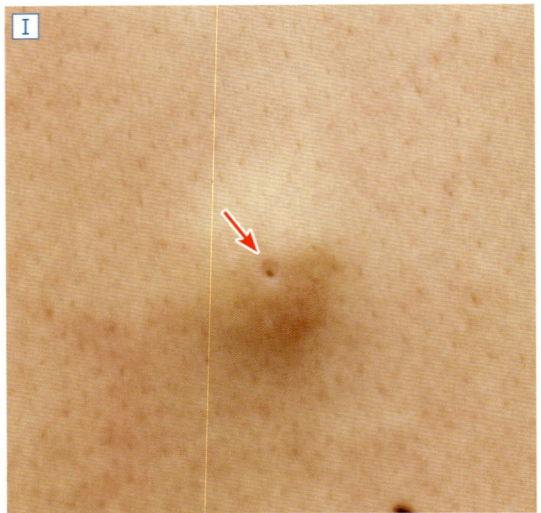

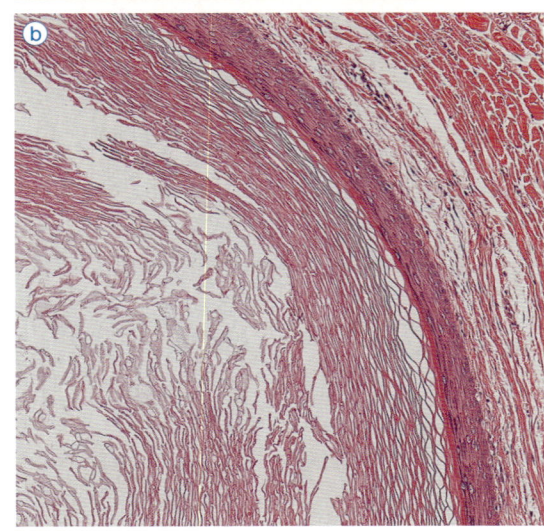

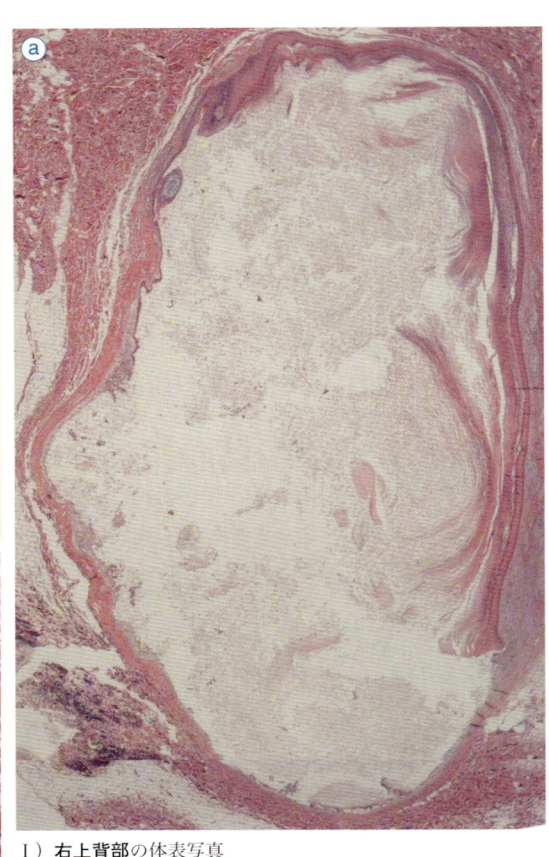

Ⅰ) 右上背部の体表写真
a) HE染色（弱拡大像，3枚の写真の合成）
b) HE染色（強拡大像）

臨床医のギモン

❶ 表皮囊腫，毛包囊腫など似たような病名があって混乱します．違いはありますか？

毛包嚢腫① 漏斗部型

皮膚病理アプローチ

■ 病理診断
- 毛包嚢腫，漏斗部型（Follicular cyst, infundibular type）

■ 病理像はこう読む

病変の全体構築
- 真皮〜皮下脂肪組織にかけて存在する嚢腫である（ⓐ）．

腫瘍細胞の形態・分化
- 層状・網目状の角質をみる（ⓑ⌒）．嚢腫壁の上皮は正常表皮や毛包漏斗部に類似し，基底層・有棘層・顆粒層を有する（ⓑ⌒）．
- 嚢腫内容は層状の角化物である．

その他の所見
- 嚢腫内に毛髪を確認できることもある．嚢腫壁が断裂して（ⓒ→），好中球・異物型巨細胞を含む炎症細胞が嚢腫周辺に浸潤することもある（ⓒ◌，化膿性肉芽腫性炎症）．

■ 臨床症状と病理所見の対応
- 表皮開口部が面皰として観察される（Ⅰ→）．

+α知識
- 嚢腫は嚢腫壁と嚢腫内容物から構成されるが，嚢腫壁を構成する上皮の正常皮膚組織との類似性にもとづいて分類するのが妥当である．
- ❶有毛部に発生した病変は毛包との関連を重視して**毛包嚢腫**，無毛部に発生したものは毛包との関与が考えにくいことから**表皮嚢腫**というように区別し，さらに嚢腫壁の性状から毛包嚢腫を**漏斗部型**と**峡部型**に分類すると理解しやすい．

鑑別疾患
- **表皮嚢腫**（Part4 第1章-A-4）：手掌・足底の無毛部に生じ，嚢腫内に毛髪はみられない．
- **毛包嚢腫，峡部型**（Part4 第1章-A-3）：上皮に顆粒層を欠き，塊状の角化である．

キモの一言 基底層・有棘層・顆粒層から構成される上皮で裏打ちされた嚢腫であり，有毛部に生じる．

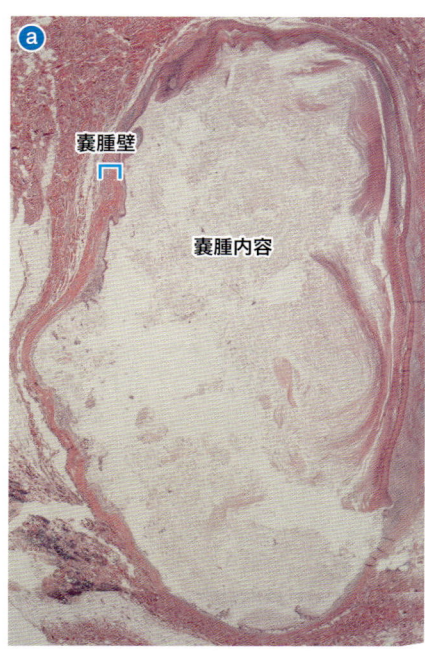

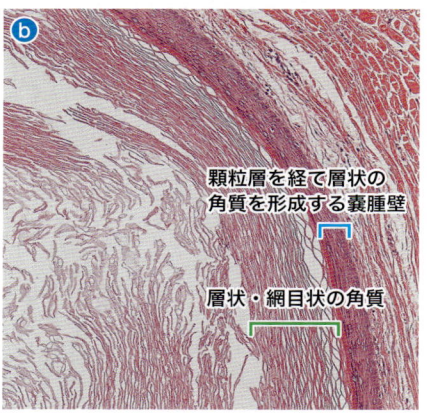

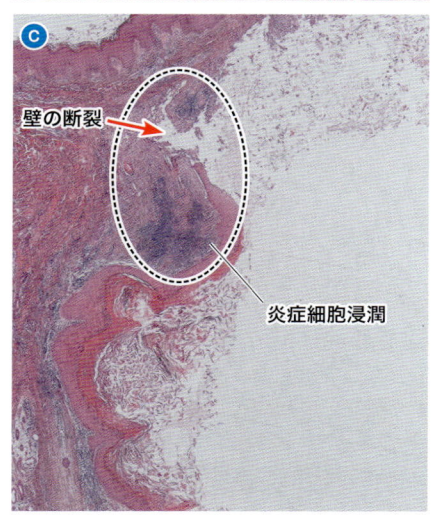

ⓐ 嚢腫壁／嚢腫内容

ⓑ 顆粒層を経て層状の角質を形成する嚢腫壁／層状・網目状の角質

ⓒ 壁の断裂／炎症細胞浸潤

Part 4 腫瘍性疾患

第1章 上皮性腫瘍・囊腫

難易度 ★☆☆

A. 良性病変

3 頭部の可動性良好な皮膚腫瘍

市山 進

症例 40歳代，女性．1年以上前より頭部に皮下脂肪組織との可動性良好な腫瘤を自覚していた．

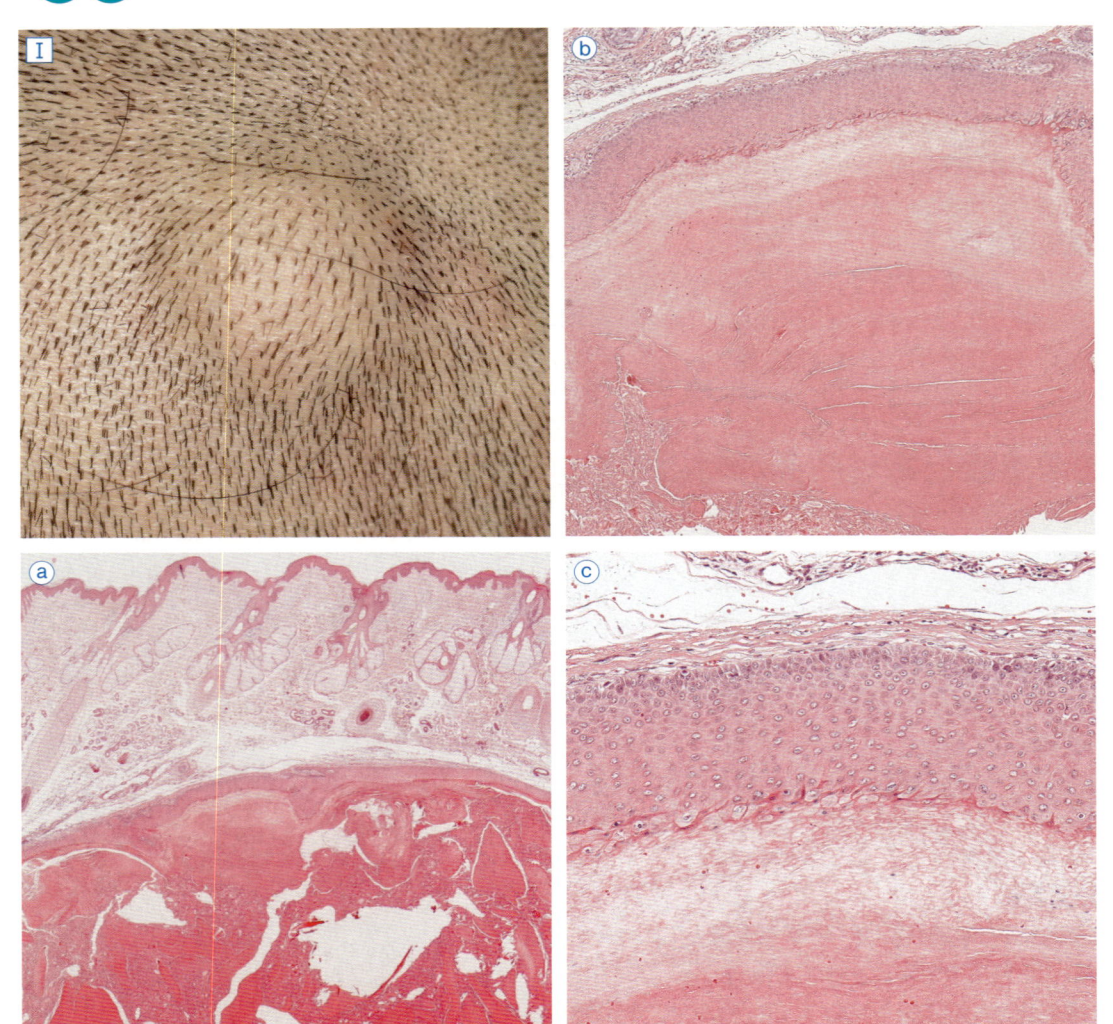

Ⅰ）被髪頭部の体表写真，a）HE染色（弱拡大像），b）HE染色（中拡大像），c）HE染色（強拡大像）

臨床医のギモン

❶ 囊腫内のピンク色の物質は何ですか？

毛包嚢腫② 峡部型

皮膚病理アプローチ

■ 病理診断
- 毛包嚢腫，峡部型（Follicular cyst, isthmus type）

■ 病理像はこう読む

病変の全体構築
- 被髪頭部の真皮内に存在する**境界明瞭な嚢腫**である（ⓐ）．嚢腫内部には好酸性の均質な物質を認める．

腫瘍細胞の形態・分化
- 嚢腫壁の上皮細胞は毛包峡部の**外毛根鞘**に類似する．顆粒細胞層を欠き，角化細胞が塊状に角化する（ⓑ，ⓒ）．❶嚢腫内には好酸性の稠密・均質な**ケラチン塊**をみる．嚢腫内に**石灰化**を伴うことがある．

その他の所見
- 表皮は変化に乏しい．
- 頭皮であり脂腺が発達している．

■ 臨床症状と病理所見の対応
- 約90％が頭部に生じ，表皮には面皰などの変化を伴わないことが多い（Ⅰ）．臨床的に硬い結節で，嚢腫内のケラチン構造に起因すると考えられる．

＋α知識
- **中年女性**に多い．
- 家族性に生じるケースがあり，この場合，多発することがある．
- 顆粒細胞層は欠くが，ケラトヒアリン顆粒を有する角化細胞が散在性に存在することはある．

鑑別疾患
- **毛包嚢腫，漏斗部型**（Part4 第1章-A-2）：有毛部に生じる嚢腫で上皮は顆粒細胞層を有する．

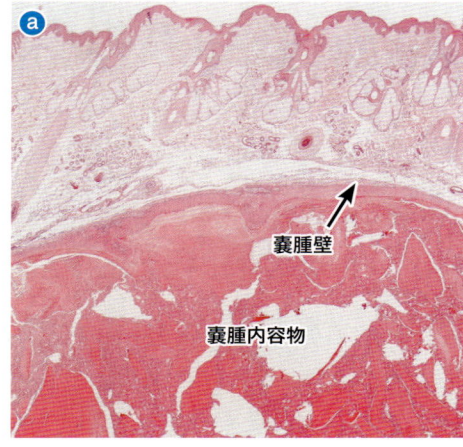

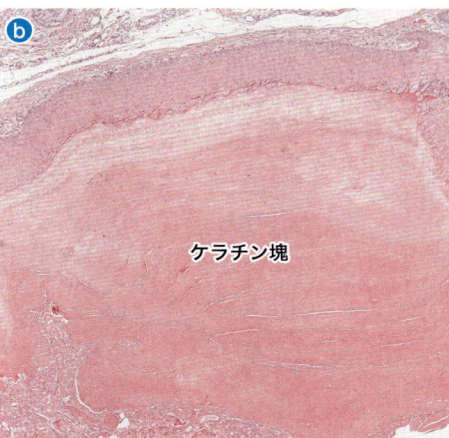

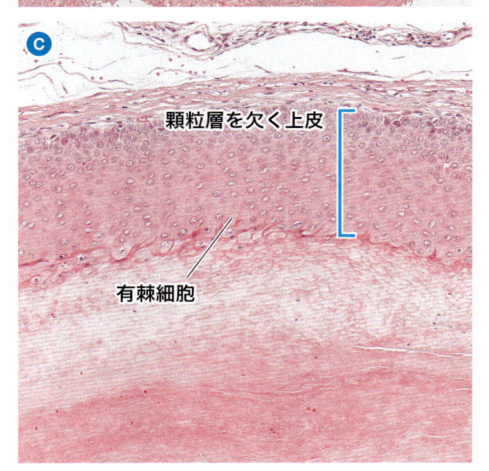

ⓐ 嚢腫壁／嚢腫内容物
ⓑ ケラチン塊
ⓒ 顆粒層を欠く上皮／有棘細胞

キモの一言 ほとんどが頭部に生じ，顆粒層を形成することなく角化した上皮と稠密かつ均質なケラチン塊をもつ嚢腫である．

Part 4　腫瘍性疾患

第1章　上皮性腫瘍・囊腫

難易度 ★★☆

A. 良性病変

4　左手掌の皮膚結節

市山 進

症例　70歳代，女性．数年前から左手掌に圧痛を伴う1cm大の類円形ドーム状結節が出現した．

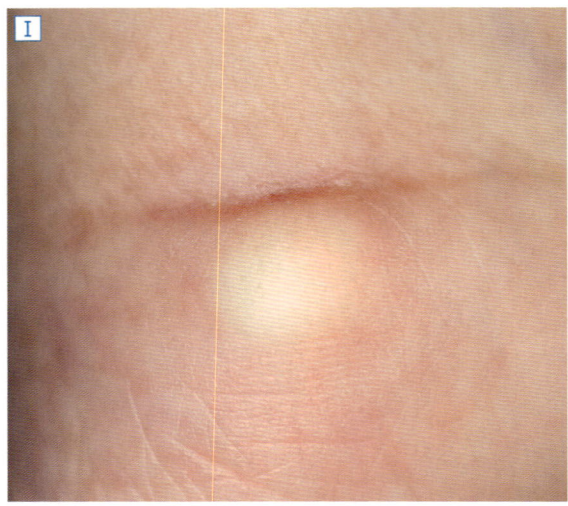

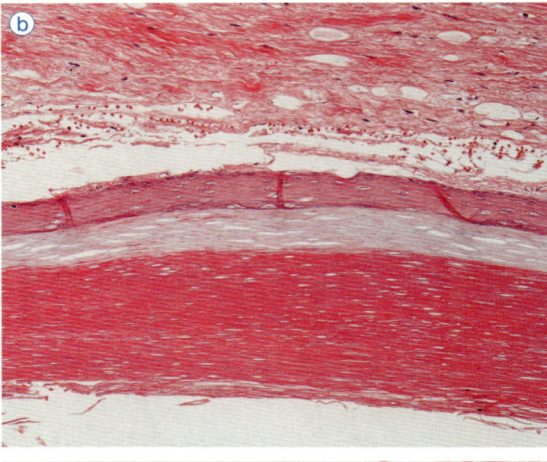

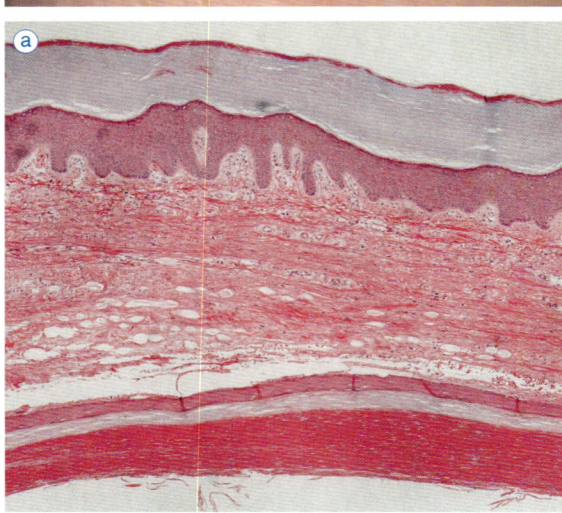

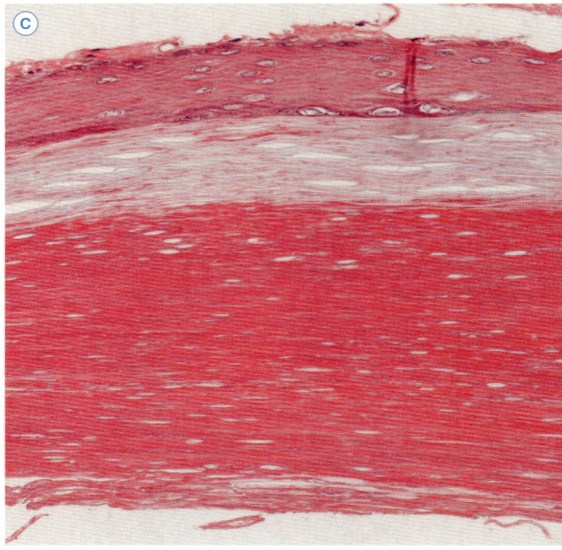

Ⅰ）左手掌の体表写真　　b）HE染色（中拡大像）
a）HE染色（弱拡大像）　　c）HE染色（強拡大像）

臨床医のギモン

❶ 囊腫壁上皮の細胞にみられる空胞は何ですか？

封入体囊腫

皮膚病理アプローチ

■ 病理診断
- 封入体囊腫（Inclusion cyst）

■ 病理像はこう読む

病変の全体構築
- 真皮内の**境界明瞭な**囊腫である（ⓐ）．

腫瘍細胞の形態・分化
- 囊腫壁は顆粒層を経て**層状の角質**を形成する（ⓑ ⌴）．
- ❶**細胞内封入体**（ⓒ ⭕）が特徴的である．

その他の所見
- 囊腫壁上皮は表皮に類似する（ⓒ）．囊腫内に毛髪はない．囊腫周囲に著明な炎症細胞浸潤はみられない．

■ 臨床症状と病理所見の対応

- 手掌に生じた表皮類似の上皮を有する囊腫であり，表皮囊腫を考える．**ヒト乳頭腫ウイルス（HPV）感染角化細胞が真皮内汗管で増殖し囊腫を形成した**と考えられる．

+α知識
- 手掌・足底などの**無毛部**に生じる表皮類似の上皮を有する囊腫を表皮囊腫とよび，その形成機序として**外科的手術・外傷・ウイルス感染症**の関与が考えられている．
- HPV-60 が関与する例が多く，他に HPV-1, 20, 34 などの報告もある．この場合，電顕レベルでは，ウイルス粒子は核内に出現する．

鑑別疾患
- 毛母腫（石灰化上皮腫，Part4 第1章-A-18）：線維性被膜をもつ境界明瞭な病変で，陰影細胞と毛母細胞から構成される．

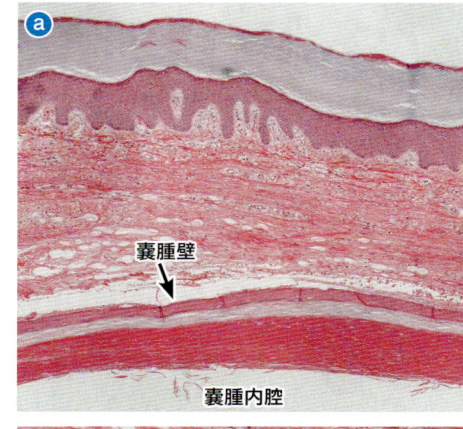

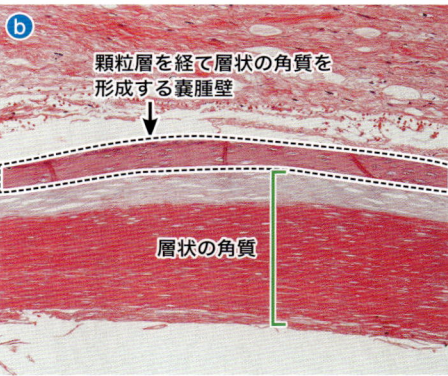

ⓐ 囊腫壁／囊腫内腔

ⓑ 顆粒層を経て層状の角質を形成する囊腫壁／層状の角質

ⓒ 細胞内封入体をもつ角化細胞

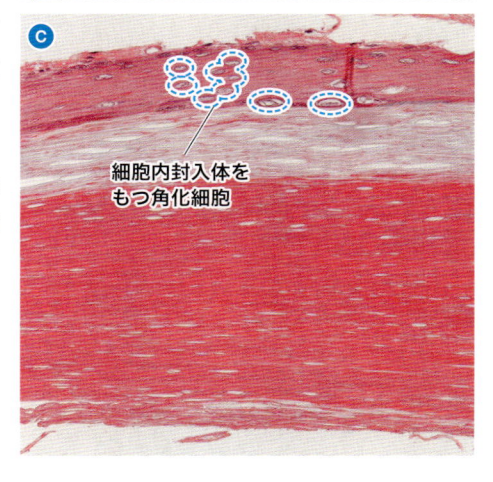

キモの一言　HPV が感染した角化細胞で裏打ちされた囊腫であり，細胞質内封入体をもつ角化細胞をみる．

Part 4 腫瘍性疾患

第1章 上皮性腫瘍・囊腫

難易度 ★★☆

A. 良性病変

5 耳介後面に生じた軟らかい腫瘤

立見聡美

症例 20歳代，男性．幼少期からある左耳介側頭溝の軟らかい腫瘤が徐々に増大してきた．耳介側頭溝の弾性軟，皮膚常色，ドーム状に隆起する腫瘤である．圧痛，排膿はない．

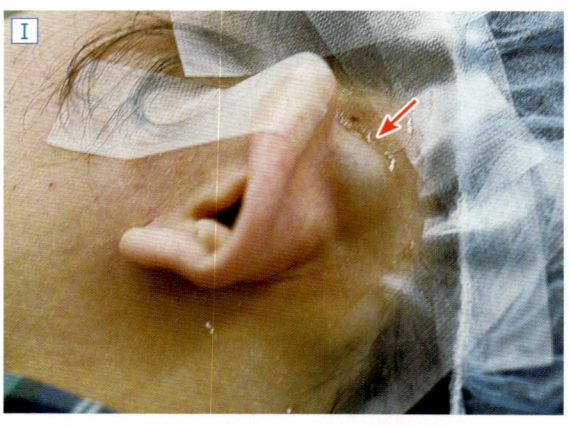

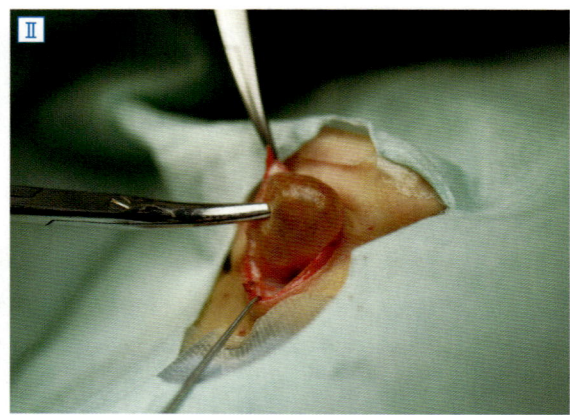

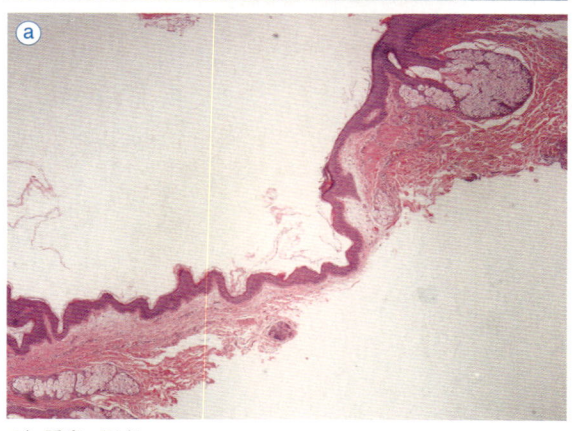

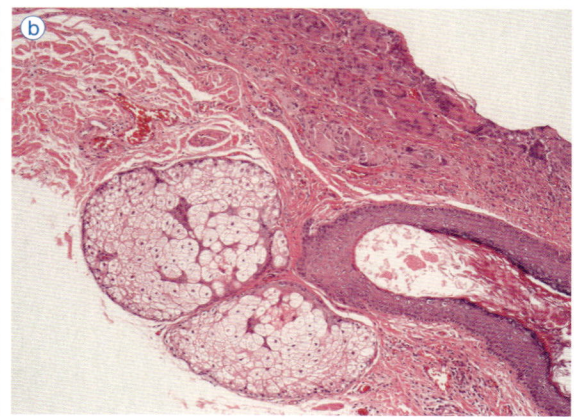

Ⅰ）腫瘤の写真
Ⅱ）術中の写真
a）HE染色（弱拡大像）
b）HE染色（中拡大像）

臨床医のギモン

❶いわゆる「粉瘤」との違いは何でしょうか？

156 臨床医が知っておきたい皮膚病理の見かたのコツ

皮膚皮様嚢腫

皮膚病理アプローチ

■ 病理診断
- 皮膚皮様嚢腫（Dermoid cyst of the skin）

■ 病理像はこう読む

病変の全体構築
- 皮下脂肪組織の嚢腫性病変である．

腫瘍細胞の形態・分化
- 嚢腫壁は毛包漏斗部様で，**脂腺**（ⓐ⚪）など皮膚付属器を有する．
- 嚢腫内は**層状の角化物**（ⓐ➡）や毛を含むことがある．

その他の所見
- 嚢腫壁は**断裂**し（ⓑ⚪），一部**肉芽腫性炎症**を伴っている．
- 肉芽腫性炎症部分は（ⓒ⚪），**異物巨細胞**（ⓒ▶）や**組織球**（ⓒ▷）により形成されている．

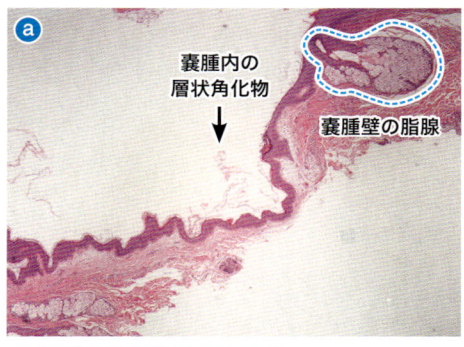

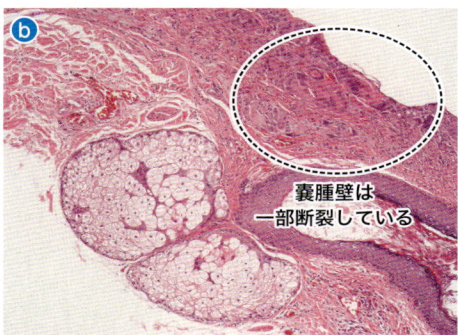

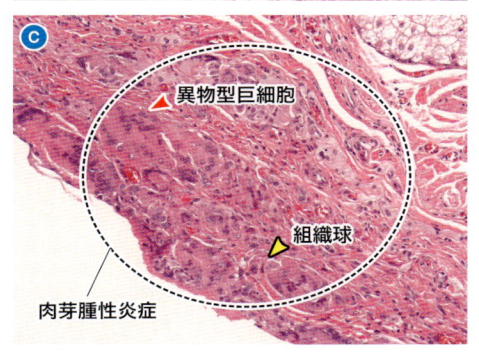

■ 臨床症状と病理所見の対応

+α知識
- 20 mm 大までの小型で球状の皮下嚢腫である．
- **生まれつき**存在し，通常は**眉毛部・眼瞼・鼻**などが好発部位となる．
- 皮膚皮様嚢腫が**長期**にわたって存在していた場合，本症例のように嚢腫壁が断裂し，肉芽腫性炎症を伴うことがある．肉芽腫性炎症は，内容物が嚢腫外に漏れた結果である．

鑑別疾患
- 毛包嚢腫，漏斗部型（いわゆる**粉瘤**，Part4 第1章-A-2）：<u>嚢腫壁は顆粒層を経て角層に移行（表皮性角化）するが，皮膚付属器を有することはない</u>．
- 毛包嚢腫，峡部型（外毛根鞘性嚢腫，Part4 第1章-A-3）：嚢胞壁の上皮細胞は顆粒層を欠く，外毛根鞘性角化を示す．

ⓐ 嚢腫内の層状角化物／嚢腫壁の脂腺

ⓑ 嚢腫壁は一部断裂している

ⓒ 異物型巨細胞／組織球／肉芽腫性炎症

キモの一言 ▶ いわゆる「粉瘤」との違いは，嚢腫壁の皮膚付属器の存在によって鑑別する．

Part 4　腫瘍性疾患

第1章　上皮性腫瘍・嚢腫

難易度 ★★☆

A. 良性病変

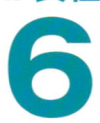

6　左頬部の青灰色皮膚小結節

立見聡美

症例 80歳代，男性．2年ほど前から自覚する右頬部の小結節．徐々に増大してきた．

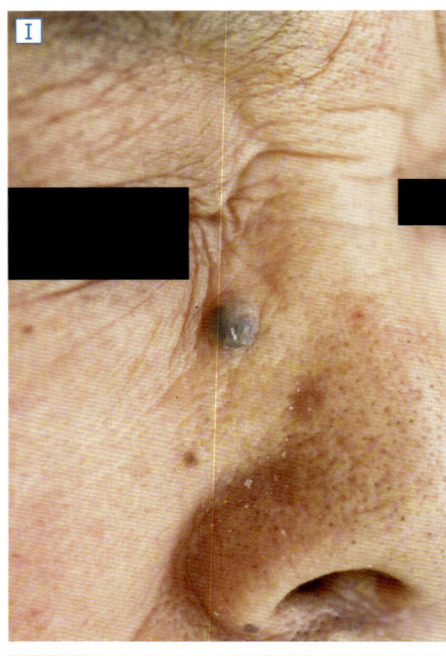

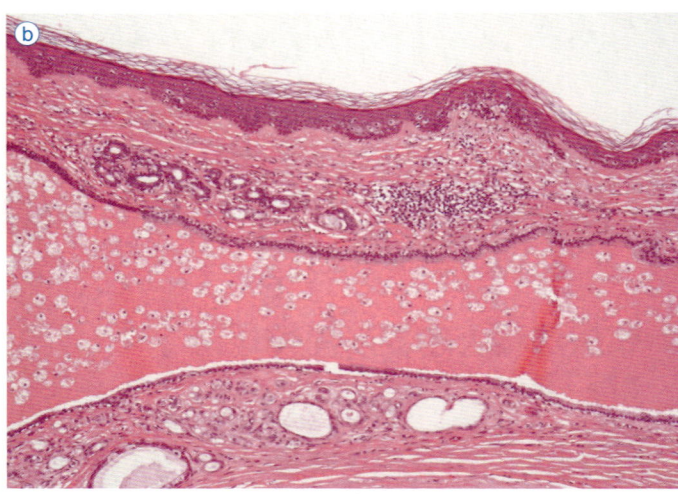

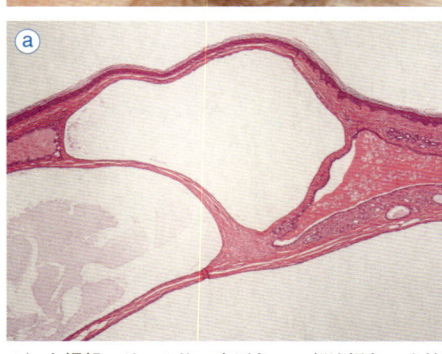

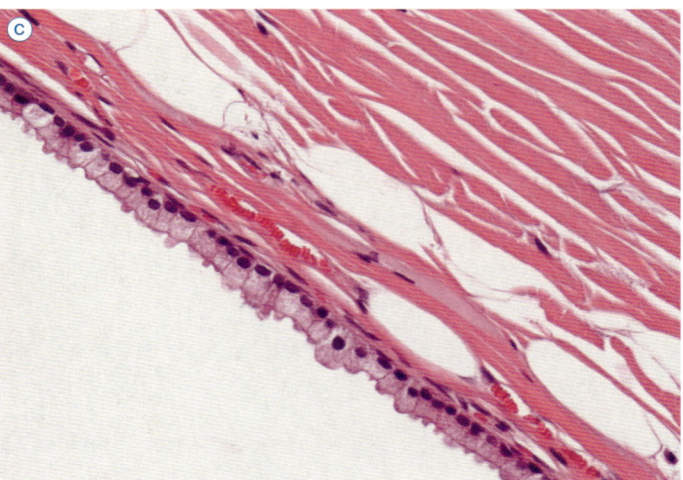

Ⅰ）右頬部のドーム状，青灰色，一部淡褐色の小結節
a）HE染色（弱拡大像）
b）HE染色（中拡大像）
c）HE染色（強拡大像）

臨床医のギモン

❶ 汗嚢腫との違いはどこにありますか？
❷ 腫瘍の青色はどこから生じているのでしょうか？

158　臨床医が知っておきたい皮膚病理の見かたのコツ

アポクリン腺嚢腫

皮膚病理アプローチ

■ 病理診断
- アポクリン腺嚢腫（Apocrine gland cyst）

■ 病理像はこう読む

病変の全体構築
- 真皮内に拡大した嚢腫構造がみられる．これらの間には**線維性の間質**が増殖している（ⓐ）．

腫瘍細胞の形態・分化
- 嚢腫の内部は**好酸性**の**無構造物**である（ⓑ）．
- 嚢腫壁を構成する細胞は，内腔側は立方体〜円柱状の上皮細胞であり，**断頭分泌像**がみられる（ⓒ▷）．
- また，壁の外側は，扁平な形をした**筋上皮細胞**に裏打ちされている（ⓒ→）．

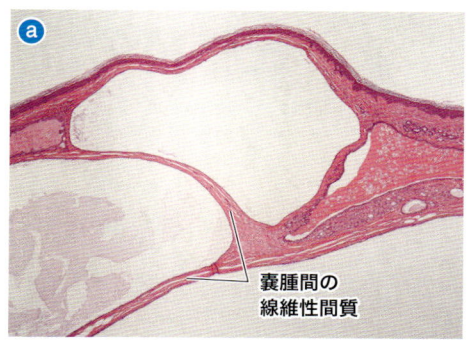

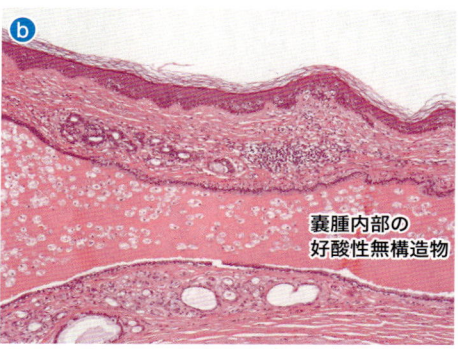

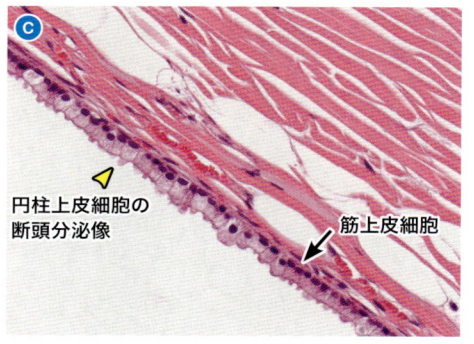

■ 臨床症状と病理所見の対応
- 腫瘍の青灰色調は腫瘍内のメラニン増殖を反映しているためである．

+α知識
- アポクリン腺嚢腫として診断されるアポクリン汗嚢腫とアポクリン嚢胞腺腫はほぼ同一の疾患とする考え方もあるが，基本的には前者が単純な嚢腫構造をとるのに比べ，後者はアポクリン分化した管腔が腫瘍性に増殖しているものを指す．
- 時に断頭分泌像が目立たないこともあり，汗嚢腫との鑑別の際に注意を要する．
- ❷青色を呈する理由については，腫瘍内のメラニンの増加，鉄沈着などに加え，チンダル現象（光の散乱）のためという説がある．

鑑別疾患
- ❶汗嚢腫：真皮内導管や筋上皮細胞の拡張によるもの．嚢腫壁を構成する細胞の断頭分泌像はみられない．
- 乳頭状管状腺腫：真皮内に管腔構造が多数集簇し，周囲との間に裂隙を伴うこともある．管腔壁の内側は円柱上皮，外側は筋上皮細胞が並ぶ．

ⓐ 嚢腫間の線維性間質

ⓑ 嚢腫内部の好酸性無構造物

ⓒ 円柱上皮細胞の断頭分泌像 / 筋上皮細胞

Part 4 腫瘍性疾患
第1章 上皮性腫瘍・嚢腫

キモの一言　嚢腫壁の断頭分泌と壁を裏打ちする筋上皮細胞があり，アポクリン分化を示す！

Part 4　腫瘍性疾患

第1章　上皮性腫瘍・嚢腫

難易度 ★★☆

A. 良性病変

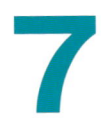

7　左腋窩の皮下結節

髙山良子

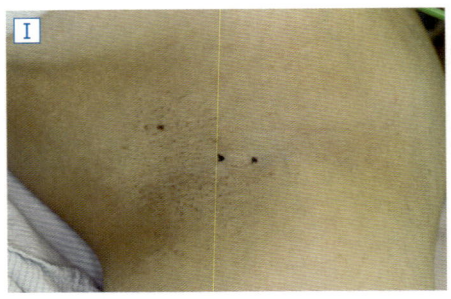

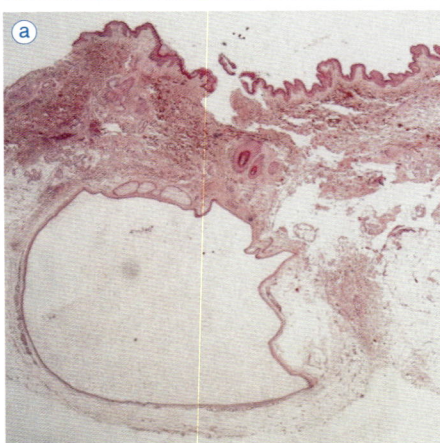

症例 40歳代，女性．数年前から左腋窩の皮下結節があった．

Ⅰ）**左腋窩**の体表写真．可動性良好な皮下結節
a）**HE染色**（弱拡大像）
b）**HE染色**（強拡大像）
c）**HE染色**（強拡大像）

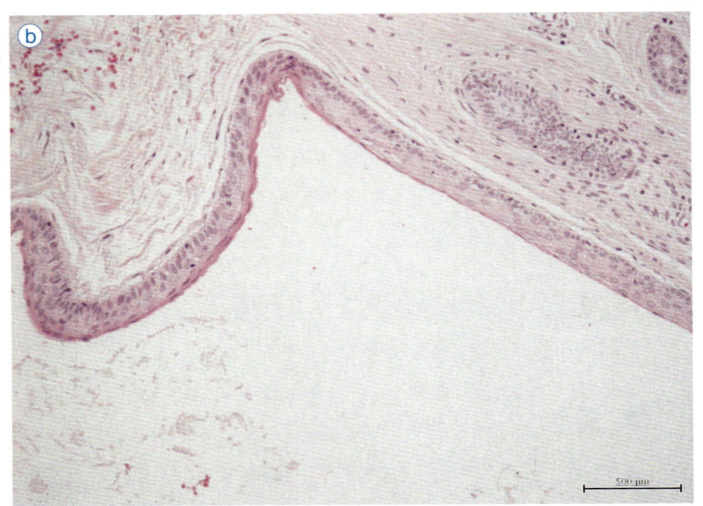

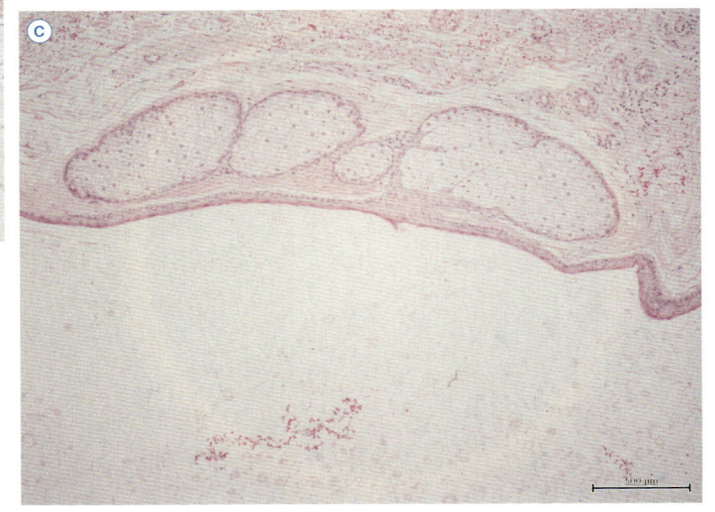

臨床医のギモン

❶ 粉瘤との違いはありますか？

脂腺嚢腫

皮膚病理アプローチ

■ 病理診断
- 脂腺嚢腫（Steatocystoma）

■ 病理像はこう読む

病変の全体構築
- 真皮内に嚢腫構造がある（ⓐ⚪︎）．内容は**皮脂**と**角化物**である．

腫瘍細胞の形態・分化
- ❶嚢腫壁は数層の上皮細胞からなり，**顆粒層を欠く**．内部は**波状・鋸歯状**の構造である（ⓑ）．
- 嚢腫壁の近傍に**皮脂腺**があり，直接付着している場合もある（ⓒ）．

その他の所見
- 嚢腫内腔に**好酸性角質**がみられる（ⓑ▷）．

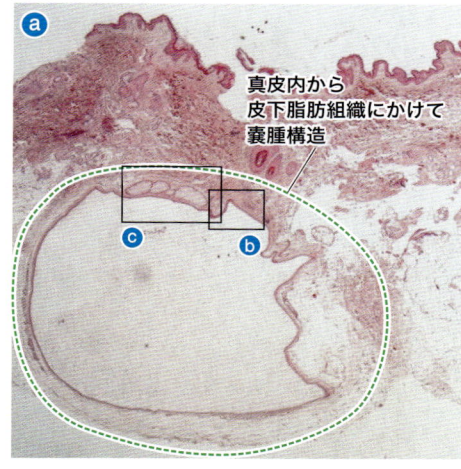

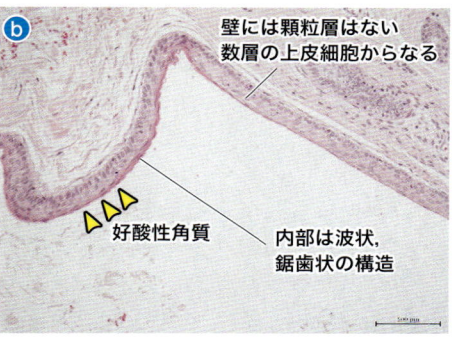

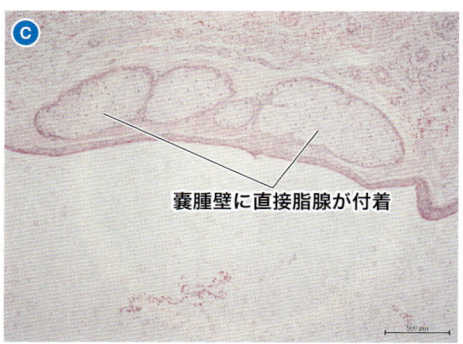

■ 臨床症状と病理所見の対応

+α知識
- 臨床的には単発性・多発性の両者がある．
- 脂腺付着部では，脂腺細胞が細胞成分と脂質が分泌され，ホロクラインの分泌様式を示す．
- しばしば嚢腫内に軟毛がみられる（軟毛嚢腫の合併）．

鑑別疾患
- **表皮嚢腫**（Part4 第1章-A-2）：毛包嚢腫漏斗部型とも言う．❶嚢腫壁は顆粒層を経て角化し，内腔に層状の角化物を容れる．
- **皮膚皮様嚢腫**（Part4 第1章-A-5）：嚢腫壁は皮膚に類似し，毛包，脂腺，汗腺など付属器への分化を示す．

ⓐ 真皮内から皮下脂肪組織にかけて嚢腫構造

ⓑ 壁には顆粒層はない／数層の上皮細胞からなる／好酸性角質／内部は波状，鋸歯状の構造

ⓒ 嚢腫壁に直接脂腺が付着

キモの一言 脂腺嚢腫は，脂腺導管を含む脂腺開口部に分化する嚢腫である．

Part 4 腫瘍性疾患

第1章 上皮性腫瘍・囊腫

難易度 ★☆☆

A. 良性病変

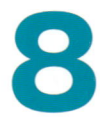

8 右側腹部の褐色結節

髙山良子

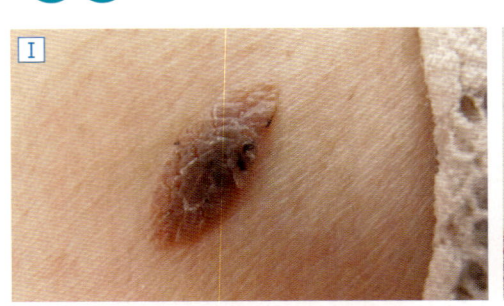

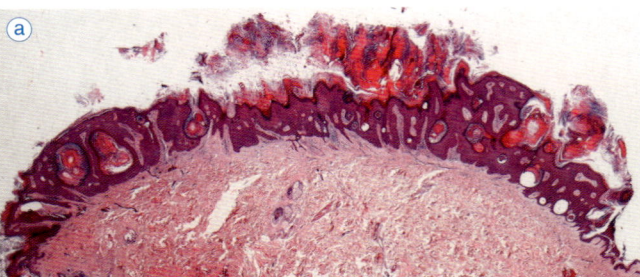

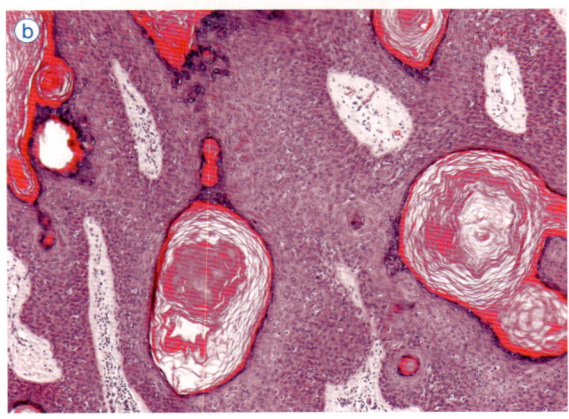

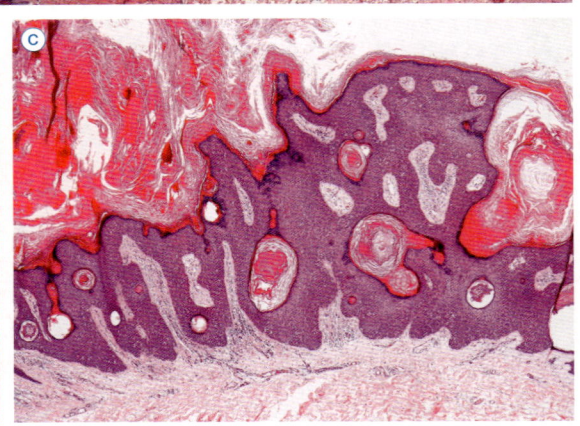

症例 70歳代，女性．数年前から自覚．右側腹部に褐色結節がみられる．

Ⅰ）右側腹部の体表写真
a）HE染色（弱拡大像）
b）HE染色（強拡大像）
c）HE染色（強拡大像）

臨床医のギモン

❶ Poroid neoplasms とは病理学的にどのように鑑別するのでしょうか？

162　臨床医が知っておきたい皮膚病理の見かたのコツ

脂漏性角化症（老人性疣贅）

皮膚病理アプローチ

■ 病理診断
- 脂漏性角化症（Seborrheic keratosis）
- 別名：老人性疣贅（Verruca senilis）

■ 病理像はこう読む

病変の全体構築
- 隆起性の病変で，表皮は肥厚している．病変は皮面より上にある（ⓐ）．

腫瘍細胞の形態・分化
- 基底細胞様細胞（ⓑ ◯）と有棘細胞様細胞（ⓑ ◌）が増殖する．
- 偽角質囊腫が多数みられる（ⓒ ◯）．

その他の所見
- 腫瘍細胞の細胞質内には，メラニン顆粒が沈着する．

■ 臨床症状と病理所見の対応
- 表皮肥厚とメラニン顆粒の沈着のため隆起した褐色結節を呈す．

+α 知識
- 顔や躯幹に好発する直径1 cm以内で黒褐色の良性腫瘍である．
- 扁平上皮様な細胞の巣状の増加（squamous eddies）は，付属器上皮の肥厚により形成される．
- 表のような亜型がある．同一病変内に複数の病型を合併することがある．

鑑別疾患
- 尋常性疣贅（Part2 第9章-5）：有棘細胞主体の増殖で，病変の辺縁の表皮陵が内下方を向くarborizationの構築を示す．封入体やkoilocyteがみられる．
- Poroid neoplasms：Poroid neoplasmsの一型である，単純性汗腺棘細胞腫はクローン型脂漏性角化症と鑑別を要する．❶両者とも表皮内で腫瘍細胞が増殖するが，単純性汗腺棘細胞腫は孔細胞とクチクラ細胞からなり，クチクラ細胞による管腔構造がみられる．

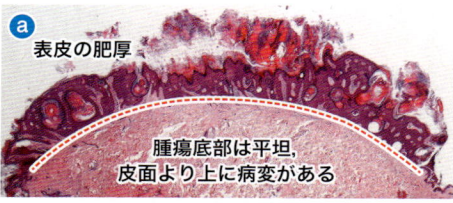

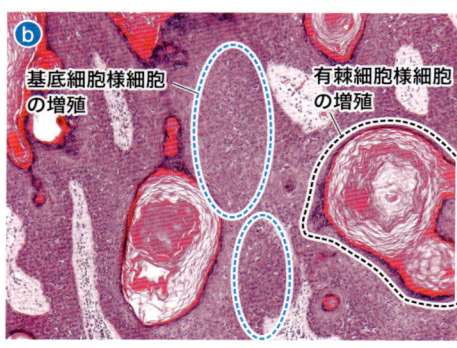

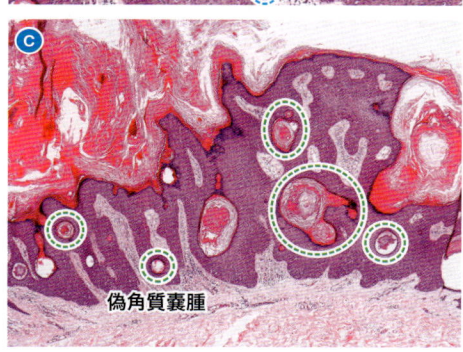

ⓐ 表皮の肥厚
腫瘍底部は平坦，皮面より上に病変がある

ⓑ 基底細胞様細胞の増殖　有棘細胞様細胞の増殖

ⓒ 偽角質囊腫

表　脂漏性角化症の亜型

亜型	構築
①肥厚型	通常タイプ
②過角化型（指状型）	表皮が乳頭腫状となる
③網状型	表皮内の腫瘍細胞が網目状に増殖する
④クローン型（胞巣型）	表皮内に胞巣を形成する
⑤被刺激型	真皮内に炎症細胞浸潤があり，有棘細胞様細胞主体の増殖がみられる

キモの一言　脂漏性角化症は皮面より上で基底細胞様細胞が主に増殖する．

Part 4 腫瘍性疾患

第1章 上皮性腫瘍・囊腫

難易度 ★★★

A. 良性病変

9 鼻下の角栓を伴う隆起性皮膚腫瘍

荻田あづさ

症例 70歳代，女性．右鼻下に約6 mm大の紅色ドーム状隆起性結節が，2カ月前から出現．中央に角栓を伴う．ダーモスコピーでは中央に角栓とクレーター状の紅色から乳白色の隆起が確認できる．

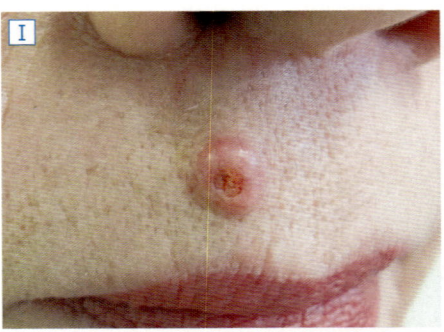

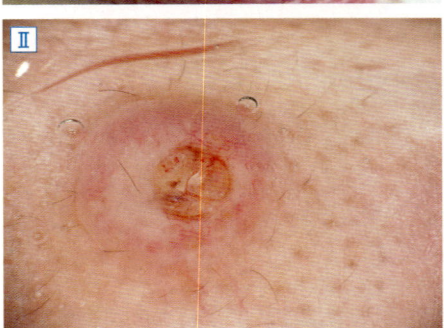

Ⅰ）右鼻下の臨床写真
Ⅱ）病変のダーモスコピー
a）HE染色（ルーペ像）
b）HE染色（中拡大像）

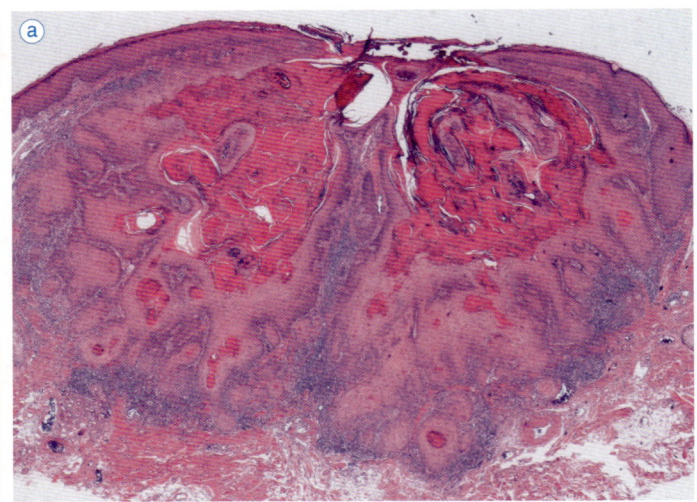

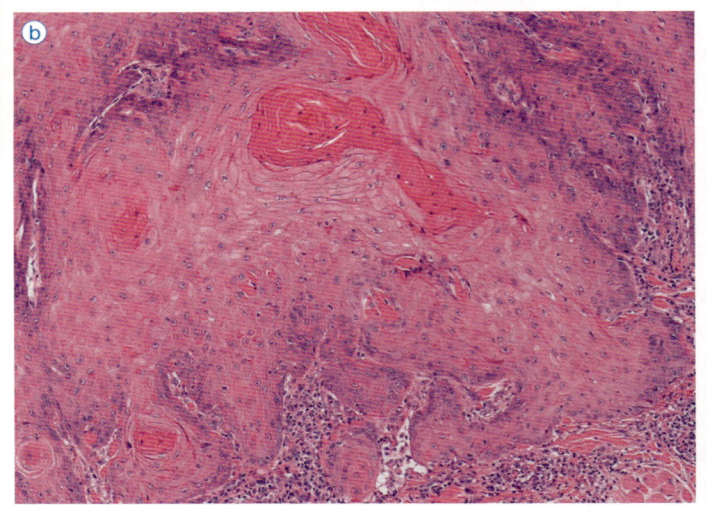

臨床医のギモン

❶ 臨床的にクレーター状にみえるのは何故ですか？

皮膚病理アプローチ

■ 病理診断
- ケラトアカントーマ，成熟期（Keratoacanthoma, well-developed）

■ 病理像はこう読む

病変の全体構築
- 左右対称のクレーター状構築をもち，外方性内方性に角化細胞が増加している**多房性病変**である（ⓐ）．
- 連続性で拡張した**毛包峡部構造**〔すりガラス様の薄桃色の細胞質をもつ大型の角化細胞（**Large pale pink cells**）〕があり，中央に**密な角化**がある（ⓐ▶，ⓑ）．
- 病変辺縁には正常表皮からなる**口唇様構造**がある（ⓐ▷）．

腫瘍細胞の形態・分化
- 病変は毛包峡部分化が主体に増殖している（ⓑ＊）．
- 内側に向かうにつれLarge pale pink cellsは大型化し，密な角層（**外毛根鞘角化**）に移行する（ⓑ→）．
- 辺縁は数層の**好塩基性細胞**がある（ⓑ）．

その他の所見
- 病変辺縁の角化細胞に，核異型性や核分裂像を伴うことはある．
- 病変辺縁が軽度に浸潤性増殖していることもある．

■ 臨床症状と病理所見の対応
- 臨床的に，❶**クレーター状隆起が左右対称**で中央の角栓が目立つ場合，病理組織学的に**増殖期・成熟期のケラトアカントーマ**を疑う．

＋α知識
- ケラトアカントーマは**毛包漏斗部**と**峡部**に**分化**した**毛包腫瘍**である．
- 生検した時期により組織学的に**早期／増殖期，成熟期，消退**に分類できる．

鑑別疾患
- **クレーター状疣贅**：基本は外方手指状突出で内方性発育は目立たない．表皮稜の集中像がある．増殖している角化細胞は多房性ではなく均一の厚さに増殖している．粗大なケラトヒアリン顆粒やkoilocytesを伴うことがある．
- **有棘細胞癌を伴うケラトアカントーマ**：ケラトアカントーマ様の構築をもつが，胞巣全体または一部に異型性の目立つbowenoidな細胞が腫瘍性に増殖した病変である．

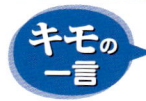

キモの一言　ケラトアカントーマは自然消退し良性の経過をとる．しかし，病変の一部に有棘細胞癌（SCC）を伴うことがあるため，臨床的にケラトアカントーマを疑った場合は全摘出し，病理組織学的にSCCがないことを確認すること．

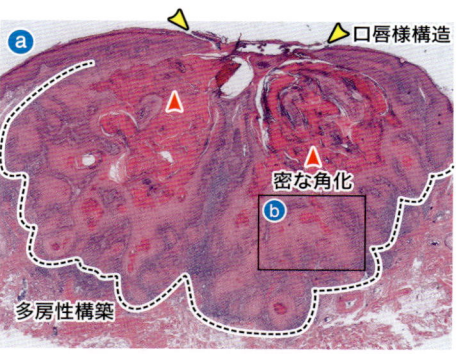

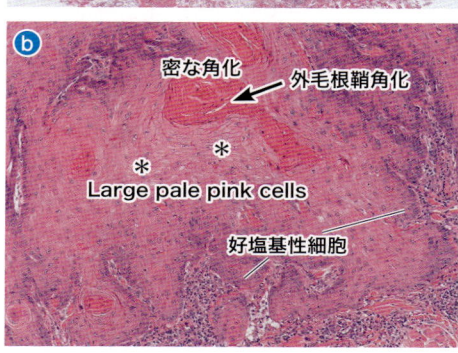

Part 4　腫瘍性疾患

第1章　上皮性腫瘍・嚢腫

難易度 ★☆☆

A. 良性病変

10　下顎〜頸部に多発する小丘疹

秋山美知子

症例　50歳代，女性．半年以上前より左下顎部から頸部に1 mm大の淡褐色の小丘疹が集簇して出現した．近医で液体窒素やステロイド外用，ヨクイニン内服するも改善なし．

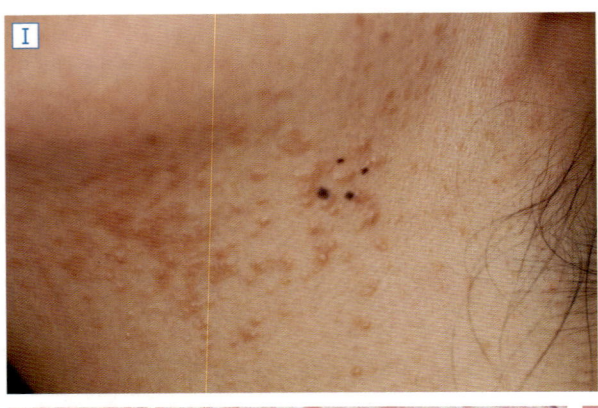

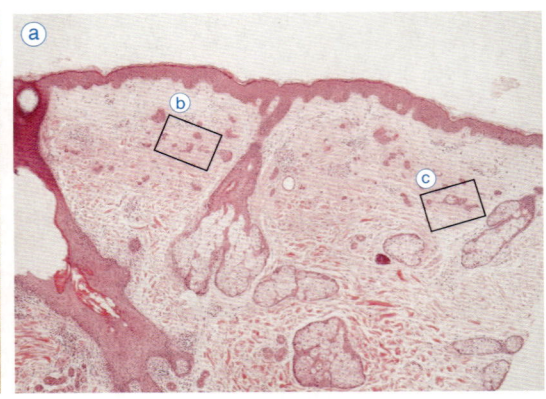

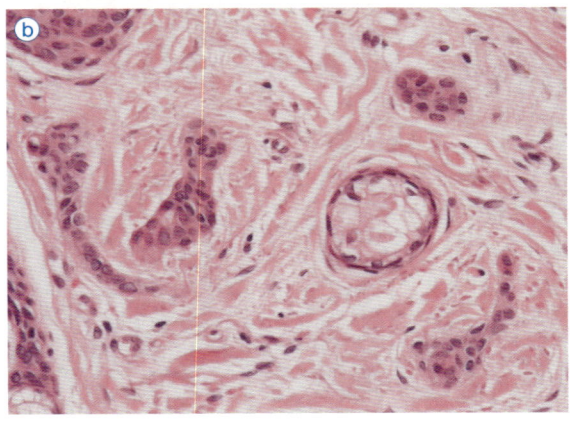

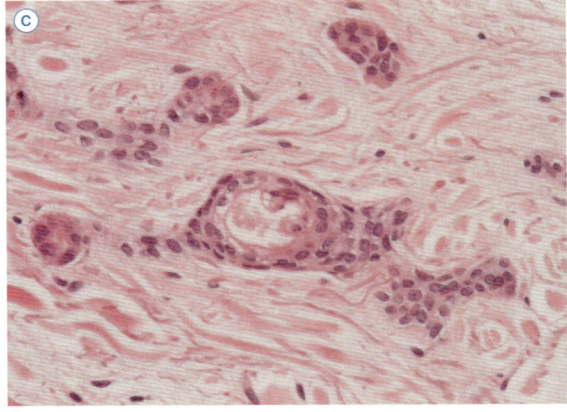

Ⅰ）左頸部の体表写真
a）HE染色（ルーペ像）
b）HE染色（強拡大像）
c）HE染色（強拡大像）

臨床医のギモン

❶病変の範囲を教えてください．

汗管腫

皮膚病理アプローチ

■ 病理診断
- 汗管腫（Syringoma）

■ 病理像はこう読む

病変の全体構築
- ❶**真皮網状層部**に**境界明瞭**な病変が存在する（ⓐ）．
- ❶**間質の線維化**を伴い（ⓐ），腫瘍細胞が**小胞巣状**（ⓑ○），**索状**（ⓑ○），**小管腔構造**（ⓒ○，ⓓ）を示し増加する．

腫瘍細胞の形態・分化
- 小管腔は2〜数層の上皮細胞で構成され，最内層は淡明な細胞質を有する**小皮縁細胞**（ⓒ⇨），最外層ではN/C比の高い**孔細胞**（ⓒ→）より構成される．
- 小皮縁細胞は時に空胞化する（ⓑ→）．
- 内腔には**好酸性無構造物質**を含む（ⓒ■）．

その他の所見
- 小管腔状胞巣の一部から腫瘍細胞が索状に増殖した**オタマジャクシ様**（ⓓ○）の外観がみられる．

■ 臨床症状と病理所見の対応
- **境界明瞭な硬い結節**は膠原線維の増生に対応する．

+α知識
- 思春期以降の**女性**の**下眼瞼**に好発し，頬部・頸部・腋窩・腹部・外陰部にもみられる．
- 稀にほとんどの腫瘍細胞の胞体がグリコーゲンの沈着により淡明となる**澄明細胞汗管腫**（clear cell syringoma）があり，**糖尿病**との関連が示唆されている．

鑑別疾患
- 稗粒腫：軟毛の漏斗部の貯留嚢胞であり，同心円状の重層する角質内容物がある．
- 毛包上皮腫（Part4 第1章-A-17）：やや大型の病変で，真皮中下層に及ぶ．管腔はなく毛母・毛乳頭構造がある．
- 高分化型汗管腫癌：真皮上層に大小の角質嚢腫が存在する．真皮中〜下層には島状・索状の腫瘍胞巣が増生し胞巣の一部は管腔構造を有する．

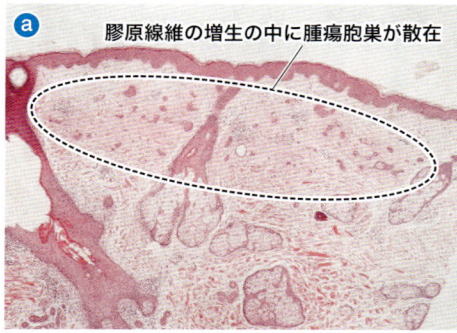

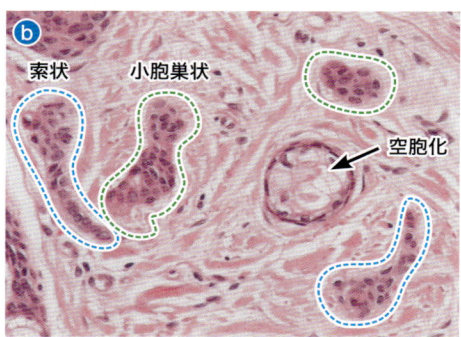

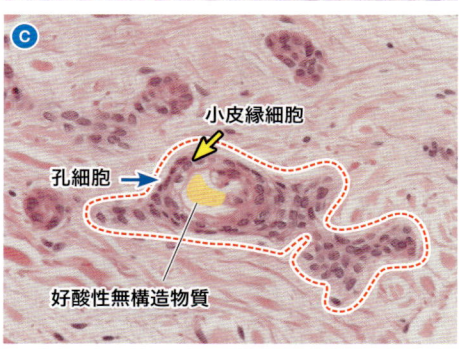

ⓐ 膠原線維の増生の中に腫瘍胞巣が散在

ⓑ 索状　小胞巣状　空胞化

ⓒ 小皮縁細胞　孔細胞　好酸性無構造物質

ⓓ オタマジャクシ様

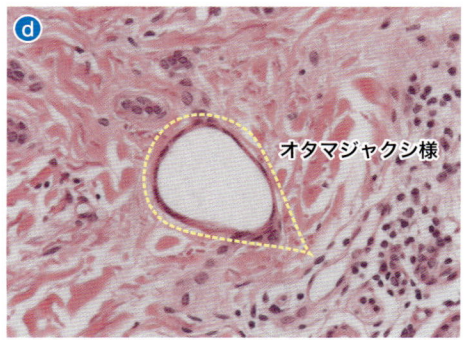

キモの一言　さまざまな形態の腫瘍胞巣が膠原線維の増生を伴い増加する．

Part 4　腫瘍性疾患

第1章　上皮性腫瘍・囊腫

難易度 ★★☆

A. 良性病変

11 足底の紅色皮膚結節

福本 瞳

症例 60歳代，男性．1ヵ月前より右足底に扁平隆起した紅色の結節が出現し，徐々に増大してきた．

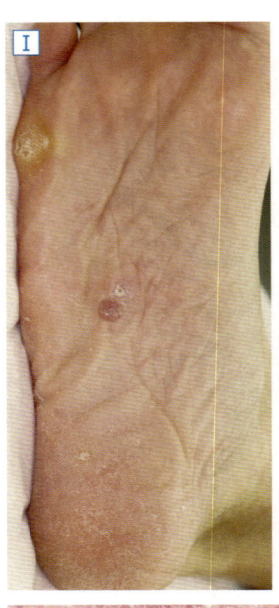

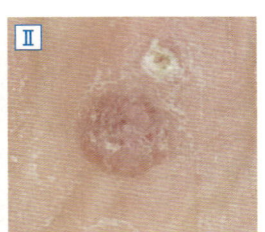

Ⅰ）右足底部の体表写真
Ⅱ）結節部の体表写真
a）HE染色（ルーペ像）
b）HE染色（強拡大像）
c）HE染色（強拡大像）

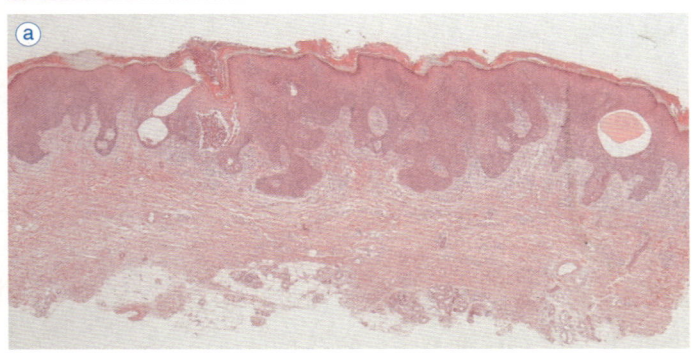

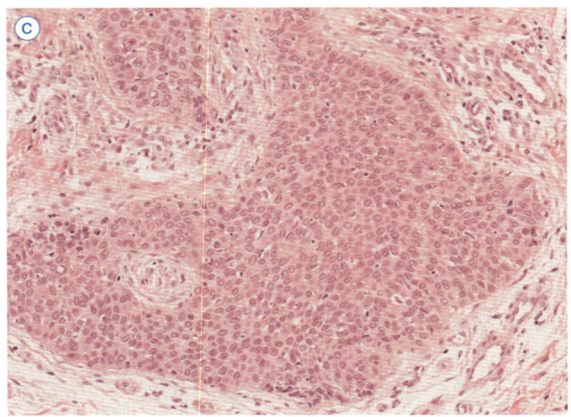

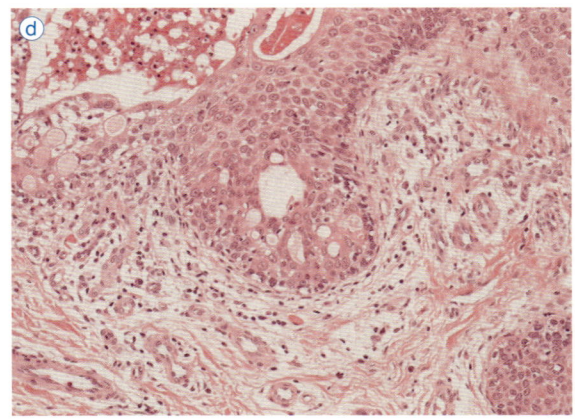

臨床医のギモン

❶ 管腔を形成しているのはどのような細胞でしょうか？

168　臨床医が知っておきたい皮膚病理の見かたのコツ

汗孔腫

皮膚病理アプローチ

■ 病理診断
- 汗孔腫（Poroma, pinkus type）

■ 病理像はこう読む

病変の全体構築
- 表皮～真皮にかけて，**左右対称**で**境界明瞭**な腫瘍結節（ⓐ）．
- 四肢に生じたものではしばしば**ドーム状**あるいは**有茎性**腫瘤となる．

腫瘍細胞の形態・分化
- やや小型で均一な卵円形の核をもつ**孔細胞**（ⓑ○，ⓒ）と，それよりやや大型で好酸性の細胞質をもつ**クチクラ細胞**（ⓓ）が増生．
- ❶クチクラ細胞が管腔を形成（ⓑ，ⓓ）．
- 腫瘍内に**核分裂像**（ⓒ○），壊死細胞が散在．

その他の所見
- 嚢腫様構造（ⓑ）．
- 間質は浮腫状で毛細血管の増加と拡張がある（ⓑ○）．
- 腫瘍胞巣の中央に**塊状壊死**，嚢腫内に**好酸性物質**（ⓓ）．

■ 臨床症状と病理所見の対応
- 紅色の結節は**血管に富んだ浮腫状の腫瘍間質**に対応する．

+α知識
- 単純性汗腺棘細胞腫，汗孔腫，Dermal duct tumor，汗腺腫は併存することがあり，まとめて**poroid neoplasms**とよばれる（Part4-0 ⓓ）．
- poroid neoplasmsは，汗管へ分化した腫瘍で，汗管外側の細胞に類似する孔細胞と汗管内側の細胞に類似するクチクラ細胞が増殖する．
- 時に断頭分泌像がみられアポクリン分化を示すものもある．

鑑別疾患
- 基底細胞癌（Part4 第1章-B-9, 10）：腫瘍巣辺縁で核が柵状に配列し，間質との間に裂隙がみられる．
- 脂漏性角化症（Part4 第1章-A-8）：外方増殖性で腫瘍底面が平坦である．
- 汗孔癌（Part4 第1章-B-5）：左右非対称で浸潤性に増殖し，腫瘍の辺縁部に核異型細胞がある．

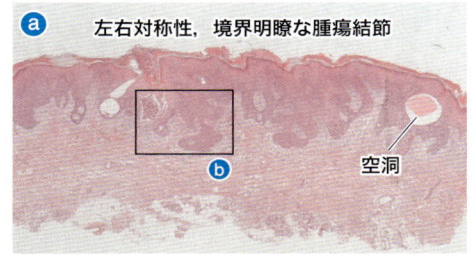

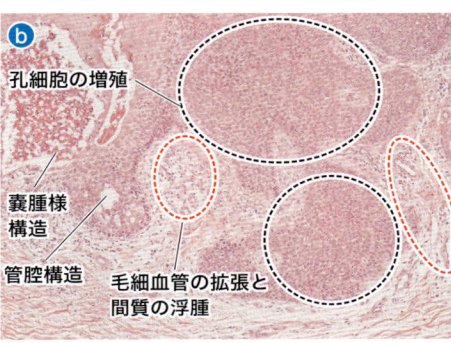

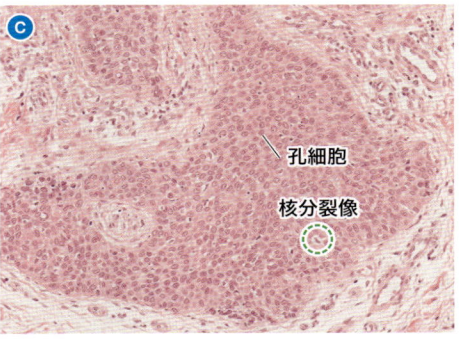

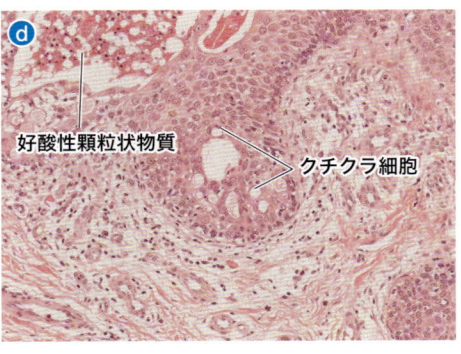

キモの一言 ▶ 汗孔腫は孔細胞とクチクラ細胞が増加する．

ⓐ 左右対称性，境界明瞭な腫瘍結節／空洞（ⓑ）

ⓑ 孔細胞の増殖／嚢腫様構造／管腔構造／毛細血管の拡張と間質の浮腫

ⓒ 孔細胞／核分裂像

ⓓ 好酸性顆粒状物質／クチクラ細胞

Part 4 腫瘍性疾患

第1章 上皮性腫瘍・嚢腫

難易度 ★★★

A. 良性病変

12 左側頭部の隆起性皮膚腫瘍

亦野蓉子

症例 40歳代，男性．数年前より左側頭部に皮膚腫瘍が出現し，徐々に増大してきた．

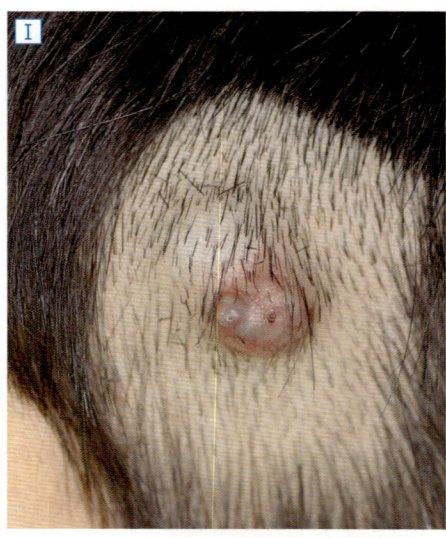

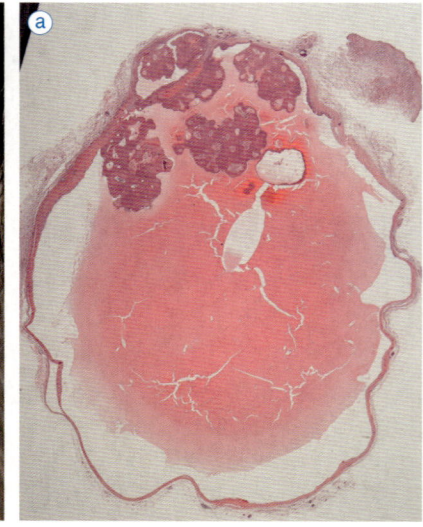

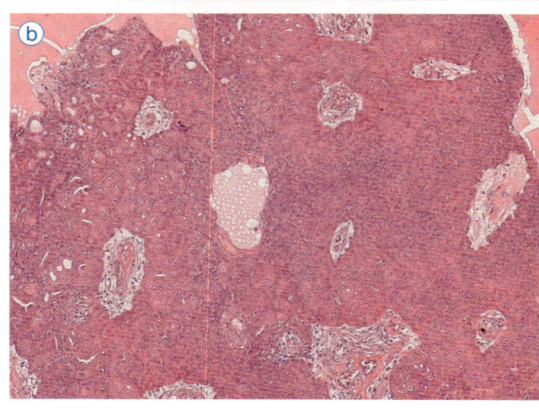

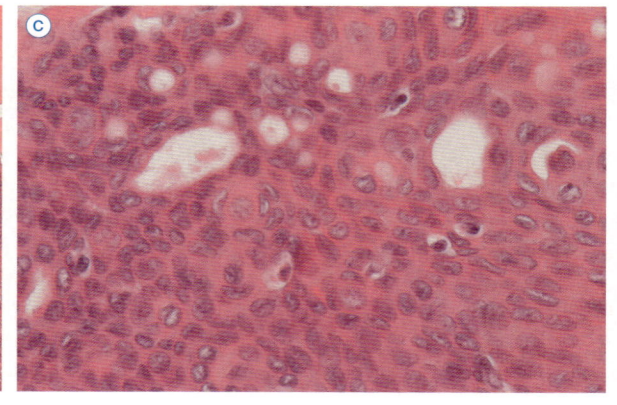

I）左側頭部の体表写真
a）HE染色（ルーペ像）
b）HE染色（中拡大像）
c）HE染色（強拡大像）

臨床医のギモン

❶この病変では，どんな細胞が増えているのでしょうか？

汗腺腫

皮膚病理アプローチ

■ 病理診断
- 汗腺腫，充実嚢胞型（Hidradenoma, solid cystic type）

■ 病理像はこう読む

病変の全体構築
- 真皮〜皮下脂肪組織にかけて**大型の結節**または**嚢腫様構造**があり，壁の一部に**充実性部分**がみられる（ⓐ〇）．

腫瘍細胞の形態・分化
- ❶小型で基底細胞様の**孔細胞**（ⓒ▶）と，好酸性の豊富な胞体をもつ有棘細胞様の**クチクラ細胞**（ⓒ▷）からなり，核異型性はみられない．
- 腫瘍内には**大小の管腔構造**（ⓑ→）がみられ，管腔は好酸性の細胞質を有する**クチクラ細胞**で構成される（ⓒ▷）．

■ 臨床症状と病理所見の対応
- 皮内〜皮下脂肪組織の嚢腫性あるは充実性病変として認識される．

＋α知識
- **中高年**の**頭部**あるいは**体幹**に好発する**単発性**の皮内または皮下結節である．
- 通常，皮膚表面の変化はないが，時に潰瘍化する．
- 構築上の亜型として，**結節型と嚢腫状構築**をとる**充実嚢胞型**がある．
- 細胞質が淡明な腫瘍細胞が主体で構成されているものを，淡明細胞汗腺腫とよぶ．

鑑別疾患
- **外毛根鞘腫**：明るい細胞からなり淡明細胞汗腺腫に類似することがあるが，管腔構造や嚢腫様構造をとることはなく，辺縁の細胞が柵状配列を示すことから鑑別できる．
- **悪性結節性汗腺腫**：大型で左右非対称，周囲との境界が不明瞭．細胞成分は密で核分裂像が多く，異常核分裂像や壊死像がみられる．核異型は高度にみられるものと，あまり目立たないこともある．

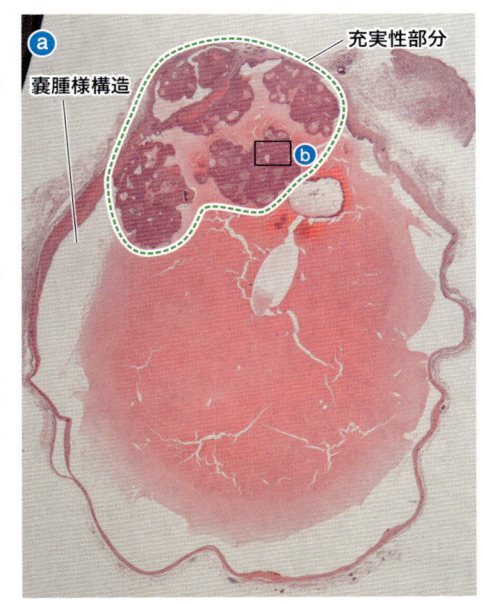

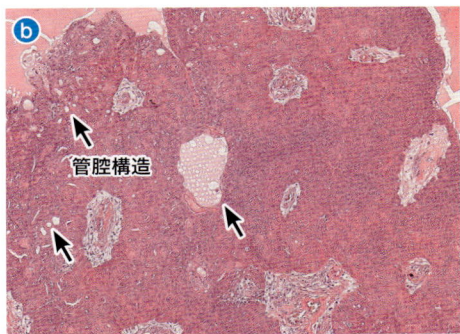

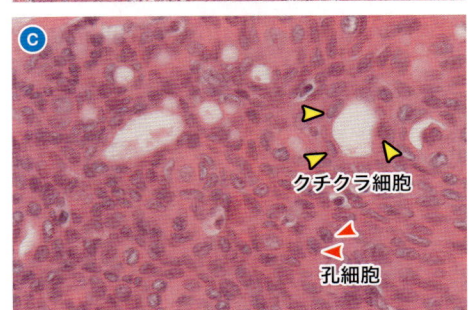

ⓐ 嚢腫様構造／充実性部分

ⓑ 管腔構造

ⓒ クチクラ細胞／孔細胞

キモの一言 汗腺腫は，皮下脂肪組織に大型の結節を形成するporoid neoplasmsの一型である．

Part 4 腫瘍性疾患

第1章 上皮性腫瘍・嚢腫

A. 良性病変

13 右頬部の隆起性皮膚腫瘍

難易度 ★★☆

安齋眞一

症例 60歳代，男性．数年前より右頬部に皮膚腫瘍が出現し，徐々に増大してきた．

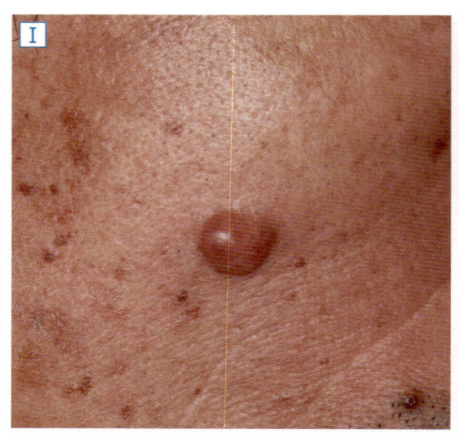

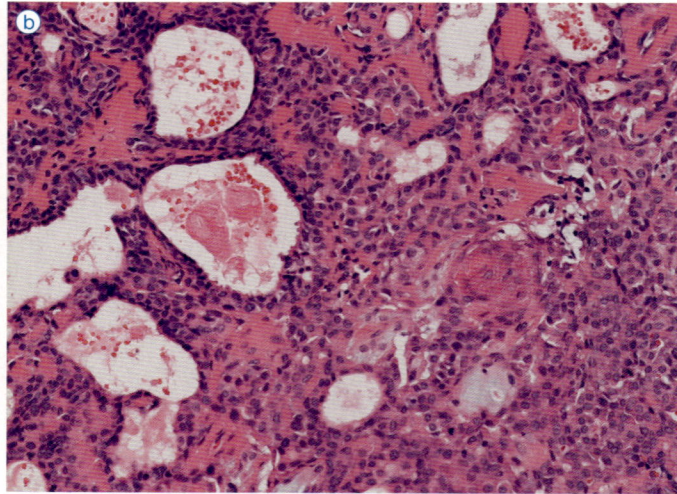

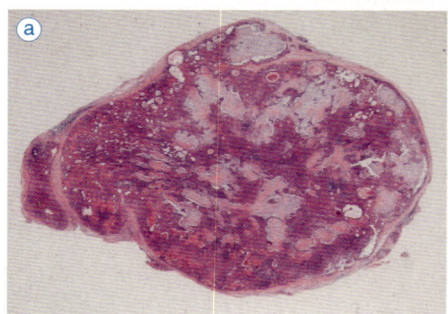

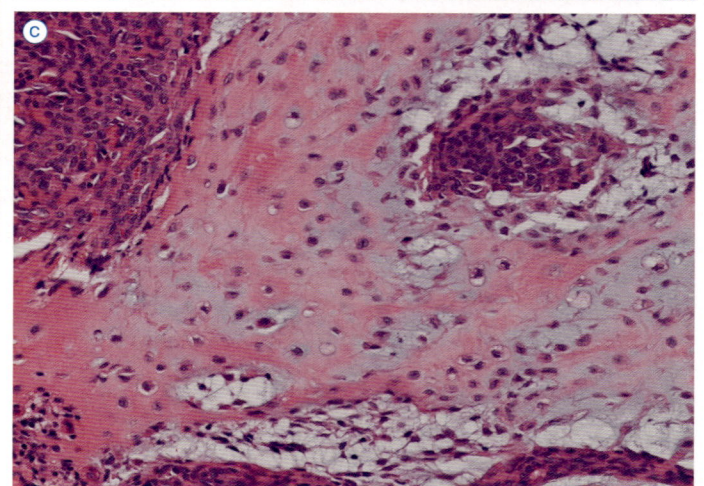

Ⅰ）右頬部の体表写真
a）HE 染色（ルーペ像，生検）
b）HE 染色（中拡大像）
c）HE 染色（強拡大像）

臨床医のギモン

❶この病変の腫瘍細胞は，どんな細胞への分化がみられる可能性がありますか？

皮膚混合腫瘍

皮膚病理アプローチ

■ 病理診断
- 皮膚混合腫瘍，アポクリン型
  （Mixed tumor of the skin, apocrine type）

■ 病理像はこう読む

病変の全体構築
- 周囲との**境界が明瞭**な皮内あるいは皮下の**結節状**の病変である（ⓐ）．

腫瘍細胞の形態・分化
- 大小の**管腔構造**を伴い，腫瘍細胞が細胞索を形成する（ⓑ）．管腔構築は比較的大型のものが多く，しばしば**断頭分泌像**を伴う（ⓑ▷）．
- 管腔周囲には，形質細胞様の**筋上皮細胞**が**結節状**に増加する（ⓑ）．
- 核の**柵状配列**を伴う毛芽細胞への分化像がみられることもある（ⓓ）．

その他の所見
- 間質は一般的に好塩基性細顆粒状物質である**ムチンの沈着**を伴う（ⓓ）．稀に，**軟骨**や異所性骨化を伴う（ⓒ）．
- 成熟脂肪細胞の増加を伴うことも多い．

■ 臨床症状と病理所見の対応
- 境界明瞭な結節状病変であるため，切除時にしばしばpop outする．

+α知識
- 40〜60歳代に多く，男性にやや多い．
- **90％以上が顔面**，特に眼瞼周囲，口周囲，鼻に多い．躯幹や四肢の発生は極めて稀である．
- アポクリン型の皮膚混合腫瘍は，❶毛包-脂腺-アポクリン系のすべての細胞に分化する可能性がある．
- 小型管腔を形成し，断頭分泌像を伴わないエクリン型皮膚混合腫瘍の病変も知られているが，日本人では極めて稀である．

鑑別疾患
- 筋上皮腫：アポクリン汗腺分化を伴わない．
- 粘液癌（Part4 第1章-B-6）：筋上皮細胞分化を伴わない．

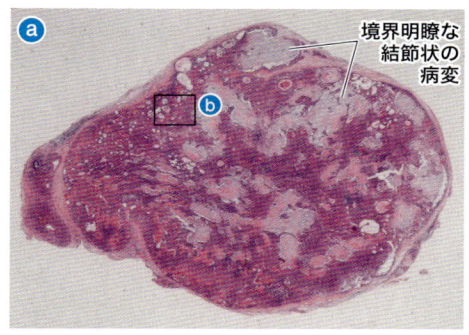

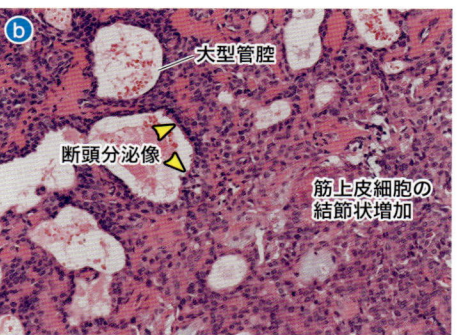

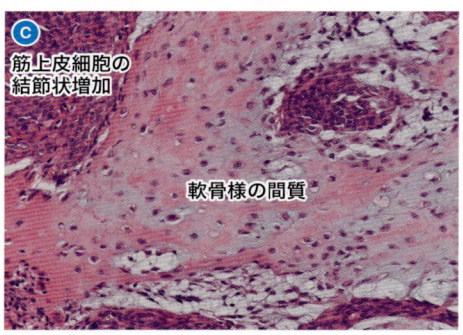

ⓐ 境界明瞭な結節状の病変

ⓑ 大型管腔／断頭分泌像／筋上皮細胞の結節状増加

ⓒ 筋上皮細胞の結節状増加／軟骨様の間質

ⓓ 間質のムチン沈着／毛芽細胞様細胞に分化した腫瘍細胞（別の症例）

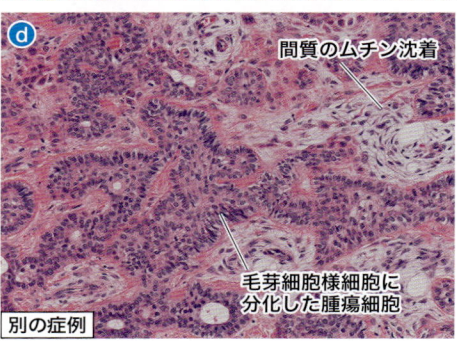

> **キモの一言** 皮膚混合腫瘍の本質は，筋上皮細胞分化した腫瘍細胞の結節状増加を伴う腺管腔の増殖である．

Part 4 腫瘍性疾患

第1章 上皮性腫瘍・嚢腫

A. 良性病変

14 頬の黄白色丘疹

難易度 ★☆☆

三神絵理奈

症例 50歳代，女性．数年前から左頬に黄白色丘疹が出現した．

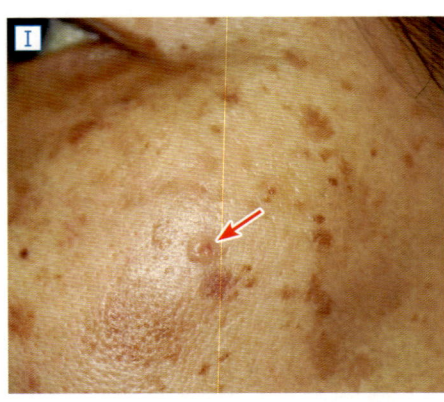

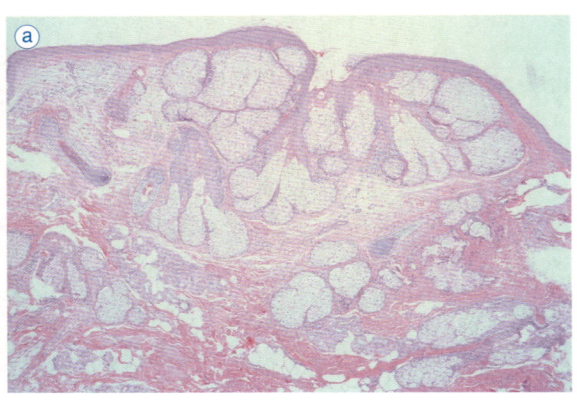

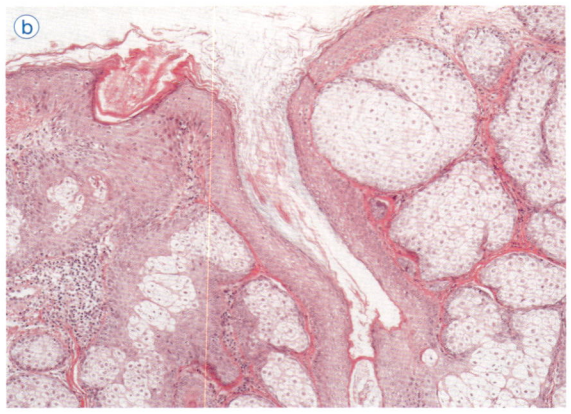

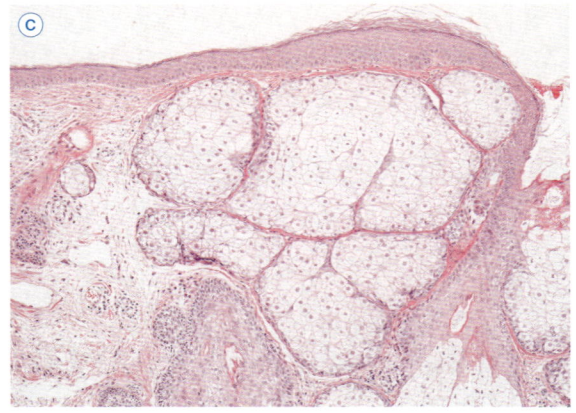

I）左頬の体表写真
a）HE染色（弱拡大像）
b）HE染色（強拡大像）
c）HE染色（強拡大像）

臨床医のギモン

❶ 正常の脂腺との違いは何でしょうか？

174 臨床医が知っておきたい皮膚病理の見かたのコツ

脂腺増殖症

皮膚病理アプローチ

■ 病理診断
- 脂腺増殖症（Sebaceous gland hyperplasia）

■ 病理像はこう読む

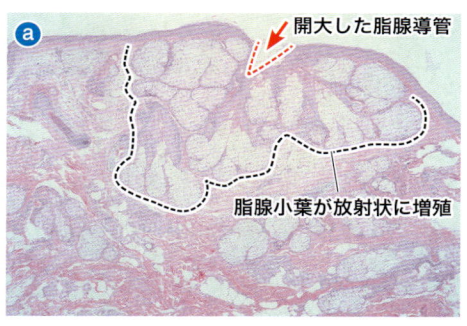

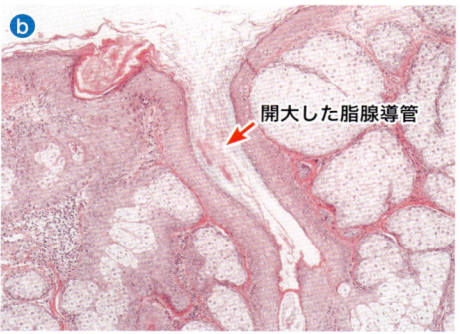

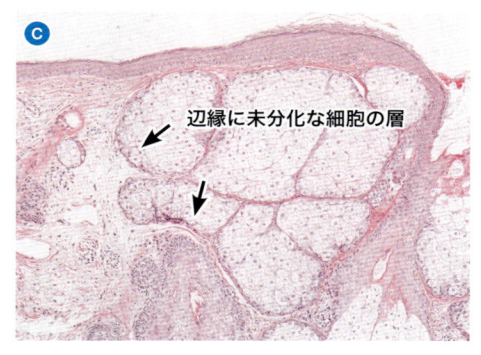

病変の全体構築
- 隆起性病変である（ⓐ）．
- 皮表に直接開口する**開大した脂腺導管**の周囲に（ⓐⓑ，➡）脂腺小葉が**放射状**に増殖する（ⓐ◌）．
- 周囲との**境界は明瞭**である（ⓐ）．

腫瘍細胞の形態・分化
- ほぼ正常と同様に成熟した**脂腺小葉**がみられる（ⓒ）．
- 一部では脂肪滴をほとんど含まない**未分化な細胞**が脂腺小葉の**辺縁**に1列以上の層を形成している（ⓒ）．

その他の所見
- ❶全体的な構築は異なるが，脂腺増殖症の脂腺小葉の構造と正常の脂腺小葉の構造は類似している．

■ 臨床症状と病理所見の対応
- 黄白色調の所見は脂腺の増殖を反映している．

+α知識
- **中年以降**の前額部や頬に生じる．
- 直径2～3 mm程度の大きさで，**中心臍窩**を有する白色～黄白色で，軟らかい丘疹である．
- 多発することが多い．
- ❶通常，脂腺は毛包漏斗部最下部に開口するが，この疾患では皮表に直接開口することが特徴である．

鑑別疾患
- **鼻瘤**：脂腺導管が拡大し，脂腺が増殖するのは同様だが，脂腺導管周囲の脂腺小葉の放射状増殖はない．また病変の境界は不明瞭である．
- **脂腺母斑**：表皮の変化を伴う．脂腺導管構造は目立たない．異所性のアポクリン腺がしばしばみられる．

ⓐ 開大した脂腺導管
脂腺小葉が放射状に増殖

ⓑ 開大した脂腺導管

ⓒ 辺縁に未分化な細胞の層

キモの一言 1つの開大した脂腺導管の周囲に脂腺小葉が放射状に増殖し，隆起性病変を形成する．

Part 4 腫瘍性疾患

第1章 上皮性腫瘍・嚢腫

難易度 ★★★

A. 良性病変

15 左上眼瞼の黄紅色調の皮膚腫瘤

奈古利恵

症例 30歳代，女性．20年以上前から左上眼瞼に黄紅色調の結節が出現し，徐々に増大した．自覚症状なし．

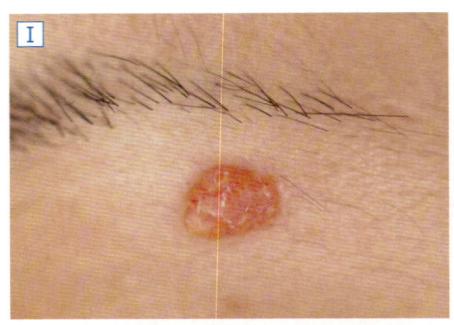

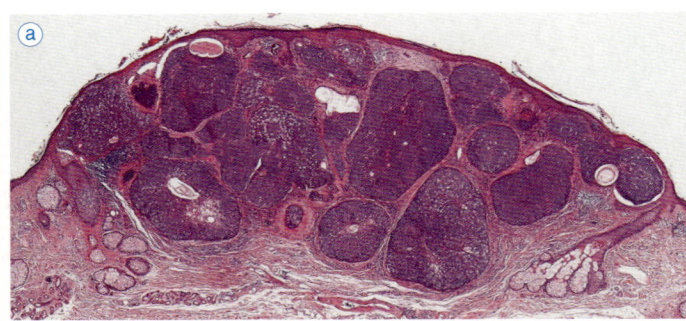

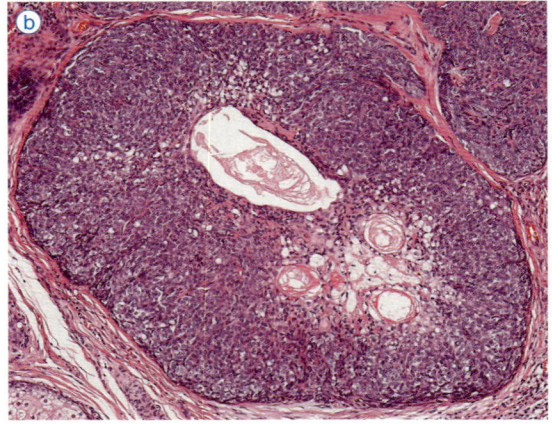

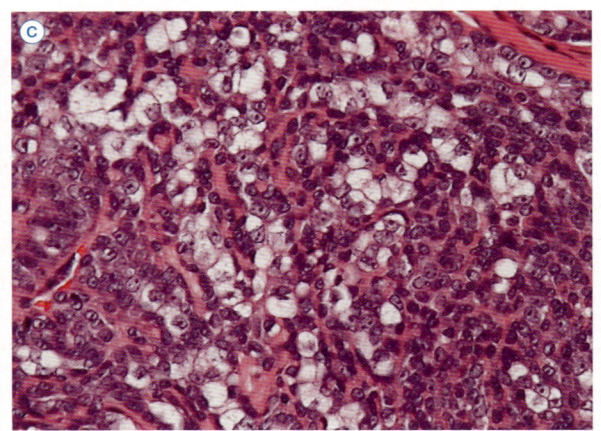

Ⅰ）左上眼瞼の体表写真
a）HE染色（弱拡大像）
b）HE染色（中拡大像）
c）HE染色（強拡大像）

臨床医のギモン

❶ この腫瘍はなぜ赤色から黄色にみえるのでしょうか？

脂腺腫

皮膚病理アプローチ

■ 病理診断
- 脂腺腫（Sebaceoma）

■ 病理像はこう読む

病変の全体構築
- 境界明瞭で**左右対称性**の病変である（ⓐ）．
- **大小様々な腫瘍胞巣**で形成され（ⓐ），各胞巣は**結合組織に囲まれる**（ⓐⓑ，▶）．
- 腫瘍胞巣は**不規則に入り組む**ことがある（ⓐ○）．

腫瘍細胞の形態・分化
- 腫瘍細胞は細胞質の乏しい好塩基性の未分化な小型の**基底細胞様細胞**から成る（ⓒ⇒）．
- **成熟脂腺への分化**があり，泡沫状の胞体・星形の核をもつ脂腺細胞が散在する（ⓒ→）．
- **脂腺導管への分化**があり，**管腔構造，嚢腫構造**が散在する（ⓑ→）．

その他の所見
- 皮膚表面よりやや隆起し，深さは真皮上層までのことが多いが，脂肪層まで及ぶこともある（ⓐ）．

■ 臨床症状と病理所見の対応
- ❶腫瘍胞巣内の脂腺細胞を反映して，臨床的に**黄色調**を呈する．

+α知識
- 中高年に多く，**女性**が約70％を占める．
- 部位は**顔面・頭部**がほとんどで，躯幹・四肢の発生は少ない．
- 好塩基性の**腫瘍細胞**と**成熟脂腺細胞**と**脂腺導管様構造**が不規則に混じる．
- 多発する場合は**Muir-Torre症候群**（脂腺系の腫瘍，内臓悪性腫瘍，多発性ケラトアカントーマを有する）の一症状の可能性がある．

鑑別疾患
- **脂腺腺腫**：正常脂腺の構築に類似した構築をもつ．時に脂腺腫との移行もある．
- **脂腺癌**（Part4 第1章-B-8）：核異型，核分裂像が多い．

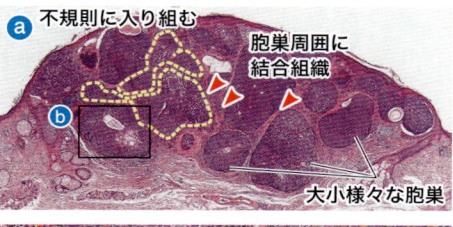

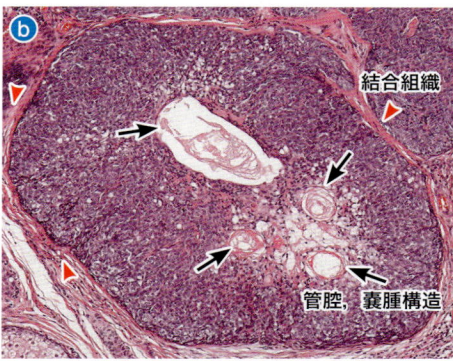

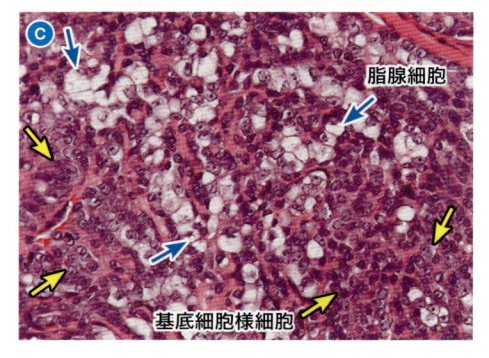

キモの一言 腫瘍胞巣は正常脂腺を模倣せず，脂腺細胞の大きさ・分化・形状・配列は不規則である．

Part 4　腫瘍性疾患

第1章　上皮性腫瘍・囊腫

難易度 ★★☆

A. 良性病変
16 鼻部の隆起性皮膚腫瘍

松岡保子

症例　40歳代，女性．5年前より左鼻翼部に小結節が出現，徐々に増大した．結節は自覚症状を欠き，淡紅色である．

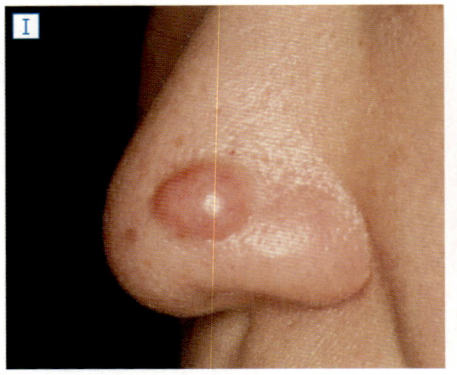

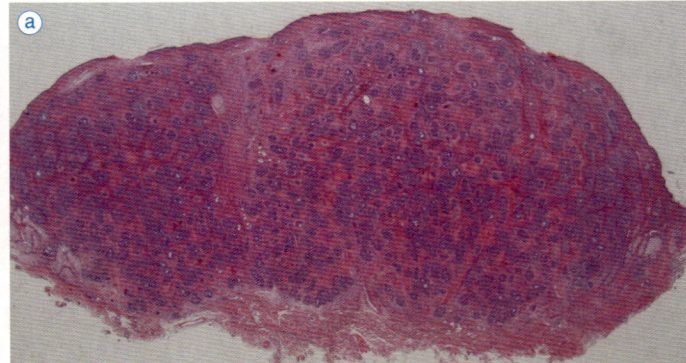

Ⅰ）左鼻翼部の体表写真
a）HE染色（ルーペ像）
b）HE染色（中拡大像）

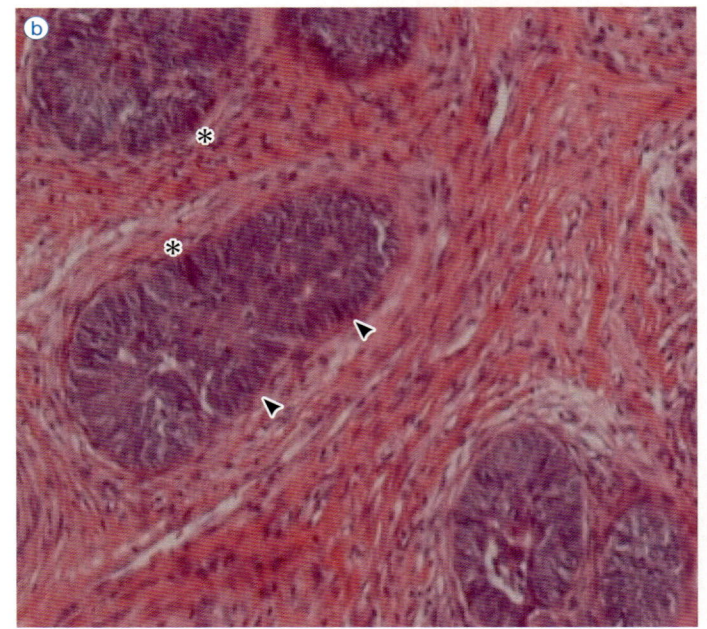

臨床医のギモン

❶ 柵状配列があり基底細胞癌に似ている病理組織だが，臨床像は良性腫瘍にみえました．どこに注目して鑑別するのでしょうか？

毛芽腫

皮膚病理アプローチ

■ 病理診断
- 毛芽腫（Trichoblastoma）

■ 病理像はこう読む

病変の全体構築
- 真皮上層〜下層に左右対称で，周囲との境界明瞭な，被膜を有さない**結節状病変**である（**ⓐ**）．
- 好塩基性の**腫瘍胞巣**は表皮との連続性はなく均一な分布である（**ⓐ**）．

腫瘍細胞の形態・分化
- 腫瘍胞巣の辺縁では，長円形の核をもち細胞質に乏しい毛芽細胞様細胞の核の**柵状配列**がある（**ⓑ**◌）．
- 腫瘍胞巣と間質は膠原線維が接しており，**裂隙はない**（**ⓑ** ＊）．

その他の所見
- 一部の腫瘍細胞では**毛乳頭**や**毛球**への分化がある（**ⓒ**◌）．
- 結節辺縁は平滑で，結節外周と周囲間質との間に**裂隙**がみられることがある（本症例は少ない，**ⓐ**→）．

■ 臨床症状と病理所見の対応

+α知識
- 臨床所見では**黒色・紅色・常色**と様々な色調をもつ表面平滑なドーム状結節で，基底細胞癌を思わせるような毛細血管の拡張・蛇行をみることがある．
- 頭頸部，特に**鼻部**周囲に多く出現する弾性硬な結節である．
- 表皮との連続性は，ある場合もない場合もある．

鑑別疾患
- 基底細胞癌（**ⓔ**, Part4 第1章-B-9, 10）：①**裂隙の場所**：毛芽腫は腫瘍胞巣と腫瘍間質間に裂隙ないが（**ⓓ**），基底細胞癌は腫瘍胞巣と同質の間にムチンが沈着し，裂隙ができる．②**表皮との連続性**：毛芽腫は表皮との連続性はないこともあるが，基底細胞癌は表皮との連続性あり．③**毛包分化**：毛芽腫ではあるが基底細胞癌ではない．

ⓐ 裂隙

ⓑ ＊ ＊ 柵状配列

ⓒ 未熟な毛球・毛乳頭分化

ⓓ 毛芽腫
①腫瘍胞巣と腫瘍間質間に裂隙なし
②表皮と連続性なし
③毛包分化あり
④腫瘍間質は線維性

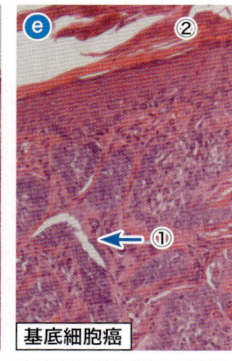

ⓔ 基底細胞癌
①腫瘍胞巣と腫瘍間質間の裂隙（ムチン沈着）
②表皮との連続性あり

キモの一言　毛芽腫と基底細胞癌は毛芽細胞にそれぞれ分化した良性腫瘍と悪性腫瘍である．

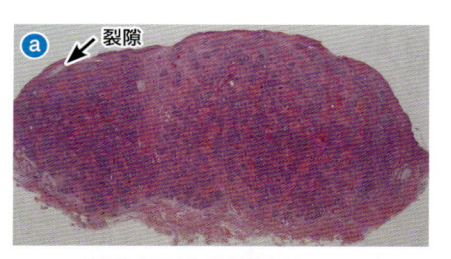

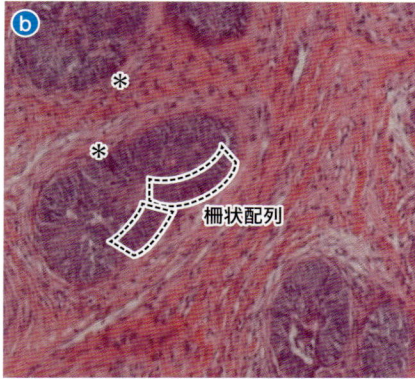

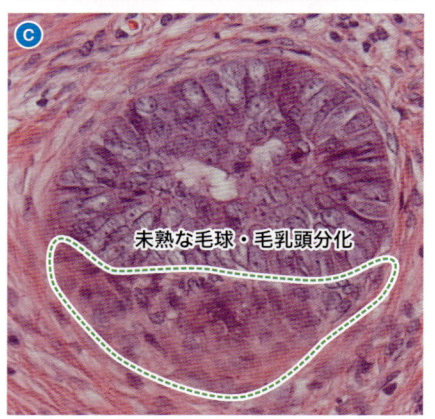

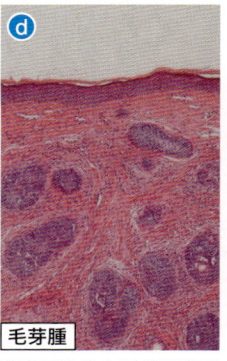

Part 4　腫瘍性疾患

第1章　上皮性腫瘍・嚢腫

難易度 ★★☆

A. 良性病変

17　鼻とその周囲に集簇する小丘疹

奈古利恵

症例 9歳，男児．2年前より鼻とその周囲に皮膚色の小丘疹が多発し，徐々に増大してきた．

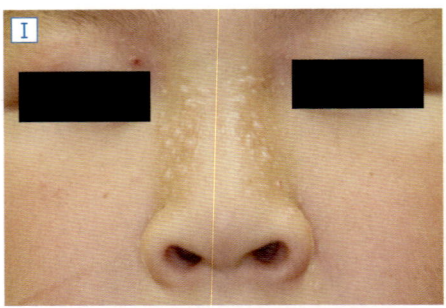

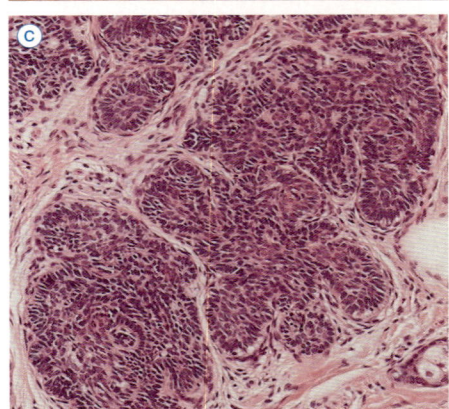

Ⅰ）鼻の体表写真
a）HE染色（弱拡大像）
b）HE染色（中拡大像）
c）HE染色（強拡大像）

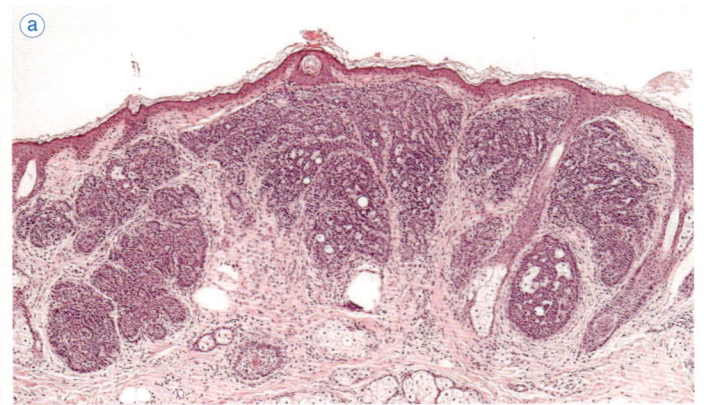

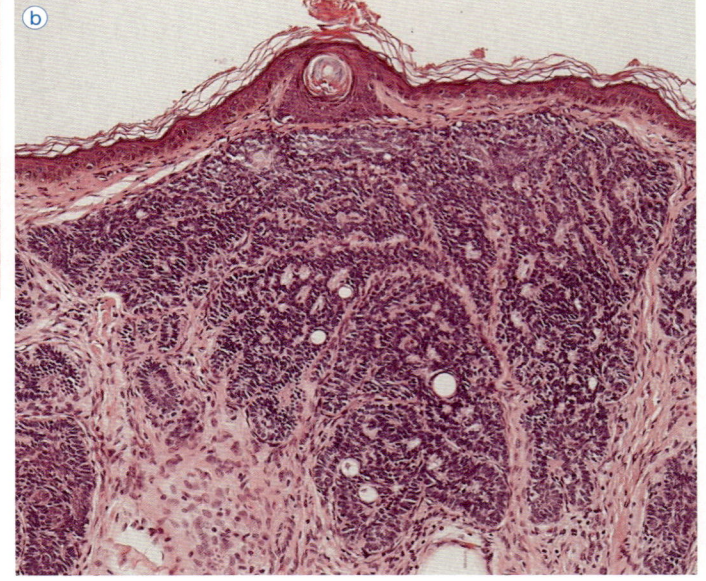

臨床医のギモン

❶この病変はなぜ皮膚色の小丘疹を呈するのでしょうか？

180　臨床医が知っておきたい皮膚病理の見かたのコツ

毛包上皮腫

皮膚病理アプローチ

■ 病理診断
- 毛包上皮腫（Trichoepithelioma）

■ 病理像はこう読む

病変の全体構築
- 隆起性病変で，隆起部の真皮内には腫瘍胞巣を形成している（ⓐ）．
- 腫瘍胞巣周囲に結合組織が増生し，**線維上皮単位**を形成する（ⓐ⟡）．
- 腫瘍細胞の増殖は，篩状・**鹿の角様**・充実性・腺腫様，レース様を呈する（ⓑ⟡）．

腫瘍細胞の形態・分化
- **毛芽細胞様細胞**が増殖している（ⓒ▷）．
- **小角質嚢腫**が散在する（ⓑ→）．

その他の所見
- 腫瘍胞巣とその周囲の間質が接している（腫瘍胞巣周囲で裂隙を形成しない，ⓒ▷）．

■ 臨床症状と病理所見の対応

- ❶病変の主座は**真皮**であり**隆起性**に生じるため，臨床的には皮膚色の**丘疹**を形成することが多い．

+α知識
- 頻度の高い**単発性**と，頻度の低い**多発性**に分けられるが，病理組織学的には同一である．
- **単発性**は年齢分布が様々で，**女性**に多く，**鼻周囲・頬部・口囲**などに生じる．
- **多発性**は常染色体優性遺伝性疾患であり，**幼小児期**から**鼻周囲**に発症し，**思春期**に増大する．
- 毛包上皮腫は**毛芽腫**（Part4 第1章-A-16）の一型であるとの考え方が一般的である．

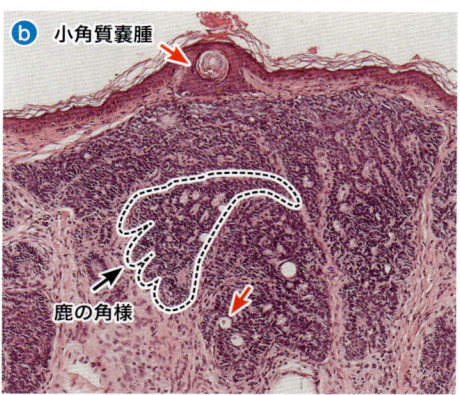

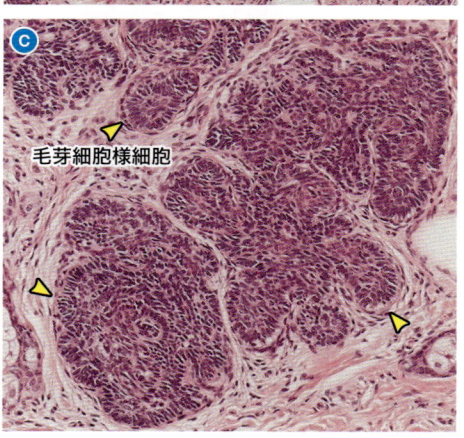

鑑別疾患
- 基底細胞癌（Part4 第1章-B-9, 10）：全体の構築が非対称性であり，腫瘍胞巣内およびその周囲にムチン（粘液）の沈着による裂隙を形成する．

ⓐ 線維上皮単位

ⓑ 小角質嚢腫　鹿の角様

ⓒ 毛芽細胞様細胞

キモの一言　良性腫瘍であり，毛芽細胞をはじめとする成熟毛球・毛乳頭・外毛根鞘・内毛根鞘・毛髪などに分化しうる．

Part 4　腫瘍性疾患

第1章　上皮性腫瘍・嚢腫

難易度 ★☆☆

A. 良性病変

18 左下腿内側の炎症を繰り返す隆起性腫瘤

大橋実奈

症例 30歳代，男性．1〜2カ月前より左下腿内側のしこりに気付く．炎症を繰り返す．15 mm大，弾性硬，赤褐色の皮膚腫瘍．痛み・痒みなどの症状なし．

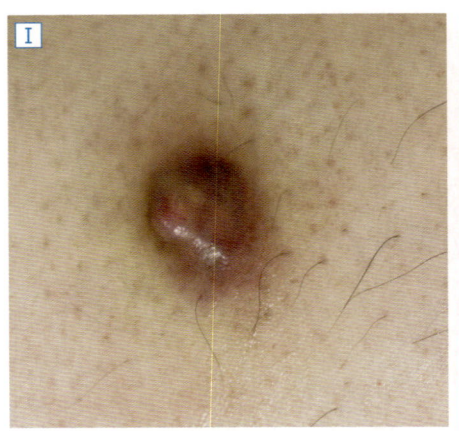

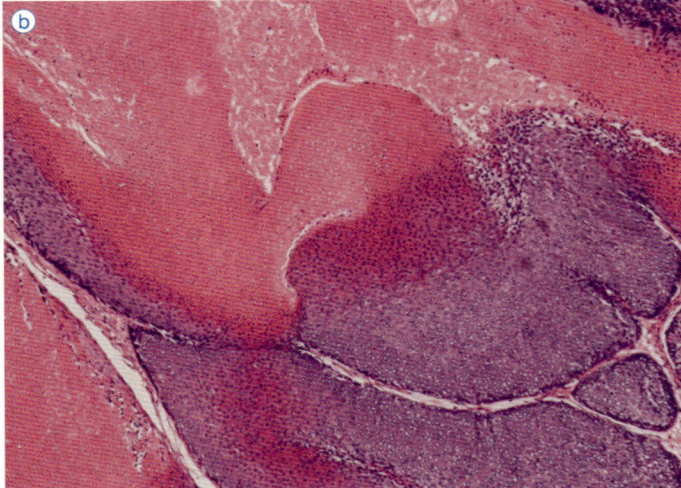

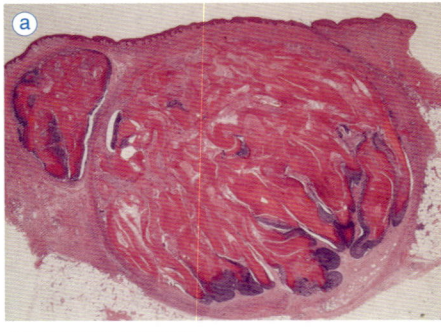

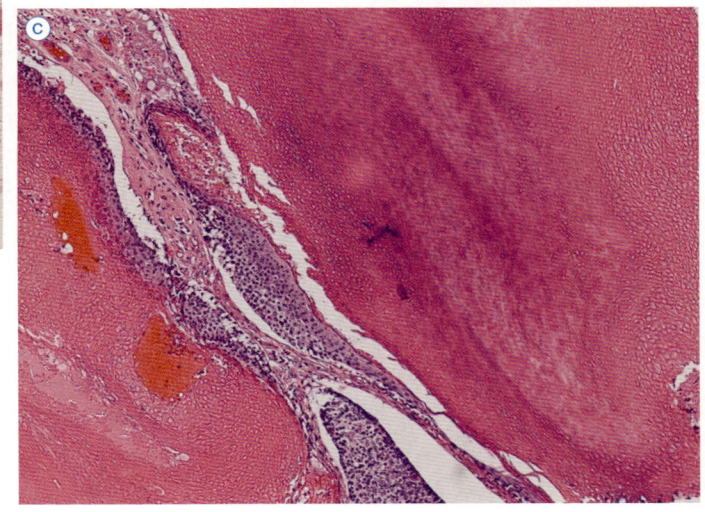

1）左下腿の体表写真
a）HE染色（病変のルーペ像）
b）HE染色（中拡大像）
c）HE染色（強拡大像）

臨床医のギモン

❶ この病変の腫瘍細胞はどんな細胞へ分化しているのでしょうか？

毛母腫

皮膚病理アプローチ

■ 病理診断
- 毛母腫（Pilomatricoma）

■ 病理像はこう読む

病変の全体構築
- 真皮〜皮下脂肪組織内にかけて比較的周囲との境界が明瞭な結節状の病変で，病変はいくつかの腫瘍塊により成り，主に好塩基性細胞と好酸性細胞の2種類の細胞で構成される（ⓐ◯）．

腫瘍細胞の形態・分化
- **好塩基性細胞**は腫瘍塊の外層に位置し（ⓑ◯），基底細胞様で細胞間の境界は不明瞭である．
- 好酸性細胞（**陰影細胞**）は腫瘍塊の内層に位置し（ⓑ◯），核が消失し，細胞中央の未染色部分が特徴である．
- ❶ これらの細胞は毛母細胞に分化した細胞である．
- しばしば好塩基性細胞と陰影細胞の中間に濃縮した核が遺残している**移行細胞**がある（ⓑ◯）．
- 時に病変内に毛包漏斗部に類似した**重層扁平上皮**がみられることがある．

その他の所見
- 陰影細胞内にしばしば好塩基性の微細な顆粒がある．それは**カルシウムが沈着**した石灰化病変である（ⓒ◯）．
- 時に骨化を伴うこともある．

■ 臨床症状と病理所見の対応
- 病理組織像では境界明瞭で，内部に異物反応や石灰化病変があるため，エコーでは境界明瞭で内部に高エコー像がみられる．

+α知識
- 幼少児の顔面・頸部・上肢に好発するが，成人にも生じる．
- 通常単発性の直径1〜2 cmまでの硬い皮内および皮下腫瘍．
- 表面は**常色**ないし**青白く透見**され，**凹凸**に富み**骨様硬**に触知する．

鑑別疾患
- **毛母癌**：好塩基性細胞の細胞異型が強く，核分裂像の数が多い．腫瘍胞巣が不規則に周囲の結合組織に向かって侵襲増殖を示す．

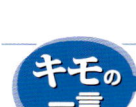

> **キモの一言** 腫瘍の時間的変化により，徐々に好塩基細胞が消失し陰影細胞が増加する．

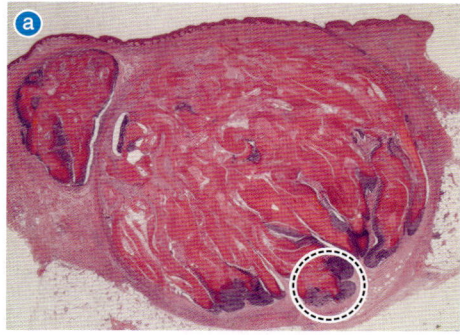

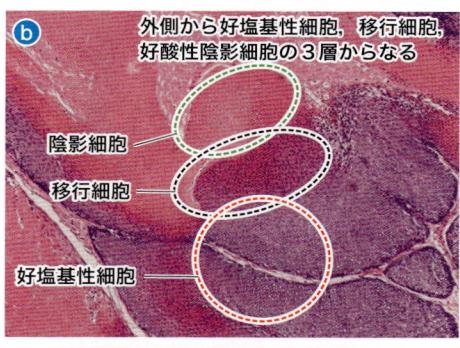

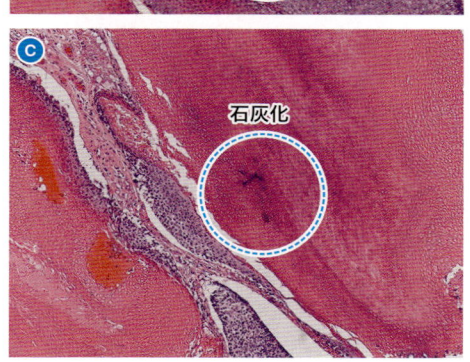

図b 外側から好塩基性細胞，移行細胞，好酸性陰影細胞の3層からなる
- 陰影細胞
- 移行細胞
- 好塩基性細胞

図c 石灰化

Part 4 腫瘍性疾患

第1章 上皮性腫瘍・嚢腫

難易度 ★★☆

A. 良性病変

19 鼻のドーム状隆起した常色結節

岡﨑 静

症例 50歳代，男性．1年前から鼻に常色のドーム状に隆起した結節が出現し，徐々に増大してきた．

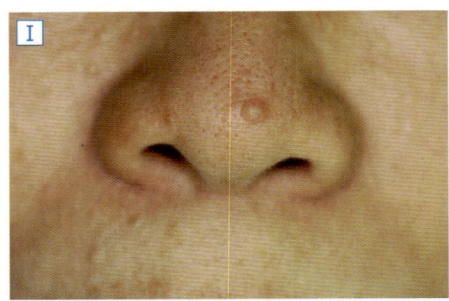

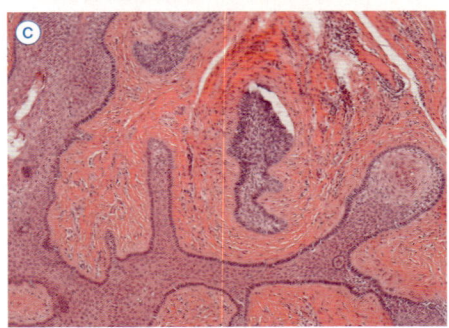

Ⅰ）鼻部の体表写真
a）HE染色（ルーペ像，生検）
b）HE染色（中拡大像）
c）HE染色（強拡大像）

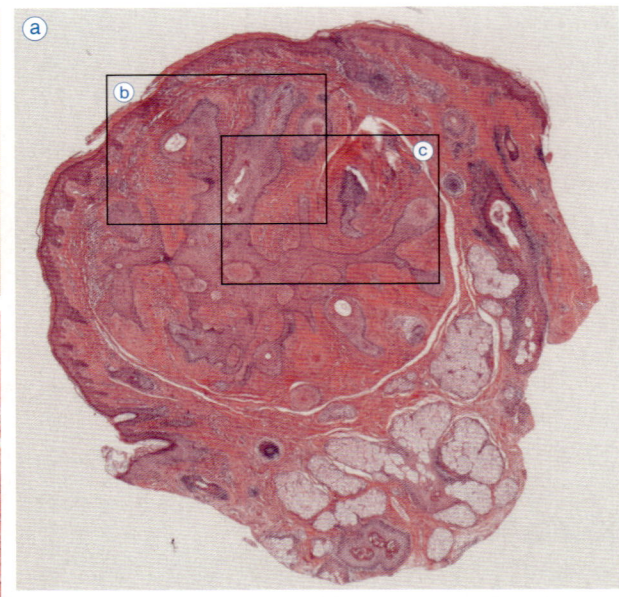

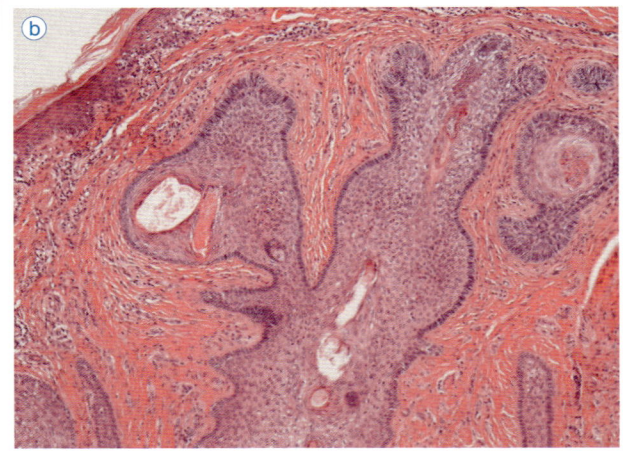

臨床医のギモン

❶ どのような構造が増加しているのでしょうか？

184 臨床医が知っておきたい皮膚病理の見かたのコツ

毛包腫

皮膚病理アプローチ

■ 病理診断
- 毛包腫（Trichofolliculoma）

■ 病理像はこう読む

病変の全体構築
- 真皮上層〜中層にかけて毛包漏斗部様構造（一次毛包）があり（ⓐ⃝），❶中央の毛包漏斗部構造から放射状に二次毛包を形成する囊腫様病変（ⓐ⃝）．

腫瘍細胞の形態・分化
- 毛包周囲には結合組織の増加がみられ（ⓑ），腫瘍は間質と一体となっている（ⓐ）．
- 毛包漏斗部構造の中央には角質があり，軟毛の断片もみられる（ⓑ→）．

その他の所見
- 二次毛包には毛芽細胞（ⓒ→）や内毛根鞘（ⓒ→），外毛根鞘，毛球・毛乳頭もある．

■ 臨床症状と病理所見の対応
- 結節の中央に角化性小陥凹や軟毛があり，毛包漏斗部様構造と対応する．

+α知識
- さまざまな毛包の分化を示す過誤腫で，毛包周期に対応したそれぞれの所見を有する．
- 成人の頭頸部，特に鼻の周囲に好発する．小児では稀である．

鑑別疾患
- 線維性丘疹：主体は線維性結合組織の増加で，毛包漏斗部の拡張や二次毛包が放射状に取り囲む構造はない．
- 毛包上皮腫（Part4 第1章-A-17）：基底細胞様細胞からなる胞巣が増加する．

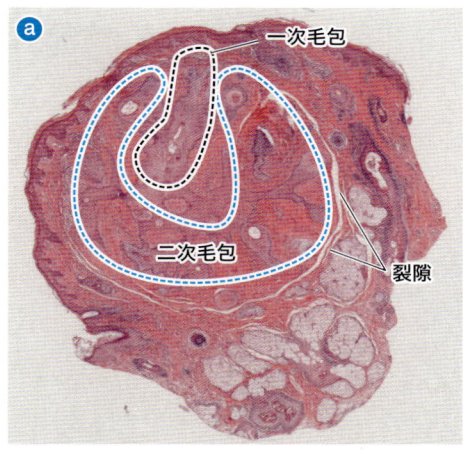

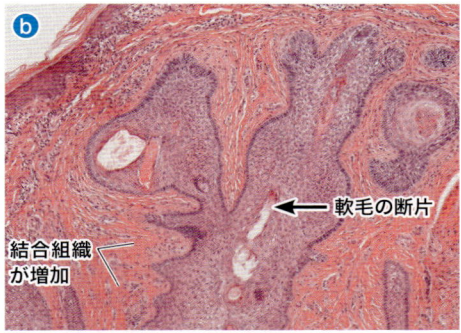

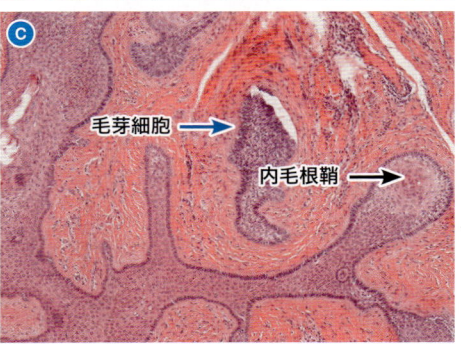

ⓐ 一次毛包／二次毛包／裂隙

ⓑ 軟毛の断片／結合組織が増加

ⓒ 毛芽細胞／内毛根鞘

キモの一言　毛包漏斗部様構造を二次毛包が取り囲む全体構築で，囊腫構造の内部には軟毛の断片がある．

Part 4　腫瘍性疾患

第1章　上皮性腫瘍・囊腫

B. 悪性病変

1　右頬部の鱗屑を付す紅斑

難易度 ★★☆

田久保匡哉，髙山良子

症例　70歳代，女性．3年前より左頬部に生じた紅斑で軽度の鱗屑を伴う．ステロイド剤の外用をするが，消退しない．

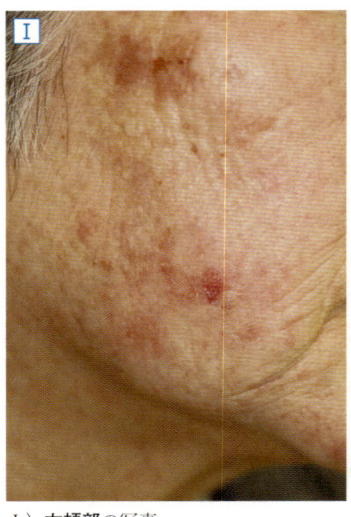

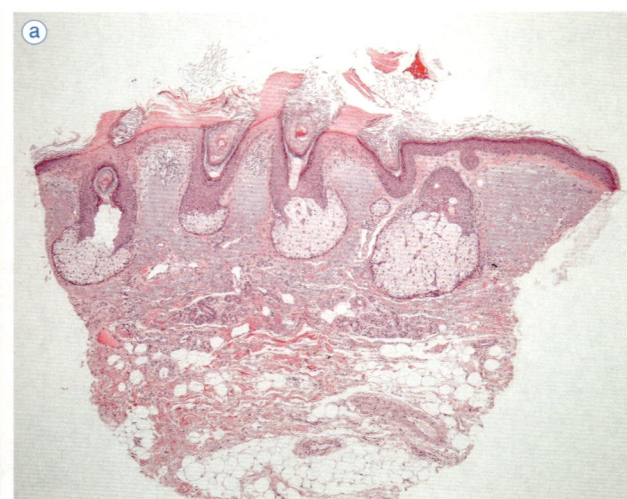

Ⅰ）右頬部の写真
a）HE染色（ルーペ像）
c）HE染色（強拡大像）

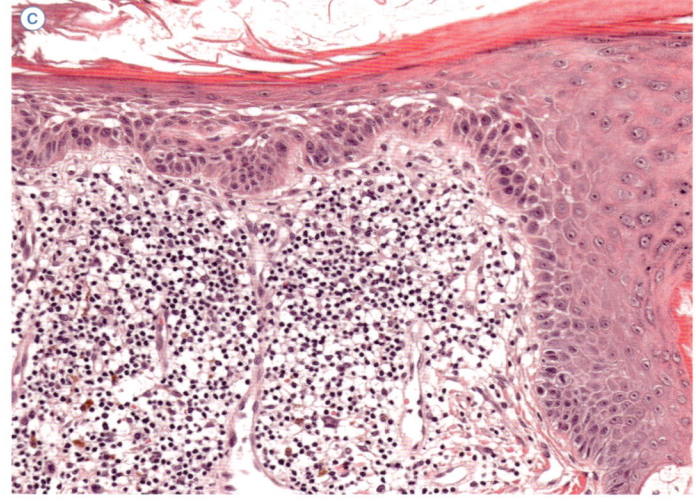

臨床医のギモン

❶ 病変の表面に鱗屑や角化が多いようです．病理学的に何に対応しているのでしょうか？

日光角化症

皮膚病理アプローチ

■ 病理診断
- 日光角化症（Solar Keratosis）

■ 病理像はこう読む

病変の全体構築
- 角層で交互に異なる色調を呈するPink & Blue signがある（ⓐ）。❶Pinkは錯角化（ⓐ ⊢⊣），Blueは正過角化（ⓐ ⊢⊣）に対応する．
- 表皮内に裂隙が形成され（ⓑ▶），真皮上層にsolar elastosis（ⓑ▷）がみられる．

腫瘍細胞の形態・分化
- 表皮下層を中心に大型の核を有する異型角化細胞の増加がみられる（ⓒ ⚫）．これらは蕾状に真皮内に増殖する（ⓒ ⚪）．
- 混みあった核（crowded nuclei）がみられる（ⓒ）．

その他の所見
- 初期は付属器を避けて腫瘍細胞が増生するのを反映して（ⓓ →），Pink & Blue signがみられる（ⓓ）．しかし，比較的早期に付属器上皮の基底層に沿って腫瘍細胞の浸潤がみられるようになる（ⓑ ⇨）．

■ 臨床症状と病理所見の対応

+α知識
- 高齢者の露光部に生じる．紅斑型，色素沈着型，疣状型，肥大型に分類される．
- 錯角化のない病変は，日光角化症と診断することは困難である．
- 時に表皮全層に腫瘍細胞が増生して，bowenoid typeとよばれる．

鑑別疾患
- 有棘細胞癌（Part4 第1章-B-3, 4）：真皮網状層に異型角化細胞の浸潤がみられる．
- Bowen病（Part4 第1章-B-2）：表皮内に散在性に異型角化細胞が増殖する．

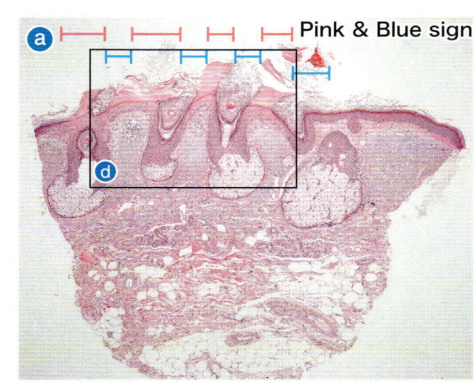

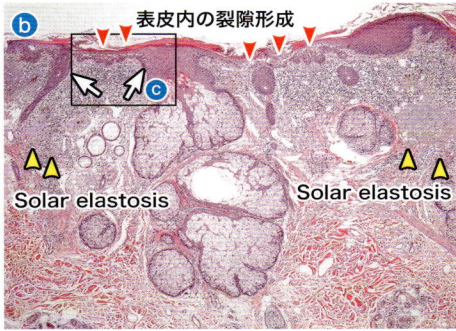

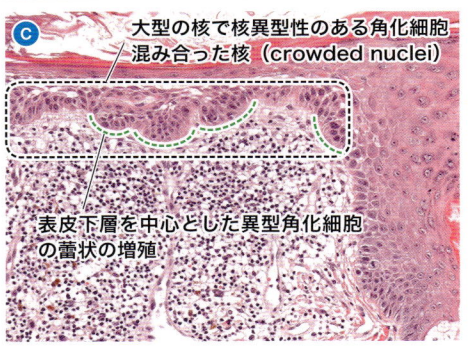

ⓐ Pink & Blue sign

ⓑ 表皮内の裂隙形成
Solar elastosis　　Solar elastosis

ⓒ 大型の核で核異型性のある角化細胞
混み合った核（crowded nuclei）
表皮下層を中心とじた異型角化細胞の蕾状の増殖

ⓓ 毛包上皮は侵されていない

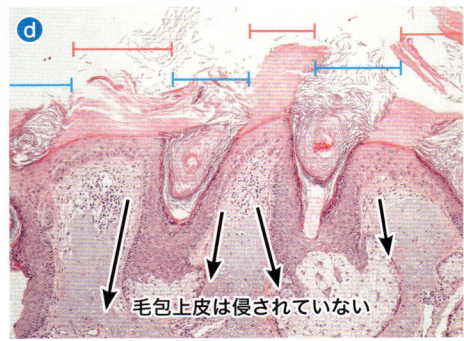

キモの一言　臨床的な鱗屑やダーモスコピー像でのStrawberry patternは，病理組織におけるPink & Blue signに対応している．

Part 4 腫瘍性疾患

第1章 上皮性腫瘍・嚢腫

B. 悪性病変

2 背部の紅斑局面

難易度 ★☆☆

田久保匡哉, 髙山良子

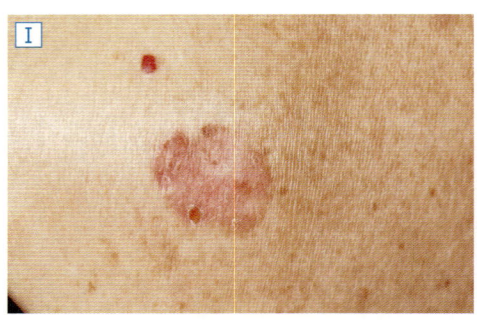

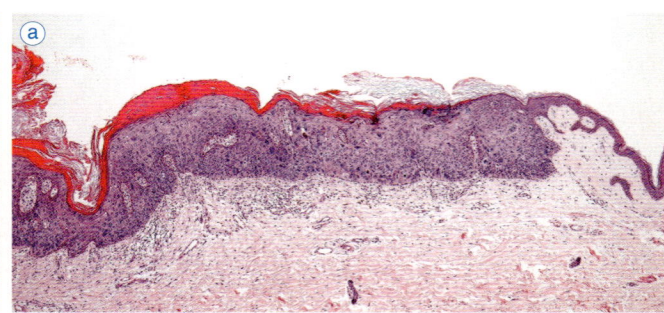

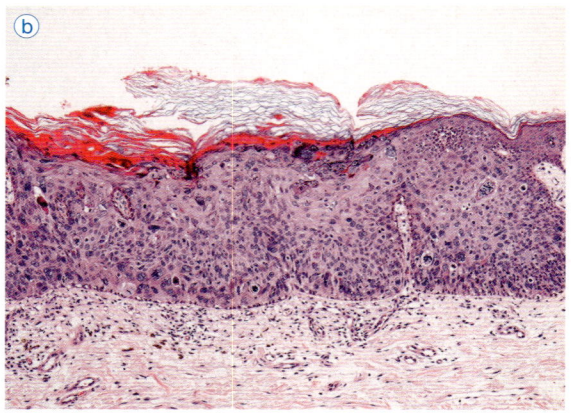

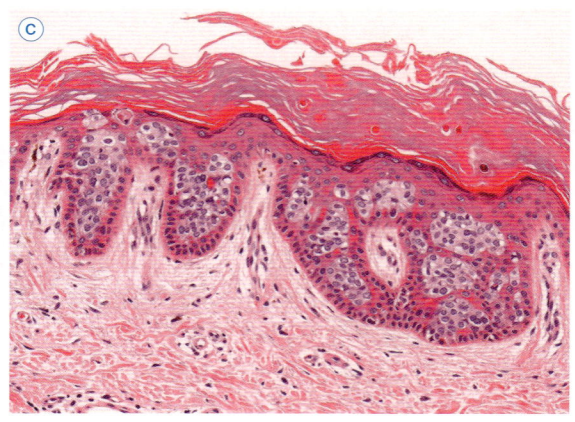

症例 70歳代, 女性. 5年前から背部に紅斑が出現した. 2.5 cm大の境界明瞭な紅斑局面で, 鱗屑・痂皮を伴う.

Ⅰ) 背部の体表写真
a) HE染色（弱拡大像）
b) HE染色（強拡大像）
c) HE染色（強拡大像）

臨床医のギモン

❶ 同じ有棘細胞の上皮内悪性病変である日光角化症との病理像の違いを教えてください.

Bowen病

皮膚病理アプローチ

■ 病理診断
- Bowen病（Bowen's Disease）

■ 病理像はこう読む

病変の全体構築
- 表皮全層性に核異型性のある**角化細胞**が増殖して，**表皮が肥厚している**（ⓐ）．

腫瘍細胞の形態・分化
- 核異型性のある角化細胞からなり，多核にみえる**Clumping cell**（ⓑ▷）や**異常核分裂像**がある（ⓑ▶）．

その他の所見
- 初期病変あるいは病変の辺縁では，❶腫瘍細胞が表皮内で散在性に分布し（ⓒ➡），表皮の最下層に小型の核をもつ細胞が1列配列している（ⓒ◌）．

■ 臨床症状と病理所見の対応

+α知識
- 進行すると腫瘍細胞が付属器上皮内に進展し，その後真皮網状層に浸潤して**有棘細胞癌**となる（Part4 第1章-B-3）．
- 外陰部皮膚粘膜移行部に生じた場合は**Queyrat紅色肥厚症**（ケイラー）とよばれる．

鑑別疾患
- ❶**日光角化症**（Part4 第1章-B-1）：表皮の下層から異型角化細胞が増生し，真皮内にsolar elastosisがみられる．露光部に生じる．しかし，Bowen病とbowenoid type actinic keratosisは鑑別困難のこともある．
- **脂漏性角化症**（Part4 第1章-A-8）：基底細胞様細胞の増殖からなり，病変は皮面より上にある．偽角質嚢腫がみられる．腫瘍細胞の異型性はみられない．

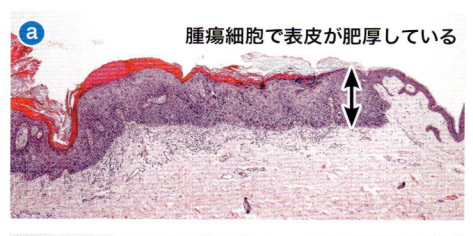

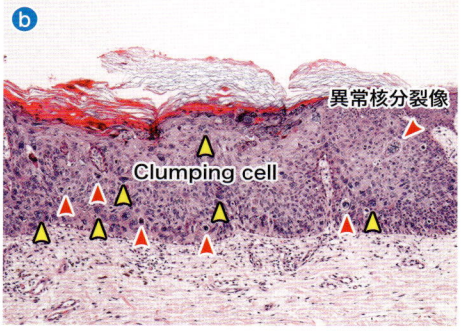

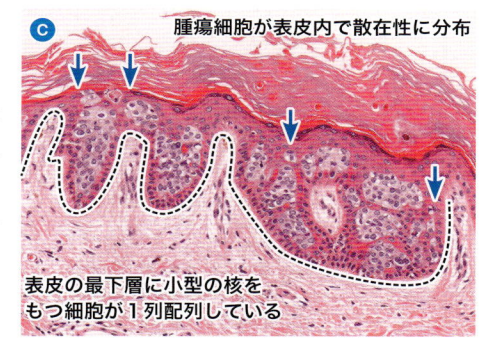

ⓐ 腫瘍細胞で表皮が肥厚している

ⓑ Clumping cell　異常核分裂像

ⓒ 腫瘍細胞が表皮内で散在性に分布

表皮の最下層に小型の核をもつ細胞が1列配列している

キモの一言：Bowen病と日光角化症は腫瘍細胞の増殖の仕方が異なる．Bowen病は表皮内に散在性に増殖することが多く，日光角化症は表皮下層より増殖する．

Part 4 腫瘍性疾患

第1章 上皮性腫瘍・囊腫

B. 悪性病変

3 左頬部の紅斑

難易度 ★★☆

帆足俊彦

症例 90歳代，女性．数年前より顔面に角化性紅斑が出現していた．液体窒素圧抵を受けていたが軽快しなかった．一部わずかに浸潤を触れる．

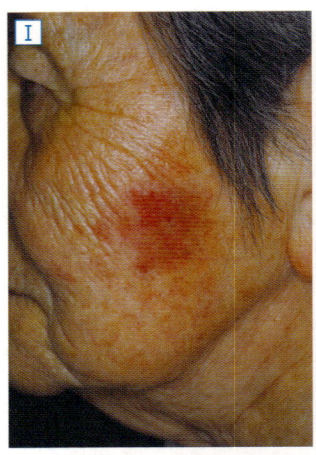

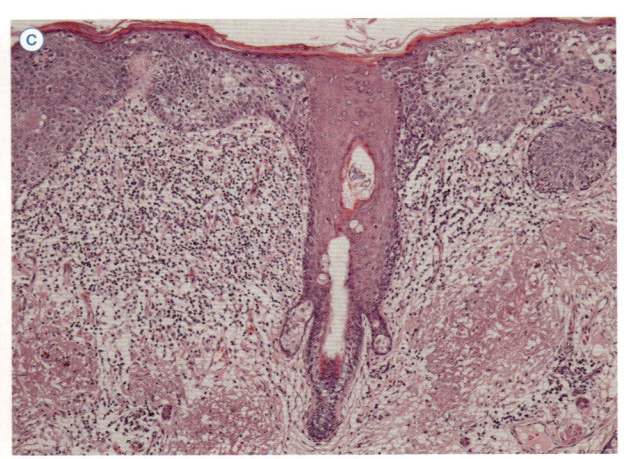

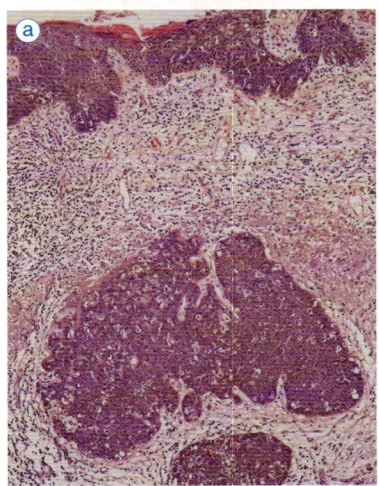

I) 左頬部の臨床写真．境界の比較的明瞭な角化性紅斑がある
a) HE染色（浸潤のある紅斑，中拡大像）
c) HE染色（浸潤のない紅斑，中拡大像）

臨床医のギモン

❶ 一般的な日光角化症と真皮へ浸潤を起こした日光角化症とは臨床的にどのように鑑別すればよいのでしょうか？
❷ 日光角化症において真皮内に孤立した腫瘍胞巣があれば，浸潤癌とみなしますか？

浸潤性有棘細胞癌① 日光角化症型

皮膚病理アプローチ

■ 病理診断

- 浸潤性有棘細胞癌, 日光角化症型 (Invasive squamous cell carcinoma arising from actinic keratosis)

■ 病理像はこう読む

病変の局在

- 病変の主座は, ❶表皮内癌から浸潤した真皮内の乳頭層を越えた腫瘍胞巣である (ⓐ, ⓑ).

腫瘍細胞の形態

- 腫瘍胞巣は大小様々な腫瘍細胞で構成される (ⓑ).
- 核濃縮像がある (ⓑⓒ, ○).
- 腫瘍胞巣と間質との間が一部不明瞭である (ⓐⓑ, →).
- ❶腫瘍胞巣は solar elastosis のある層にある (ⓐ ■).
- ⓓは日光角化症の別症例. ❷胞巣の基底膜が明瞭である. 毛包への進展であり, 真皮内浸潤ではない.

浸潤を触れない紅斑部

- 日光角化症の所見がある (ⓒ). つまり, 毛包が保たれ, 相対的に赤く, 好酸性である (ⓒ). Solar elastosis がある (ⓒ).
- 腫瘍細胞は相対的に青く, 好塩基性である (ⓒ).
- 表皮直下に帯状のリンパ球浸潤, 毛細血管拡張がある (ⓒ).

■ 臨床症状と病理所見の対応

- 本症例は, 臨床的・病理組織学的に日光角化症である. 真皮への浸潤がある (Ⅰ, ⓐ〜ⓒ).
- 臨床像のみでは真皮内浸潤の有無を判断することは難しく, 組織から初めて確認できることがある.

+α知識

- 日光角化症は in situ の有棘細胞癌と同義だが, 真皮内浸潤を起こすと浸潤癌となる.

鑑別疾患

- 他の付属器悪性腫瘍:腫瘍細胞の分化により鑑別する.

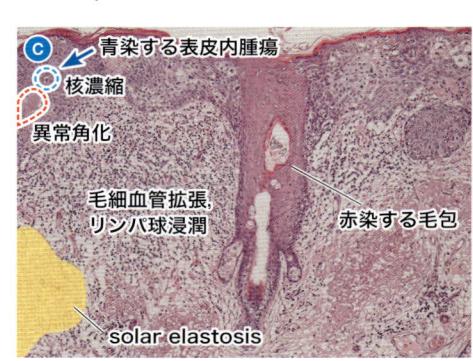

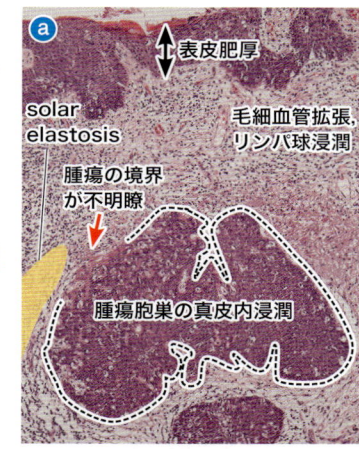

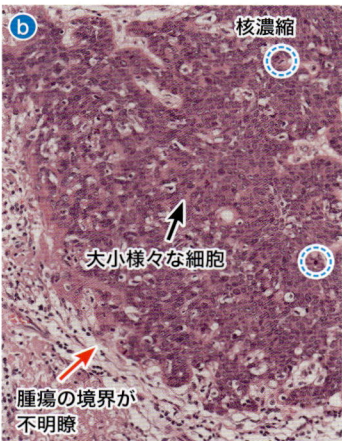

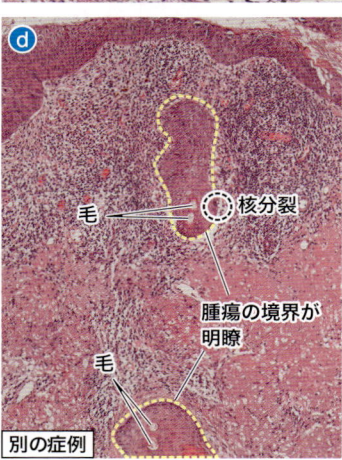

キモの一言　乳頭層を越えて, solar elastosis のある網状層に腫瘍の浸潤があれば, 浸潤癌とみなされる.

Part 4 腫瘍性疾患

第1章 上皮性腫瘍・囊腫

B. 悪性病変

4 右下眼瞼の紅色結節

難易度 ★★☆

帆足俊彦

症例 70歳代，女性．数年前より顔面に角化性紅斑が出現していた．1年前より右下眼瞼の紅斑の一部が隆起してきた．

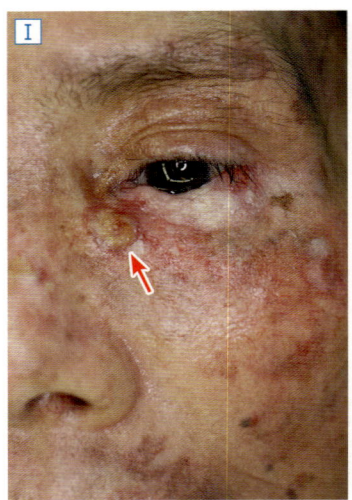

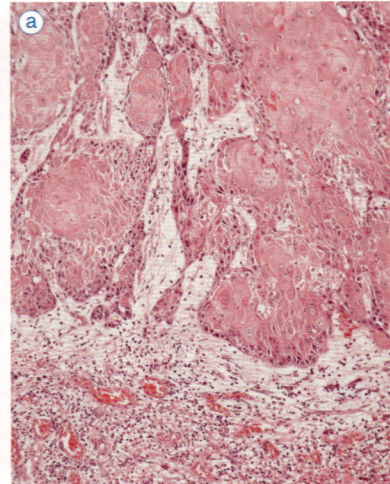

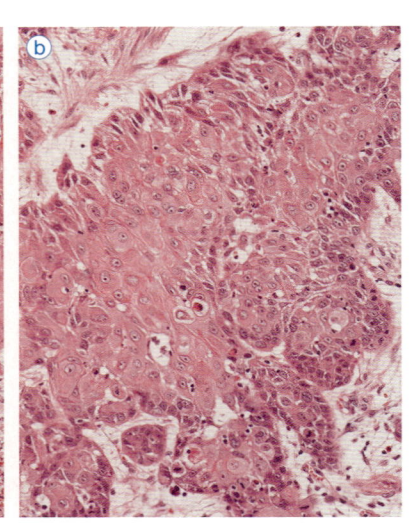

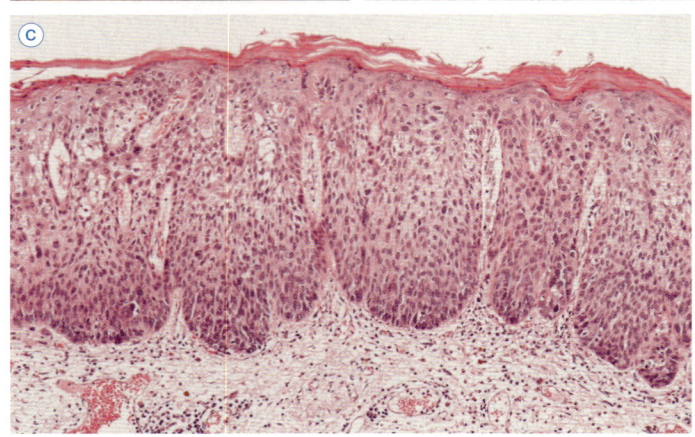

Ⅰ）**左下眼瞼の臨床写真**．直径1 cm大の紅色結節があり（→），周囲は角化性紅斑があり，一部浸軟している
a）**HE染色**（結節の深部，中拡大像）
b）**HE染色**（結節の深部，強拡大像）
c）**HE染色**（角化性紅斑，中拡大像）

臨床医のギモン

❶ 通常のBowen病とは違うのですか？

浸潤性有棘細胞癌② Bowen病型

皮膚病理アプローチ

■ 病理診断
- 浸潤性有棘細胞癌，Bowen病型（Invasive squamous cell carcinoma arising from Bowen disease）

■ 病理像はこう読む

病変の局在
- 病変の主座は，表皮内癌から浸潤した**真皮内の腫瘍胞巣**である（ⓐ）．

腫瘍細胞の形態
- 腫瘍は種々の大きさの胞巣を形成している（ⓐ，ⓑ）．
- **異常角化**（ⓐ ➡），**核濃縮像**がみられ（ⓑ ◯），**細胞間橋**を確認できる（ⓑ）．

角化性紅斑の病理所見
- 結節の周辺の表皮に，Bowen病の所見がみられる（ⓒ）．つまり，基底層が1層保たれた状態で**表皮肥厚**がある（ⓒ ◯，↔）．
- **Clumping cells**（ⓒ ➡），**異常角化細胞**（ⓐⓒ，◯），**核の濃縮像**（ⓒ ◯）がある．
- 表皮直下では帯状の**リンパ球浸潤，毛細血管拡張**がある（ⓒ ➡）．

■ 臨床症状と病理所見の対応
- 臨床的にも病理組織学的にもBowen病から生じた有棘細胞癌と考えられる（Ⅰ，ⓒ）．
- ❶結節周囲の**角化性紅斑**はBowen病の所見を示し，結節は**浸潤性有棘細胞癌**の所見である（Ⅰ，ⓐ，ⓒ）．

+α知識
- ❶Bowen病は *in situ* の有棘細胞癌と同義であるが，進行すると真皮内浸潤を起こして**浸潤癌**となる．

鑑別疾患
- 他の付属器悪性腫瘍：腫瘍細胞の分化により鑑別する．

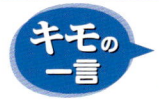

キモの一言　結節のみに着目すると（通常型の）有棘細胞癌と診断してしまう．皮疹および病理を総合的に判断するようにする．

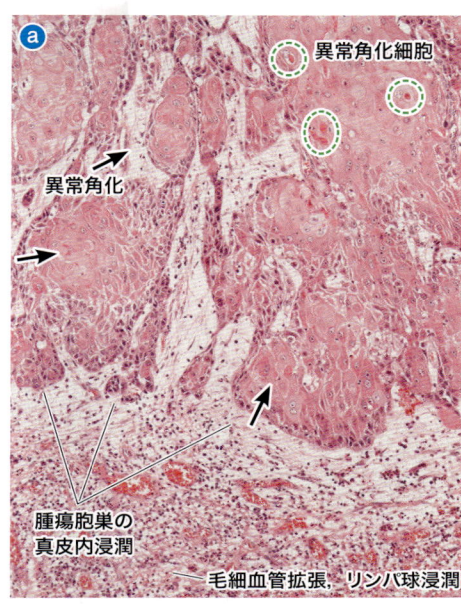

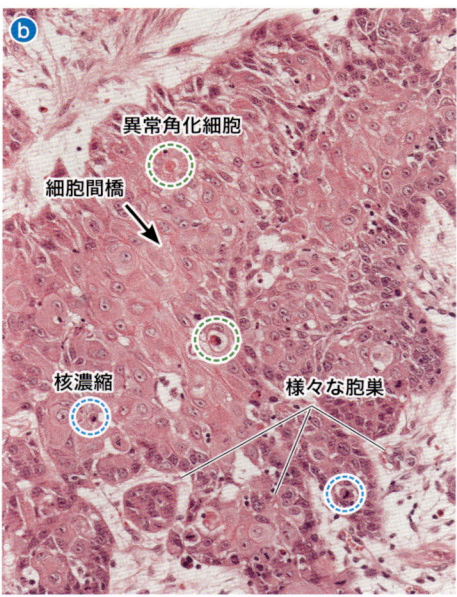

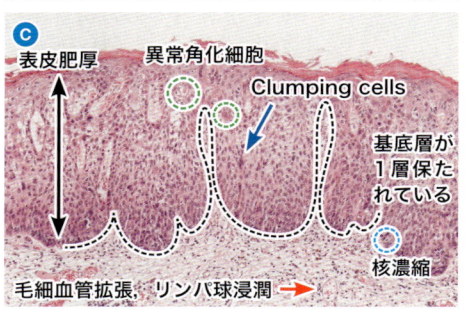

Part 4 腫瘍性疾患

第1章 上皮性腫瘍・嚢腫

ⓐ 異常角化細胞／異常角化／腫瘍胞巣の真皮内浸潤／毛細血管拡張，リンパ球浸潤

ⓑ 異常角化細胞／細胞間橋／核濃縮／様々な胞巣

ⓒ 表皮肥厚／異常角化細胞／Clumping cells／基底層が1層保たれている／核濃縮／毛細血管拡張，リンパ球浸潤

Part 4　腫瘍性疾患

第1章　上皮性腫瘍・囊腫

難易度 ★★★

B. 悪性病変

5　左下腿の潰瘍を伴う隆起性皮膚腫瘍

松田秀則

症例　80歳代，女性．4カ月前より左下腿に皮膚腫瘍が出現し徐々に増大してきた．20 mm大，表面は一部潰瘍化し，出血を伴う隆起性結節．疼痛，そう痒などの自覚症状なし．

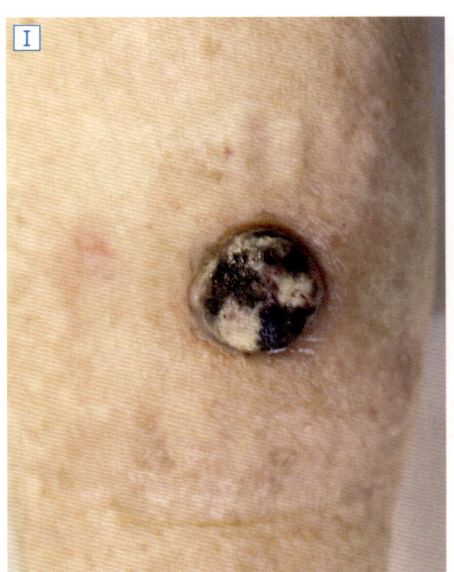

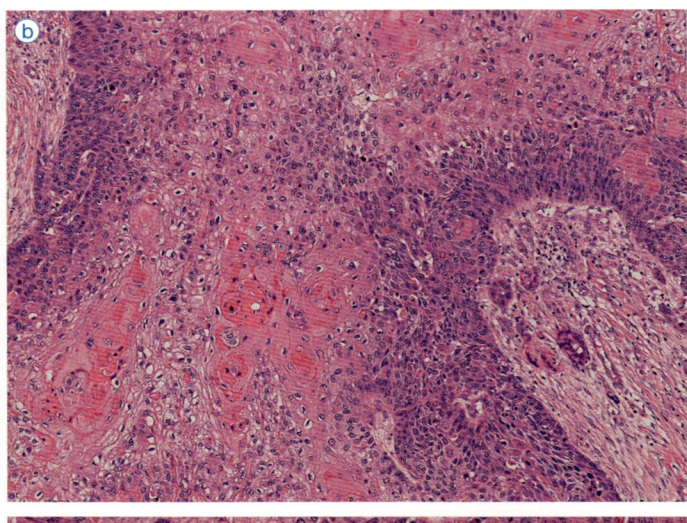

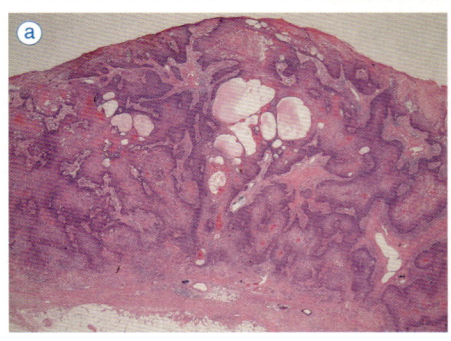

Ⅰ）左下腿の体表写真
a）HE染色（切除標本，ルーペ像）
b）HE染色（切除標本，中拡大像）
c）HE染色（切除標本，強拡大像）

臨床医のギモン

❶ 管腔様構造を伴うものはすべて汗管ですか？
❷ 生検で診断可能ですか？

汗孔癌

皮膚病理アプローチ

■ 病理診断
- 汗孔癌（Porocarcinoma）

■ 病理像はこう読む

病変の全体構築
- 皮膚潰瘍を伴う**隆起性結節病変**で，真皮内あるいは表皮と連続して不規則に浸潤増殖している（ⓐ）．
- 左右**非対称性**に増殖している（ⓐ ↔）．
- **好塩基性**（ⓐ →）と**好酸性**（ⓐ →）の2種類の染色態度を示す腫瘍の増殖である．

腫瘍細胞の形態・分化
- 細胞質の少ない**孔細胞**（基底細胞様細胞，ⓑⓒ，◯）と胞体が好酸性の**小皮縁/クチクラ細胞**（有棘細胞様細胞，ⓑ◯，ⓒ →）も増殖している．
- クチクラ細胞増殖部では，**管腔様構造**が形成されている（ⓑ▷，ⓒ◯）．
- 管腔を構成するクチクラ細胞増殖部や孔細胞には，核異型性や**核分裂像**を伴っている（ⓒ →）．

その他の所見
- CEA免疫染色で管腔様構造に陽性を示す（ⓓ▷）．

■ 臨床症状と病理所見の対応
- 臨床的に**潰瘍**となっている部位は，腫瘍が表皮内で増大したことにより生じている．
- 腫瘍細胞が**真皮内**で浸潤性に増大したことにより**隆起性病変**となっている．

+α知識
- ❶ 腫瘍細胞壊死像や，組織に巻き込まれた汗管などを，汗孔癌の管腔様構造と誤診しやすいので注意が必要．
- ❷ 生検での診断には，CEA，CA19-9，CK7，CD117などの免疫組織学的染色が有用である．

鑑別疾患
- **汗孔腫**（Part4 第1章-A-11）：浸潤性増殖がみられない．汗孔癌への移行がみられることがある．
- **有棘細胞癌**（Part4 第1章-B-3, 4）：腫瘍内に汗管分化している所見がない．腫瘍細胞に巻き込まれた正常汗管は出現するため，汗孔癌との鑑別が必要である．
- **基底細胞癌**（Part4 第1章-B-9, 10）：毛芽様細胞が柵状配列し，周囲の間質との間に裂隙が形成される．

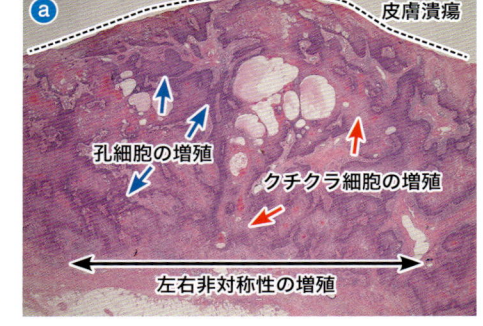

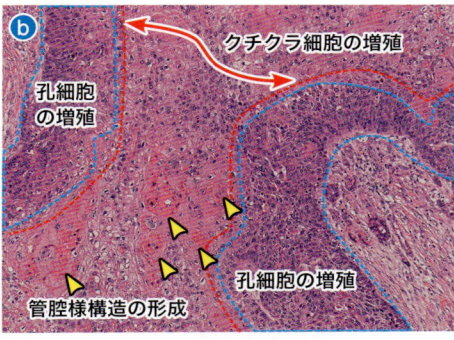

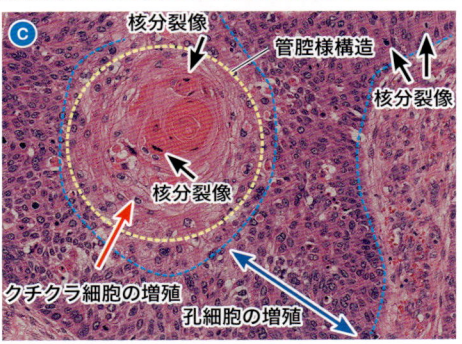

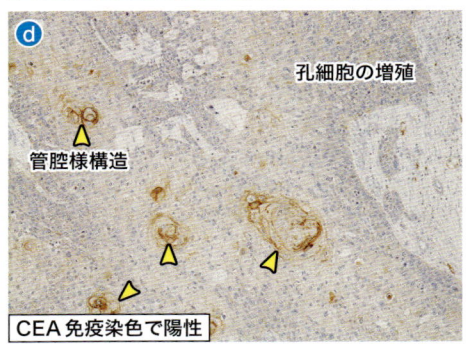

> **キモの一言** 汗孔癌の管腔様構造と他の悪性腫瘍内の汗管の鑑別が重要．

Part 4 腫瘍性疾患

第1章 上皮性腫瘍・囊腫

B. 悪性病変

6 左外眼角の隆起性皮膚腫瘍

難易度 ★★★

奈古利恵

症例 60歳代，男性．数年前より左外眼角に腫瘤が出現し，徐々に増大した．自覚症状なし．

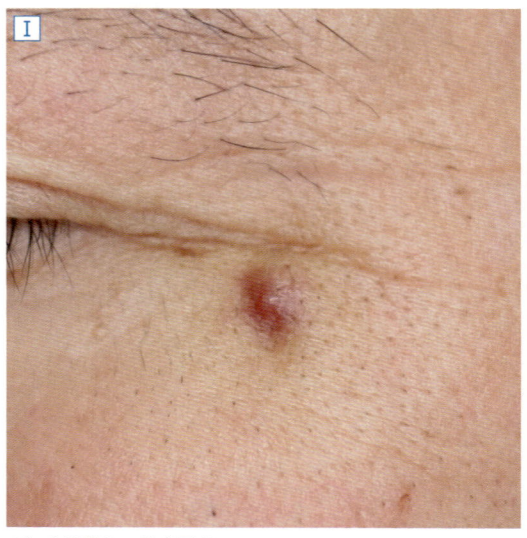

Ⅰ）左外眼角の体表写真
a) HE染色（弱拡大像）
b) HE染色（強拡大像）

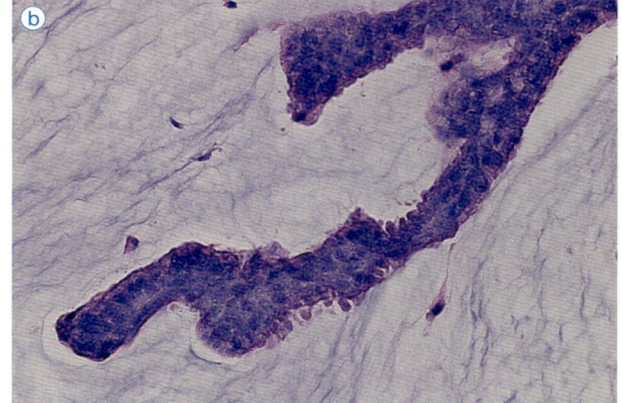

臨床医のギモン

❶ なぜ粘液のなかに腫瘍が浮いているような像を呈するのでしょうか？

皮膚粘液癌

皮膚病理アプローチ

■ 病理診断
- 皮膚粘液癌（Mucinous carcinoma of the skin）

■ 病理像はこう読む

病変の全体構築
- 真皮〜皮下脂肪組織にかけて多量の**粘液貯留**を伴う結節状の病変である（ⓐ）．
- 病変内には増加した膠原線維が網状に分布し，内部には大小様々な上皮性の**腫瘍胞巣**が集簇する（ⓐ▶）．

腫瘍細胞の形態・分化
- 腫瘍胞巣は各に**軽度の異型性**のある腫瘍細胞で構成される（ⓑ）．
- 腫瘍胞巣外側に**断頭分泌像**を伴う**腺構造**や**腺細胞**がある（ⓑ▷）．

その他の所見
- 腫瘍細胞の周囲には一般的に好塩基性細顆粒状物質である**ムチン**（粘液）の貯留を伴う（ⓑ＊）．

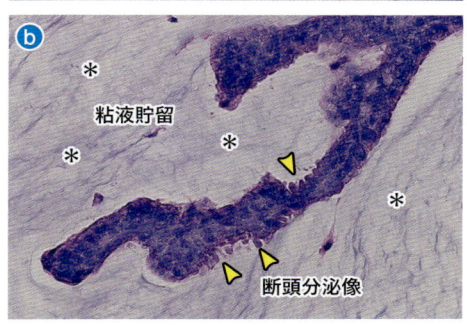

ⓐ 粘液貯留を伴う
ⓑ 腫瘍胞巣
ⓑ 粘液貯留　＊　断頭分泌像

■ 臨床症状と病理所見の対応
- 真皮内に貯留した**粘液**が，臨床的に**弾性硬な結節**として触れる．

+α知識
- **中高年の男性**に多い．
- 大半が**頭頚部**に生じる．
- ❶腫瘍細胞がムチン（粘液）を胞巣の外側に向かって産生する．
- 治療は基底細胞癌に準じて，局所を十分に切除する必要がある．
- 基本的には断頭分泌像がある場合がほとんどであり，アポクリン汗腺分化である．
- 皮膚粘液癌の転移は稀で，転移例は躯幹・腋窩の発生例がほとんどである．

鑑別疾患
- **他臓器原発粘液癌の皮膚転移**：全身検索で原発巣がある．

キモの一言 腫瘍細胞は粘液のなかに浮遊するように存在する．

Part 4 腫瘍性疾患

第1章 上皮性腫瘍・嚢腫

難易度 ★☆☆

B. 悪性病変

7 陰部のびらんを伴う淡紅色局面

山田勝裕

症例 60歳代，女性．1年前から陰部にそう痒がある．ステロイド外用薬や抗真菌外用薬を塗布するも改善がない．

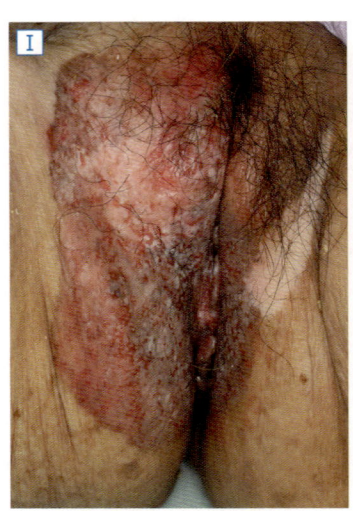

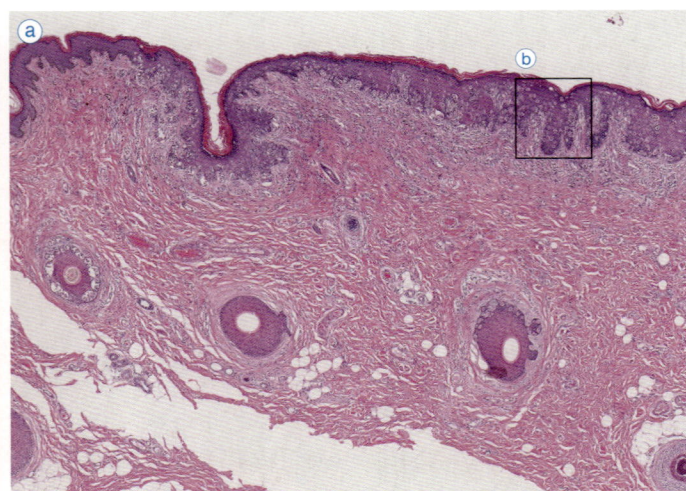

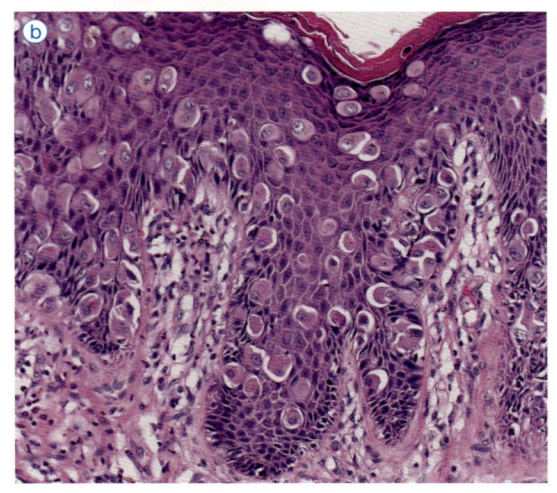

Ⅰ）陰部の体表写真
a）HE染色（ルーペ像，生検）
b）HE染色（強拡大像）

臨床医のギモン

❶ 白斑の部分にも腫瘍細胞が増殖しているでしょうか？

乳房外Paget病

皮膚病理アプローチ

■ 病理診断
- 乳房外Paget病（Extramammary Paget's disease）

■ 病理像はこう読む

病変の全体構築
- 表皮内および付属器上皮内に胞体の明るい細胞が広範囲に分布している（ⓐ）．

腫瘍細胞の形態・分化
- 細胞質は淡明で類円形，核は大小不同があり核異型がある Paget細胞が，表皮内に個々にあるいは胞巣を形成して増殖する（ⓑ）．
- 皮膚原発の症例はアポクリン分化腫瘍といわれている．

その他の所見
- 真皮内にリンパ球主体の炎症性細胞が浸潤する（ⓑ→）．
- 毛包上皮や汗管上皮内への進展像がしばしばみられる（ⓒ）．
- 病変の大きさにかかわらず，表皮や付属器上皮の基底膜よりも表層に腫瘍細胞が分布していれば表皮内癌とされる（ⓑ）．
- 進行すると腫瘍細胞が基底膜を破って真皮内に浸潤し，リンパ節転移や多臓器に転移することもある（浸潤性乳房外Paget病）．

■ 臨床症状と病理所見の対応

- 病巣内やその周辺に白斑を伴うことがある．❶白斑部にも組織学的にPaget細胞が存在している．

+α知識
- 高齢者の外陰部に多い．
- ステロイド外用薬や抗真菌外用薬が効かない外陰部の紅斑性病変は本症を疑う．
- 表皮内癌であれば，十分に切除することによって根治することができる．

鑑別疾患
- 二次性乳房外Paget病：直腸・肛門・膀胱・子宮・膣などの隣接する臓器の上皮性悪性腫瘍細胞が経上皮的に表皮に浸潤して生じる．CK7, GCDFP15, CK20, CDX2による免疫染色により鑑別する（表）．

キモの一言 細胞質が淡明なPaget細胞が増殖する．

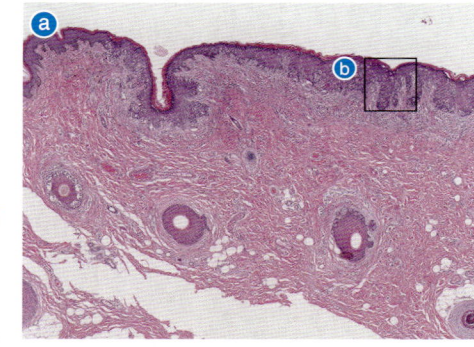

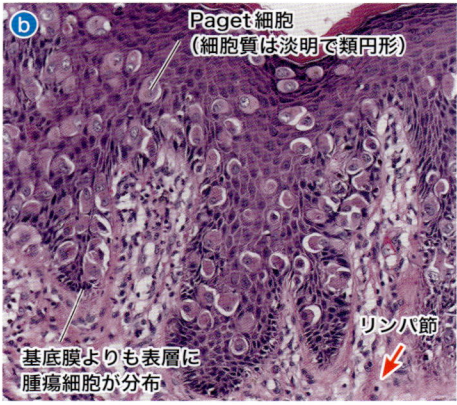

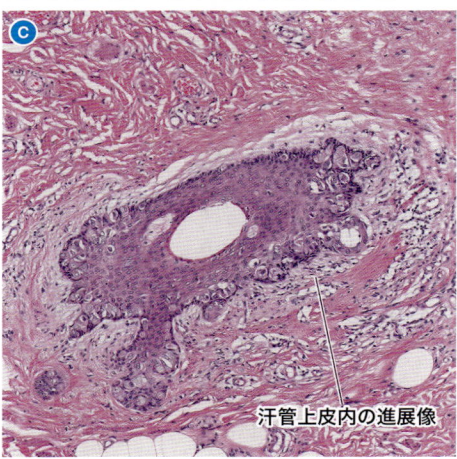

表　免疫化学染色

	乳房外Paget病	二次性乳房外Paget病 消化器癌	二次性乳房外Paget病 膀胱移行上皮癌
CK7	+	−/+	+
GCDFP-15	+	−	−
CK20	−	+	+
CDX2	−	+	−

Part 4 腫瘍性疾患

第1章 上皮性腫瘍・嚢腫

難易度 ★★★

B. 悪性病変

8 鼻翼部の隆起性結節

篠原理恵

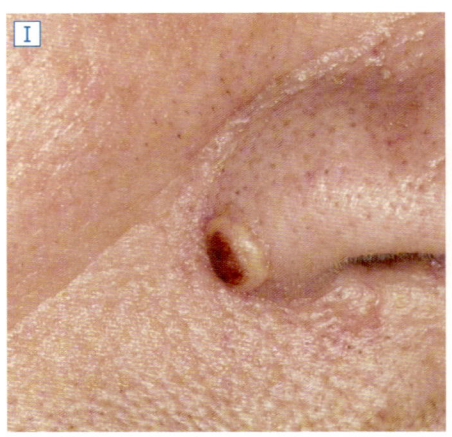

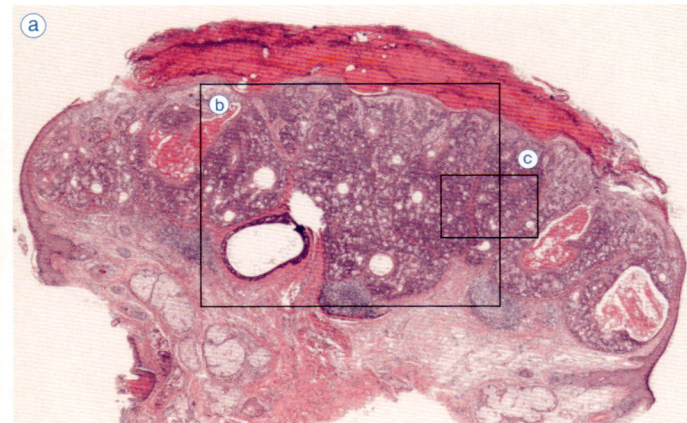

症例 60歳代，女性．1年前より右鼻翼部に腫瘤が出現し，徐々に増大した．

Ⅰ）鼻翼部の体表写真
a）HE染色（ルーペ像）
c）HE染色（強拡大像）

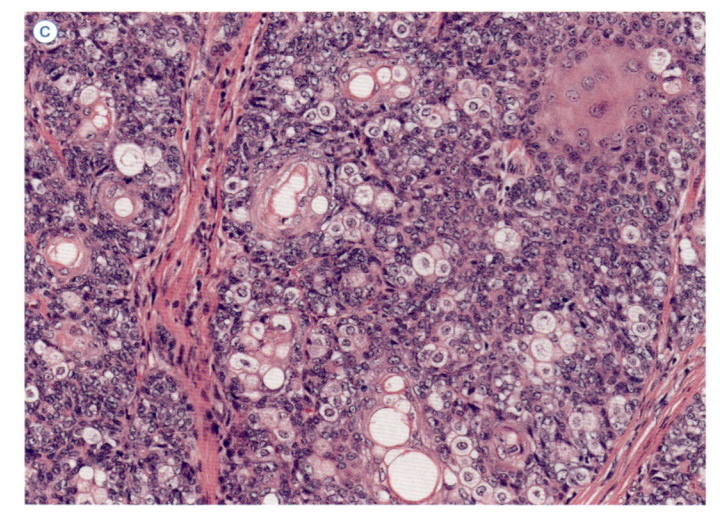

臨床医のギモン

❶ 病理像で多数みられる明るい細胞は何でしょうか？

脂腺癌

皮膚病理アプローチ

■ 病理診断
- 脂腺癌（Sebaceous carcinoma）

■ 病理像はこう読む

病変の全体構築
- 真皮に左右非対称な結節状病変がある（ⓐ）．
- 大小様々な不整形の胞巣より構成されている（ⓑ）．

腫瘍細胞の形態・分化
- 腫瘍細胞は，核に異型性のある基底細胞様細胞と，❶脂腺細胞に類似した明調細胞が混在して構成されており，多数の核分裂像がある（ⓒ）．
- ❶脂腺分化は，泡沫状の細胞質と金平糖状の核がみられる（ⓓ）．

その他の所見
- 豊富な細胞質を有する好酸性細胞（squamoid cell）もみられる（ⓒ）．
- 脂腺導管に似た構造も多数増加している（ⓒ）．
- ホロクライン分泌に類似した泡沫状物質を有する壊死塊がみられる（ⓒ）．

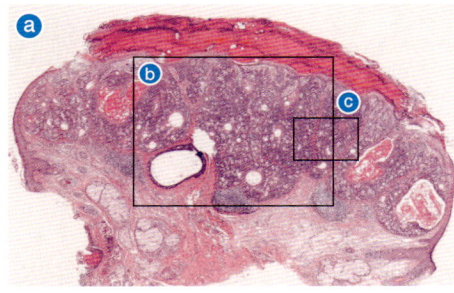

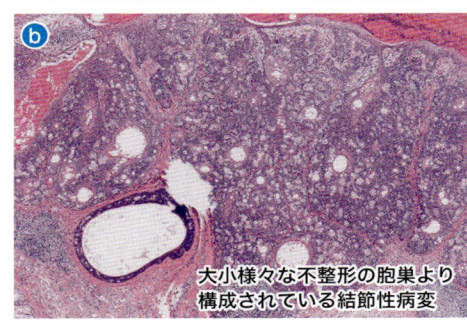

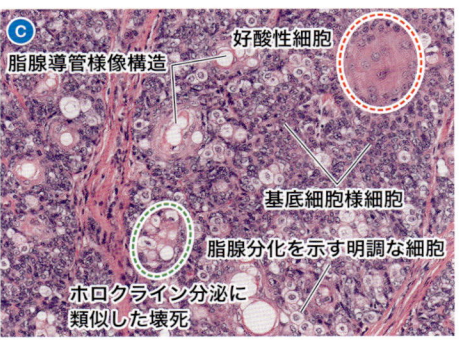

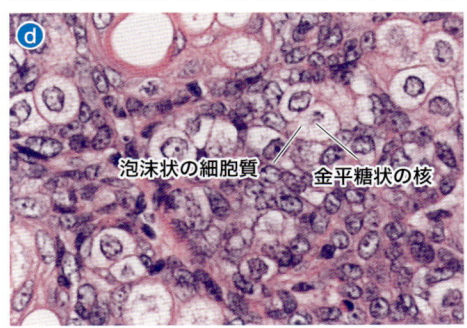

■ 臨床症状と病理所見の対応
- 脂腺分化傾向をもち，臨床的に黄色調になることがある．浸潤性増殖し，臨床的に境界不明瞭である．

+α知識
- 脂腺癌は，眼瞼発生が最も多いが，2/3は眼瞼外に発生している．眼瞼脂腺癌は低分化なものが多い．
- 低分化なものでは脂腺分化が不明瞭であり，抗アディポフィリン抗体を用いた免疫組織化学染色で膜様の染色パターンを確認する．

鑑別疾患
- 脂腺腫（Part4 第1章-A-15）：境界明瞭な病変で核異型性がみられない．核分裂像が少なく，浸潤性増殖を示さない．
- 基底細胞癌（Part4 第1章-B-9, 10）：腫瘍細胞の脂腺分化はごく稀である．毛芽細胞様細胞の増加が主体である．

大小様々な不整形の胞巣より構成されている結節性病変

好酸性細胞
脂腺導管様像構造
基底細胞様細胞
脂腺分化を示す明調な細胞
ホロクライン分泌に類似した壊死

泡沫状の細胞質　金平糖状の核

キモの一言　脂腺癌は，脂腺分化傾向のある細胞だけではなく，基底細胞様細胞も増殖した腫瘍である．

Part 4 腫瘍性疾患

第1章 上皮性腫瘍・囊腫

B. 悪性病変

9 鼻の黒色結節

難易度 ★☆☆

三神絵理奈

症例 80歳代，男性．1年前から左腋窩に黒色結節を自覚した．

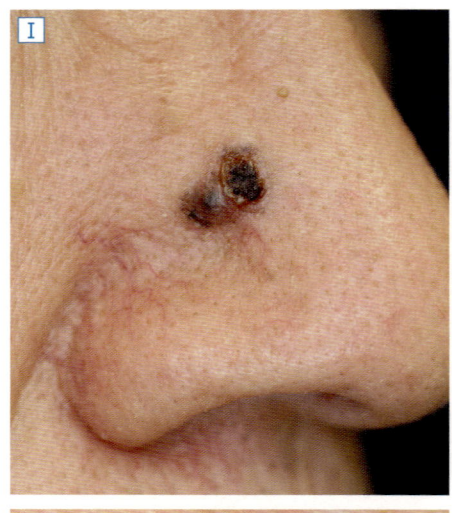

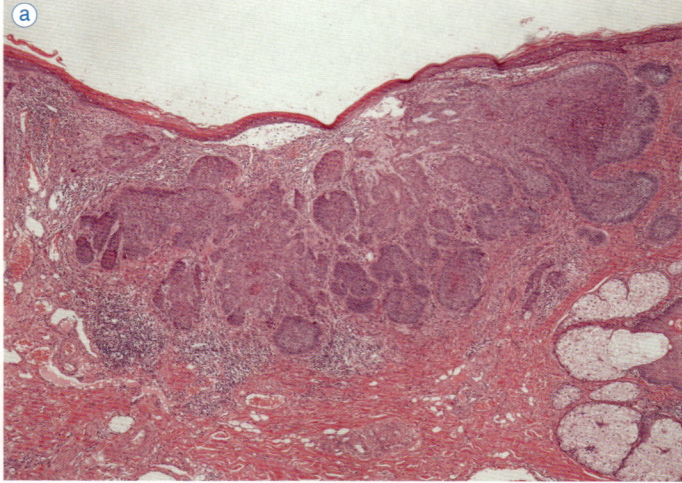

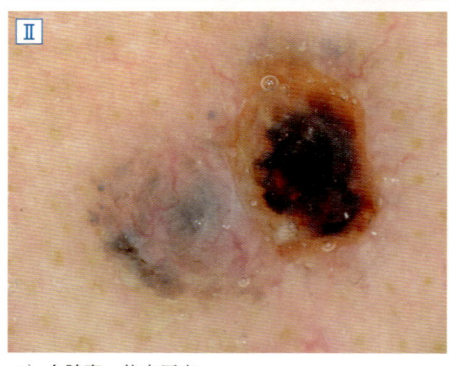

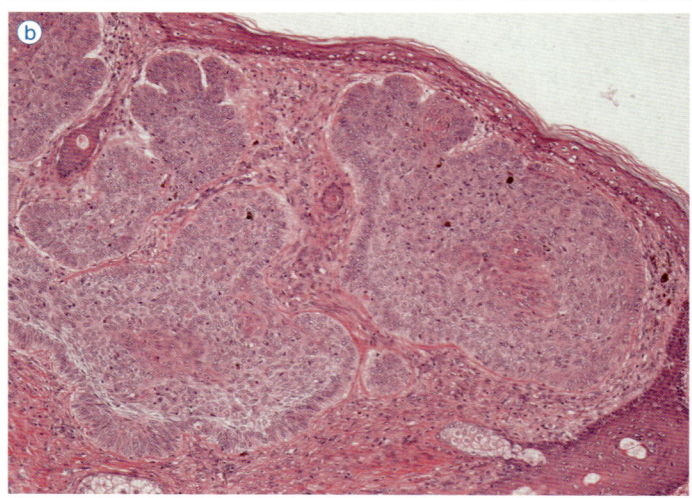

Ⅰ）左腋窩の体表写真
Ⅱ）ダーモスコピー像
a）HE染色（弱拡大像）
b）HE染色（強拡大像）

> **臨床医のギモン**
> ❶ダーモスコピー像の所見は，病理組織像のどのような所見を反映しているのでしょうか？

202 臨床医が知っておきたい皮膚病理の見かたのコツ

基底細胞癌① 結節型

皮膚病理アプローチ

■ 病理診断
- 基底細胞癌，結節型（Basal cell carcinoma, nodular type）

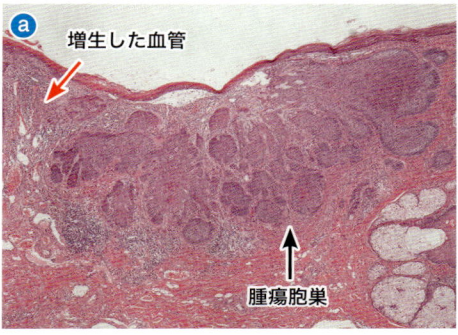

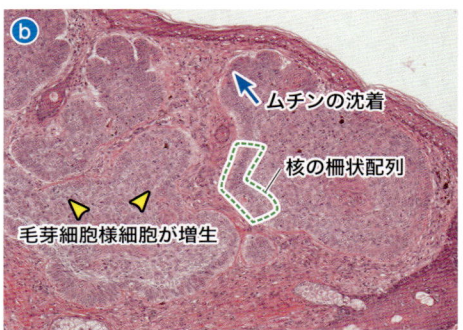

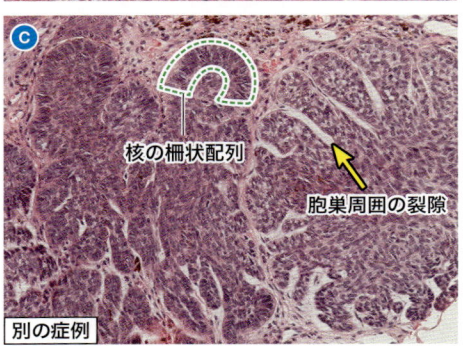

■ 病理像はこう読む

病変の全体構築
- 好塩基性で**表皮と連続した境界明瞭な腫瘍**（**ⓐ**）．

腫瘍細胞の形態・分化
- 毛芽に類似した**毛芽細胞様細胞**が増生する（**ⓑ**▷）．
- 腫瘍辺縁の細胞では**核の柵状配列**がみられる（**ⓑⓒ**，◌）．
- 腫瘍の外側には**ムチン**（粘液）が沈着し（**ⓑ**→），**裂隙**を形成する（**ⓒ**→）．

その他の所見
- **腫瘍胞巣**内にムチンやメラニン顆粒の沈着，塊状壊死がみられることがある．

■ 臨床症状と病理所見の対応
- ダーモスコピーでみられた**灰青色類円形大型胞巣**（large blue-gray ovoid nests）や**葉状領域**（leaf like areas）が，病理組織での**胞巣**の所見を反映している（**Ⅱ**）．

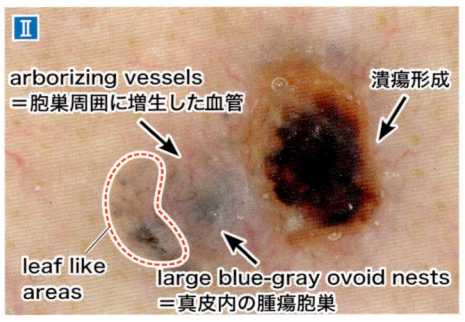

+α知識
- **高齢者**の**顔面**や**体幹**などに生じる，発生頻度の高い悪性腫瘍である．
- 結節型以外にも**表在型**，**囊腫型**，**モルヘア型**，**線維上皮腫型**，**混合型**など多彩な病理組織型がある．

鑑別疾患
- 毛包上皮腫（Part4 第1章-A-17），毛芽腫（Part4 第1章-A-16）：毛芽細胞様細胞よりなる腫瘍周囲に結合組織が増加し，さらにその間質の周囲に裂隙を形成する．腫瘍細胞胞巣とそのすぐ外側へのムチンの貯留は目立たず，ムチンの貯留は間質内にみられる．

ⓐ 増生した血管／腫瘍胞巣

ⓑ ムチンの沈着／核の柵状配列／毛芽細胞様細胞が増生

ⓒ 核の柵状配列／胞巣周囲の裂隙　別の症例

Ⅱ arborizing vessels＝胞巣周囲に増生した血管／潰瘍形成／leaf like areas／large blue-gray ovoid nests＝真皮内の腫瘍胞巣

> **キモの一言**　結節型は基底細胞癌の中で最もよくみられる病型である．毛芽細胞様細胞が増生して巣状の胞巣を形成する．

Part 4 腫瘍性疾患

第1章 上皮性腫瘍・嚢腫

難易度 ★★☆

B. 悪性病変

10 鼻背部のびらん

三神絵理奈

症例 90歳代，女性．数ヵ月前から鼻背部にびらんを自覚．抗生物質軟膏を外用するも改善しない．

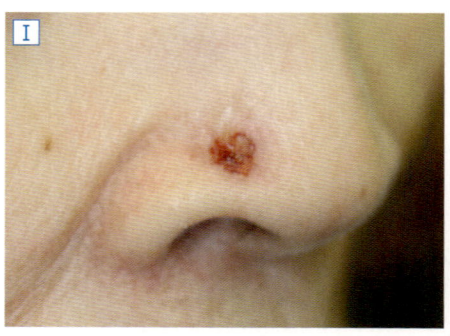

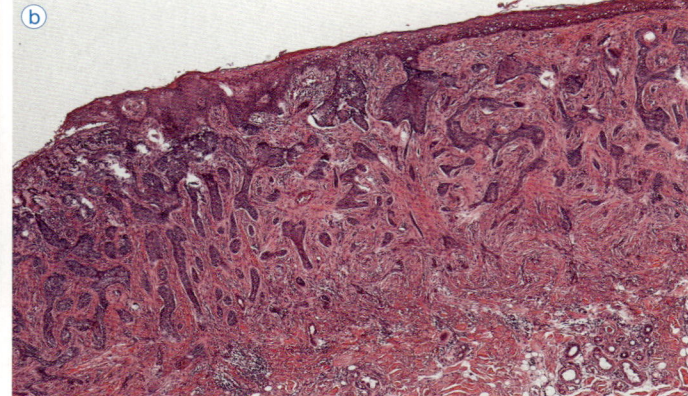

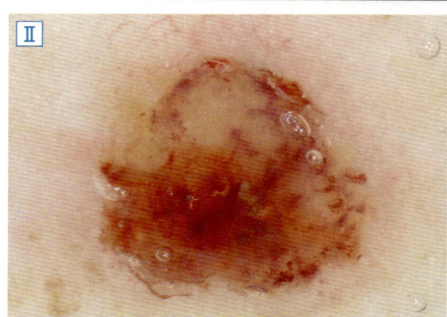

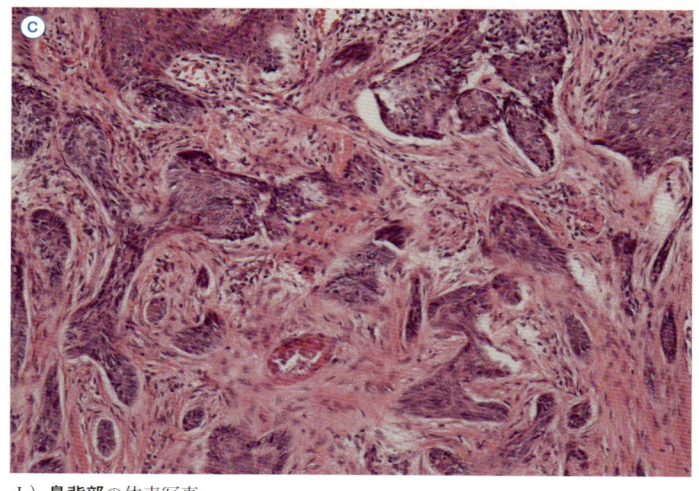

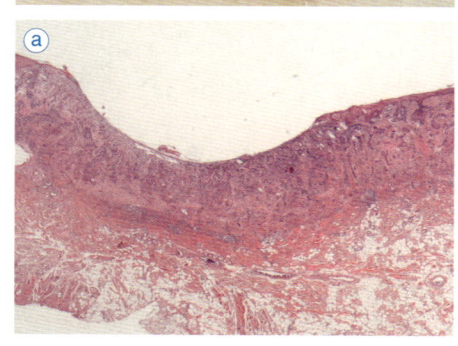

Ⅰ）鼻背部の体表写真
Ⅱ）ダーモスコピー像
a）HE染色（弱拡大像）
b）HE染色（強拡大像）
c）HE染色（強拡大像）

臨床医のギモン

❶ 他の病型と比べて高リスクな組織型と言われる理由は何でしょうか？
❷ 間質の好酸性の部分（赤みがかった部分）は何でしょうか？

基底細胞癌② モルヘア型

皮膚病理アプローチ

■ 病理診断
- 基底細胞癌，斑状強皮症（モルヘア）型（Basal cell carcinoma, morpheic type）

■ 病理像はこう読む

病変の全体構築
- 表皮連続性に大小の胞巣が増生し，小型の索状胞巣（ⓒ ⊙）が深部まで浸潤している（ⓑ➡）．
- 腫瘍全体の境界は不明瞭（ⓐ）．
- 中央に皮膚潰瘍がある（ⓐ）．

腫瘍細胞の形態・分化
- 毛芽細胞様細胞が増生する（ⓒ）．
- 腫瘍の外側にはムチン（粘液）が沈着し，裂隙を形成する（ⓑⓒ，▷）．

その他の所見
- ❷間質には膠原線維の増生（線維化）がみられる（ⓒ）．

■ 臨床症状と病理所見の対応
- ダーモスコピー上，皮膚潰瘍と樹枝状血管（arborizing vessels）の所見はあるが，他の病型のように大型の腫瘍胞巣を形成しないため，灰青色類円形大型胞巣（blue-gray ovoid nests）や葉状領域（leaf like areas）などの腫瘍胞巣を反映する所見は少ない．

+α知識
- ❶腫瘍病変の境界が不明瞭なため，基底細胞癌の他の病型と比べて深部断端陽性になりやすい．

鑑別疾患
- スキルス乳癌の皮膚転移（Part4 第5章-3）：腫瘍細胞が細く束状に浸潤する点が類似しているが，表皮内病変はない．

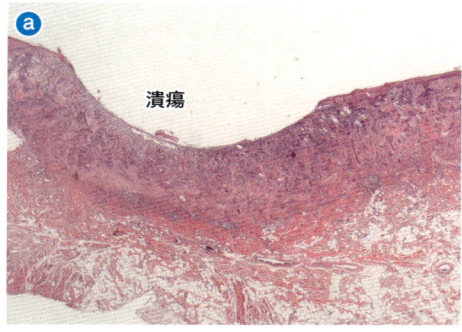

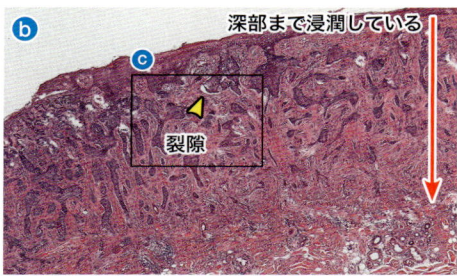

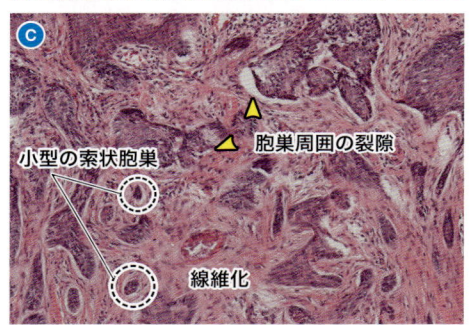

ⓐ 潰瘍

ⓑ 深部まで浸潤している
ⓒ 裂隙

ⓒ 小型の索状胞巣　胞巣周囲の裂隙　線維化

キモの一言　毛芽細胞様細胞が増生して小型の索状胞巣を形成し，深部まで浸潤する．間質には線維化がある．

Part 4 腫瘍性疾患

第1章　上皮性腫瘍・囊腫

B. 悪性病変

11 指背の紅色ドーム状隆起性病変

難易度 ★★☆

福本 瞳

症例 80歳代，男性．数カ月前より右第3指背側に皮膚腫瘍が出現し急激に大きくなった．50年間外科医として働き，素手で造影検査をすることもあった．

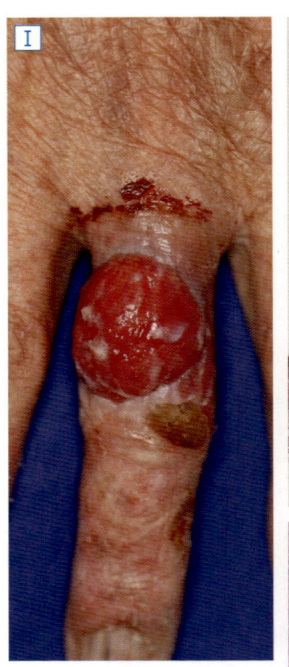

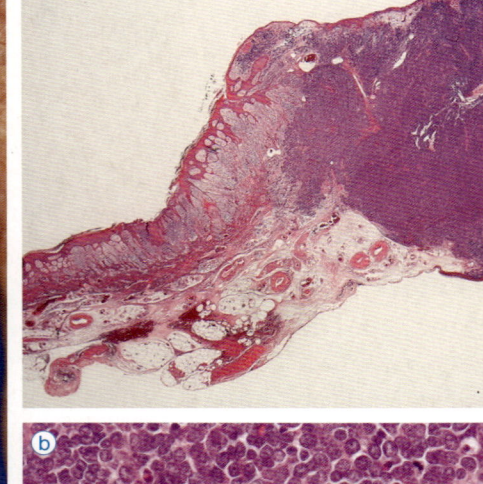

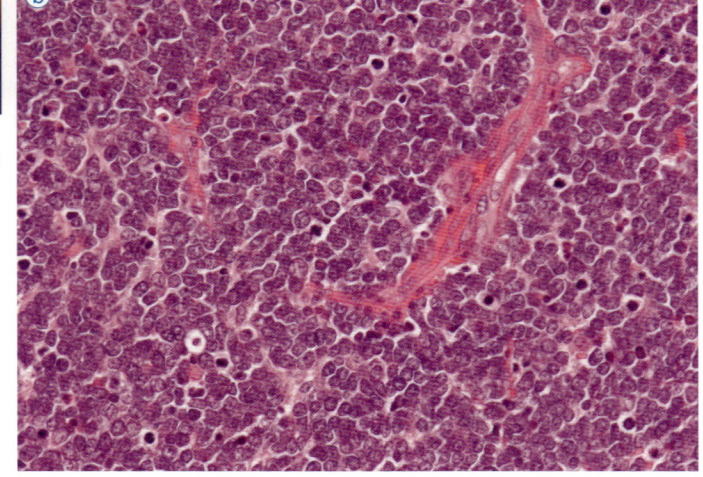

Ⅰ）右第3指背部の体表写真
a）HE染色（ルーペ像，生検）
b）HE染色（中拡大像）

臨床医のギモン

❶ 肺小細胞癌の転移性皮膚癌との鑑別はどうすればよいでしょうか？
❷ 造影検査が疾患の発症にかかわっているのでしょうか？

206　臨床医が知っておきたい皮膚病理の見かたのコツ

Merkel細胞癌

皮膚病理アプローチ

■ 病理診断
- Merkel 細胞癌（Merkel cell carcinoma）

■ 病理像はこう読む

病変の全体構築
- 表皮直下～皮下脂肪組織まで**好塩基性**の腫瘍細胞が**結節状**に増殖する（ⓐ ⃝）．

腫瘍細胞の形態・分化
- 比較的小型で**細胞質に乏しく類円形の核**をもつ腫瘍細胞が**シート状**に増殖する（ⓑ）．
- 精細なクロマチンと小さな**核小体**がみられる（ⓒ）．
- **核分裂像**（ⓑⓒ，⃝）や個細胞壊死がしばしばみられる（ⓑ）．

その他の所見
- 腫瘍巣内に**血管**が増生する（ⓑ）．
- サイトケラチン20（**CK20**）の免疫組織染色にて**核周囲にドット状に陽性**となる（ⓓ）．
- 電子顕微鏡で有芯顆粒がみられる．

■ 臨床症状と病理所見の対応
- **紅色調・弾性硬**であることは，腫瘍細胞が**稠密に増生**し血管が富んでいることに対応する．

＋α知識
- ❷65歳以上の日光露光部に多く生じ，発症要因として**日光曝露**や**免疫抑制**などが推測されている．
- 進行が早く転移や再発は30％にみられ予後が悪いとされる一方で，原発巣が自然消退することもある．
- Merkel細胞ポリオーマウイルスがMerkel細胞癌のおおむね8割から検出され，発癌と関連しているといわれている．
- Merkel細胞癌は皮膚の神経内分泌系細胞であるMerkel細胞に分化した腫瘍であり，免疫組織染色で神経内分泌系腫瘍のマーカーのクロモグラニンAやNSEなどが陽性になる．
- しばしば近接して上皮内あるいは浸潤性の有棘細胞癌を合併する．

鑑別疾患
- ❶**肺小細胞癌**：HE染色では鑑別困難である．免疫組織染色でTTF-1陽性，CK20陰性となる．
- **悪性リンパ腫**：免疫組織染色でLCA陽性，CK20陰性となる．

> **キモの一言** Merkel細胞癌は免疫組織染色で神経内分泌系腫瘍マーカーが陽性になる．

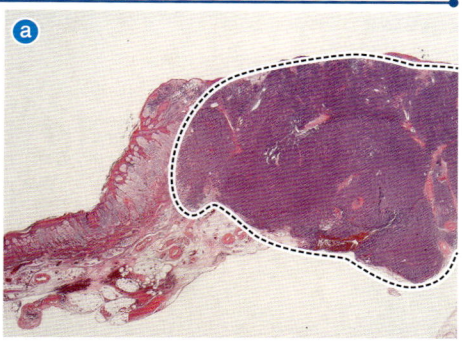

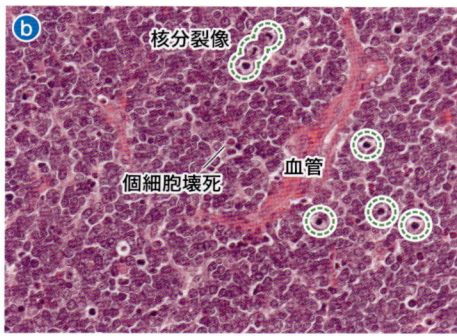

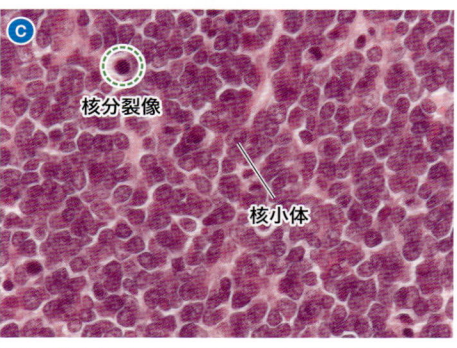

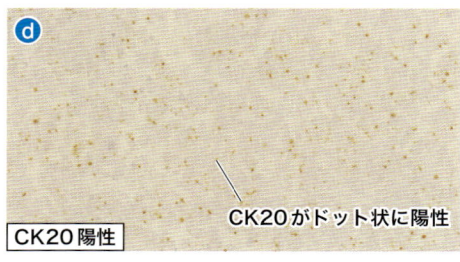

ⓑ 核分裂像／個細胞壊死／血管
ⓒ 核分裂像／核小体
ⓓ CK20陽性／CK20がドット状に陽性

Part 4 腫瘍性疾患

第2章 色素細胞性腫瘍・母斑

難易度 ★☆☆

1 左眼瞼部の色素斑

赤間智範

症例 20歳代，女性．小学生の頃より左眼瞼部に色素斑が出現し，徐々に拡大してきた．

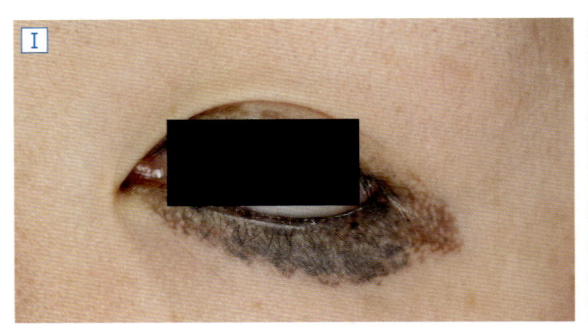

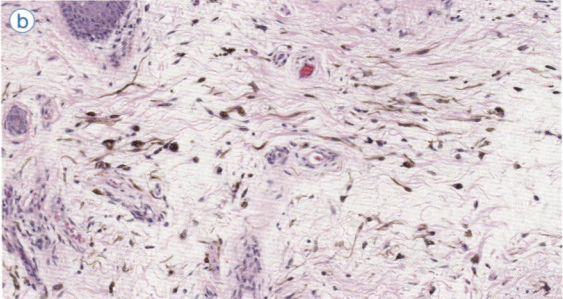

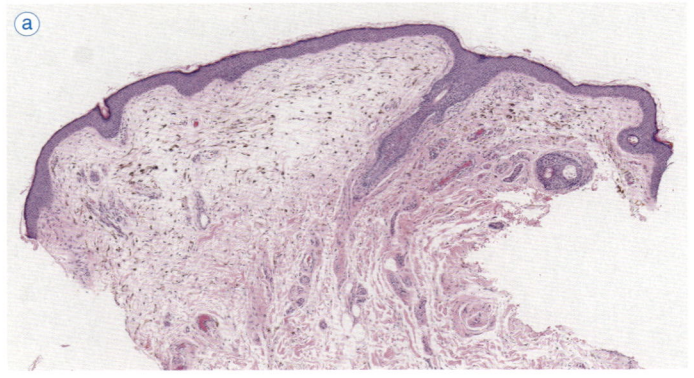

I）左眼瞼部の体表写真
a）HE染色（ルーペ像，生検標本）
b）HE染色（強拡大像）

臨床医のギモン

❶ どうしてこのような色調を呈するのでしょうか？

太田母斑

皮膚病理アプローチ

■ 病理診断
- 太田母斑（Nevus of Ota）

■ 病理像はこう読む

病変の全体構築
- 真皮上層〜中層にかけて**メラノサイト**が散在性にみられる（ⓐ○）．
- 膠原線維の増生を伴わない．

腫瘍細胞の形態・分化
- 真皮内で増生するメラノサイトは，**紡錘形，紐状**，または樹枝状を呈する（ⓑ○）．
- メラノサイトに異型はない（ⓑ）．
- メラノサイトは，主に真皮の比較的浅い部分に存在する（ⓑ）．

その他の所見
- 表皮基底層には**メラニン**が部分的に沈着する（ⓒ→）．

■ 臨床症状と病理所見の対応

- ❶表皮基底層の部分的メラニン沈着と真皮内のメラノサイト増生により，均一な青色ではなく，褐色〜淡青色調を呈する．これは，表皮基底層のメラニンは褐色，真皮内のメラノサイトは青色として我々の眼が認識するからである．

+α知識
- 三叉神経第1枝，第2枝の支配領域に**片側性**に生じる．
- 約半数の症例で，強膜や虹彩，眼底などにも色素沈着を伴う（**眼球メラノーシス**）．
- 同様の皮疹が，肩峰周囲に生じたものを**伊藤母斑**（Nevus of Ito）という．
- 白人には稀．東洋人の女性に多く，出生直後からある場合と思春期頃から目立ってくる場合がある．

鑑別疾患
- **後天性真皮メラノサイトーシス**：左右対称性に色素斑が出現する．

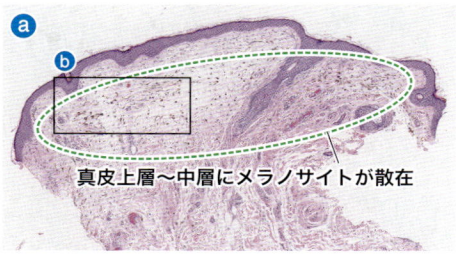

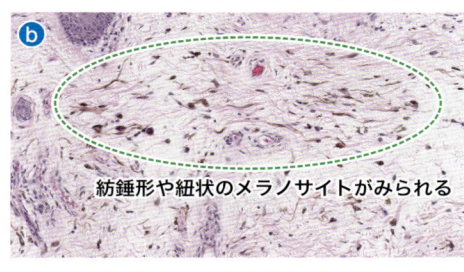

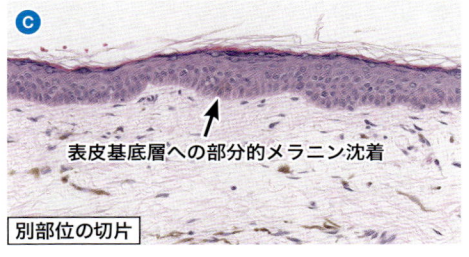

ⓐ 真皮上層〜中層にメラノサイトが散在

ⓑ 紡錘形や紐状のメラノサイトがみられる

ⓒ 表皮基底層への部分的メラニン沈着

別部位の切片

キモの一言 臨床的色調から，メラノサイトの存在する部位を推測する．

Part 4 腫瘍性疾患

第2章 色素細胞性腫瘍・母斑

難易度 ★☆☆

2 右側胸部の色素斑

赤間智範

症例 10歳代，女性．生下時より右側胸部に有毛性色素斑が存在する．

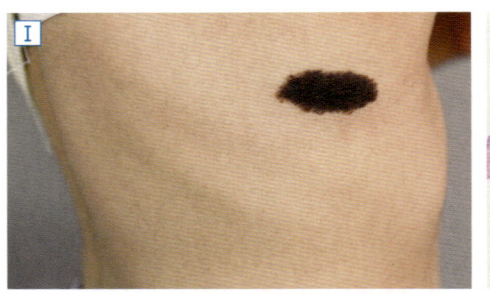

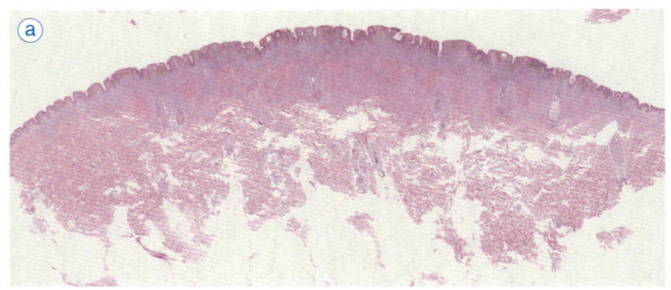

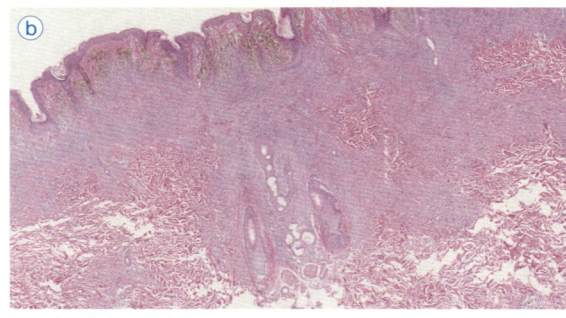

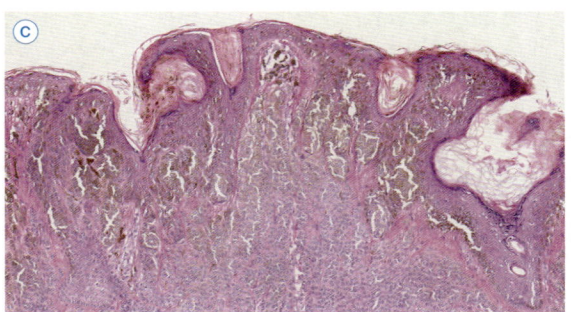

Ⅰ）右側胸部の体表写真
a）HE染色（ルーペ像，切除標本）
b）HE染色（弱拡大像）
c）HE染色（中拡大像）

臨床医のギモン

❶先天性ではどのような所見が得られるのでしょうか？

先天性色素細胞母斑

皮膚病理アプローチ

■ 病理診断
- 先天性色素細胞母斑（Congenital melanocytic nevus）

■ 病理像はこう読む

病変の全体構築
- 真皮上層を中心に，帯状に密な**母斑細胞**が存在する（ⓐ◯）．

腫瘍細胞の形態・分化
- 増殖する母斑細胞に異型はない．
- ❶真皮内では，毛包や汗管などの付属器あるいは血管周囲に沿うように母斑細胞が分布する（ⓑ◯）．
- 真皮上層の母斑細胞は，**メラニン顆粒**を豊富に含有する（ⓒ）．

その他の所見
- ❶付属器上皮内にも母斑細胞が分布する（ⓓ→）．
- 病変辺縁に付属器や血管周囲のみに母斑細胞が分布する部位がある（ⓔ）．

■ 臨床症状と病理所見の対応

- 「生下時より存在していた」という病歴を聴取できれば診断は比較的容易である．しかし，患者本人や家族が正確には把握していない場合もある．

+α知識
- 直径20 cmを超えるものを**先天性巨大色素性母斑**とよぶ．剛毛を伴う場合は**獣皮様母斑**とよばれ，占拠部位により海水着型母斑あるいは衣服型母斑ともよばれる．
- **巨大型**では悪性黒色腫を併発する危険性が高くなるため完全切除が望ましいが，病変が広範囲に及ぶため困難なことも多く，醜形にも苦慮する．
- 後天性に生じるMiescher母斑，Unna母斑，Clark母斑，Spitz母斑（Part4 第2章-4〜7）のいずれとも全体構築が異なる良性の色素細胞の増殖である．

鑑別疾患
- 悪性黒色腫（Part4 第2章-10〜12）：異型メラノサイトが胞巣を形成する．

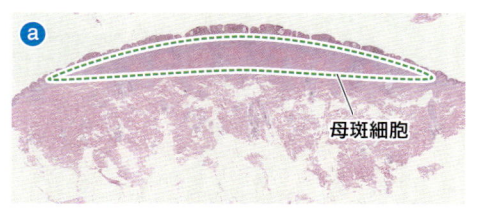

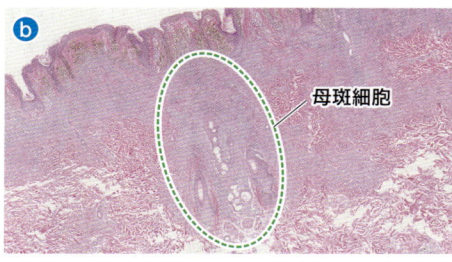

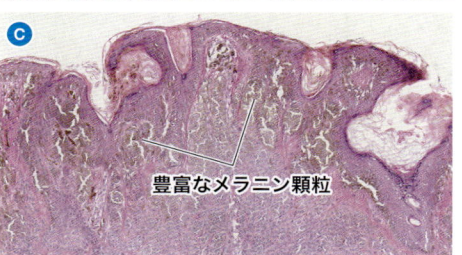

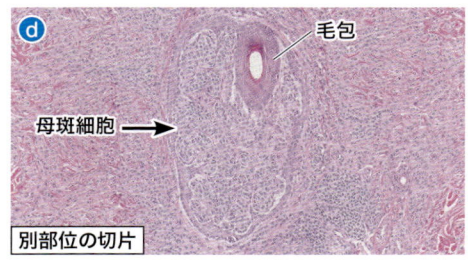

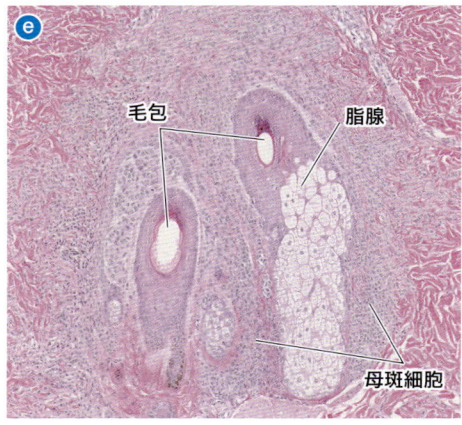

キモの一言 病歴を患者本人や家族が把握していなくとも，病変の全体像や母斑細胞の分布より先天性色素細胞母斑と判断できる．

Part 4 腫瘍性疾患

第2章 色素細胞性腫瘍・母斑

難易度 ★☆☆

3 左手背の結節

赤間智範

症例 7歳，女児．3年前より左手背に結節が出現．徐々に増大してきた．

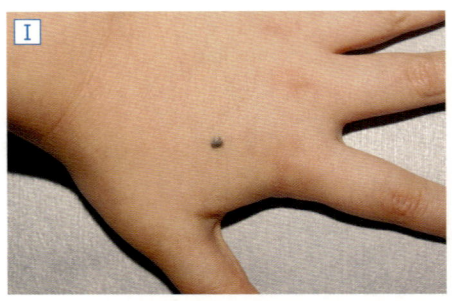

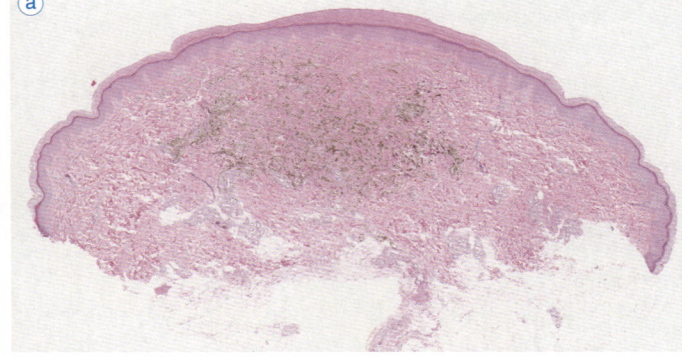

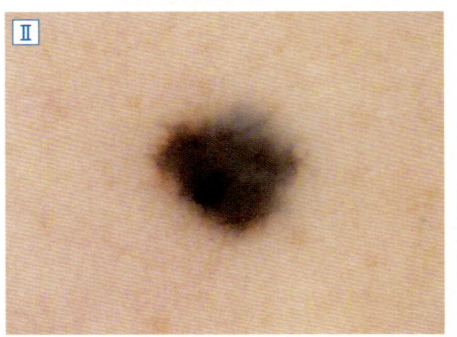

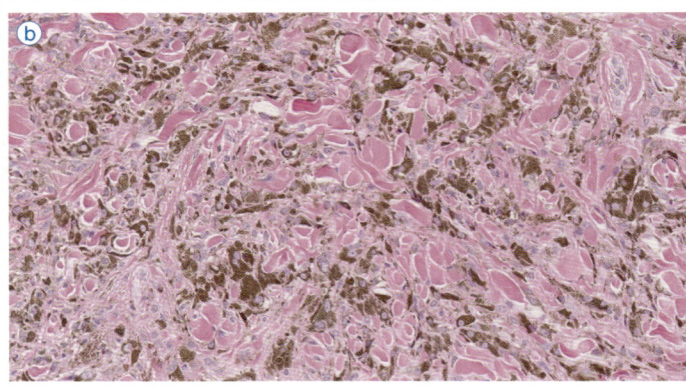

Ⅰ）左手背の体表写真
Ⅱ）ダーモスコピー写真
a）HE染色（ルーペ像，切除標本）
b）HE染色（強拡大像）

臨床医のギモン

❶ ダーモスコピー所見と病理所見は，どのように関係しているのでしょうか？

通常型青色母斑

皮膚病理アプローチ

■ 病理診断
- 通常型青色母斑（Common blue nevus）

■ 病理像はこう読む

病変の全体構築
- 真皮中層〜下層にかけて，メラニン顆粒の充満した**真皮メラノサイトの増生**がみられる（ⓐ）．
- 膠原線維の増生を伴う（ⓑ）．

腫瘍細胞の形態・分化
- 増生するメラノサイトは，**紡錘形**または**樹枝状**を呈する（ⓑ）．
- メラノサイトに異型はない（ⓑ）．
- すべての母斑細胞が細胞質内に**メラニン顆粒**を有する．

その他の所見
- 表皮内での母斑細胞の**胞巣形成は通常ない**（ⓐ）．

ⓐ 表皮と腫瘍胞巣との連続性はない
真皮中層〜下層の真皮メラノサイト増生

ⓑ 間質の線維化と硬化
増生する真皮メラノサイト

ⓒ 周囲の膠原線維間束へ入り込む真皮メラノサイト
病巣辺縁部

■ 臨床症状と病理所見の対応

- 真皮内やや**深部のメラノサイト増生**により，臨床的に青色を呈する．
- また，❶ダーモスコピー像では，辺縁部に**棘状の突起（streaks）**がみられる．これは，病巣辺縁部で真皮メラノサイトが周囲の膠原線維束間へ入り込むように存在していることに対応している（ⓒ▷）．
- 間質の線維化と硬化により，触診で硬く触れる．

+α知識
- 青色母斑には，①大きさが10 mmまでの**通常型青色母斑**（本症例）と，②10 mmを超える局面・結節を生じる**細胞増殖型青色母斑**の2つがある．
- 細胞増殖型青色母斑では，通常型青色母斑の所見を示すメラニン顆粒の豊富な部分と，メラニン顆粒に乏しいメラノサイトの増殖巣とで構成される．
- 比較的発症頻度は高く，日本人の約3％にみられる．

鑑別疾患
- **色素細胞母斑**（Part4 第2章-4〜6）：母斑細胞が増生している．
- **悪性黒色腫**（Part4 第2章-10〜12）：腫瘍細胞が表皮にまでおよび，細胞異型を有する．

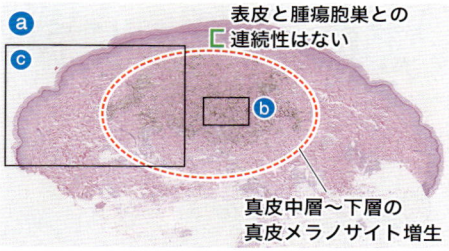

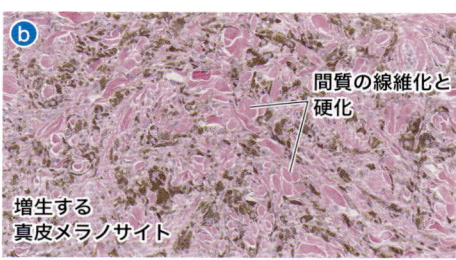

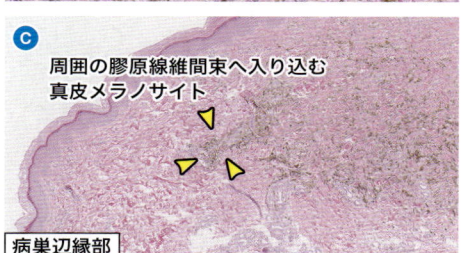

キモの一言　青色母斑は，真皮メラノサイトが異所性に出現した真皮メラノサイトーシスではなく，真皮メラノサイトの腫瘍性増殖である．

Part 4 腫瘍性疾患

第2章 色素細胞性腫瘍・母斑

難易度 ★☆☆

4 鼻背部に存在する隆起性皮膚結節

大橋実奈

症例 50歳代，男性．鼻背部にある9 mm大，弾性軟，常色の隆起性皮膚結節．徐々に大きくなってきた．ダーモスコピーでcomma-like vesselsがあり，一部毛孔周囲に褐色調を帯びている．

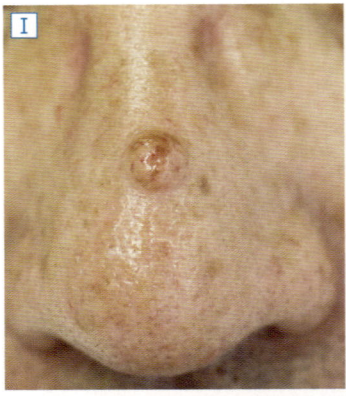

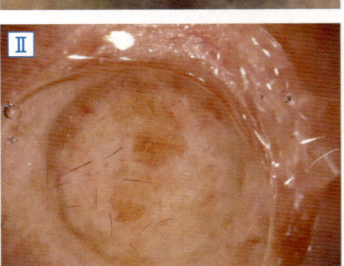

Ⅰ）鼻背部にある体表写真
Ⅱ）ダーモスコピー像
a）HE染色（全体像）
b）HE染色（中拡大像，表皮内～真皮上層）

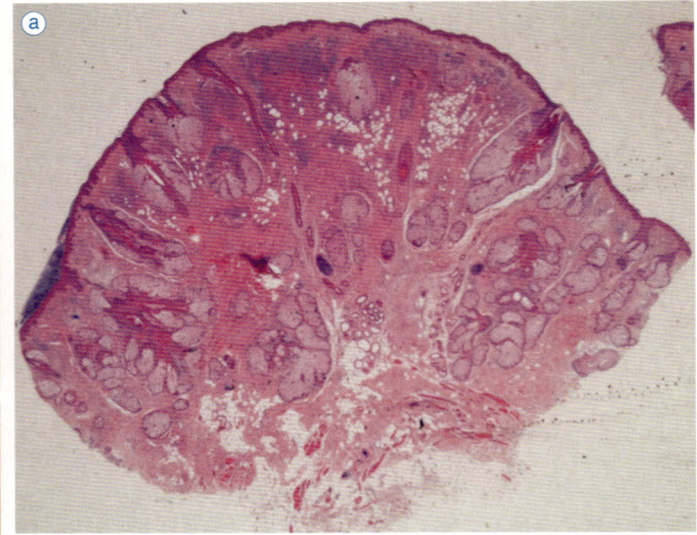

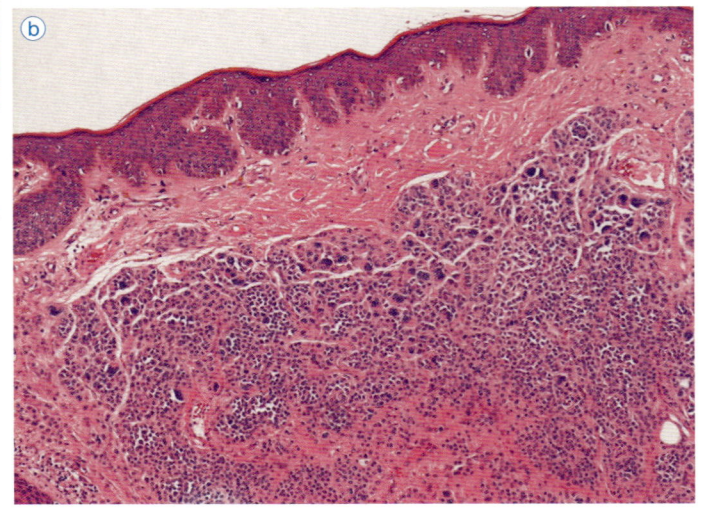

臨床医のギモン

❶ この病変と他の隆起性色素細胞母斑との鑑別は？

皮膚病理アプローチ

■ 病理診断
- 色素細胞母斑，真皮型，Miescher型（Melanocytic nevus, dermal, Miescher type）

■ 病理像はこう読む

病変の全体構築
- ❶隆起性病変で，色素細胞様細胞が真皮網状層に向かって逆三角形に分布している（ⓐ---）．

腫瘍細胞の形態・分化
- 真皮上層でメラニン顆粒を含有する母斑細胞（A型母斑細胞）が胞巣状に増殖している（ⓑ○）．
- 真皮中層〜下層ではメラニン顆粒を含有しないリンパ球様の母斑細胞（B型母斑細胞）が分布する（ⓒ○）．
- 病変下層で紡錘形の母斑細胞（C型母斑細胞）が出現する（ⓓ○）．

その他の所見
- 病変内には多数の毛包脂腺系構造が存在することが多い（ⓐ➡）．

■ 臨床症状と病理所見の対応
- 病変に軟毛を有することがあり，病変内には多数の毛包脂腺系構造が存在することが多い．

+α知識
- 顔面に多く，頭部や頸部にも出現する
- 直径が1cm未満の半球状に隆起する丘疹や小結節である．
- 色調は黒色・褐色あるいは常色であり，表面は平滑で光沢があることが多い．多数の軟毛を有することがある．
- 真皮下層に行くに従い，小型均一な母斑細胞が増殖し，成熟現象（maturation）がある．

鑑別疾患
- Folliculo-sebaceous cystic hamartoma：隆起性の病変で開大した毛包漏斗部様嚢腫構築とそれに脂腺導管を通じて連続する脂腺がある．時にMiescher母斑と合併する．

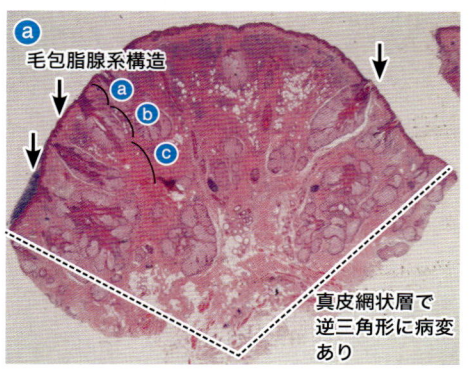

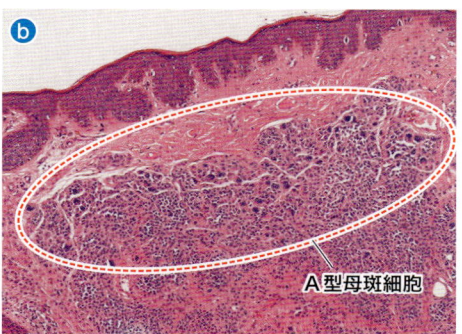

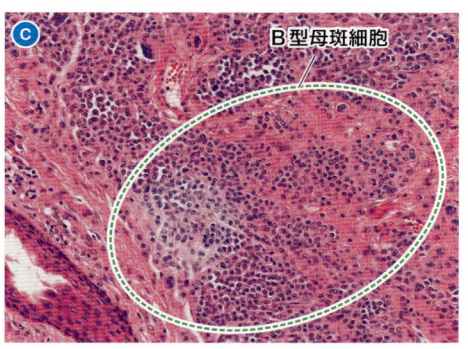

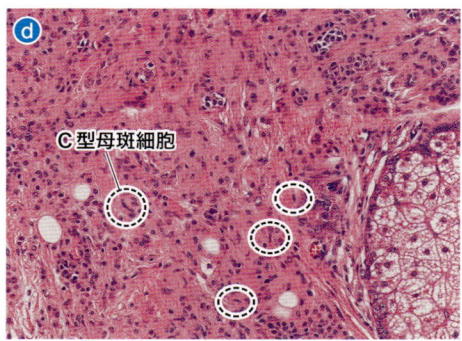

キモの一言 ─ 顔面・頭部・頸部のMiescher母斑の真皮内病変の全体構築はしばしば逆三角形になる．

Part 4　腫瘍性疾患

第2章　色素細胞性腫瘍・母斑

難易度 ★☆☆

5　左肩部の茶褐色の隆起性皮膚結節

大橋実奈

症例　40歳代，女性，左肩部にある 9×5 mm 大，表面が乳頭腫状で弾性軟，茶褐色の隆起性皮膚結節である．ダーモスコピー上，外向性乳頭腫状構造がみられる．

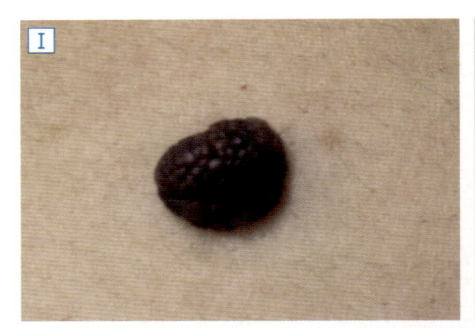

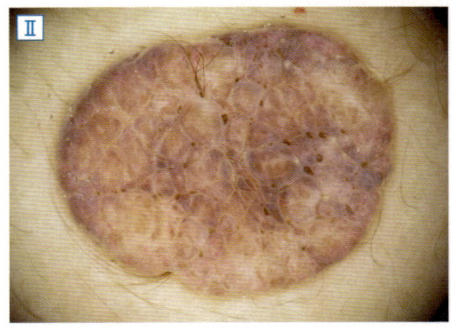

Ⅰ）左側背部の体表写真
Ⅱ）ダーモスコピー像
a）HE染色（全体像）
b）HE染色　表皮内〜真皮上層（中拡大像）

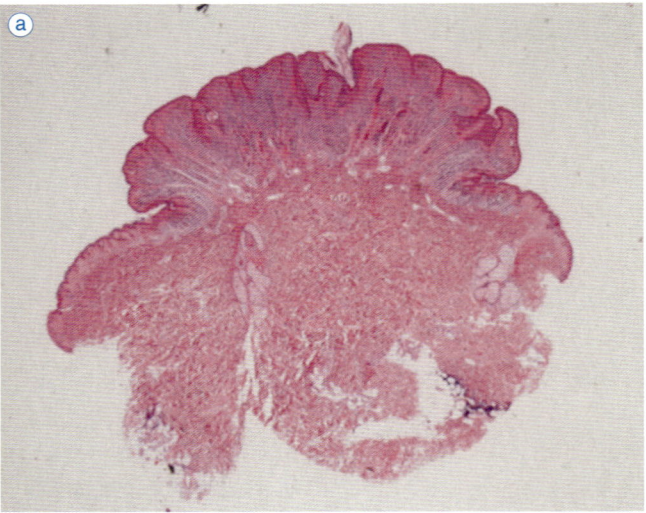

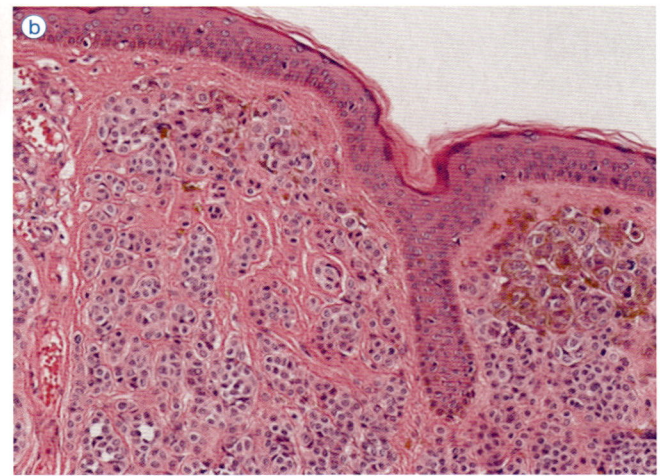

臨床医のギモン

❶この病変と他の後天性色素細胞母斑との鑑別は？

216　臨床医が知っておきたい皮膚病理の見かたのコツ

皮膚病理アプローチ

■ 病理診断
- 色素細胞母斑，真皮型，Unna型（Melanocytic nevus, dermal, Unna type）

■ 病理像はこう読む

病変の全体構築
- ❶外方向性の隆起性病変で，色素細胞母斑が辺縁の皮膚表面から隆起した部分と毛包の周囲に限局する（ⓐ）．

腫瘍細胞の形態・分化
- 真皮上層でメラニン顆粒を含有する母斑細胞（**A型母斑細胞**）が胞巣状に増殖している（ⓑ）．
- 真皮中層ではメラニン顆粒を含有しないリンパ球様の母斑細胞（**B型母斑細胞**）が分布する．
- 真皮下層では紡錘形の母斑細胞（**C型母斑細胞**）が出現する．

その他の所見
- 皮膚表面は**乳頭腫症**を伴い，部分的には**脂漏性角化症様の表皮変化**がある（ⓒ➡）．

■ 臨床症状と病理所見の対応
- 外向性乳頭腫状の構造は，病理所見の皮膚表面の乳頭腫症に対応する．

+α知識
- **体幹**に多く，頸部・四肢・頭部にも出現する．顔面には出ない．
- **有茎性**の**丘疹**や**小結節**である．
- 色調は**黒色**，**褐色**あるいは**常色**であり，表面は**顆粒状・乳頭腫状**で軟性線維腫に類似することがある．
- 真皮下層に行くに従い母斑細胞が小型化し，メラニン顆粒をもたなくなる**成熟現象**（maturation）がある．

鑑別疾患
- **軟性線維腫**：病変は外方向性に突出し，乳頭状に増殖する．真皮内の結合組織は疎な膠原線維で構成される．

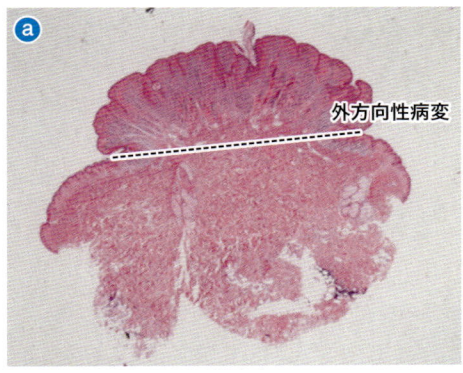

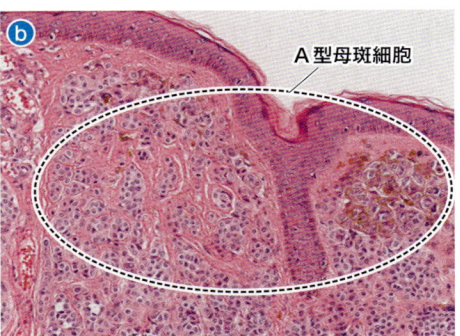

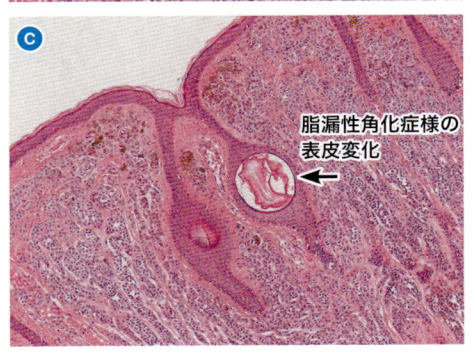

ⓐ 外方向性病変

ⓑ A型母斑細胞

ⓒ 脂漏性角化症様の表皮変化

> **キモの一言** 母斑細胞の増加が腫瘍隆起部内の真皮乳頭層と，隆起部下方の付属器周囲に限局している点が特徴である．

Part 4　腫瘍性疾患

第2章　色素細胞性腫瘍・母斑

難易度 ★☆☆

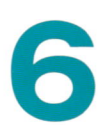

6　右足底部に存在する黒色の色素斑

大橋実奈

症例　8歳，男児．1〜2年前からある右足底部の9×4 mm大の褐色斑．ダーモスコピー上，二重実線型（double solid-line variant）である．

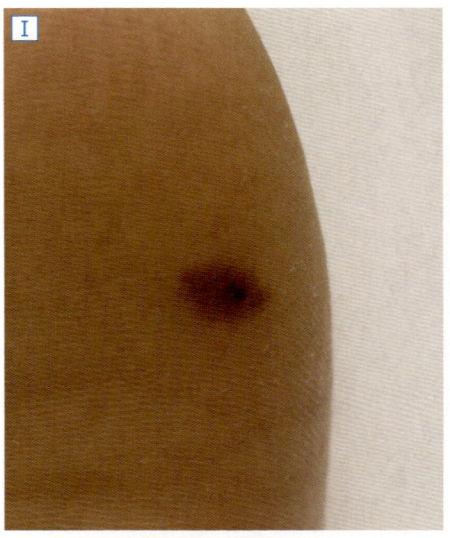

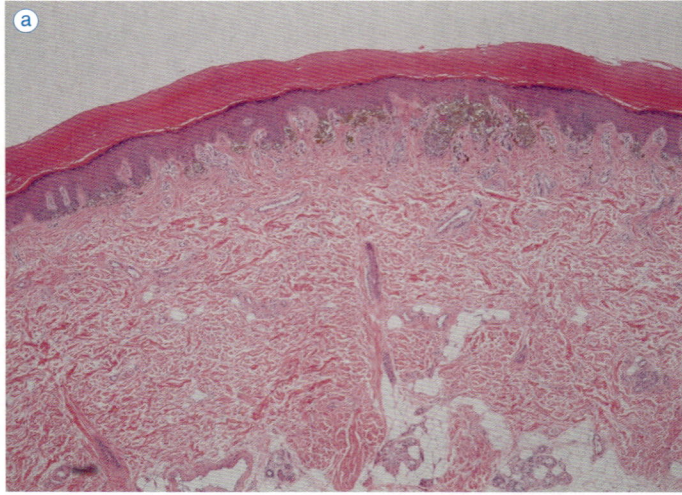

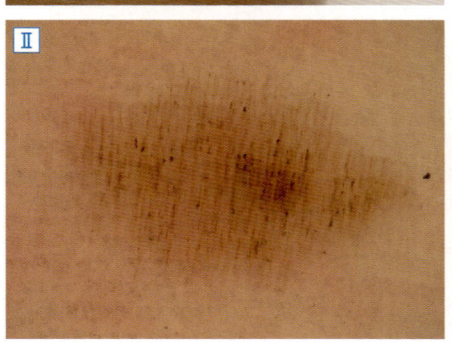

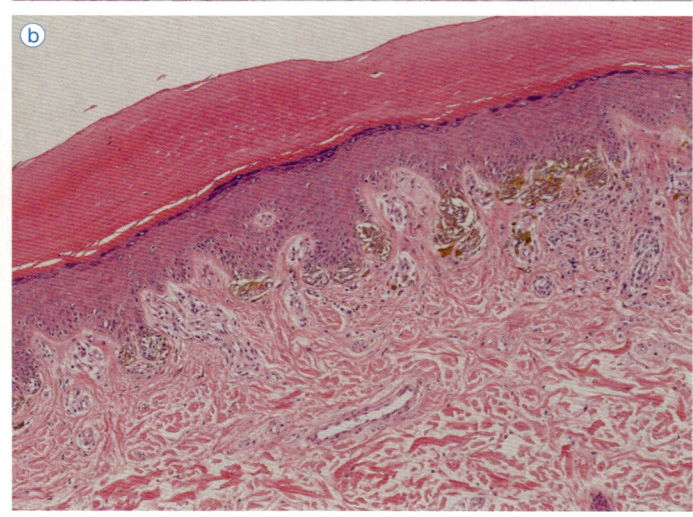

Ⅰ）右足底の体表写真
Ⅱ）ダーモスコピー像
　a）HE染色（病変の全体像）
　b）HE染色（中拡大像）

臨床医のギモン

❶この病変と他の平坦な色素細胞母斑との鑑別は？

Clark母斑

皮膚病理アプローチ

■ 病理診断
- 色素細胞母斑，複合型，Clark型（melanocytic nevus, junctional, Clark type）

■ 病理像はこう読む

病変の全体構築
- ❶病変は**表皮基底層**と**真皮乳頭層**にある（ⓐ）．
- 病変の中央部には真皮乳頭層に限局する真皮内病変がある．そして真皮内病変の直上と両側の表皮内に境界型の**胞巣**（ⓑ）がある．この両側にある**表皮内病変**は shoulder lesion といわれる（ⓐ➡）．

腫瘍細胞の形態・分化
- 色素細胞分化した細胞の増加で構成されている．

その他の所見
- 皮溝と皮丘が交互に配列しており，皮丘には**エクリン汗管**が開口する（ⓒ➡）．

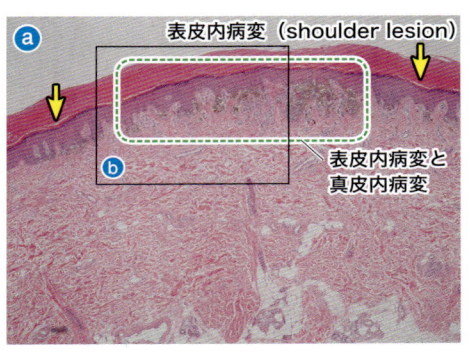

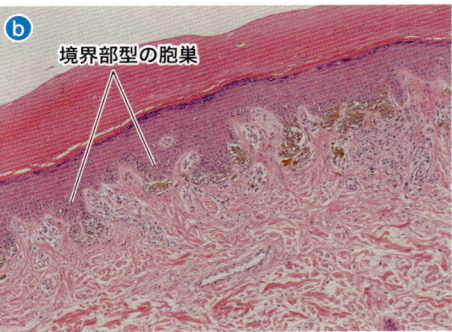

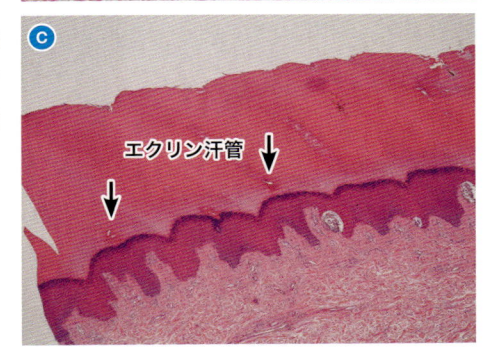

■ 臨床症状と病理所見の対応
- 掌蹠では**母斑細胞**が皮溝下部に位置する**表皮突起部**（crista profunda intermedia：CPL）に優位に増殖する．parallel furrow pattern にみえるのは，CPLに存在する母斑細胞が**メラニン色素**を産生するからである．

+α知識
- 体幹・四肢・手足に好発する．
- しばしば淡い色素斑を伴う**黒褐色斑**あるいは**丘疹**である．

鑑別疾患
- **悪性黒色腫**（Part4 第2章-10～12）：大型の病変であり，境界不明瞭で，全体としては非対称性の不規則な構築の病変である．増殖する細胞は核異型性を示す異型メラノサイトで，無秩序に増殖，胞巣大小不同，個別性増殖もある．成熟現象（maturation）はない．
- **先天性色素細胞母斑**（Part4 第2章-2）：母斑細胞が真皮下層または皮下脂肪組織まで分布し，付属器周囲性，血管周囲性に存在する．

ⓐ 表皮内病変（shoulder lesion）
表皮内病変と真皮内病変

ⓑ 境界部型の胞巣

ⓒ エクリン汗管

キモの一言　掌蹠の母斑は表皮下面の表皮突起の母斑細胞に由来するメラニン柱の分布所見が組織診断確定に役立つ．

Part 4 腫瘍性疾患

第2章 色素細胞性腫瘍・母斑

難易度 ★★★

7 左手背の結節

赤間智範

症例 1歳，男児．生後6カ月頃より左手背に結節が出現．徐々に増大してきた．

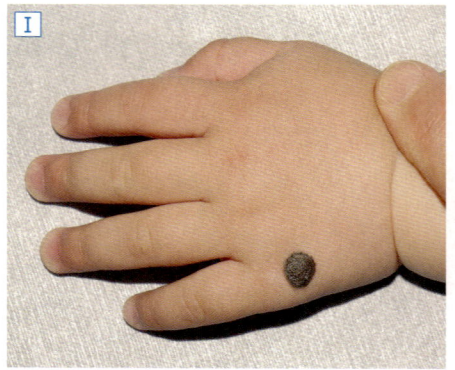

Ⅰ）左手背の体表写真
a）HE染色（ルーペ像，切除標本）
b）HE染色（強拡大像）

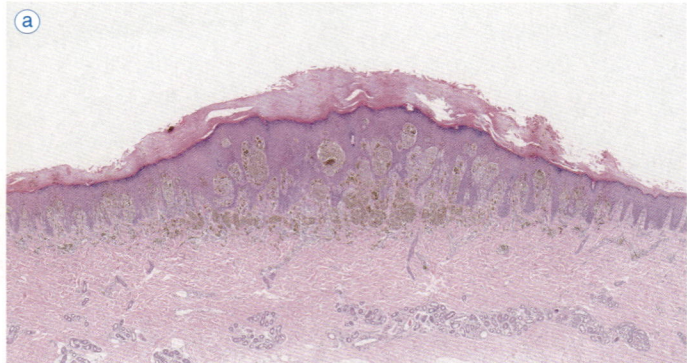

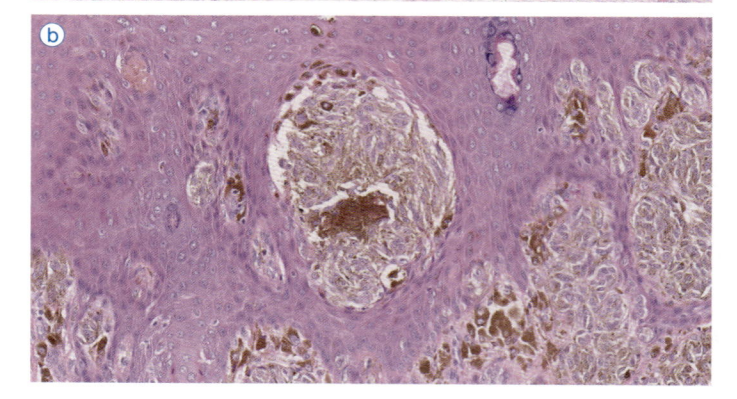

臨床医のギモン

❶ 良悪性の鑑別はどのようにすればよいのでしょうか？

Spitz母斑

皮膚病理アプローチ

■ 病理診断
- 色素性Spitz母斑，複合型（Pigmented Spitz' nevus, compound type）

■ 病理像はこう読む

病変の全体構築
- 境界は明瞭で，左右対称性の病変を形成する（ⓐ ◌）．表皮の過形成がみられる（ⓐ ↔）．
- 大型のメラノサイトが，表皮下層〜表皮真皮境界部に胞巣を形成する．

腫瘍細胞の形態・分化
- 増生するメラノサイトは**紡錘形**または**類上皮細胞様**で，**核は大型**，**豊富な胞体**を有する（ⓑ）．著明な核異型性や核分裂像がみられることもある．
- 胞巣は周囲の角化細胞との間に，しばしば**裂隙**を形成する（ⓒ）．
- 真皮内のメラノサイトは**下層のものほど，核が小型化**する（maturation）．

その他の所見
- ❶表皮真皮境界部に好酸性の無構造物質を伴うことがあり，**Kamino小体**とよばれる（ⓒ▷）．悪性黒色腫でみられることは稀である．
- メラニン色素は乏しいこともあれば，多量にみられることもある．

■ 臨床症状と病理所見の対応
- ❶周囲との境界が明瞭で対称的な病変を形成し，母斑細胞母斑としての基本的性格が保たれている．

+α知識
- 小児に多いが，青壮年でも発症することがある．高齢者ではまずみられない．
- 臨床的に悪性黒色腫との鑑別を要する場合は，病変の全体像を把握できるように**全摘**が望ましい．
- 色素性Spitz母斑では，棘状の突起が放射状に伸びるstarburst patternがみられる（ⓓ）

鑑別疾患
- 悪性黒色腫（Part4 第2章-10〜12）：大型で非対称性の病変であり，境界は不明瞭．Kamino小体やmaturationは目立たない．

ⓐ 表皮の過形成／左右対称性の病変
ⓑ 大型のメラノサイトが胞巣を形成
ⓒ Kamino小体／裂隙　別の症例
ⓓ starburst pattern　別の症例
d）ダーモスコピー

> **キモの一言**　増生する個々のメラノサイトだけに注目すると，悪性黒色腫と誤診する．病変の全体像から診断することが重要となる．

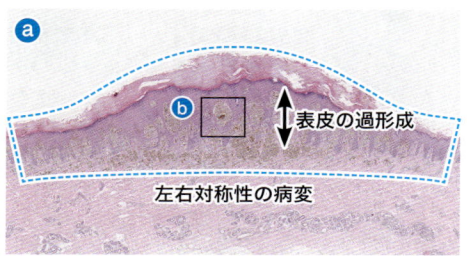

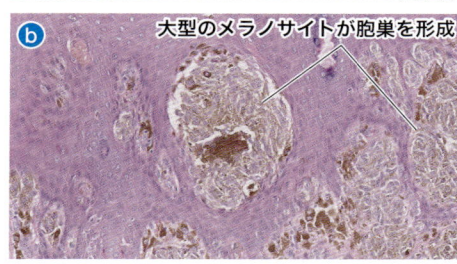

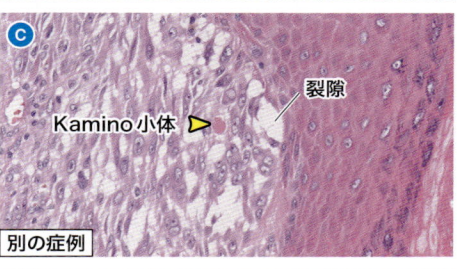

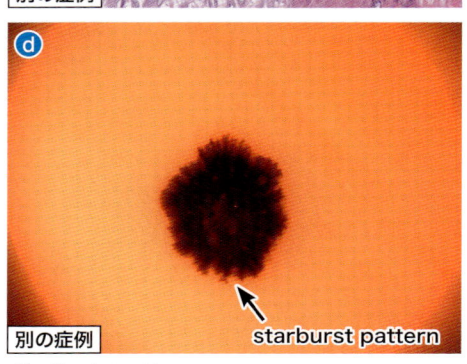

Part 4 腫瘍性疾患

第2章 色素細胞性腫瘍・母斑

難易度 ★★☆

8 周囲に脱色素斑を伴う左頬部の褐色斑

赤間智範

症例 60歳代，女性．幼少期より左頬部に褐色斑が存在していた．数カ月前より，褐色斑周囲に脱色素斑が出現してきた．

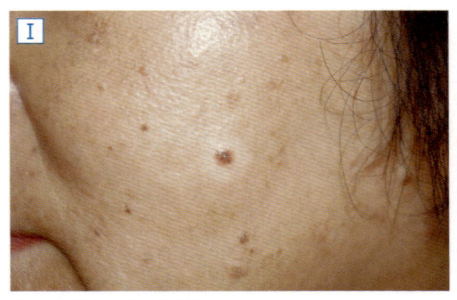

Ⅰ）左頬部の体表写真
a）HE染色（弱拡大像，切除標本）
b）HE染色（中拡大像）

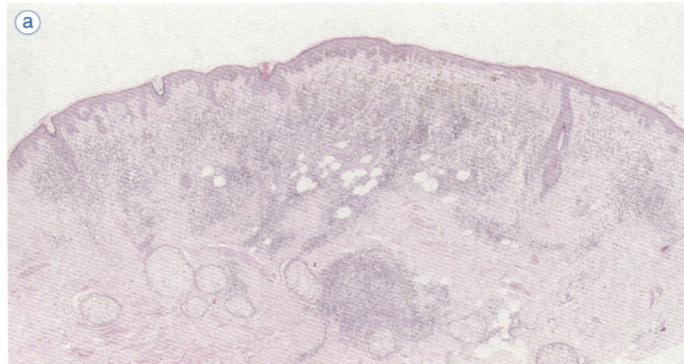

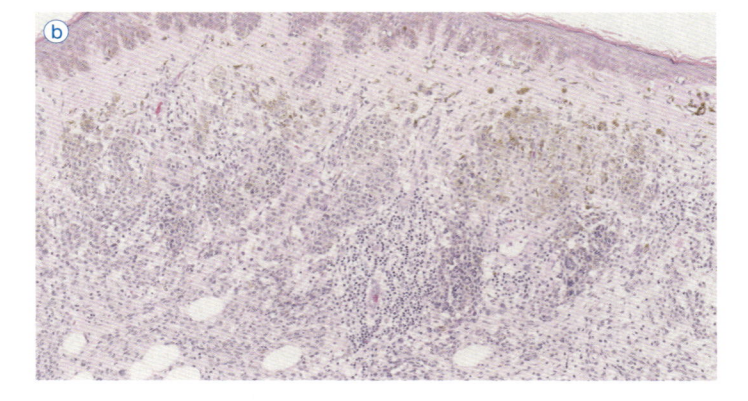

臨床医のギモン

❶ どうして周囲の皮膚に脱色素斑がみられるのでしょうか？

皮膚病理アプローチ

Sutton母斑

■ 病理診断
- Sutton母斑〔Sutton（Halo）nevus〕

■ 病理像はこう読む

病変の全体構築
- 中心部の母斑は真皮内，あるいは複合母斑である．胞巣内あるいは周囲に炎症細胞浸潤がみられる（ⓐ◯）．

腫瘍細胞の形態・分化
- 腫瘍細胞巣を構成する細胞は，**類円形で明るい胞体内にメラニン顆粒をもつ，比較的小型の核を有する母斑細胞**である．特に異型性はない（ⓑ→）．
- 母斑細胞は真皮内のみ，あるいは表皮真皮境界部〜真皮内にかけて存在する（ⓑ）．
- 母斑細胞巣周囲にはリンパ球主体の炎症細胞が浸潤する（ⓑ→）．病変の中心部のみに母斑細胞がみられる（ⓑ→）．

その他の所見
- 病巣辺縁部では，炎症細胞浸潤により**母斑細胞巣はほぼ消失**する（ⓒ◯）．
- しばしばメラノファージの浸潤を伴う．

ⓐ 胞巣周囲に炎症細胞浸潤

ⓑ 中心部の母斑細胞巣
リンパ球主体の炎症細胞浸潤

ⓒ 母斑細胞はほぼ消失
病巣辺縁部

■ 臨床症状と病理所見の対応

- ❶リンパ球主体の**炎症細胞浸潤**により，母斑細胞巣が破壊される．その結果，**中心部にのみ色素性母斑が残存し，母斑周囲には臨床的に脱色素斑**がみられる．色素細胞への免疫反応の関与が原因と考えられている．

+α知識
- 血管腫，基底細胞癌，悪性黒色腫，老人性疣贅などの周囲に白斑ができることを**Sutton現象**とよぶ．
- 尋常性白斑を合併することもある．
- 中心の母斑を切除すると，周囲の白斑も治癒することが多い．

鑑別疾患
- 悪性黒色腫（Part4 第2章-10〜12）：異型メラノサイトが胞巣を形成する．

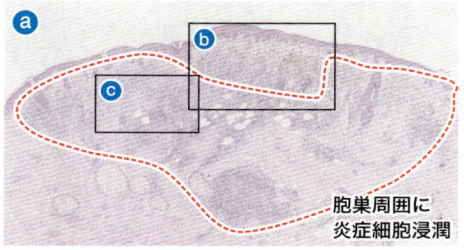

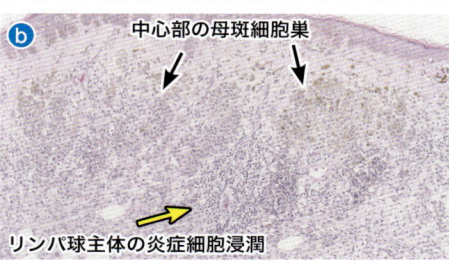

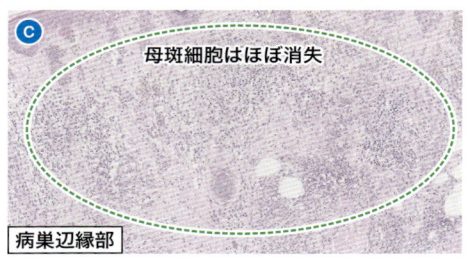

キモの一言 悪性腫瘍でも同様の白斑（Sutton現象）は起こるので，腫瘍細胞の異型性に注意する．

Part 4 腫瘍性疾患

第2章 色素細胞性腫瘍・母斑

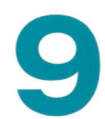

難易度 ★★★

9 左下顎の黒褐色結節

赤間智範

症例 20歳代，女性．生下時より左下顎に黒色斑あり，徐々に隆起してきた．

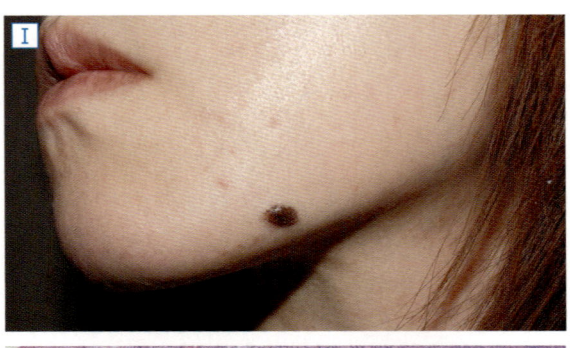

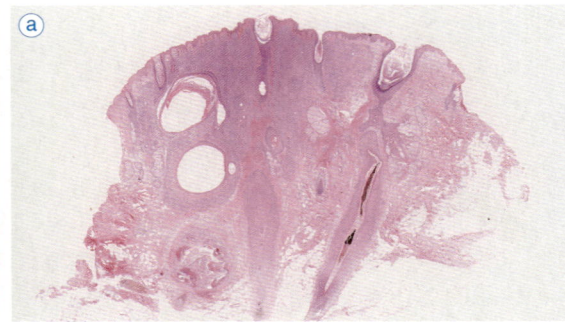

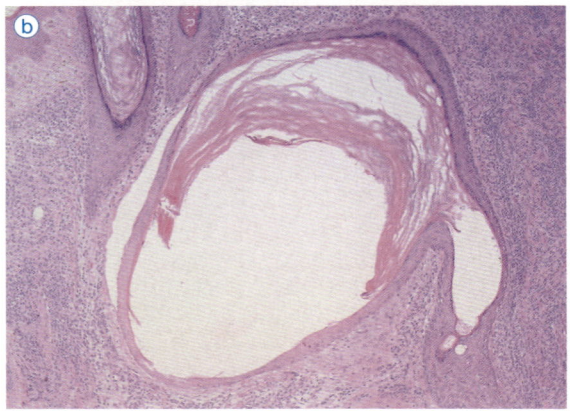

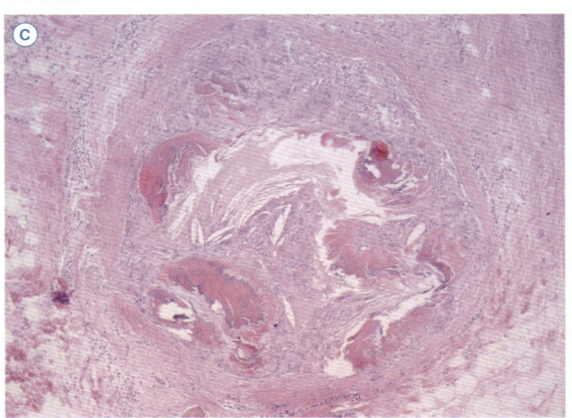

Ⅰ）左下顎の体表写真
a）HE染色（ルーペ像，切除標本）
b）HE染色（中拡大像）
c）HE染色（中拡大像）

臨床医のギモン

❶なぜ骨化が起きるのでしょうか？

Duperrat母斑/Nanta母斑

皮膚病理アプローチ

■ 病理診断
- Duperrat母斑/Nanta母斑（Nevus of Duperrat / Nevus of Nanta）

■ 病理像はこう読む

病変の全体構築
- 真皮内を中心に**腫瘍胞巣**が存在し（ⓐ◯），その周囲に**表皮囊腫**（ⓑ）や**異所性骨化**（ⓒ）を伴う．
- 真皮内母斑，ないし複合母斑に表皮囊腫や異所性骨化を伴う．

腫瘍細胞の形態・分化
- 腫瘍胞巣を構成する細胞は，**類円形**で**明るい胞体**内にメラニン顆粒があり，比較的**小型の核**を有する母斑細胞である．母斑細胞に多少の**多形性**はあるが，明らかな**異型**はない．

その他の所見
- 骨化部の周囲には，**線維化**や**炎症細胞浸潤**などの炎症像がみられる（ⓓ▷）．

■ 臨床症状と病理所見の対応

+α知識
- ほとんどの症例で**顔面**に生じる．
- ❶表皮囊腫の破壊により形成された異物肉芽腫と母斑細胞の相互作用により，真皮に存在する間葉系細胞から骨芽細胞が誘導される，と考えられている．

鑑別疾患
- **皮膚骨腫**：同様の骨化像がみられるが，周囲に先行する皮膚病変（母斑細胞や付属器腫瘍など）がみられない．

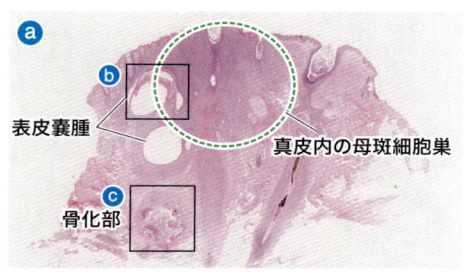

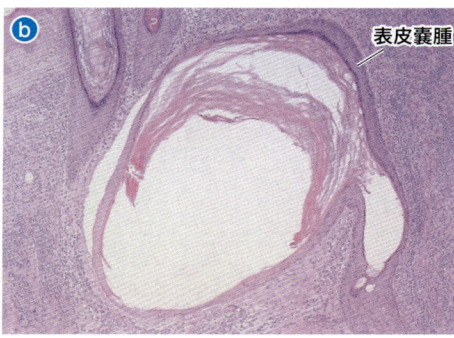

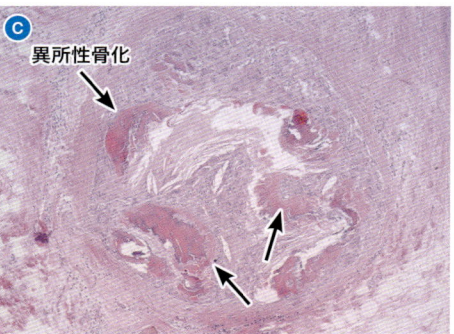

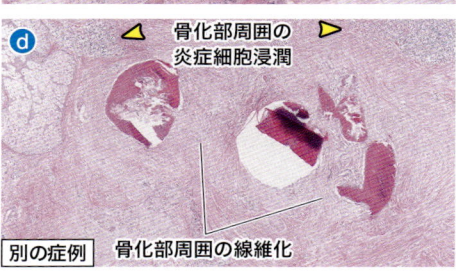

ⓐ
表皮囊腫　真皮内の母斑細胞巣
骨化部

ⓑ 表皮囊腫

ⓒ 異所性骨化

ⓓ 骨化部周囲の炎症細胞浸潤
別の症例　骨化部周囲の線維化

キモの一言　腫瘍胞巣のみにとらわれるのではなく，その周囲の組織変化にも目を向けよう．

Part 4 腫瘍性疾患

第2章 色素細胞性腫瘍・母斑

難易度 ★☆☆

10 足底の黒色斑

帆足俊彦

症例 70歳代，男性．数年前より左母趾球に黒色斑が出現し，徐々に拡大してきた．自覚症状はない．

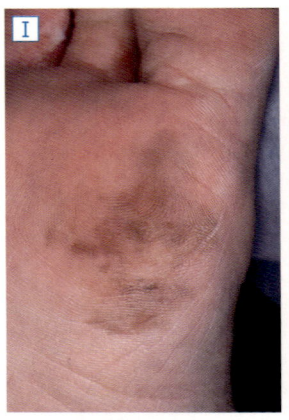

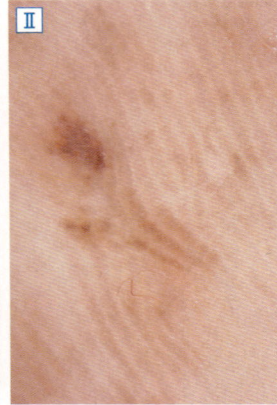

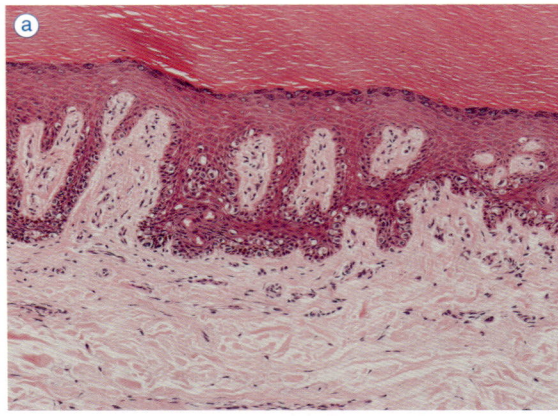

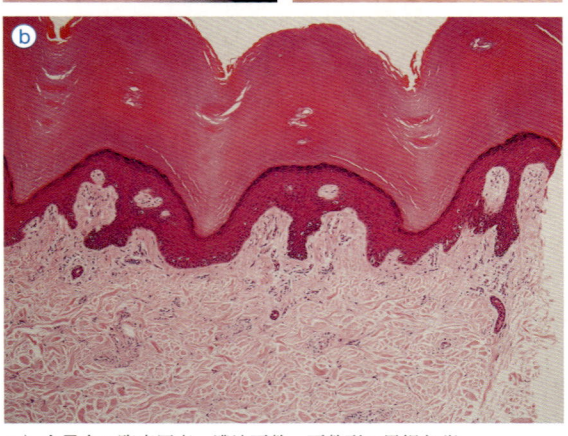

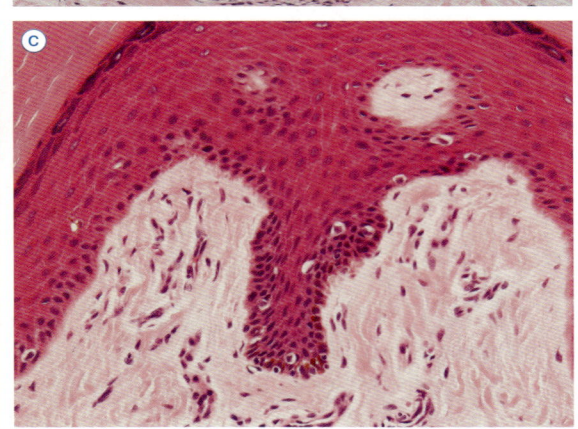

Ⅰ）**左足底**の臨床写真．濃淡不整，不整形の黒褐色斑．
Ⅱ）左足底の**ダーモスコピー**写真．皮丘が茶褐色である．
a）**HE染色**（中拡大像）
b）**HE染色**（中拡大像）
c）**HE染色**（強拡大像）

臨床医のギモン

❶ 皮丘の茶褐色というのは病理学的にどういう意味があるのでしょうか？

悪性黒色腫① 末端黒子型

皮膚病理アプローチ

■ 病理診断
- 末端黒子型悪性黒色腫，早期病変（acral malignant melanoma *in situ*）

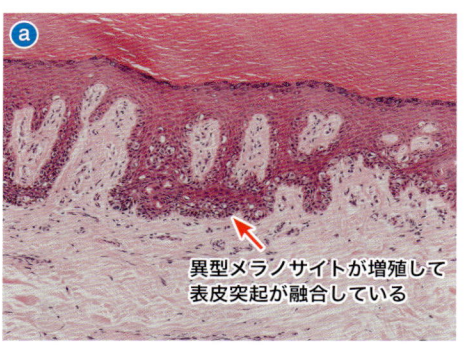

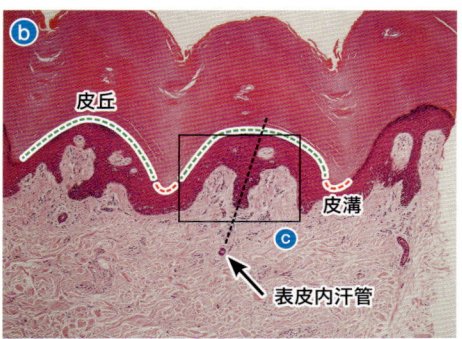

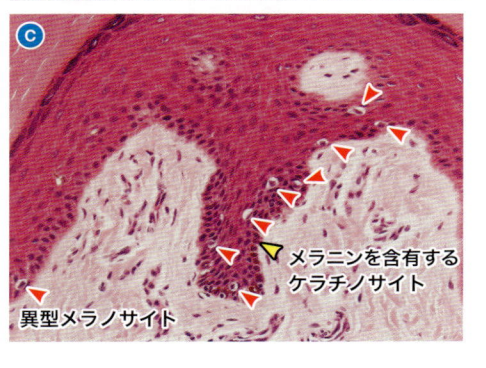

■ 病理像はこう読む

病変の局在
- 病変部は**表皮に限局**しており，真皮には変化がない（ⓐ〜ⓒ）．

腫瘍細胞の分布・形態
- 表皮の下層を這うように胞体が明るく，核が濃縮した細胞が増殖している（ⓐ，ⓒ）．
- 核は細胞の中央で濃縮したもの，へりに偏在しているものなどさまざまである（ⓐ，ⓒ）．
- 増殖している細胞は**異型メラノサイト**である（ⓐ→，ⓒ▶）．

■ 臨床症状と病理所見の対応
- 異型メラノサイトの密度や，メラニン顆粒の多寡と，病変の色調の濃さはおおむね関連している．
- 臨床的に**境界が不鮮明**で，境界の判定が難しい．これは，**異型メラノサイト**の密度が腫瘍境界で急激に減少するのではなく，**徐々に減少していく**ためである．
- 色調の濃いところは異型メラノサイトが集簇しており，隣接する**表皮突起が融合**している（ⓐ→）．
- 色調の薄い部分の異型メラノサイトは散在性で，よくみると❶**皮丘の中央にある表皮内汗管に沿って分布**している（ⓑ，ⓒ）．
- 通常ではみられない，**メラニンを含有するケラチノサイト**がみられる（ⓒ▷）．

+α知識
- 日本人において**足底**発生例が多い．
- **皮丘・皮溝**がわかるように，組織を提出するときに切り出し方向を必ず指定する．

鑑別疾患
- **色素性母斑**（Part4 第2章-4〜9）：母斑細胞が胞巣をつくりながら増殖する．胞巣の分布が皮溝優位である．

ⓐ 異型メラノサイトが増殖して表皮突起が融合している

ⓑ 皮丘／皮溝／表皮内汗管

ⓒ メラニンを含有するケラチノサイト／異型メラノサイト

> **キモの一言** ❶皮丘部の表皮内汗管の基底層に異型メラノサイトがみられるところを探すとよい．

Part 4 腫瘍性疾患

第2章 色素細胞性腫瘍・母斑

難易度 ★★☆

11 左頬の黒色斑

帆足俊彦

症例 70歳代，女性．20年前より左に黒色斑が出現していた．3年前より部分的に硬くなってきた．自覚症状はない．

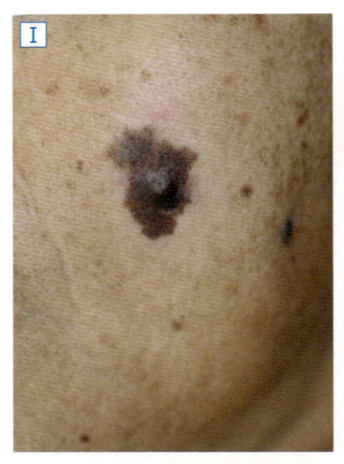

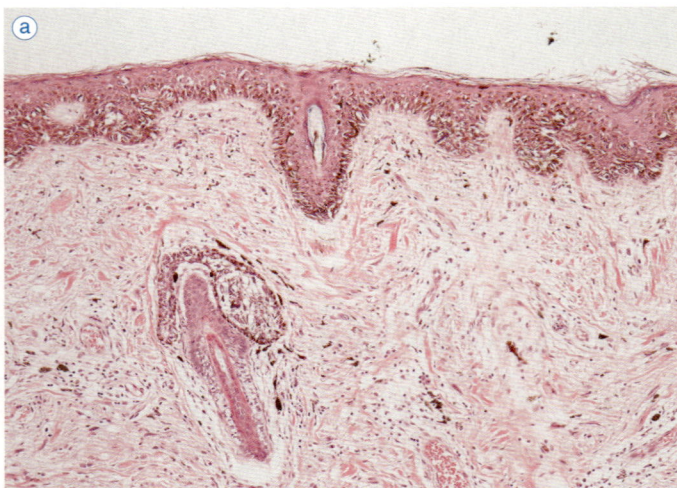

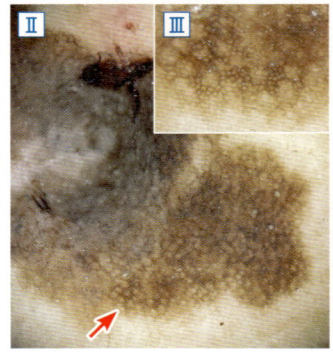

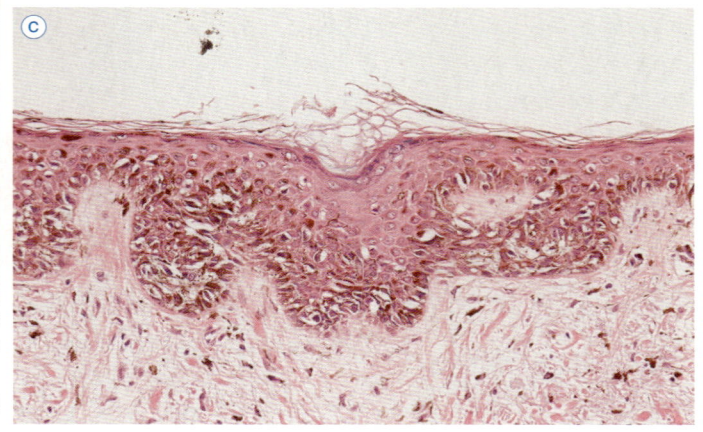

Ⅰ）右頬の臨床写真．境界は明瞭で，形が不整形な黒色斑．濃淡にムラがある
Ⅱ）不整な偽ネットワーク（atypical pseudonetwork）がみられる．また，色素沈着の濃さが一様でなく，半弧状を呈する所見（asymmetric pigmented follicular openings，→）も確認できる．
Ⅲ）仔細に観察すると，不整な偽ネットワークは不整な色素ネットワーク（atypical pigment network）で構成されていることがわかる．
a）HE染色（病変部，中拡大像）
c）HE染色（病変部，強拡大像）

臨床医のギモン

❶ 老人性色素斑と紛らわしいのですが，鑑別ポイントを教えてください．

悪性黒色腫② 悪性黒子

皮膚病理アプローチ

■ 病理診断
- 悪性黒子（Lentigo maligna）

■ 病理像はこう読む

病変の局在
- 病変の主座は**表皮**であり，胞体が明るくメラニン顆粒を有する細胞が増殖している（ⓐ）．
- **表皮肥厚**がある（ⓐ）．
- 真皮内には**メラノファージ**がみられる（腫瘍の真皮内浸潤と誤解しないこと，ⓐ▷）．
- 真皮にはsolar elastosisがある（ⓐ，ⓑ，ⓓ）．

腫瘍細胞の分布・形態
- 表皮の下層を這うように，胞体が明るく核が濃縮した細胞が増殖している（ⓐ，ⓒ）．核は細胞の中央で濃縮しているもの，へりに偏在しているものなどさまざまである（ⓒ）．
- 増殖している細胞は**異型メラノサイト**であり（ⓒ▶），毛包に沿って増殖している（ⓐ■）．

■ 臨床症状と病理所見の対応
- 異型メラノサイトの密度やメラニン顆粒の多寡と，病変の色調の濃さはおおむね関連する（ⓐ，ⓓ）．
- ダーモスコピーで毛包周囲の異型メラノサイトは不整な偽ネットワークとして，表皮突起の異型メラノサイトは不整な色素ネットワークとして観察される（Ⅱ，Ⅲ，ⓐ，ⓓ）．

+α知識
- 主に**高齢者の顔面**に生じ，経過が非常に長い．

鑑別疑患
- 老人性色素斑：❶異型メラノサイトの増生はない．
- 単純性黒子：メラノサイトが散在性かつ規則的に，表皮突起で増殖している．

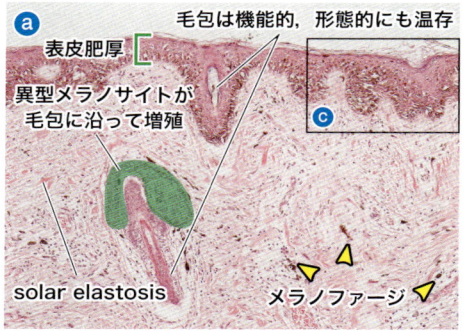

ⓐ 表皮肥厚／毛包は機能的，形態的にも温存／異型メラノサイトが毛包に沿って増殖／solar elastosis／メラノファージ

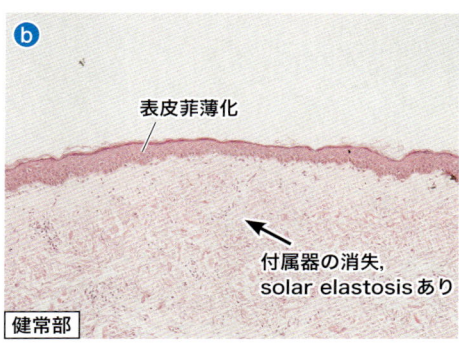

ⓑ 表皮菲薄化／付属器の消失，solar elastosisあり（健常部）

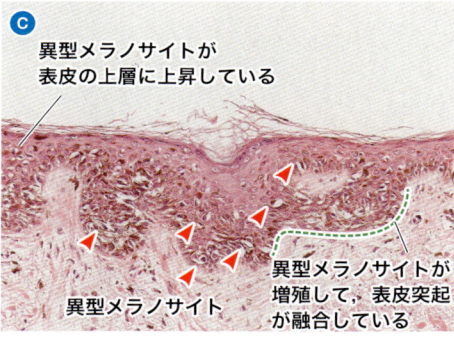

ⓒ 異型メラノサイトが表皮の上層に上昇している／異型メラノサイト／異型メラノサイトが増殖して，表皮突起が融合している

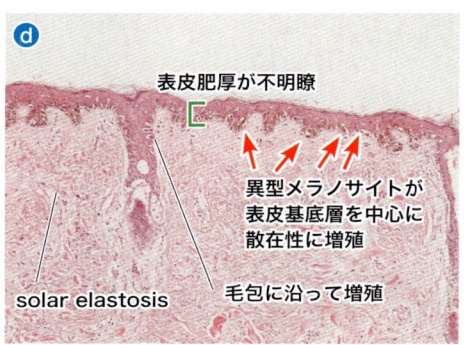

ⓓ 表皮肥厚が不明瞭／異型メラノサイトが表皮基底層を中心に散在性に増殖／solar elastosis／毛包に沿って増殖

ⓓ）より変化の乏しい所見

キモの一言 ❶異型メラノサイトが基底層に沿って，不規則に増殖しているところをみつける．

Part 4 腫瘍性疾患

第2章 色素細胞性腫瘍・母斑

難易度 ★★☆

12 大腿部の辺縁不整な黒色斑

松田秀則

症例 40代，男性．2年前に左大腿部に出現後，徐々に増大する軽度皮膚隆起を伴う1cm大，辺縁不整の黒色斑（Ⅰ）．そう痒，出血などの自覚症状なし．ダーモスコピー像では（Ⅱ），multicomponent patternで，blue-whitish veil, atypical pigment network, irregular streakを伴っている．

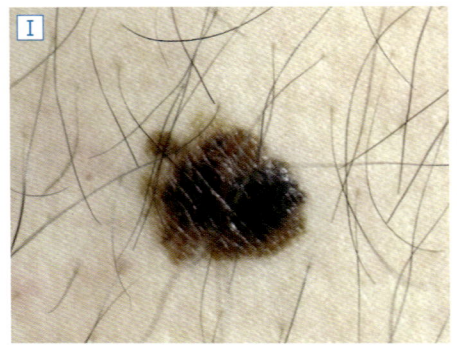

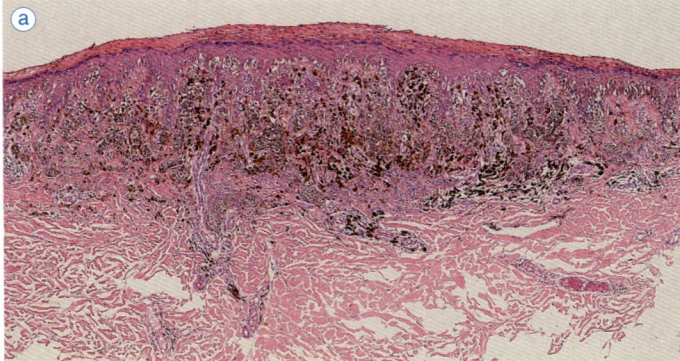

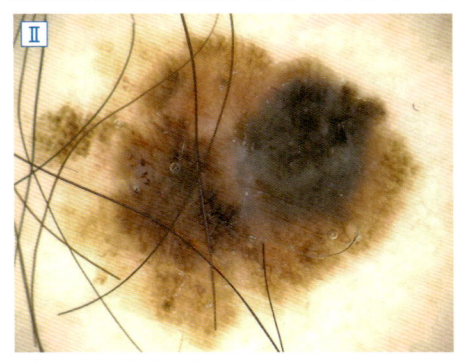

Ⅰ）大腿部の体表写真
Ⅱ）ダーモスコピー像
a）HE染色（切除標本，ルーペ像）
b）HE染色（切除標本，強拡大像）

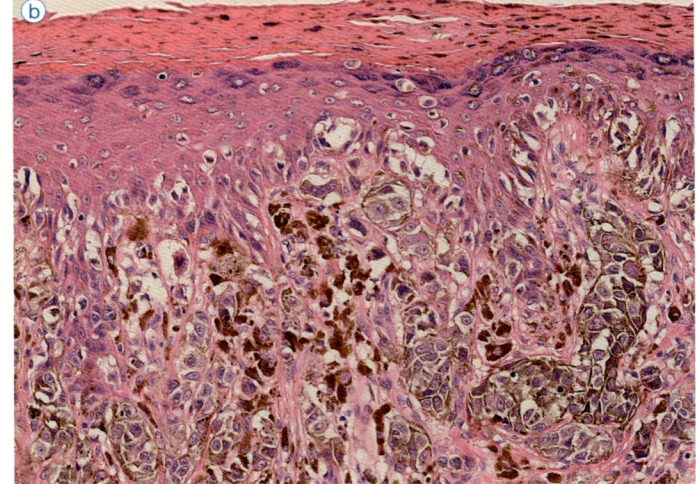

臨床医のギモン

❶ 真皮内の黒褐色の色素は何ですか？
❷ 表皮内を横方向や上向性に伸展増殖する細胞は，どのような細胞ですか？

悪性黒色腫③ 表在拡大型

皮膚病理アプローチ

■ 病理診断
- 表在拡大型悪性黒色腫（Superficial Spreading Malignant Melanoma：SSM）

■ 病理像はこう読む

病変の全体構築
- 表皮は軽度肥厚し（ⓐ⟷），真皮表皮境界部・有棘細胞層全層・❶真皮内に多量のメラニン産生を伴う腫瘍細胞が胞巣状あるいは孤立散在性に不規則に分布する（ⓑⓒ，◯）．
- 腫瘍の境界は不明瞭．
- 角質層にもメラニン顆粒を伴っている（ⓑ◯）．

腫瘍細胞の形態・分化
- 腫瘍細胞の核には核異型性が目立ち，大きさは大小不同で，類上皮細胞様，Paget細胞様，多核，紡錘形などさまざまな形態をとる（ⓑ▷）．
- ❷表皮内では腫瘍細胞が横方向の伸展増殖をしている（ⓐⓑ，◯）．
- ❷表皮内では胞体の明るいPagetoidな腫瘍細胞が上層に向かって孤立散在性に増殖している（ⓑ→）．
- 腫瘍細胞の成熟現象（maturation）はみられない（ⓒ）．

その他の所見
- ❶病変下層でのメラニン顆粒が，上層に比べて多い（ⓐ◯）．

画像ラベル：
- ⓐ 表皮肥厚／深部でのメラニン産生増加／腫瘍細胞のPaget様の伸展形態
- ⓑ メラニン色素／上向性増殖／Paget様の腫瘍細胞伸展／メラニン産生／胞巣形成
- ⓒ maturationはみられない／血管周囲での腫瘍細胞の増殖

■ 臨床症状と病理所見の対応
- 腫瘍細胞の不規則な増殖およびメラニン産生が，不整形色素斑に対応する．
- 臨床像での黒色隆起部は，病理像の表皮肥厚部に対応する．

+α知識
- 確定診断のために，S-100蛋白，melan Aの免疫染色を追加することがある．

鑑別疾患
- Clark母斑（Part4 第2章-6）：左右対称性の病変で，表皮内病変の両側に胞巣を形成している（shoulder lesion）．maturationもみられる．
- Spitz母斑（Part4 第2章-7）：全体構築が左右対称である．Kamino小体（好酸性に染色される円形，無構造物）が母斑細胞の胞巣内にみられる（60％）．母斑細胞の核異型性もみられるため鑑別が難しい．

> **キモの一言**　メラニン産生を伴う腫瘍細胞あるいは多形性を示す細胞が，Pagetoidな増殖を示したら表在拡大型黒色腫を疑う．

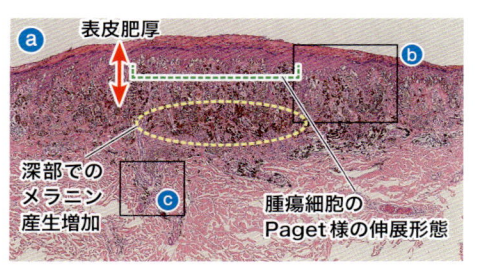

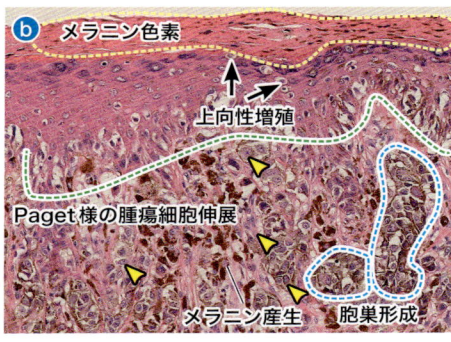

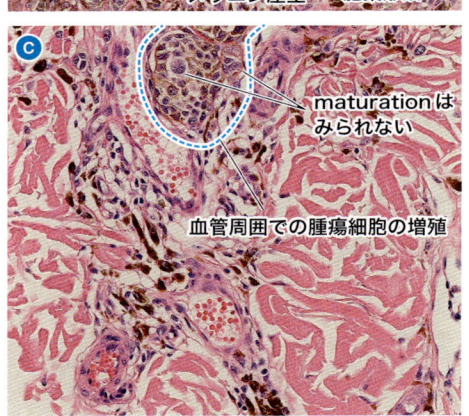

231

Part 4　腫瘍性疾患

第3章　軟部腫瘍

難易度　★☆☆

A. 良性病変

1　胸部の紅色結節

田久保匡哉，髙山良子

症例　80歳代，男性．元来ケロイド体質．数年前から誘因なく出現した胸部の紅色結節．疼痛を伴う．

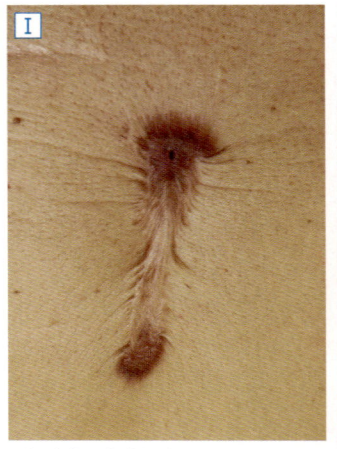

Ⅰ）胸部の体表写真
a）HE染色（弱拡大像）
c）HE染色（強拡大像）

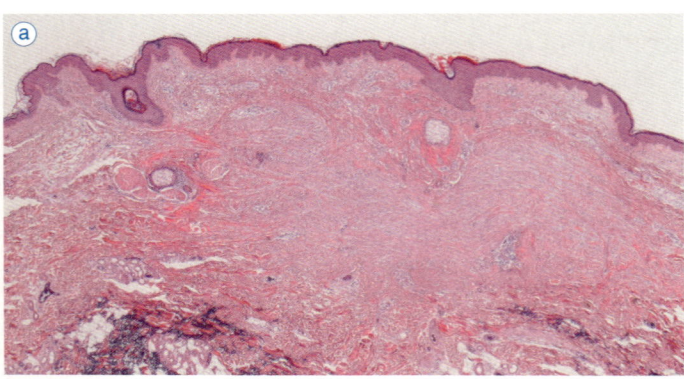

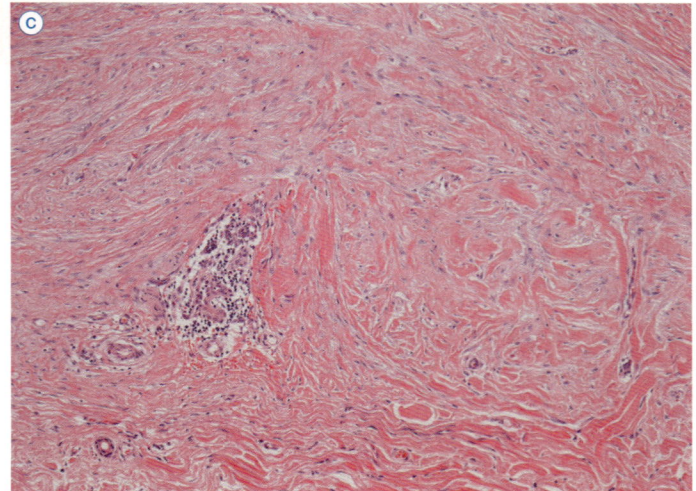

臨床医のギモン

❶通常の瘢痕と比べ，病理所見の違いはありますか？

232　臨床医が知っておきたい皮膚病理の見かたのコツ

ケロイド

皮膚病理アプローチ

■ 病理診断
- ケロイド（Keloid）

■ 病理像はこう読む
- 真皮内に結節状・渦巻き状に増生した**膠原線維**がみられる（ⓐ，ⓑ）．
- 一部には**硝子化した膠原線維**（keloidal collagen）がみられる（ⓒ，ⓓ）．
- ❶肉芽組織から瘢痕，ケロイドに移行するにつれ，炎症細胞浸潤は減少する．

■ 臨床症状と病理所見の対応
- 増加した膠原線維によって隆起性病変が形成される．

+α知識
- 肥厚性瘢痕（Part3-2）は創部に病変が留まるが，ケロイドは創を超えて病変が広がる．

鑑別疾患
- **皮膚線維腫**（Part4 第3章-A-2）：表皮の肥厚，基底層のメラニン顆粒の沈着がある．真皮内に線維芽細胞様細胞と組織球様細胞が結節状に増殖している．晩期病変では，瘢痕やケロイドと鑑別が困難のこともある．
- **限局性強皮症・モルフェア**：膠原線維は増加するが結節状に増加しない．汗腺分泌部周囲の脂肪組織の減少，消失がみられる．

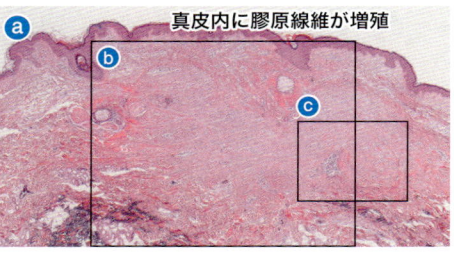

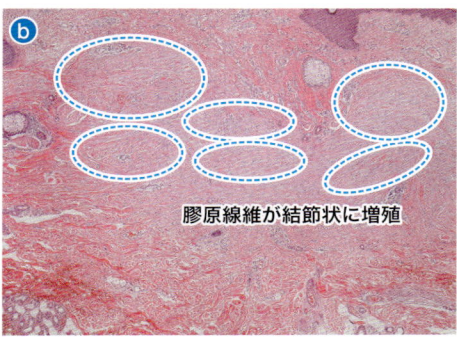

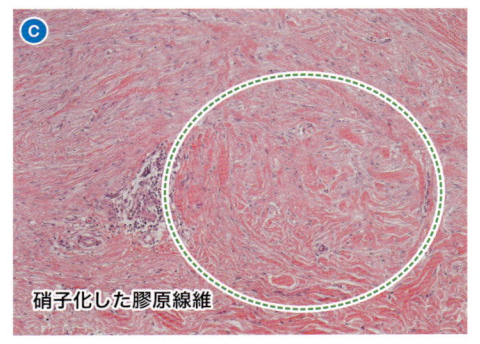

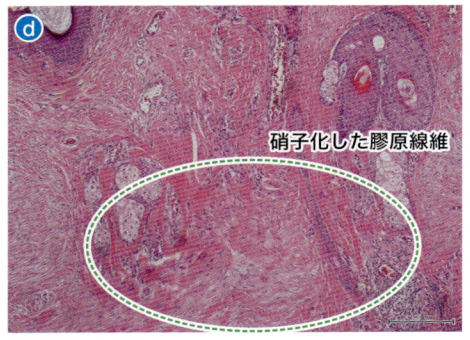

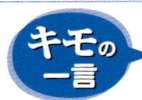

ⓐ 真皮内に膠原線維が増殖

ⓑ 膠原線維が結節状に増殖

ⓒ 硝子化した膠原線維

ⓓ 硝子化した膠原線維

キモの一言　線維性肉芽組織，瘢痕，肥厚性瘢痕，ケロイドは一連の疾患である．病変内にkeloidal collagenがあっても，病理組織学的には必ずしもケロイドと診断できない．臨床像を参照して診断を確定する．keloidal collagenは，皮膚線維腫でも出現することがある．

Part 4　腫瘍性疾患

第3章　軟部腫瘍

A. 良性病変

2　左大腿の褐色結節

難易度 ★☆☆

田久保匡哉，髙山良子

症例　60歳代，女性．左大腿の 13×11 mm 大の褐色結節（Ⅰ）．

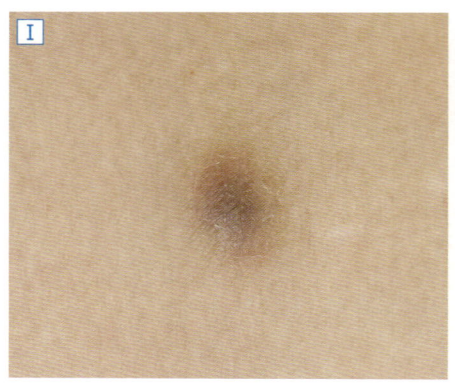

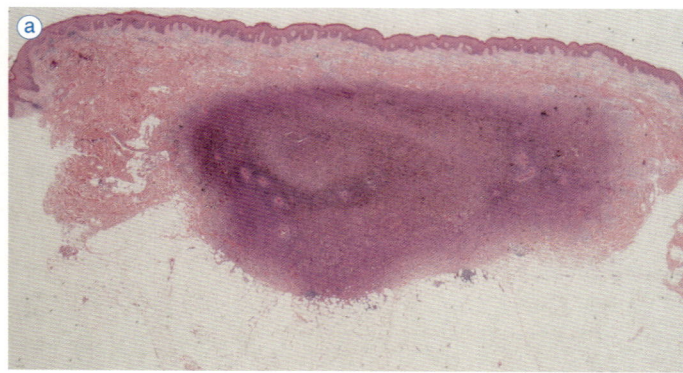

Ⅰ）大腿の体表写真
a）HE染色（弱拡大像）
b）HE染色（強拡大像）

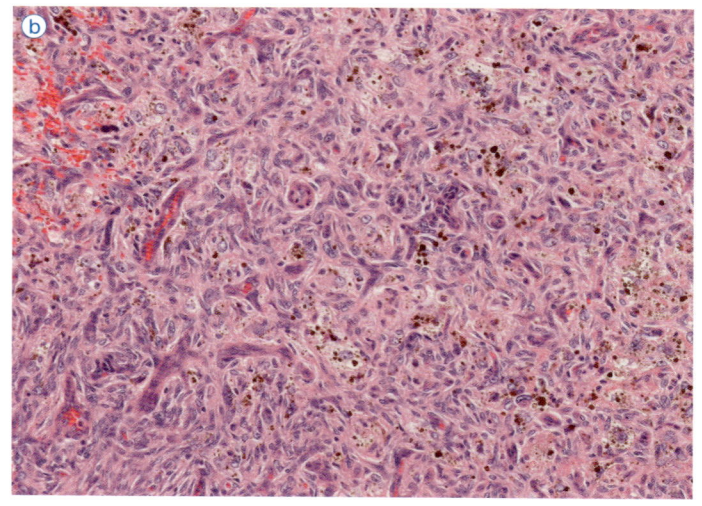

臨床医のギモン

❶増殖するのは線維芽細胞だけでしょうか？

皮膚線維腫

皮膚病理アプローチ

■ 病理診断
- 皮膚線維腫（Dermatofibroma）

■ 病理像はこう読む

病変の全体構築
- 真皮内に境界が明瞭な結節状の病変がある（ⓐ）．

腫瘍細胞の形態・分化
- ❶線維芽細胞様細胞（ⓑ▷）と組織球様細胞（ⓑ▶）が花むしろ状に増殖している．
- ❶病変内に太い膠原線維が入り込む（ⓒ◯）．

その他の所見
- 被覆表皮の肥厚と基底層のメラニン顆粒の沈着がみられる（ⓐ）．
- 泡沫細胞（ⓓ➔）やジデロファージ（ⓑ◯）がみられることがある．

■ 臨床症状と病理所見の対応
- 表皮肥厚と基底層のメラニン顆粒の増加が，角化性の茶褐色腫瘤に対応する．

＋α知識
- 晩期病変では線維芽細胞様細胞が減少し，膠原線維が増殖する．
- 免疫染色では第Ⅷa因子陽性，CD34陰性であることが多い．

鑑別疾患
- 隆起性皮膚線維肉腫（Part4 第3章-B-1）：太い膠原線維の増生を伴わず，組織球成分もない．腫瘍細胞は皮下脂肪組織深部まで浸潤する．免疫染色で腫瘍細胞はCD34陽性．
- 肥厚性瘢痕（Part3-2）：膠原線維の増生が主体であり，血管の増殖，軽度の炎症細胞浸潤を伴う．

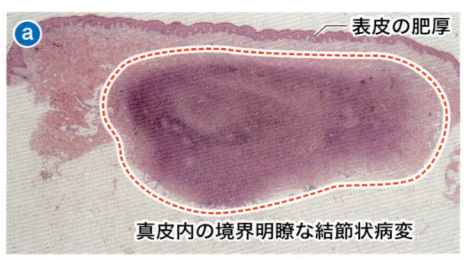

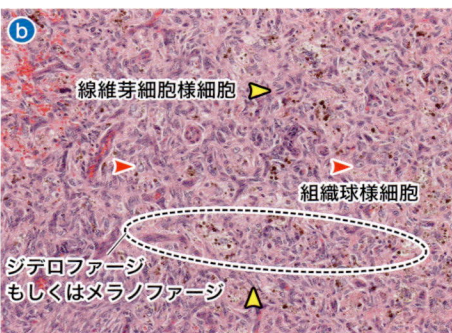

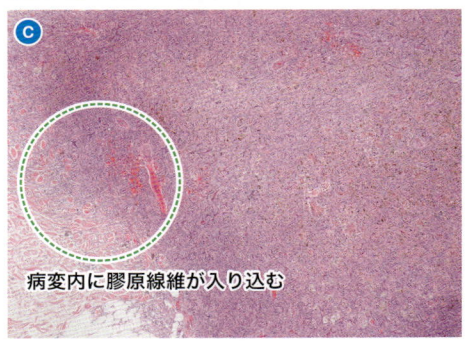

ⓐ 表皮の肥厚／真皮内の境界明瞭な結節状病変

ⓑ 線維芽細胞様細胞／組織球様細胞／ジデロファージもしくはメラノファージ

ⓒ 病変内に膠原線維が入り込む

ⓓ 泡沫細胞

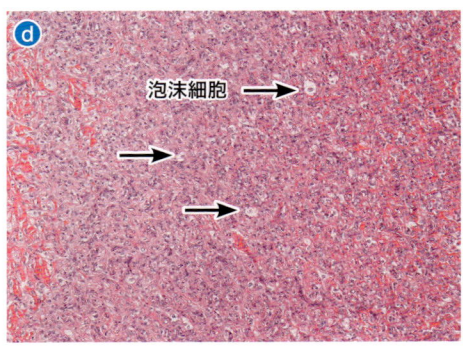

キモの一言　皮膚線維腫と診断するには，病変内への膠原線維の入り込みがポイント！

| Part 4 | 腫瘍性疾患

第3章 軟部腫瘍

難易度 ★★☆

A. 良性病変

3 下腿の皮下結節

加藤真紀

症例 30歳代，男性．1カ月前から右下腿に圧痛を伴う皮下結節が生じ，急速に増大してきた．外傷の既往はない．

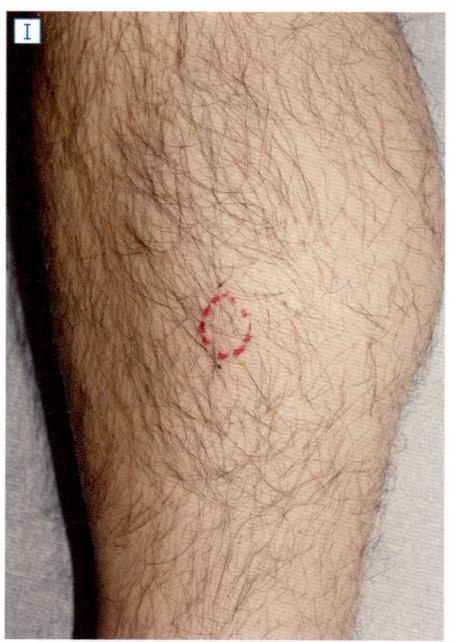

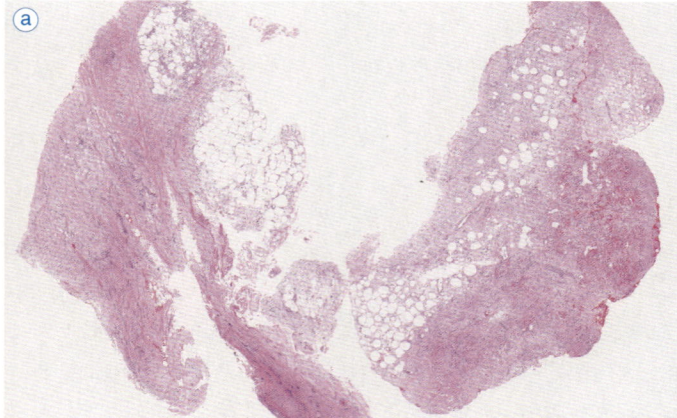

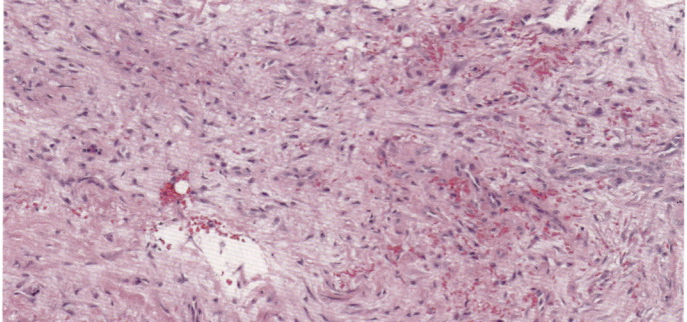

Ⅰ）右下腿内側の体表写真（2.7×1.5 cm大の弾性硬の皮下結節）
a）HE染色（ルーペ像）
b）HE染色（強拡大像）

臨床医のギモン

❶ 炎症性疾患なのでしょうか？

結節性筋膜炎

皮膚病理アプローチ

■ 病理診断
- 結節性筋膜炎（Nodular fasciitis）

■ 病理像はこう読む

病変の全体構築
- 被膜を有さない**境界不明瞭**な**皮下脂肪組織**の**結節性病変**（ⓐ）．

腫瘍細胞の形態・分化
- 線維芽細胞様の**紡錘形細胞**が増殖している（ⓑ）．
- **毛細血管の増殖**と**赤血球の血管外漏出**，リンパ球や組織球などの炎症細胞浸潤を伴う（ⓒ）．

その他の所見
- 間質は**粘液性**であり，浮腫とムチンの沈着が目立つ（ⓓ）．

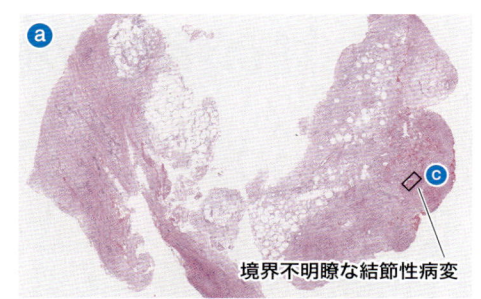

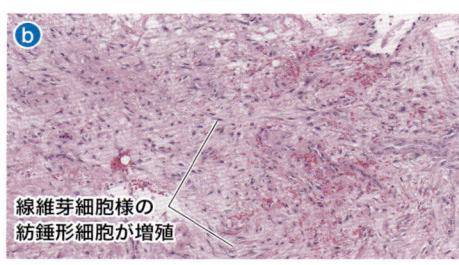

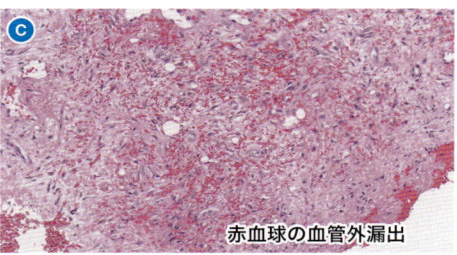

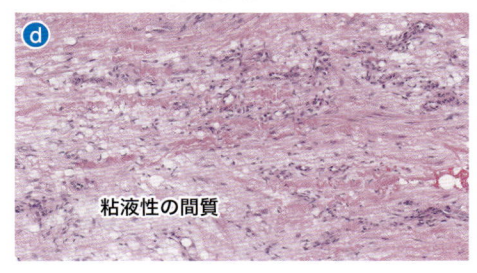

■ 臨床症状と病理所見の対応
- 皮下脂肪組織内の結節状の病変であるため，臨床的には**皮下腫瘍**として認識される．

＋α知識
- 外傷または限局性の非特異的炎症による反応性の線維増殖病変と考えられている．
- 初期は，粘液性の間質内で**線維芽細胞**と**筋線維芽細胞**が増加し，**組織培養状形態**や**羽毛状形態**とよばれる像をとる．時間の経過とともに成熟した膠原線維が増加し，**線維芽細胞が増加**する．**後期**には線維芽細胞の数は減り，**膠原線維の増加が主体**となる．
- しばしば**核分裂像**が散見されるが，**異型は乏しい**．
- 腫瘍細胞は免疫染色でα-平滑筋アクチン陽性，デスミン，S-100タンパク，CD34は陰性．
- 20～30歳代の四肢に好発する．頭頸部にも生じる．
- 疼痛を伴い急速に増大する皮下結節で，数cm大まで増殖し，その後しばしば**自然消退**する．**外傷**が誘因となることがある．

鑑別疾患
- 皮膚線維腫（Part4 第3章-A-2）：結節性筋膜炎より浅い部位に生じ，表皮突起の延長や基底膜の色素沈着を伴う．
- 隆起性皮膚線維肉腫（Part4 第3章-B-1）：花むしろ状配列が特徴．腫瘍細胞はCD34陽性．

ⓐ 境界不明瞭な結節性病変
ⓑ 線維芽細胞様の紡錘形細胞が増殖
ⓒ 赤血球の血管外漏出
ⓓ 粘液性の間質

キモの一言
❶ 腫瘍性疾患に分類されているが，反応性の線維増殖病変である．

Part 4　腫瘍性疾患

第3章　軟部腫瘍

A. 良性病変

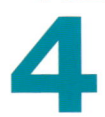

4　右肩甲部の皮下腫瘤

難易度　★☆☆

加藤真紀

症例 50歳代，男性．10年前より右肩甲部に皮下腫瘤が出現し，徐々に増大してきた．

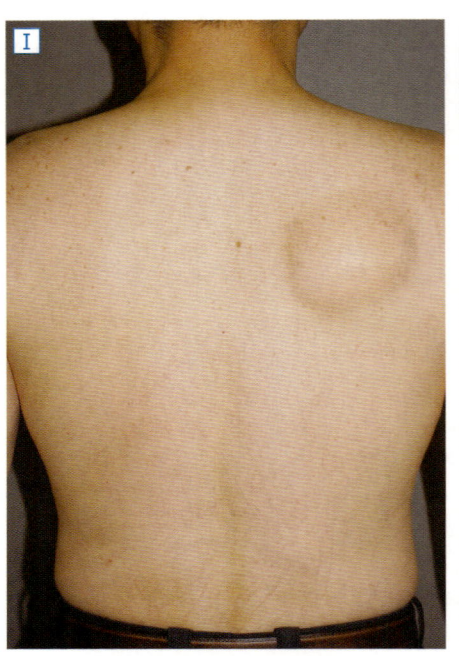

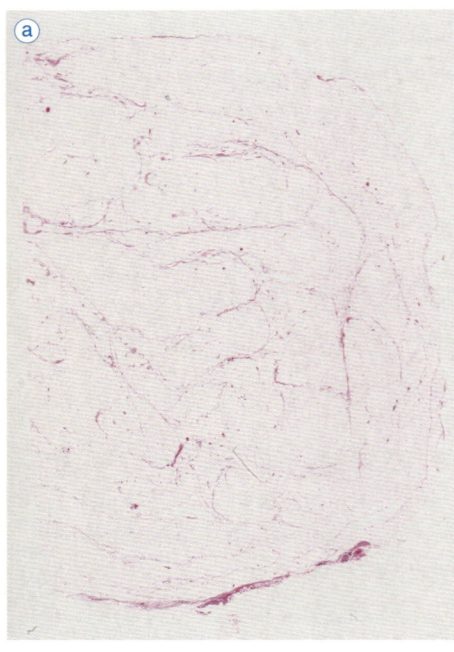

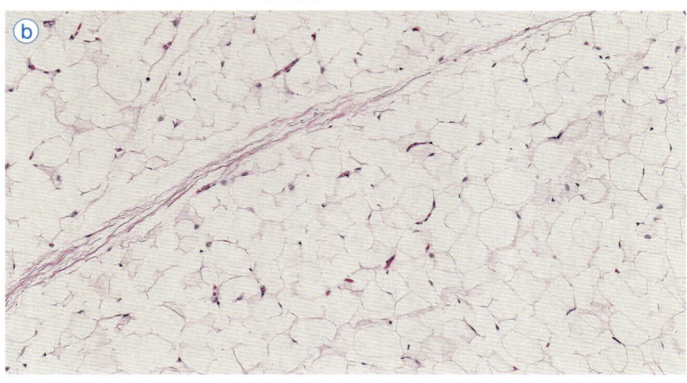

Ⅰ）右肩甲部の体表写真
a）HE染色（弱拡大像，切除標本半割）
b）HE染色（強拡大像）

臨床医のギモン

❶ 正常の脂肪と区別はできますか？

皮膚病理アプローチ

■ 病理診断
- 脂肪腫（Lipoma）

■ 病理像はこう読む

病変の全体構築
- 薄い**線維性被膜**に包まれた境界明瞭な腫瘍で，脂肪細胞様細胞の増生からなり，線維性被膜で**分葉化**されている（ⓐ）．

腫瘍細胞の形態・分化
- 異型のない成熟した**脂肪細胞**がびまん性に増殖する（ⓑ）．
- ❶個々の細胞は正常の脂肪細胞と区別できない．

その他の所見
- ❶正常脂肪組織に比べ，線維性隔壁で囲まれる脂肪小葉が大型で不規則である．

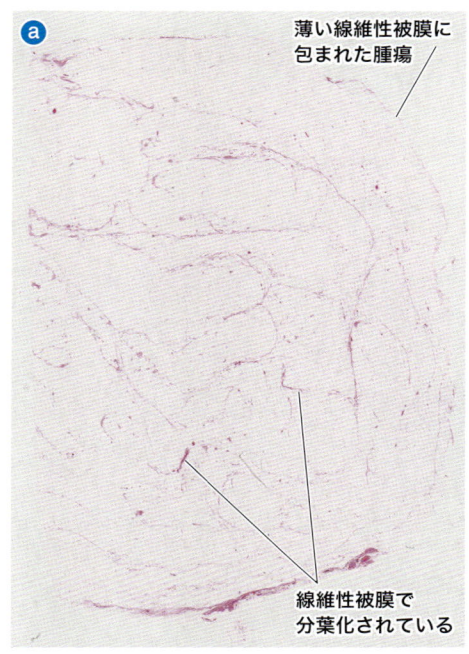

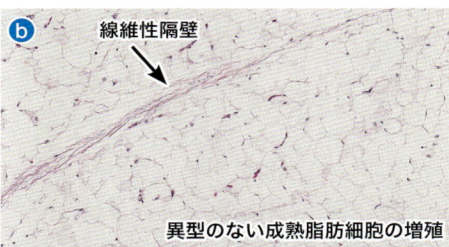

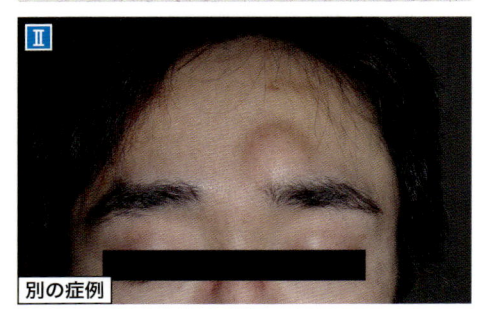

■ 臨床症状と病理所見の対応
- 皮下脂肪組織内の結節状の病変であるため，臨床的には**皮下腫瘍**として認識される．

+α知識
- **最も頻度の高い間葉系腫瘍**である．
- **壮年から老年**に好発する．
- 時に筋層間や筋肉内に生じる．**前額部**では帽状腱膜下に存在する（Subgaleal lipoma，Ⅱ）．
- 他の間葉系組織の増生を伴うことがあり，線維性結合組織の増殖を伴うものは**線維脂肪腫**（fiblolipoma），筋組織の増殖を伴うものは**筋脂肪腫**（myolipoma）とよばれる．

鑑別疾患
- 脂肪肉腫：異型脂肪芽細胞を伴う．

ⓐ 薄い線維性被膜に包まれた腫瘍／線維性被膜で分葉化されている

ⓑ 線維性隔壁／異型のない成熟脂肪細胞の増殖

Ⅱ 別の症例

キモの一言：異型のない成熟脂肪細胞の増生からなる頻度の高い皮下腫瘍で，時に他の間葉系細胞の増殖も伴うことがある．

Part 4 腫瘍性疾患

第3章 軟部腫瘍

難易度 ★☆☆

A. 良性病変
5 両前腕に多発する皮下結節

加藤真紀

症例 60歳代，男性．10年以上前から両前腕に皮下結節が多発している．

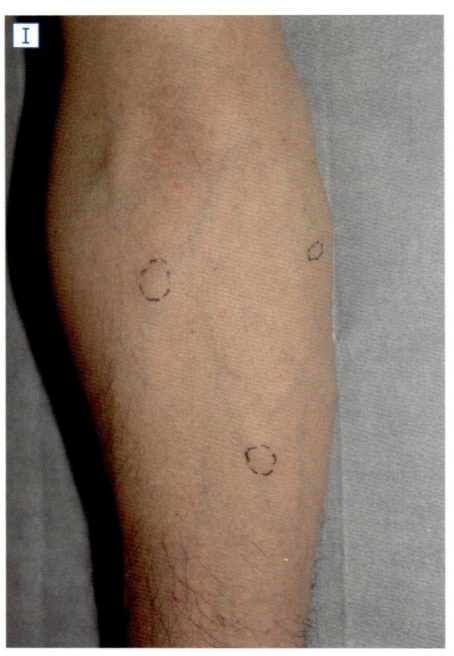

Ⅰ）右前腕の体表写真
a）HE染色（ルーペ像，切除標本）
c）HE染色（強拡大像）

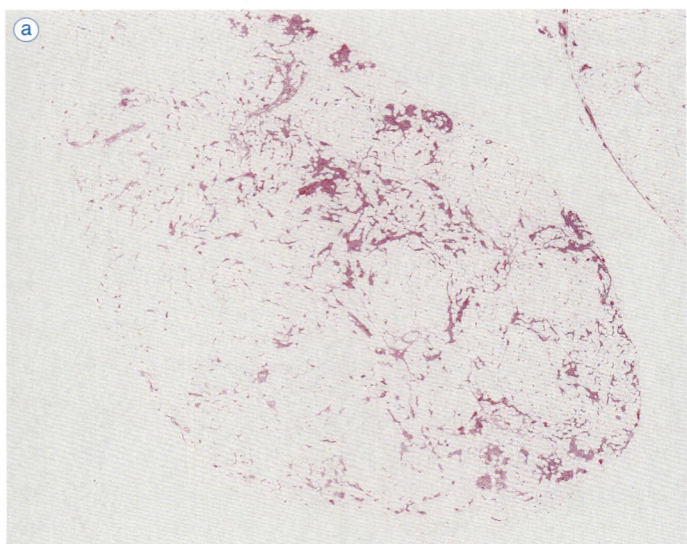

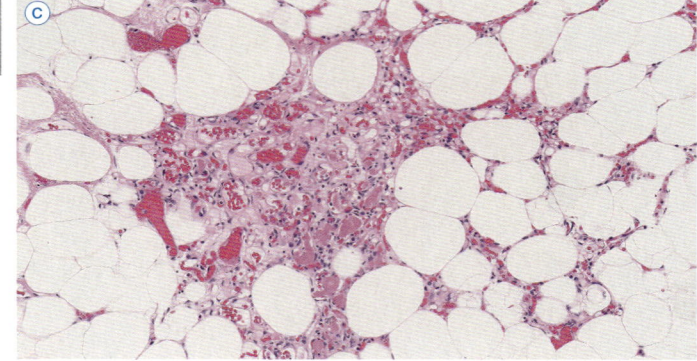

臨床医のギモン

❶ 病変内に多数見られる好酸性の領域はどのような細胞からなっていますか？

血管脂肪腫

皮膚病理アプローチ

■ 病理診断
- 血管脂肪腫（Angiolipoma）

■ 病理像はこう読む

病変の全体構築
- 脂肪細胞様細胞からなる**境界明瞭**な**皮下結節**内に，**好酸性の領域**が多数みられる（ⓐ➡）．

腫瘍細胞の形態・分化
- 異型のない成熟した脂肪細胞が増加しており，❶腫瘍内部には多数の**小血管**が増生し内部に赤血球を容れる（ⓑ➡）．
- ❶増生している血管内には**フィブリン血栓**を伴うものもある（ⓒ▷）．

■ 臨床症状と病理所見の対応
- 皮下脂肪組織内の結節状の病変であるため，臨床的には**皮下腫瘍**として認識される．

+α知識
- 一般の脂肪腫と比べると**小型**で硬く触れる．
- **前腕**に好発し，多発することが多い．
- **圧痛**や**自発痛**を伴うことがある．
- 通常の脂肪腫は何らかの染色体異常を伴うことが多く，核型は多様であるのに対し，**血管脂肪腫は全て正常核型**であることから，血管脂肪腫は脂肪腫の亜型ではなく，発生病理の異なる疾患とされる．

鑑別疾患
- **脂肪腫**（Part4 第3章-A-4）：成熟脂肪細胞からなり，血管や結合組織は圧排されて目立たない．
- **脂肪肉腫**：中高年の下肢に好発し，核異型をもつ脂肪芽細胞が増殖する．

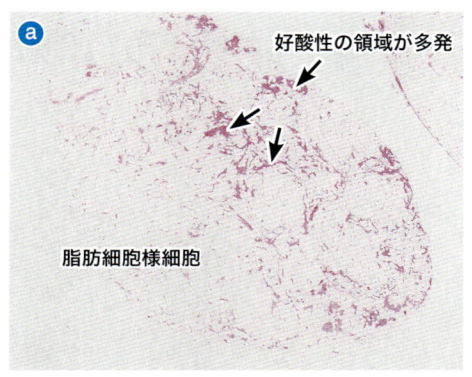

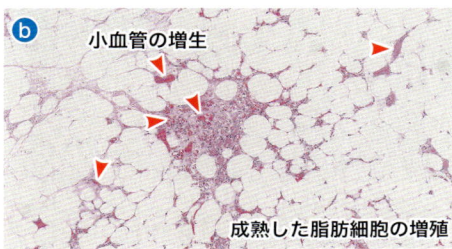

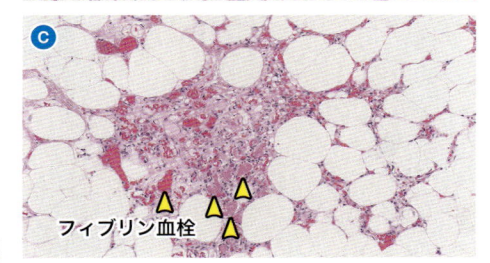

ⓐ 好酸性の領域が多発
脂肪細胞様細胞

ⓑ 小血管の増生
成熟した脂肪細胞の増殖

ⓒ フィブリン血栓

キモの一言　通常の脂肪腫より小型で，小血管の増生とフィブリン血栓を伴い，しばしば多発し，痛みを伴う．

Part 4　腫瘍性疾患

第3章　軟部腫瘍

難易度 ★★★

A. 良性病変

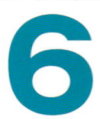

6　左頬部の皮下腫瘍

加藤真紀

症例　50歳代，男性．数年前より左頬部に皮下結節が出現し，徐々に増大してきた．

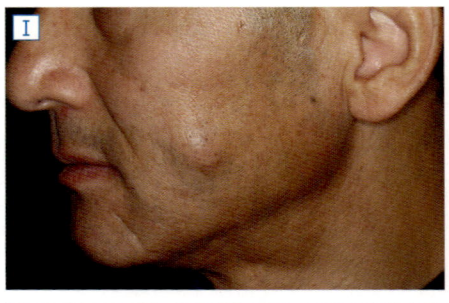

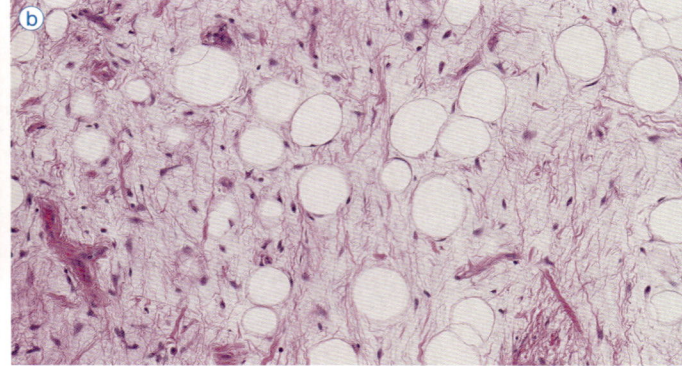

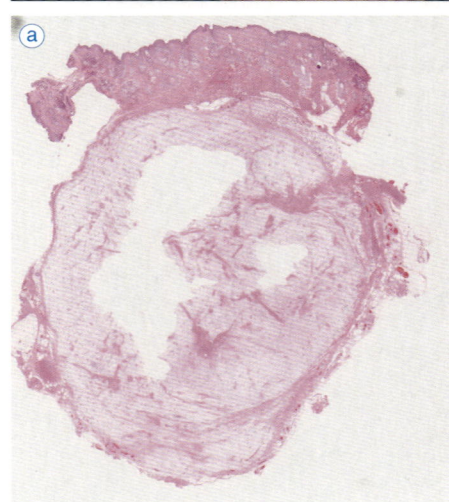

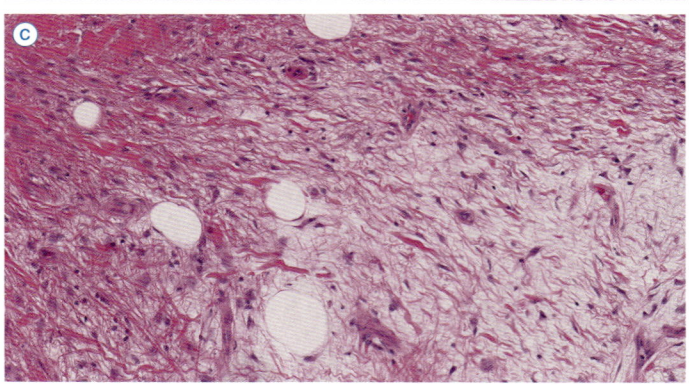

Ⅰ）左頬部の体表写真
a）HE染色（ルーペ像，切除標本）
b）HE染色（強拡大像）
c）HE染色（強拡大像）

臨床医のギモン

❶病理像で多数みられる紡錘形細胞は何ですか？

紡錘形脂肪腫

皮膚病理アプローチ

■ 病理診断
- 紡錘形脂肪腫（Spindle cell lipoma）

■ 病理像はこう読む

病変の全体構築
- 周囲との**境界明瞭**な皮下脂肪組織の**結節性**の病変（ⓐ）．

腫瘍細胞の形態・分化
- 成熟脂肪細胞とともに，**紡錘形細胞，膠原線維，毛細血管**が増生し，**間質は粘液性**である（ⓑ）．
- **硝子化を伴う膠原線維**と**紡錘形細胞**が増殖する（ⓒ◌）．

その他の所見
- 肥満細胞が散在する（ⓓ）．

■ 臨床症状と病理所見の対応
- 皮下脂肪組織内の結節状の病変であるため，臨床的には**皮下腫瘍**として認識される．

+α知識
- 50歳以上の**中高年男性**に多く，**項部・肩・背部**に好発する．
- 脂肪組織系腫瘍の1.5％と比較的稀な腫瘍である．
- 構成成分の割合により，myxoid variant, fibrous variant, vascular variant などの亜型が報告されている．
- 脂肪腫でありながら，**脂肪細胞がほとんど存在しない症例**もある．
- 免疫組織化学染色で❶**紡錘形細胞はCD34陽性**であり，前脂肪芽細胞と考えられている．
- **花弁状巨細胞**（floret cell）と呼ばれる，好酸性の細胞質の辺縁に核が花弁状に配列する多核巨細胞がみられるものを**多形脂肪腫**（Pleomorphic lipoma）と呼ぶ．

鑑別疾患
- 線維脂肪腫：脂肪組織内に膠原線維が増生するが，細胞成分は乏しい．
- 脂肪肉腫：核異型，核分裂像，異型な脂肪芽細胞の存在．Ki-67陽性率が高い．

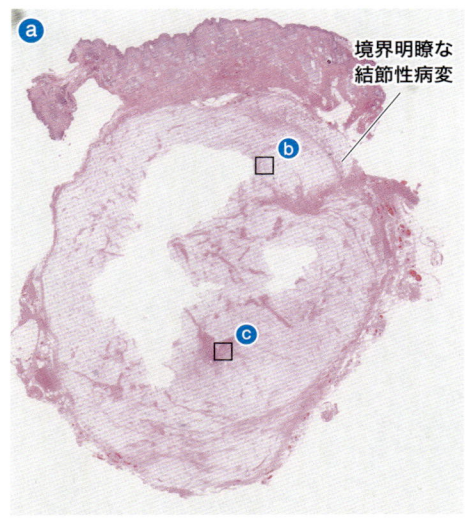

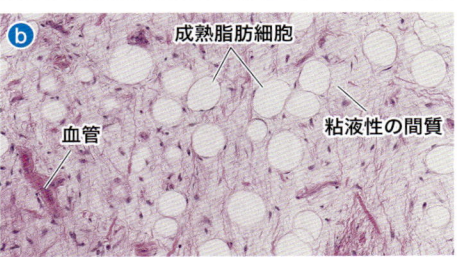

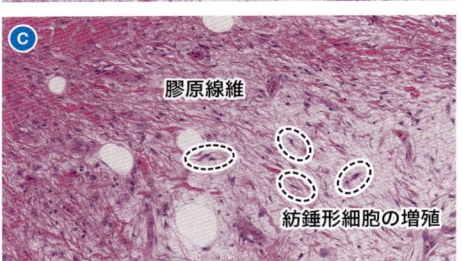

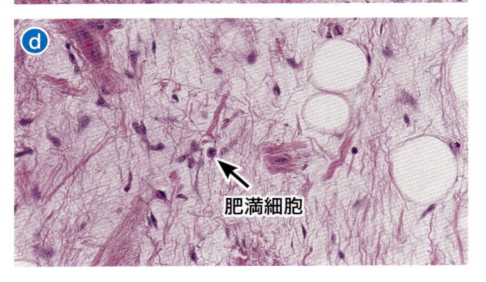

ⓐ 境界明瞭な結節性病変

ⓑ 成熟脂肪細胞／血管／粘液性の間質

ⓒ 膠原線維／紡錘形細胞の増殖

ⓓ 肥満細胞

キモの一言 ─ CD34陽性の紡錘形細胞の増殖を伴う脂肪腫である．

Part 4　腫瘍性疾患

第3章　軟部腫瘍

難易度 ★☆☆

A. 良性病変

7　右前腕の青色皮下結節

加藤真紀

症例　40歳代，男性．幼児期より右前腕に青色調の結節が存在し，徐々に増大してきた．

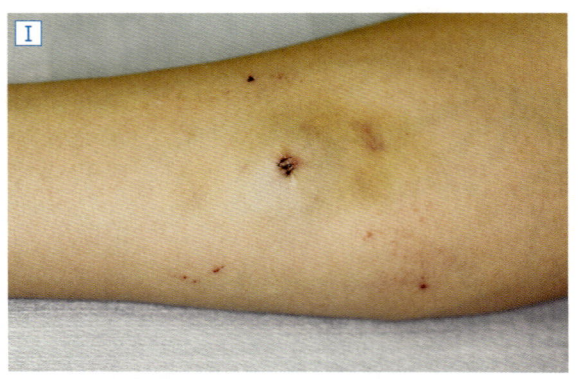

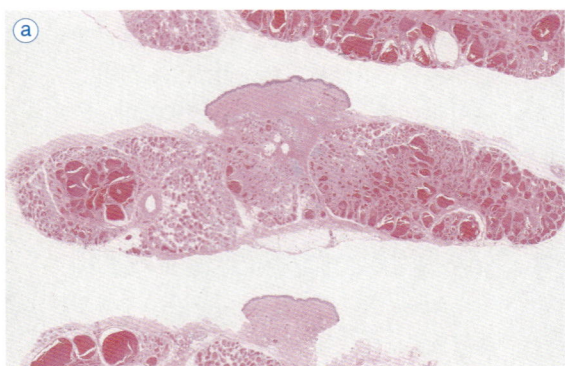

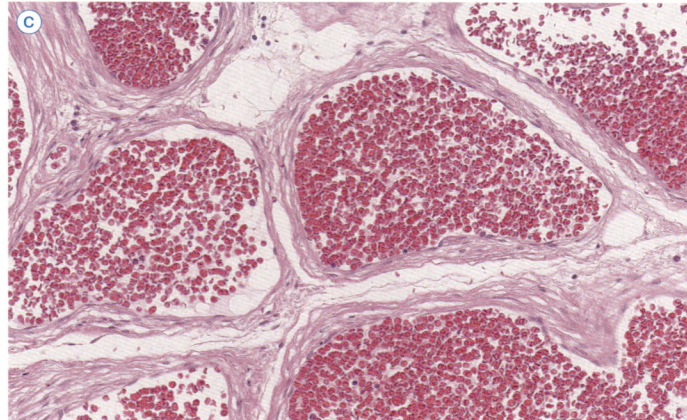

Ⅰ）右前腕の体表写真（中央は生検の創）
a）HE染色（ルーペ像，切除標本）
c）HE染色（強拡大像）

臨床医のギモン

❶ 病理像で多数みられる管腔構造は何ですか？

244　臨床医が知っておきたい皮膚病理の見かたのコツ

皮膚病理アプローチ

■ 病理診断
- 海綿状血管腫（Cavernous hemangioma）

■ 病理像はこう読む

病変の全体構築
- 境界明瞭な真皮下層〜皮下脂肪組織の**結節性**の病変である（ⓐ）．

腫瘍細胞の形態・分化
- 海綿状に拡張し赤血球を満たした**大小の血管腔様の構造**が集簇，増生する（ⓑ➡）．
- ❶増生する血管は**線維性壁**をもち（ⓒ），**内皮細胞**で内張りされる静脈である（ⓒ▷）．

その他の所見
- 血管内皮細胞の増生はない．

■ 臨床症状と病理所見の対応
- **青色調の色調**は拡張した静脈と充満する血液に対応する．

＋α知識
- 軟らかい皮下腫瘤で，**出生時**より存在することが多く，**自然消退はしない**．
- 小静脈の形成異常（venous malformation）である．
- 海綿状血管腫が皮膚や内臓に多発する**青色ゴムまり様母斑症候群**（blue rubber bleb nevus syndrome）や多発性内軟腫を合併する**マフッチ症候群**（Maffucci syndrome）がある．

鑑別疾患
- 苺状血管腫：生後間もなく出現し，急速に増大後，自然消退する．幼若な血管内皮細胞が増生する．
- 動静脈奇形（Part4 第3章-A-12）：熱感や拍動がある．動脈壁はEVG染色で二層の弾性線維をもつ．
- リンパ管奇形：拡張したリンパ管がPodoplaninに対する免疫染色（D2-40抗体）で陽性．

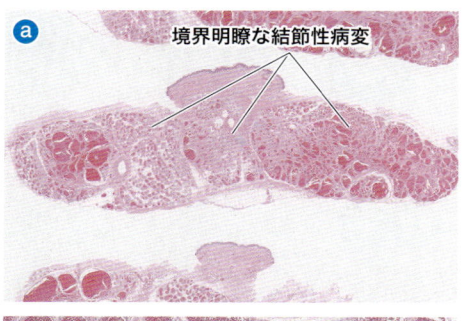

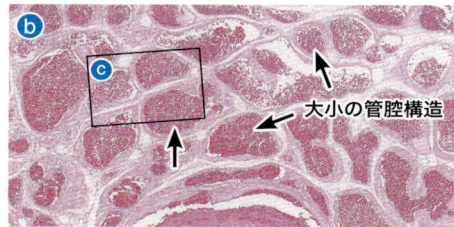

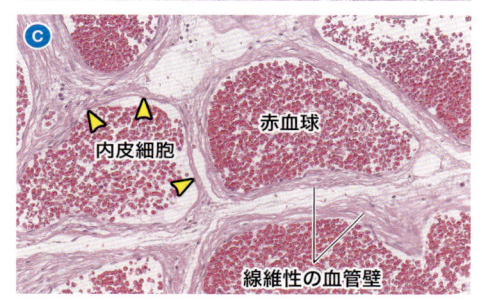

海綿状血管腫

ⓐ 境界明瞭な結節性病変

ⓑ 大小の管腔構造

ⓒ 内皮細胞　赤血球　線維性の血管壁

キモの一言　多数の拡張した静脈がスポンジ様に増生・集簇する「静脈奇形」であり，腫瘍性の細胞増殖はない．

Part 4 腫瘍性疾患

第3章 軟部腫瘍

難易度 ★☆☆

A. 良性病変

8 下口唇の紫紅色囊腫

井上多恵

症例 60歳代，女性．1年前から右下口唇に軟らかい紫紅色結節が出現してきた．

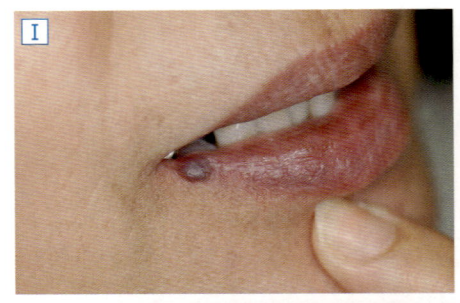

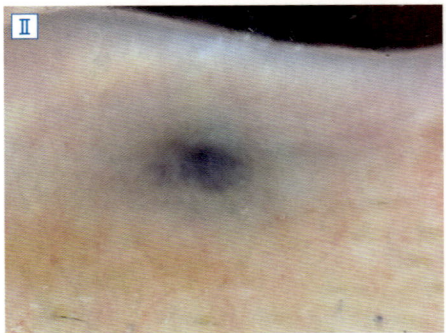

Ⅰ）左下口唇の体表写真
Ⅱ）ダーモスコピー写真
a）HE染色（ルーペ像，下口唇切除切除生検）
b）HE染色（弱拡大像）

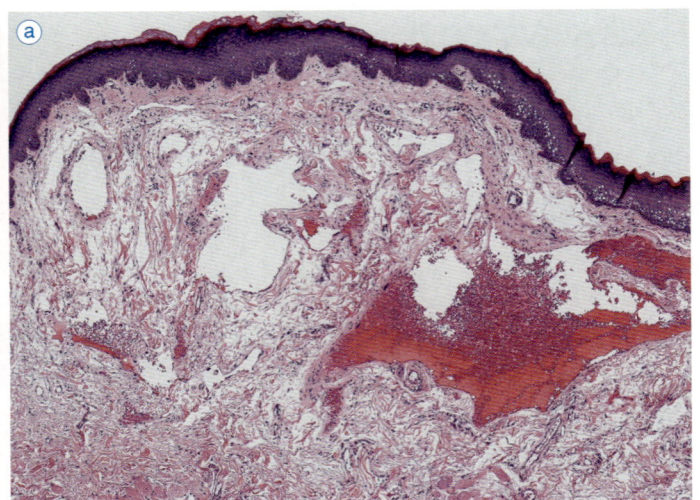

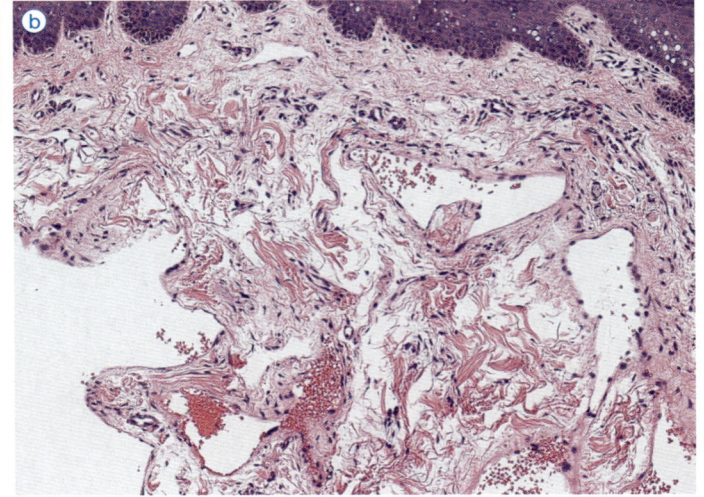

臨床医のギモン

❶静脈湖は，似た部位に生じる粘液囊腫とはどう違うのでしょうか？

皮膚病理アプローチ

静脈湖

■ 病理診断
- 静脈湖（Venous lake）

■ 病理像はこう読む

病変の全体構築
- 軽度ドーム状の隆起性病変（ⓐ）．
- 真皮や粘膜固有層上層の表皮，あるいは粘膜上皮直下に，拡張した単房あるいは多房性の血管腔を有し，赤血球を充満する（ⓐ⦿）．
- うっ血を伴い，血栓の形成がみられる（ⓐ）．
- 時に血栓の器質化を伴う．

腫瘍細胞の形態・分化
- 血管壁は1層の扁平な内皮細胞（ⓑ→）からなり，周囲を薄い結合組織被膜に囲まれる（ⓒ▷）．

その他の所見
- 紫紅色の色調は，真皮上層の赤血球を充満した血管腔に対応する（ⓐ）．

■ 臨床症状と病理所見の対応

+α知識
- 拡張した血管腔により紫紅色結節が形成される．
- 静脈湖の診断にはダーモスコピーが有用である．Red-bluish to reddish-black homogeneous areas（赤青-黒均一領域）のような，血腫を反映した黒色調の部分がみられる（Ⅱ）．

鑑別疾患
- ❶粘液嚢腫（Part3-4）：粘膜下腫瘤．真皮内にびまん性に粘液が沈着し，周囲を肉芽組織が囲み，嚢腫様構造を形成する（ⓓ⦿）．
- 血管拡張性肉芽腫（Part4 第3章-A-10）：易出血性の結節で，表面にはびらんと血痂を付着する．基部では隣接する表皮が表皮襟を形成し，血管内皮細胞と拡張した毛細血管が分葉状に増殖する．

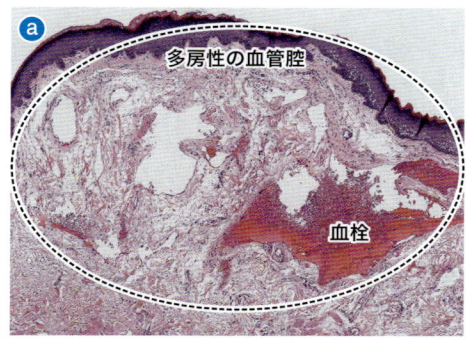

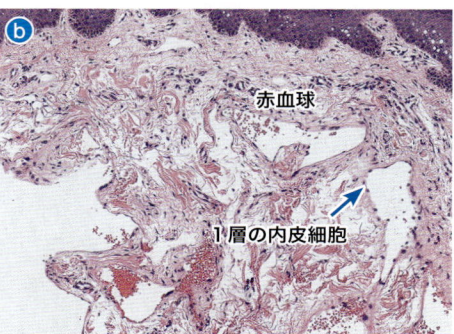

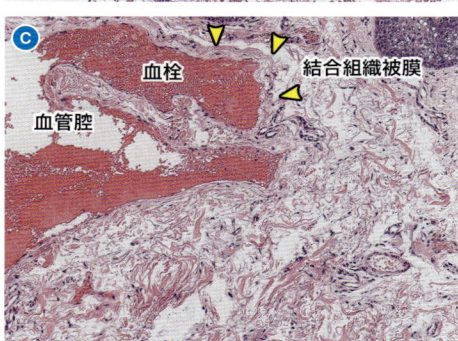

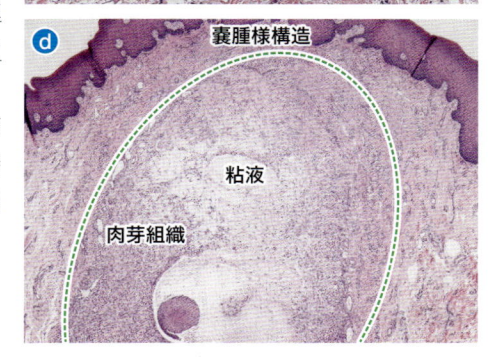

> **キモの一言** ─ 静脈湖は，静脈性の血管奇形．管腔周囲に肉芽組織はない．

Part 4 腫瘍性疾患

第3章 軟部腫瘍

難易度 ★★☆

A. 良性病変

9 右手掌の有痛性皮下結節

亦野蓉子

症例 40歳代，男性．数日前より右手掌に皮下結節を自覚し，圧痛を伴うようになった．

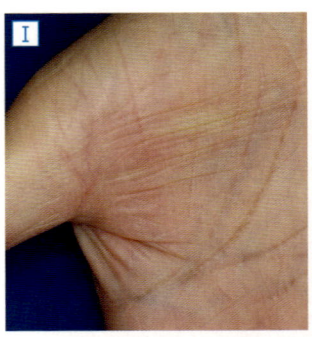

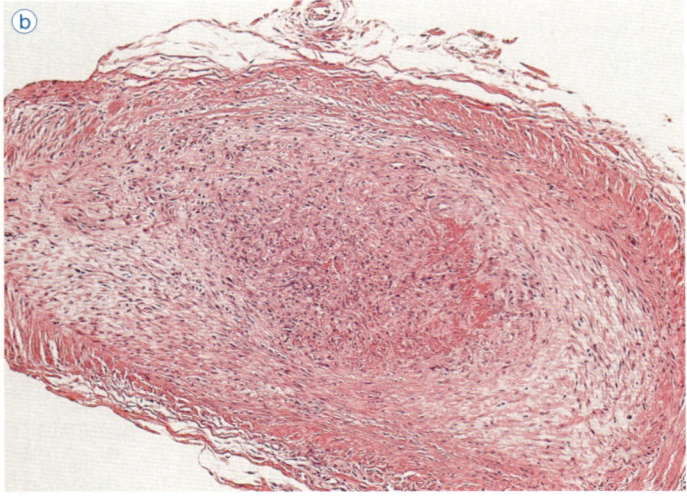

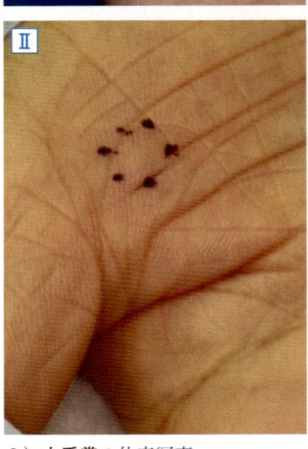

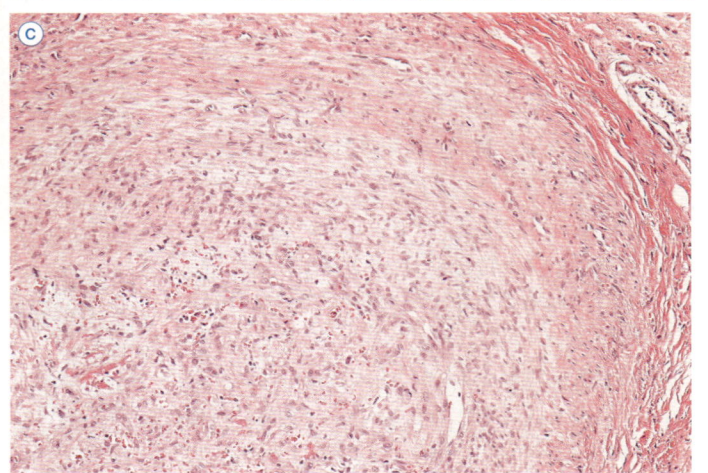

Ⅰ）**右手掌**の体表写真
Ⅱ）右手掌の体表写真（**皮下結節部**）
b）**HE染色**（中拡大像）
c）**HE染色**（強拡大像）

臨床医のギモン

❶ 中央の赤みの強い部分は何ですか？
❷ 辺縁の淡い色調の部分に増えているのはどんな細胞ですか？

皮膚病理アプローチ

静脈血栓

■ 病理診断
- 静脈血栓（Thrombosed vein）

■ 病理像はこう読む

病変の全体構築

- 皮下脂肪組織に**境界明瞭な結節性病変**があり，**❶内部には器質化した血栓**がある（ⓐ ➡，ⓑ ◯）．
- **❷血栓の周囲**には**線維性の結合組織**が取り囲んでおり，**血管平滑筋が残存**することが多い（ⓑ ◯）．

腫瘍細胞の形態・分化

- 新鮮な血栓は**赤血球の凝集像**としてみられ，時間の経過した部位は**線維芽細胞や組織球が混在**する（ⓑ，ⓒ）．

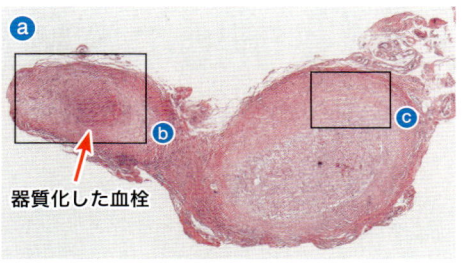

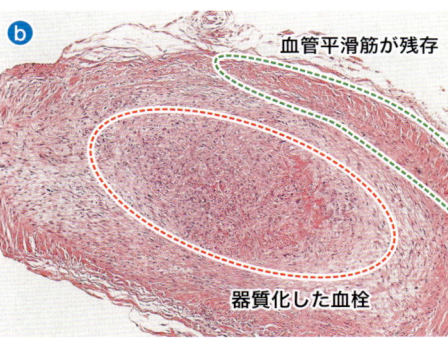

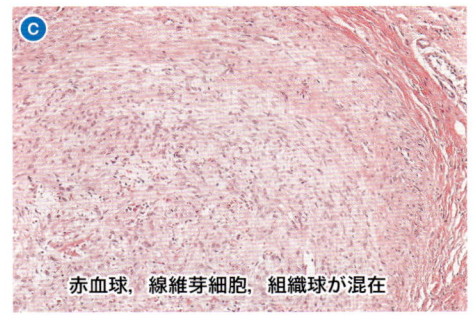

■ 臨床症状と病理所見の対応

- **境界明瞭で弾性硬の皮下結節**は，**器質化した血栓と周囲の結合組織**に対応する．

+α知識

- 臨床的には急に出現する皮下脂肪組織の小結節で，**手指や手掌，足底**に多く出現する．
- **疼痛**を伴うことが多い．
- 周囲には静脈壁のなごりが確認できることがある．
- **自然消退**するものも多い．

鑑別疾患

- **乳頭状内皮細胞過形成**：血栓とともに既存の拡張した血管腔に関連して多数の乳頭状構造があり，1層の内皮細胞が縁どる．血栓の器質化の特殊な過程と考えられ，本疾患や**海綿状血管腫**（Part4 第3章-A-7）に続発して出現することもある．

ⓐ 器質化した血栓

ⓑ 血管平滑筋が残存／器質化した血栓

ⓒ 赤血球，線維芽細胞，組織球が混在

キモの一言 静脈血栓は皮下脂肪組織の境界明瞭な病変で，血栓で構成されている．

Part 4　腫瘍性疾患

第3章　軟部腫瘍

A. 良性病変
10　手指の鮮紅色腫瘤

難易度 ★☆☆

秋山美知子

症例　30歳代，女性．妊娠中に右手中指側縁に紅色腫瘤が出現．1カ月前より拡大し，鮮紅色で有茎性の腫瘤となった．

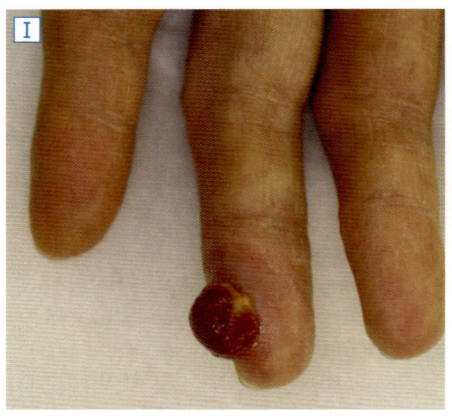

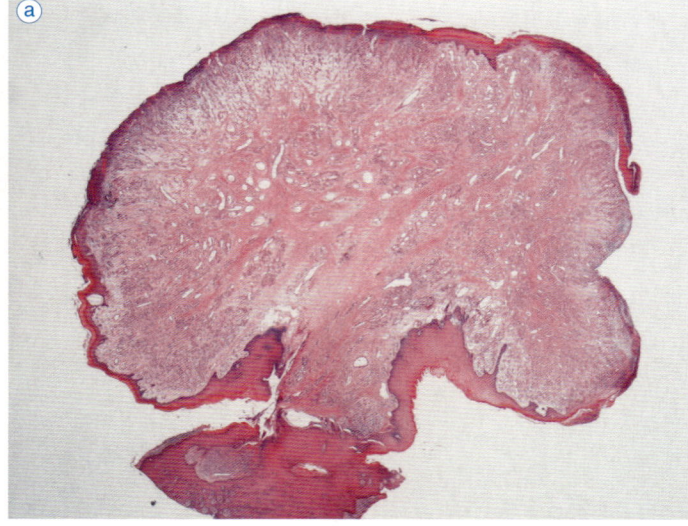

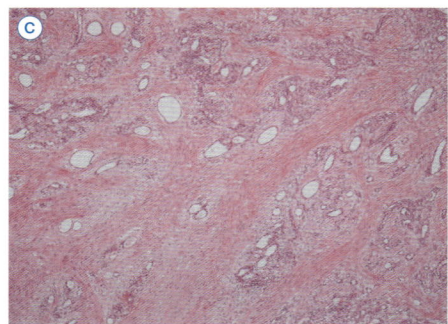

Ⅰ）右手指の体表写真
a）HE染色（ルーペ像）
b）HE染色（強拡大像）
c）HE染色（中拡大像）

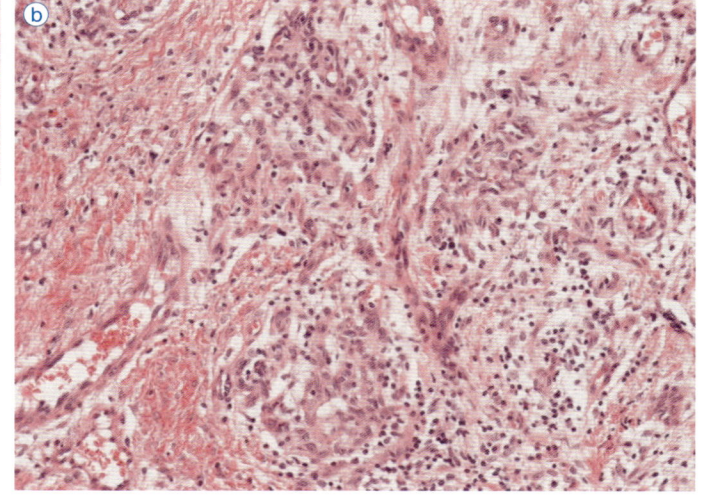

臨床医のギモン

❶化膿性肉芽腫と診断できる所見は何でしょうか？

化膿性肉芽腫（毛細血管拡張性肉芽腫）

皮膚病理アプローチ

■ 病理診断
- 化膿性肉芽腫（Pyogenic granuloma）
- 別名：毛細血管拡張性肉芽腫（Granuloma telangiectaticum）

■ 病理像はこう読む

病変の全体構築
- 有茎性の病変で，しばしばびらんや潰瘍（ⓐ ↔），表皮襟（collarette, ⓐ ⌴）を伴う．

腫瘍細胞の形態・分化
- ❶血管内皮細胞が結節状に増生（ⓑ ⃝）し，周囲に小血管腔の増生がみられる．早期〜最盛期にはこれらが小葉構造をとることが多い．
- 潰瘍付近では，❷浮腫状の肉芽組織がみられ（ⓐ ⃝），リンパ球など種々の炎症細胞浸潤を伴う（ⓑ ▷）．
- 増殖している血管内皮細胞の核は腫大しているが，核異型性は乏しい．

その他の所見
- 晩期病変では膠原線維の増生が目立ち，毛細血管の結節は小さくなる（ⓒ）．

■ 臨床症状と病理所見の対応
- 潰瘍を伴う小血管の増生が，鮮紅色の結節に対応する．

+α知識
- 約1cm前後まで急速に増大する．
- 口唇や手指頭部に好発し，約1/3の例では外傷の既往がある．
- 妊娠中の女性に好発し，既存の単純性血管腫に続発することがある．

鑑別疾患
- 無色素性悪性黒色腫：核異型性のある色素細胞様細胞が増加している．
- 細静脈性血管腫：細静脈と毛細血管が混じた増加で，増生した管腔は小葉構造をとらない．

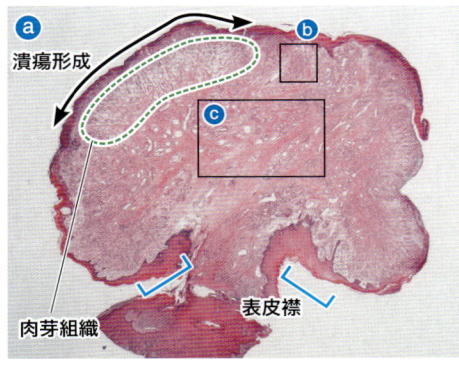

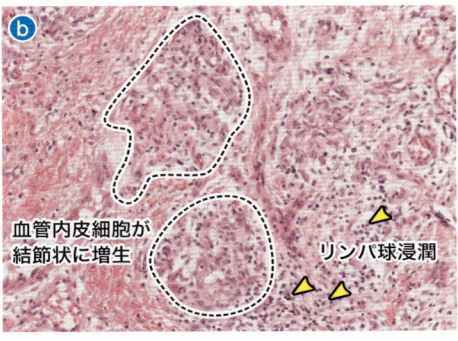

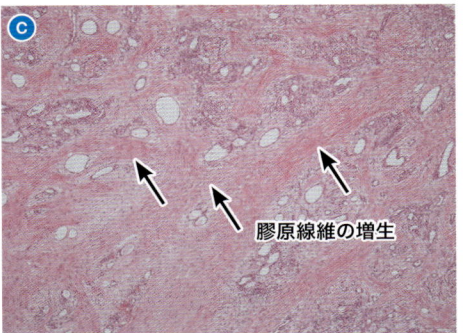

ⓐ 潰瘍形成／肉芽組織／表皮襟
ⓑ 血管内皮細胞が結節状に増生／リンパ球浸潤
ⓒ 膠原線維の増生

キモの一言 ▶ 血管内皮細胞の結節状の増加が特徴である．

Part 4　腫瘍性疾患

第3章　軟部腫瘍

難易度 ★☆☆

A. 良性病変
11　眉毛部の表面平滑な鮮紅色丘疹

岡﨑 静

症例 40歳代，男性．数年前より左眉毛部に表面平滑な鮮紅色丘疹が出現した．自覚症状はない．

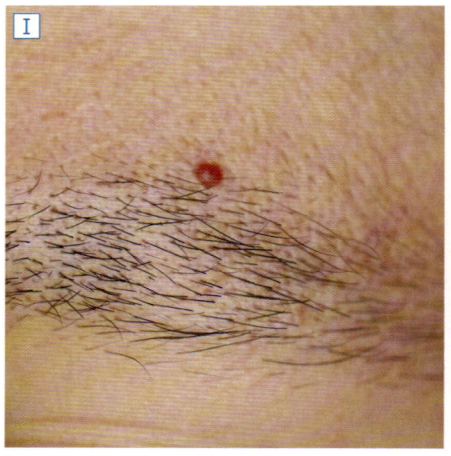

Ⅰ）左眉毛部の体表写真
a）HE染色（ルーペ像，生検）
b）HE染色（強拡大像）

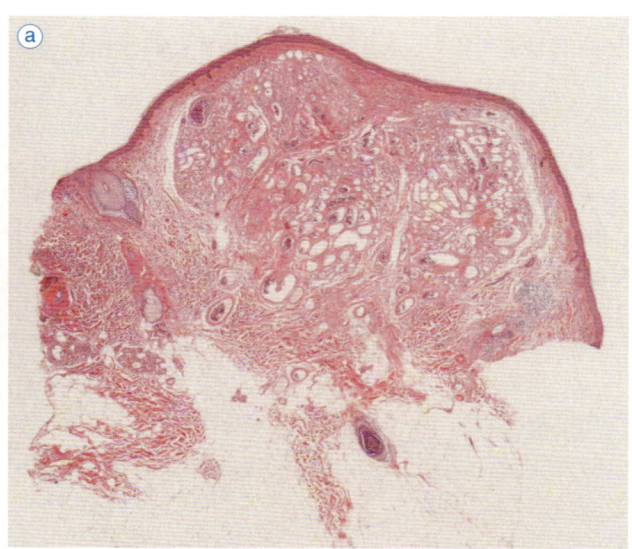

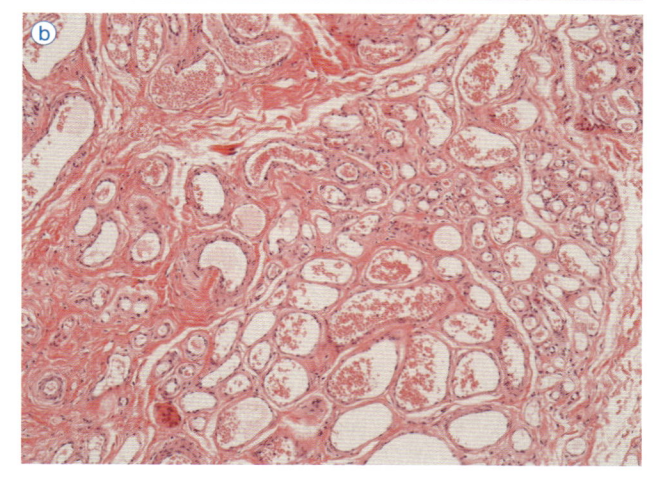

臨床医のギモン

❶この病変にはどのような血管が集簇しているのでしょうか？

サクランボ血管腫（老人性血管腫）

皮膚病理アプローチ

■ 病理診断
- サクランボ血管腫（Cherry angioma）
- 別名：老人性血管腫（Angioma senilis）

■ 病理像はこう読む

病変の全体構築
- 隆起性の病変で，❶隆起部に限局して真皮乳頭下層に毛細血管が増加している（ⓐ）．
- しばしば表皮襟をもつ．
- 小血管の増生は，線維性の隔壁で分葉状に区画されることも多い．

腫瘍細胞の形態・分化
- 扁平な内皮細胞からなり（ⓑ ⇒），血管壁は薄い．
- 血管腔には赤血球が充満している（ⓑ →）．

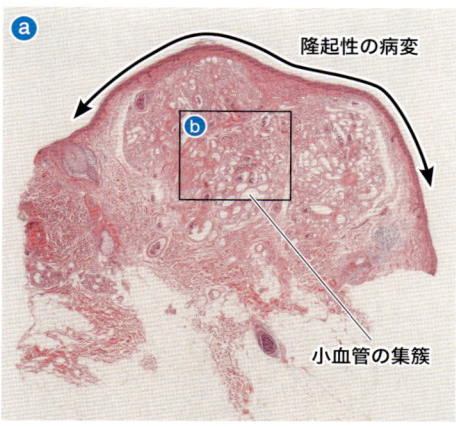

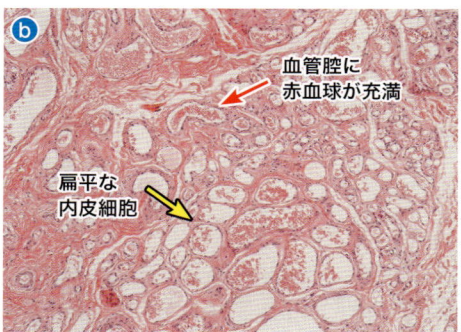

■ 臨床症状と病理所見の対応
- 隆起部に一致した小血管の集簇が鮮紅色丘疹という臨床像に対応する．

+α知識
- 老人性血管腫ともよばれるが20歳代でも発症する．
- 体幹に多くみられるが，どこにでも出現する．

鑑別疾患
- 被角血管腫：表皮は肥厚し，角質が増生している．
- 化膿性肉芽腫（毛細血管拡張性肉芽腫，Part4 第3章-A-10）：血管内皮細胞の結節状の増加があり，炎症細胞浸潤を伴う．

ⓐ 隆起性の病変
ⓑ 小血管の集簇

ⓑ 血管腔に赤血球が充満
扁平な内皮細胞

キモの一言 サクランボ血管腫は隆起部に一致して壁の薄い小血管が集簇している．

Part 4　腫瘍性疾患

第3章　軟部腫瘍

難易度 ★☆☆

A. 良性病変
12 前胸部の紅色結節

篠原理恵

症例　60歳代，女性．数週間前より前胸部に紅色結節が出現し，徐々に増大してきた．

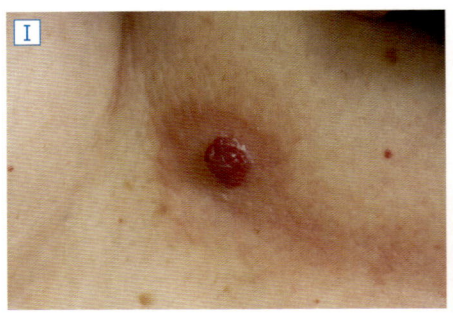

Ⅰ）前胸部の体表写真
a）HE染色（ルーペ像）
b）HE染色（強拡大像）

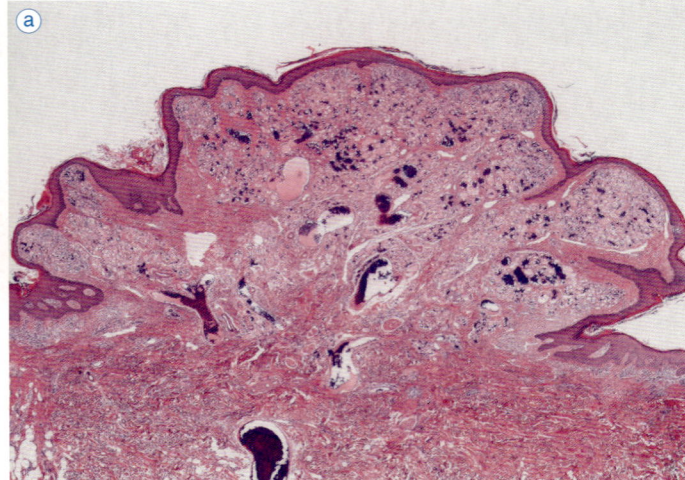

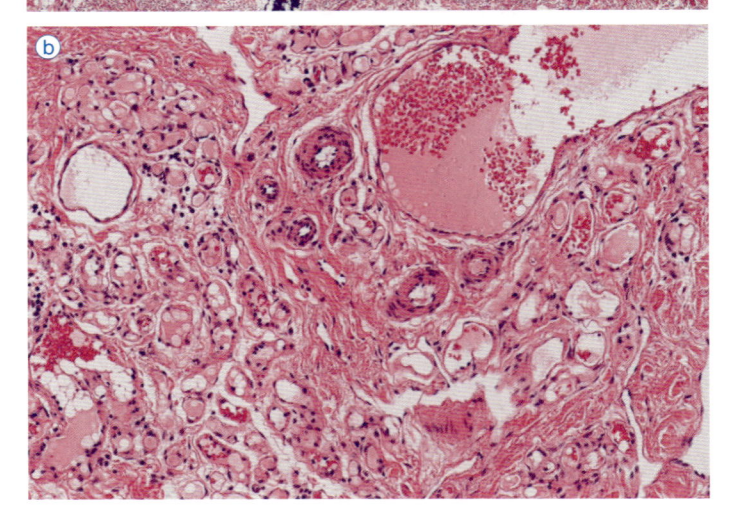

臨床医のギモン

❶病理像で多数みられる管腔は何ですか？

254　臨床医が知っておきたい皮膚病理の見かたのコツ

動静脈血管腫（動静脈奇形）

皮膚病理アプローチ

■ 病理診断
- 動静脈血管腫（Arteriovenous hemangioma）
- 別名：動静脈奇形（Arteriovenous malformation）

■ 病理像はこう読む

病変の全体構築
- 真皮内の比較的境界明瞭な**隆起性病変**である（ⓐ）．

腫瘍細胞の形態・分化
- ❶**口径・形状がさまざまな血管**が集簇している（ⓑ，ⓒ）．
- ❶**筋性の厚い壁をもつ血管**の増加に加えて，**壁の薄い血管**の増加もみられる（ⓑ，ⓒ）．

その他の所見
- 病変の下方には，**流入血管**と思われる小動脈が確認できる（ⓐ，ⓓ）
- **間質の線維化**がみられる（ⓒ）

■ 臨床症状と病理所見の対応
- 血管が豊富な腫瘍であるため，肉眼的に**紅色の結節**となり，術中に出血しやすい．

+α知識
- 深在型と皮膚型がある．**深在型**は出生時より存在することが多く，**皮膚型**は中高年の口唇や外陰部，四肢末端に多い．
- 壁の厚い血管は小動脈に類似するが，多くは内弾性板を欠き静脈の可能性が高い．

鑑別疾患
- **単純性血管腫**：真皮上層に壁の薄い血管が散在性に増加する．
- **老人性血管腫**：病変は小さく，壁の厚い血管はみられない．
- **海綿状血管腫**（Part4 第3章-A-7）：拡張した壁の薄い血管が主体である．血管壁に内弾性板はみられない．

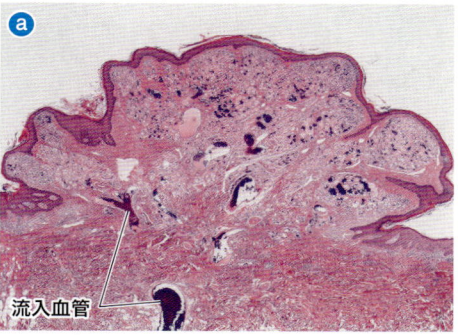

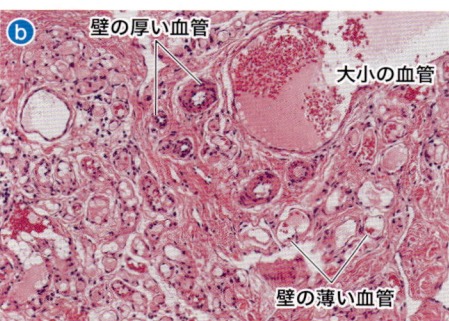

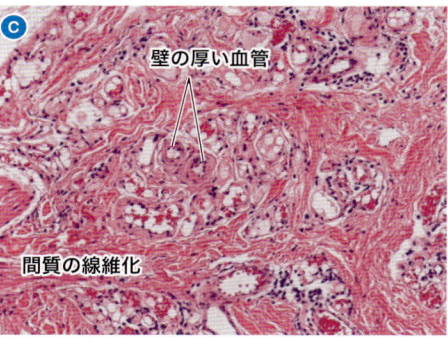

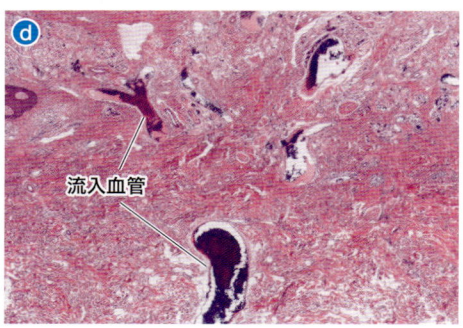

ⓐ 流入血管

ⓑ 壁の厚い血管　大小の血管　壁の薄い血管

ⓒ 壁の厚い血管　間質の線維化

ⓓ 流入血管

キモの一言　動静脈血管腫は細胞の増殖性変化を伴わず，血管の異常拡張を特徴とする脈管形成異常である．

Part 4 腫瘍性疾患

第3章 軟部腫瘍

A. 良性病変

13 爪下の有痛性結節

難易度 ★★☆

篠原理恵

症例 20歳代，男性．10年前より左第2指爪母が隆起し，時々痛みが出現するようになった．

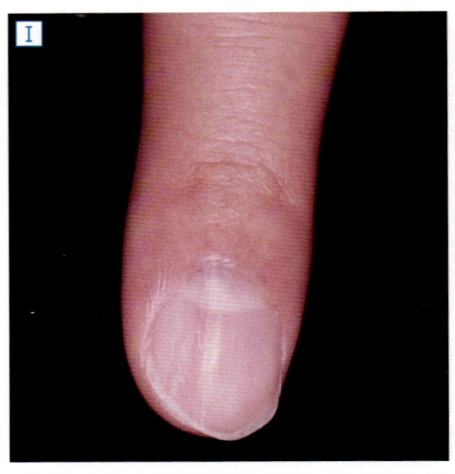

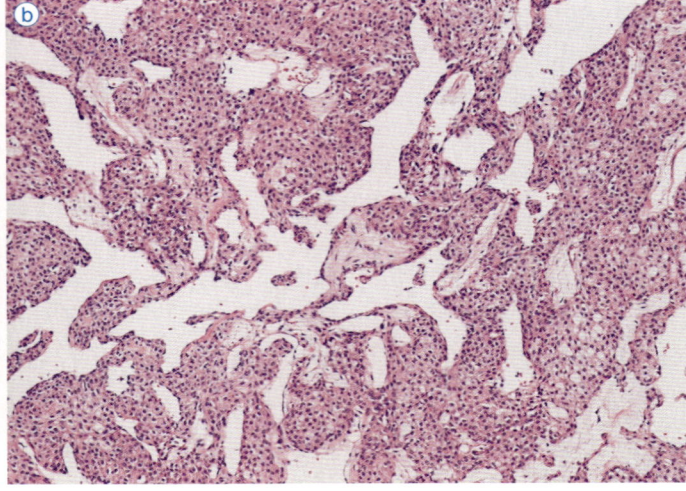

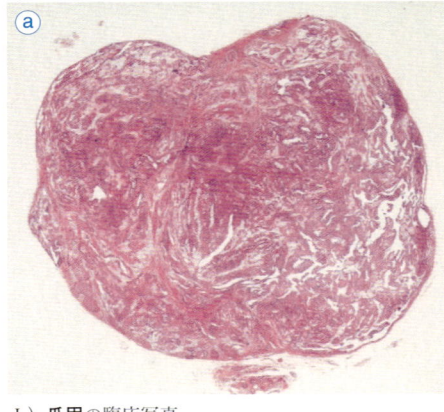

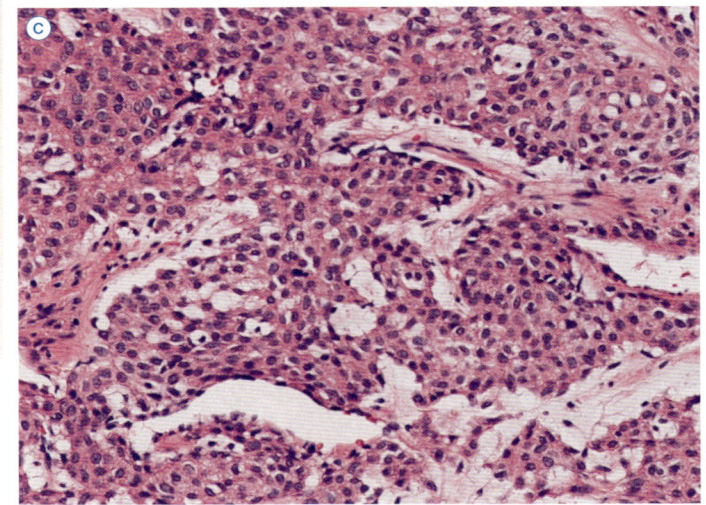

Ⅰ）爪甲の臨床写真
a）HE染色（ルーペ像）
b）HE染色（弱拡大像）
c）HE染色（強拡大像）

臨床医のギモン

❶この疾患で増殖する細胞の形態学的特徴は何でしょうか？

Glomus 腫瘍

皮膚病理アプローチ

■ 病理診断
- Glomus 腫瘍（Glomus tumor）

■ 病理像はこう読む

病変の全体構築
- 線維性被膜に囲まれた，**境界が明瞭**な**結節状**の病変である（ⓐ）．
- スリット状の**血管腔**が多数みられる（ⓑ）．

腫瘍細胞の形態・分化
- 増生した血管腔の周囲に1層の**血管内皮細胞**があり（ⓒ→），その外側に腫瘍細胞が集簇して増加している（ⓒ）．
- ❶腫瘍細胞は，立方体で好酸性の胞体と円形の核をもつ Glomus 細胞である．

その他の所見
- 間質には**ムチンが沈着**している（ⓒ）．
- 免疫染色では，腫瘍細胞はα-平滑筋アクチンとビメンチンが陽性，デスミンは陰性である．

■ 臨床症状と病理所見の対応
- 爪甲下に発生した場合は爪甲の変形をきたすことがある．

+α知識
- Glomus 細胞は動静脈吻合装置の壁を構成する細胞であり，**爪床部**に多く存在する．
- **強い疼痛**を訴えることが多い．

鑑別疾患
- 結節性汗腺腫（Part4 第1章-A-12）：基底細胞様細胞と有棘細胞様細胞の2種類の上皮細胞が増加し，腫瘍内に管腔構造や嚢腫様構造を形成する．
- 血管平滑筋腫（Part4 第3章-A-14）：平滑筋細胞が筋線維束を形成し増加する．

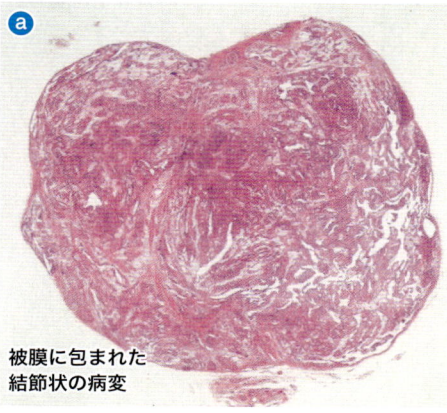

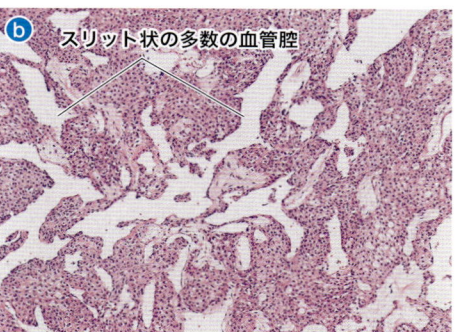

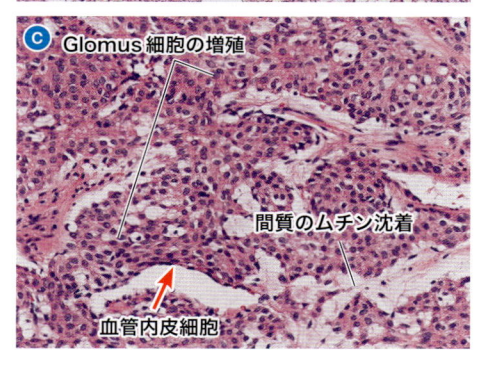

ⓐ 被膜に包まれた結節状の病変

ⓑ スリット状の多数の血管腔

ⓒ Glomus 細胞の増殖／間質のムチン沈着／血管内皮細胞

キモの一言　Glomus 細胞は円形の核と好酸性の胞体をもち，血管周囲性に増殖している．

Part 4　腫瘍性疾患

第3章　軟部腫瘍

A. 良性病変

14　左外顆の有痛性皮下腫瘍

難易度 ★☆☆

篠原理恵

症例　60歳代，女性．数年前より左外顆に存在する有痛性，弾性硬の皮下腫瘍．

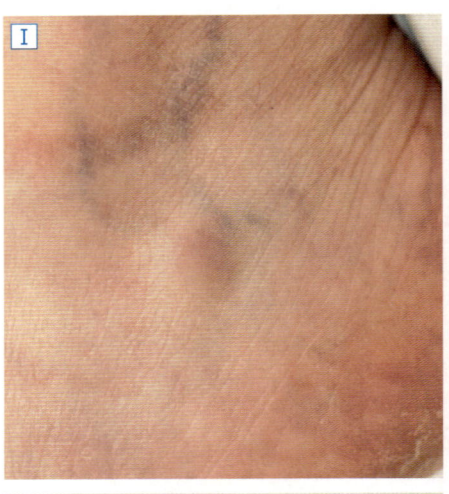

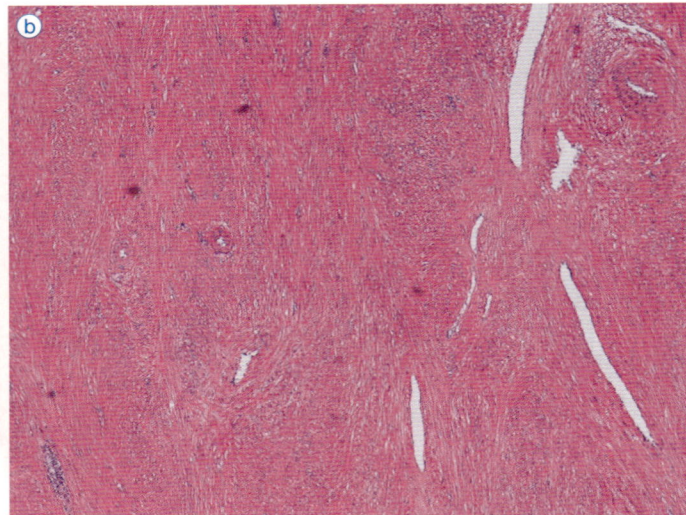

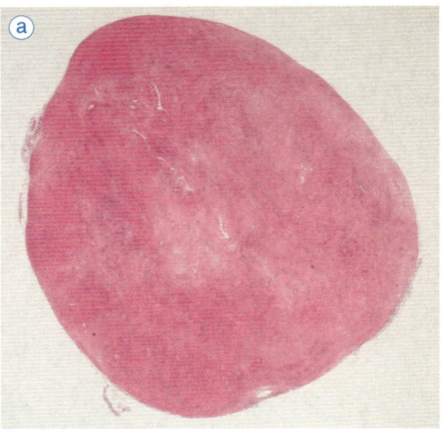

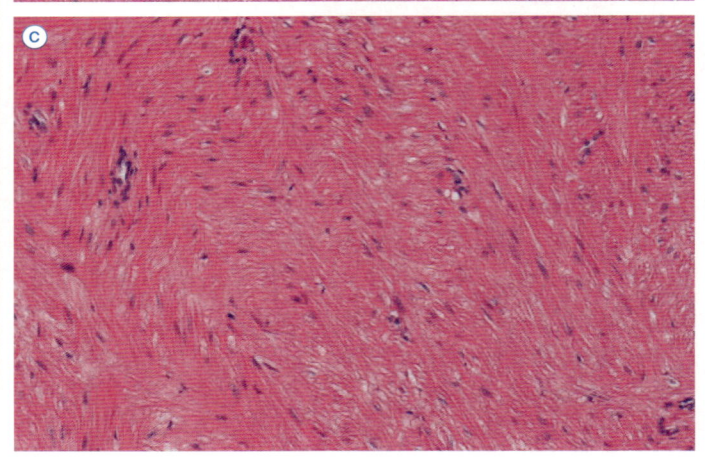

Ⅰ）左外顆の体表写真
a）HE染色（ルーペ像）
b）HE染色（弱拡大像）
c）HE染色（強拡大像）

臨床医のギモン

❶ この疾患で増殖する細胞は，どのような形態をもつのですか？

血管平滑筋腫

皮膚病理アプローチ

■ 病理診断
- 血管平滑筋腫（Angioleiomyoma）

■ 病理像はこう読む

病変の全体構築
- 核出された**皮下結節**は**線維性被膜**をもつ（ⓐ）．

腫瘍細胞の形態・分化
- **スリット状の多数の血管**とともに，血管周囲に平滑筋束と膠原線維が増加している（ⓑ）．
- 平滑筋束は複雑に交錯し，一部は血管周囲性に**同心円状に増加**する（ⓒ）．
- 平滑筋細胞は，❶**好酸性の胞体をもつ紡錘形細胞**で，核は細長く両端が鈍に丸くなっており，**葉巻たばこ様**といわれる（ⓓ➡）．核周囲に**空胞**がみられることもある．

その他の所見
- 平滑筋細胞は，HE染色では膠原線維よりピンク色が淡く，免疫染色ではα–平滑筋アクチンやデスミンが陽性となる．
- 腫瘍内に器質化血栓や出血が出現することがある．

■ 臨床症状と病理所見の対応
- 真皮から皮下脂肪組織に**境界明瞭な被膜**をもって存在するため，**核出されることも多い**．
- 平滑筋細胞の増殖であり，**弾性硬**となる．

+α知識
- 成人の四肢，特に**下肢に好発**し，主に皮下脂肪組織に存在する．稀に真皮の腫瘍のこともある．
- 直径2 cm以下，弾性硬で，**圧痛**や**自発痛**を伴うことが多い．

鑑別疾患
- **立毛筋平滑筋腫，外陰部平滑筋腫**：前者は境界やや不明瞭，後者は境界明瞭であり，血管成分が少なく，拡張したスリット状の血管は目立たない．
- **皮膚線維腫**（Part4 第3章-A-2）：被膜に包まれておらず，平滑筋の増加もみられない．

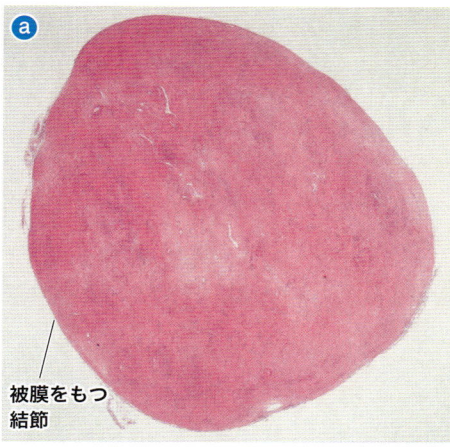

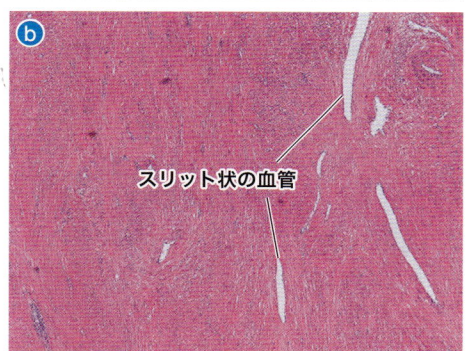

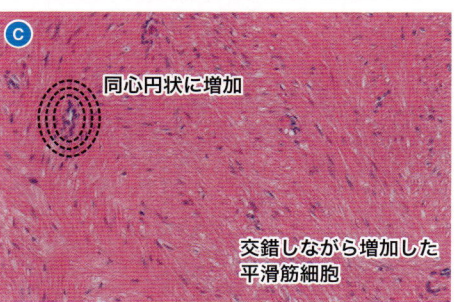

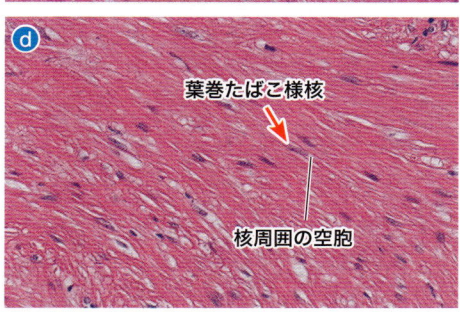

ⓐ 被膜をもつ結節

ⓑ スリット状の血管

ⓒ 同心円状に増加／交錯しながら増加した平滑筋細胞

ⓓ 葉巻たばこ様核／核周囲の空胞

キモの一言 平滑筋細胞は，膠原線維よりやや淡く，核が細長く両端が鈍である．

Part 4　腫瘍性疾患

第3章　軟部腫瘍

難易度 ★☆☆

A. 良性病変
15　背部にある弾性軟，淡褐色調の皮膚腫瘍

松田秀則

症例　50歳代，男性．10年以上前より背部にある直径7 mm大，表面淡褐色調で半球状に隆起する弾性軟の腫瘍．腫瘍は皮膚と一体化．ダーモスコピーでは，腫瘍は一部褐色調を呈するが，全体的に紅色無構造で，周囲に樹枝状毛細血管拡張を伴っている．

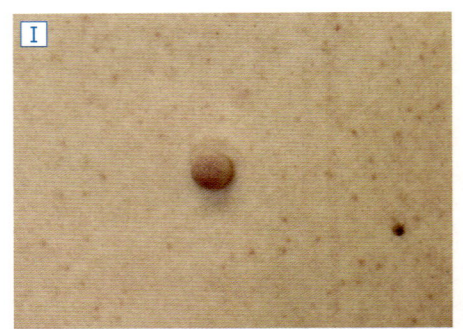

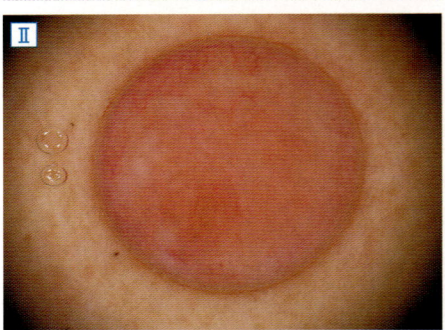

Ⅰ）背部の体表写真
Ⅱ）ダーモスコピー像
a）HE染色（切除標本，ルーペ像）
b）HE染色（切除標本，中拡大像）

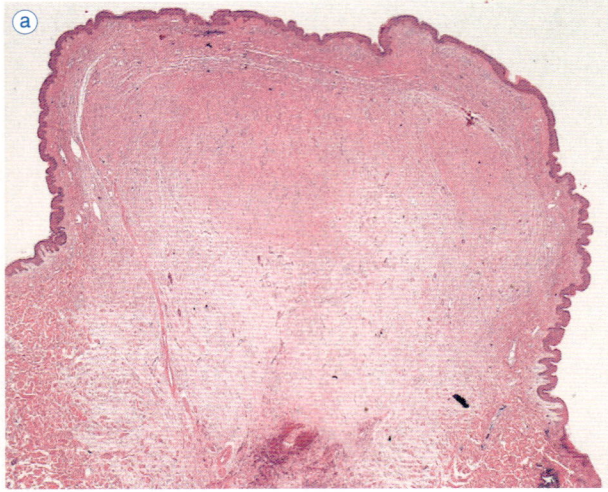

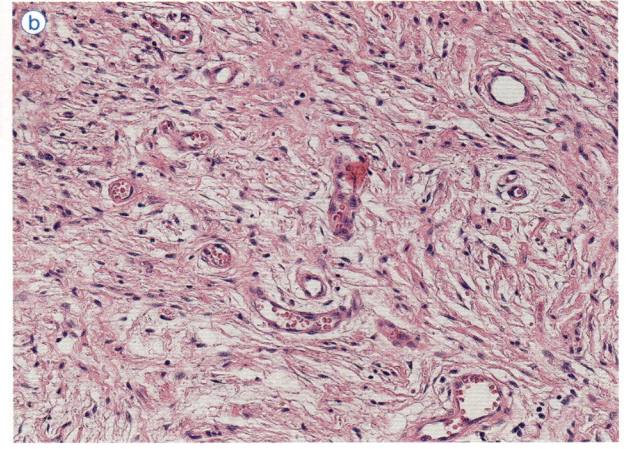

臨床医のギモン

❶ ダーモスコピーで結節が赤くみえるのはどうしてですか？
❷ 腫瘍を切り込むと出血しやすい理由は病理組織で説明できますか？

神経線維腫

皮膚病理アプローチ

■ 病理診断
- 神経線維腫（Neurofibroma）

■ 病理像はこう読む

病変の全体構築
- 明らかな被膜形成はなく，真皮上層～下層にかけ境界明瞭な**結節状**に腫瘍が増殖している（**ⓐ** ）．

腫瘍細胞の形態・分化
- 紡錘形の核をもつ**Schwann細胞**（**ⓒ** →）や**神経線維芽細胞**（**ⓒ** →），細長いS字型の核で，双極性の細胞質をもつ**神経周膜細胞**（**ⓒ** ▶）が無秩序に増殖している．
- 間質のムチン沈着を伴う（**ⓑ** ，**ⓒ** ）．
- 細胞の核異型性や核分裂像はみられない（**ⓒ** ）．

その他の所見
- ❷腫瘍内には，**小型の血管**が増生している（**ⓑ** →）．
- 間質に肥満細胞がみられることがある（**ⓒ** ▷）．

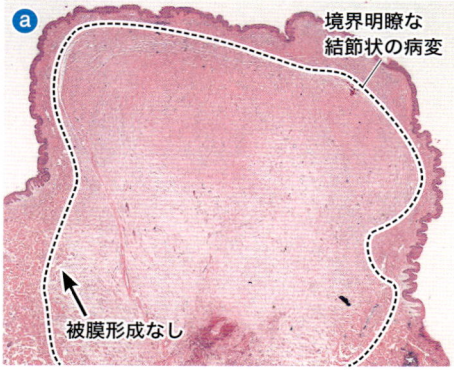

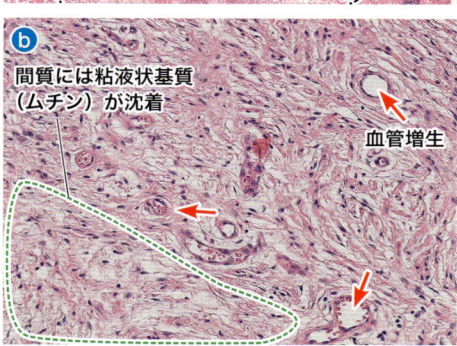

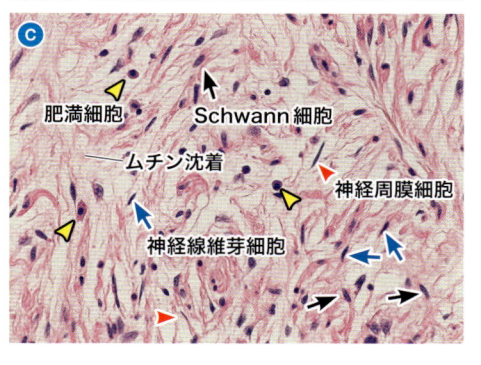

■ 臨床症状と病理所見の対応
- ❶ダーモスコピーでの**毛細血管拡張**および**紅色調**は，腫瘍内の拡張した血管に対応する．
- 微細な**膠原線維**と粘液状基質が多いため**軟らかい腫瘍**となる．

+α知識
- 臨床的に限局型，びまん型，蔓状型などの腫瘍形態をとる．
- 神経線維腫症1型と関係のない，皮膚限局型が最も多い．

鑑別疾患
- **軟性線維腫**：腫瘍成分がほとんどなく，膠原線維の増殖や脂肪細胞の増殖を伴う軟らかい腫瘍．
- **柵状被包性神経腫**：被膜（EMA陽性）を伴うことが多く，病変内にSchwann細胞（S-100蛋白びまん性陽性）が種々の方向に増殖し，軸索（Neurofilament陽性）も存在する．
- **Unna母斑**（Part4 第2章-5）：母斑細胞が増生する．
- **血管平滑筋腫**（Part4 第3章-A-14）：血管増生と紡錘形細胞の増殖により結節が形成され，圧痛あり．
- **神経鞘腫**（Part4 第3章-A-16）：Schwann細胞のみの増生で，被膜をもつ境界明瞭な腫瘍で，Verocay小体（ベロケイ）が存在すれば診断の手がかりとなる．

ⓐ 境界明瞭な結節状の病変／被膜形成なし

ⓑ 間質には粘液状基質（ムチン）が沈着／血管増生

ⓒ 肥満細胞／Schwann細胞／ムチン沈着／神経周膜細胞／神経線維芽細胞

> **キモの一言**　神経線維腫は組織内に豊富な血管増生を伴っているため，腫瘍切除時は出血に注意する．

Part 4 腫瘍性疾患

第3章 軟部腫瘍

難易度 ★☆☆

A. 良性病変

16 左側胸部のやや圧痛ある可動性皮下結節

松田秀則

症例 50歳代，男性．初診の1週間前に気づいた左側胸部皮下脂肪組織にある弾性やや硬，可動性のある3cm大の結節．若干の圧痛あり．

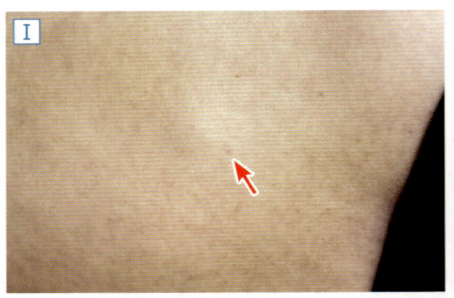

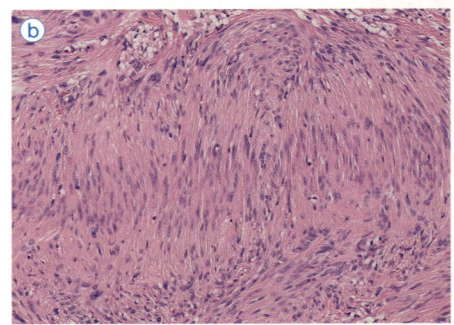

I) 左側胸部の体表写真
a) HE染色（切除標本，ルーペ像）
b) HE染色（切除標本，強拡大像）
c) HE染色（切除標本，強拡大像）

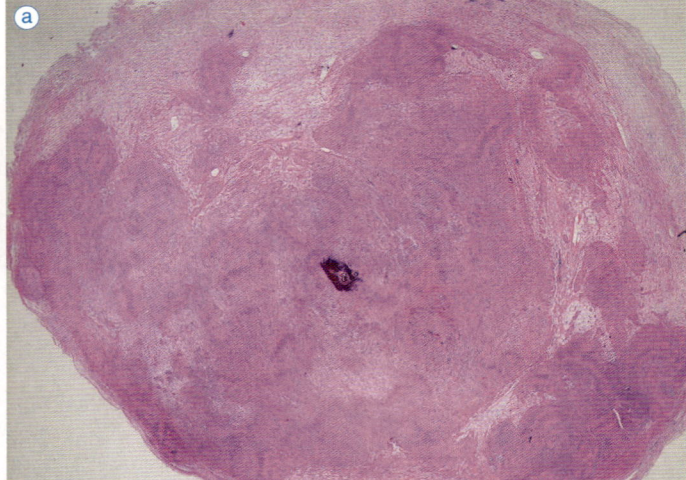

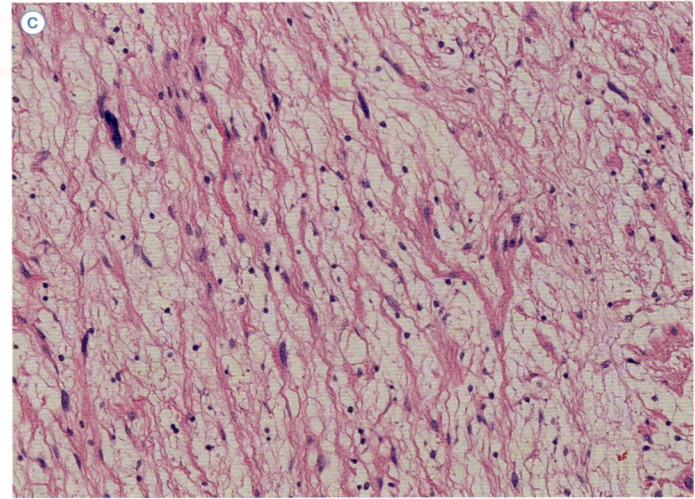

臨床医のギモン

❶柵状配列している細胞はどのような細胞ですか？
❷疎になっている組織を構成する細胞や物質は何ですか？

神経鞘腫（シュワン細胞腫）

皮膚病理アプローチ

■ 病理診断
- 神経鞘腫（Neurilemmoma）
- 別名：シュワン細胞腫（Schwannoma）

■ 病理像はこう読む

病変の全体構築
- 境界明瞭な皮下脂肪組織の**結節性病変**である（ⓐ）.
- 細胞成分が密な部分（Antoni A領域，ⓐ 〇）と，細胞成分が疎な部分（Antoni B領域，ⓐ 〇）が混在している.

腫瘍細胞の形態・分化
- ❶細長い核をもつ**紡錘形細胞**（Schwann細胞）が密に増殖する部分では，核が平行で柵状あるいは環状に配列し，好酸性無構造物を取り囲む部分（**Verocay小体**）がある（ⓐⓑ，〇）.
- 核異型や核分裂像は少ない（ⓑ）.
- ❷Antoni B領域では，Schwann細胞が疎に増殖している（ⓒ →）.

その他の所見
- Antoni B領域では，間質にさまざまな程度に**粘液状基質（ムチン）沈着**を伴っている（ⓒ ▅）.

■ 臨床症状と病理所見の対応
- 粘液状基質（ムチン）を含む腫瘍であるため，触診で**弾力性**がある.
- 腫瘍は**被膜**で覆われ周囲との**癒着が少ない**ため，**可動性良好**である.

+α知識
- 陳旧性の神経鞘腫では，核異型性や核分裂像，血管増生などの変化をみることがある.
- 多発する場合は，神経線維腫症2型のことがある.
- 陳旧型，蔓状型，富細胞型，メラニン型，パチーニ型，類上皮型などの組織亜型がある.

鑑別疾患
- **神経線維腫**（Part4 第3章-A-15）：神経線維芽細胞，Schwann細胞，神経周膜細胞などで構築され，血管の増生が目立つ.
- **悪性末梢神経鞘腫**：Verocay小体を伴わない．核異型，分裂像が目立つ.

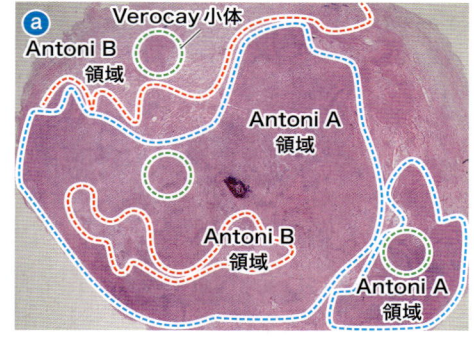

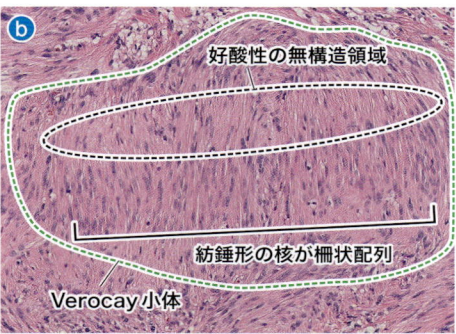

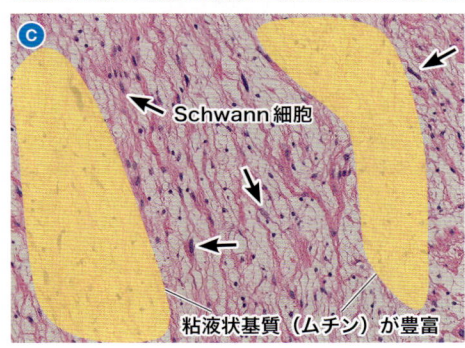

> **キモの一言** ▶ Verocay小体が発見できれば，神経鞘腫と診断できる.

Part 4　腫瘍性疾患

第3章　軟部腫瘍

A. 良性病変

17　臀部の腫瘍

難易度 ★★★

広瀬憲志

症例 50歳代，女性．1年前より生じた肛門周囲の腫瘤．

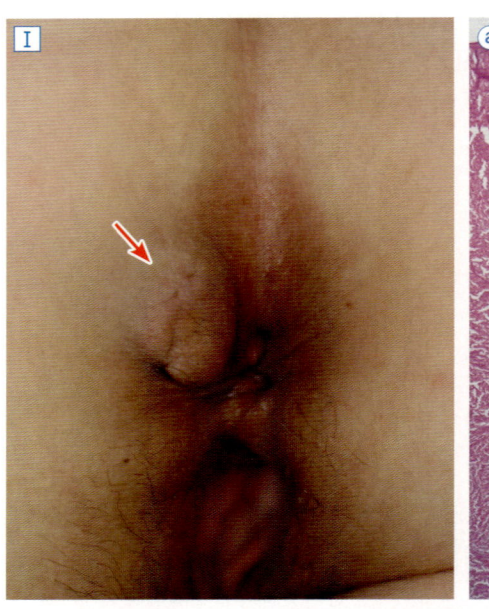

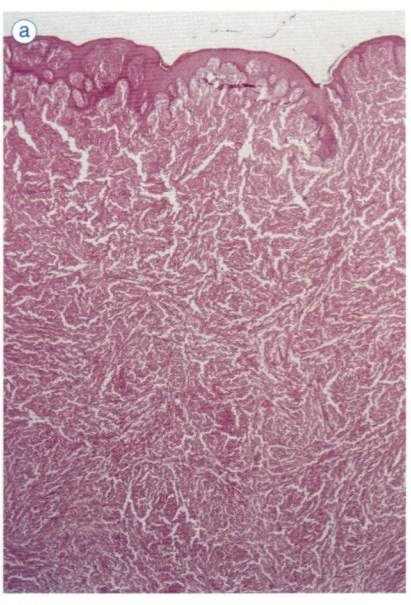

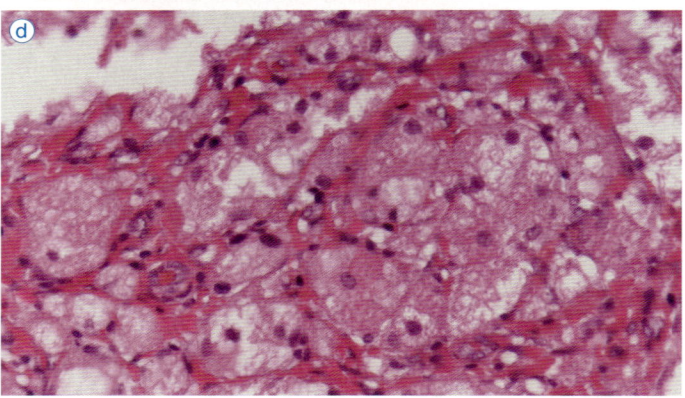

Ⅰ）臀部の体表写真
a）HE染色（ルーペ像）
d）HE染色（強拡大像）

臨床医のギモン

❶病理像で全体的に赤くみられるのは，どうしてでしょうか？

顆粒細胞腫

皮膚病理アプローチ

■ 病理診断
- 顆粒細胞腫（Granular cell tumor）

■ 病理像はこう読む

病変の全体構築
- 表皮の肥厚・過形成あり（ⓐ）．真皮内の結節状病変で真皮膠原線維間に腫瘍細胞が浸潤している（ⓒ）．

腫瘍細胞の形態・分化
- ❶好酸性で微細顆粒状の豊富な細胞質をもち，小型の核をもつ円形または多角形の腫瘍細胞が増殖する（ⓓ▷，ⓔ）．
- 末梢神経鞘細胞に分化しているとされている．

その他の所見
- 表皮は過形成を示し，表皮索の延長を伴う（ⓑ）．偽癌性過形成を示す症例もある．
- 腫瘍細胞はS-100蛋白（ⓕ），NSEが陽性で，細胞質の顆粒はPAS染色陽性．

■ 臨床症状と病理所見の対応
- 表皮の肥厚・過形成により，腫瘍表面は疣状変化を示すことがある．

＋α知識
- 径0.5～3.0 cm程度の皮膚正常色～紅褐色調の結節で，体幹・頭頸部・四肢に生じる．単発例が多い．口腔内や消化管に生じることもある．
- 顆粒状物質はライソゾームであり，腫瘍細胞は免疫組織化学的所見・電顕所見から神経系腫瘍と考えられている．

鑑別疾患
- 皮膚線維腫（Part4 第3章-A-2）：真皮～皮下脂肪組織に膠原線維，線維芽細胞，組織球が増殖．
- 有棘細胞癌（Part4 第1章-B-3, 4）：表皮が偽癌性過形成を示す場合に鑑別が必要となる．顆粒状の細胞質をもつ細胞の増殖の有無で鑑別する．
- 悪性顆粒細胞腫：顆粒細胞腫の2％以下と非常に稀である．壊死，紡錘形腫瘍細胞，脈管浸潤，空胞化した核，大型の核小体，分裂像がみられる．

キモの一言　顆粒細胞腫は神経への分化を示し，好酸性の顆粒状の細胞質が特徴的な腫瘍である．

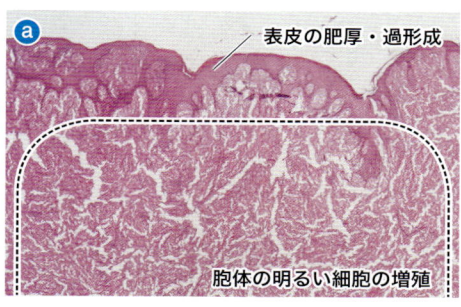

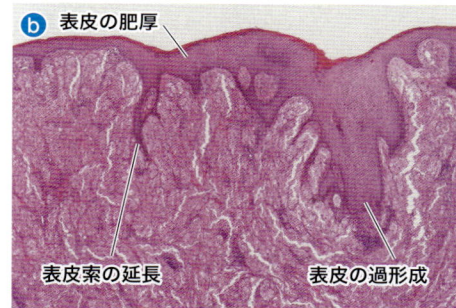

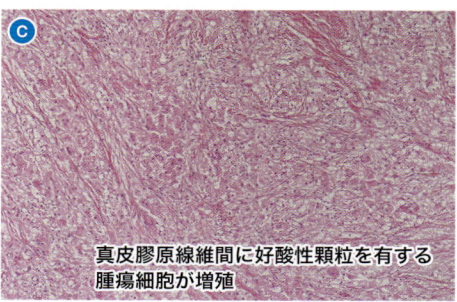

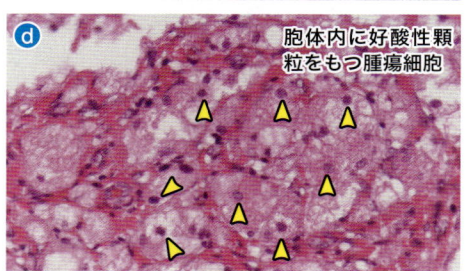

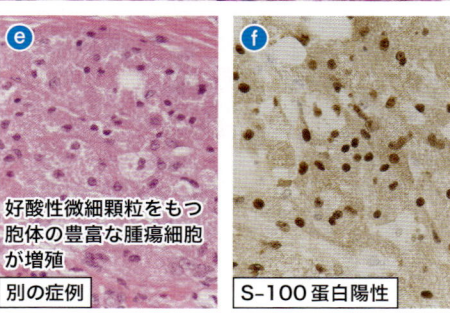

ⓐ 表皮の肥厚・過形成 / 胞体の明るい細胞の増殖
ⓑ 表皮の肥厚 / 表皮索の延長 / 表皮の過形成
ⓒ 真皮膠原線維間に好酸性顆粒を有する腫瘍細胞が増殖
ⓓ 胞体内に好酸性顆粒をもつ腫瘍細胞
ⓔ 好酸性微細顆粒をもつ胞体の豊富な腫瘍細胞が増殖　別の症例
ⓕ S-100蛋白陽性

ｆ）eと同一症例

Part 4　腫瘍性疾患

第3章　軟部腫瘍

A. 良性病変

18 爪甲下の半球状腫瘤

広瀬憲志

難易度 ★☆☆

症例 10歳代，男性．約1年前に右母趾爪下の腫瘤に気づき，徐々に増大してきた．

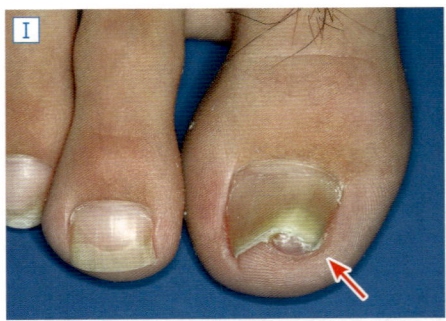

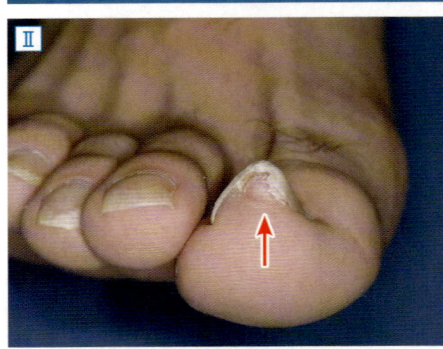

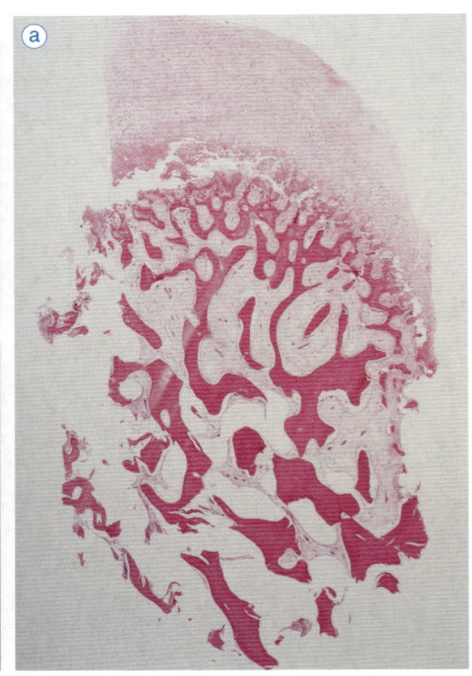

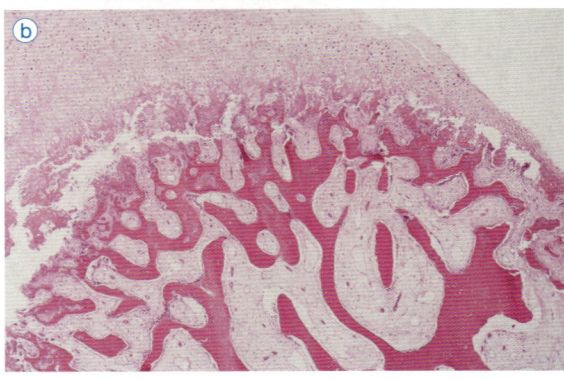

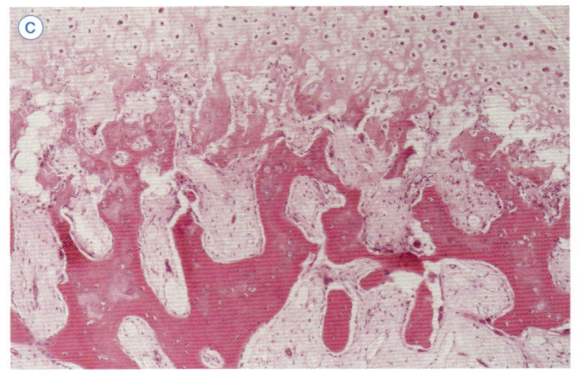

Ⅰ）**右母趾**の体表写真．爪甲下の腫瘤．Ⅱ）**右母趾**の体表写真．爪を上方へ圧排している．a）HE染色（ルーペ像），b）HE染色（中拡大像），c）HE染色（強拡大像）

臨床医のギモン

❶ 病変の上部と下部で色調が異なっています．病理学的な違いを教えてください．

爪下外骨腫

皮膚病理アプローチ

■ 病理診断
- 爪下外骨腫（Subungual exostosis）

■ 病理像はこう読む

病変の全体構築
- 真皮全体に好酸性の**骨組織に類似した腫瘍細胞塊**がみられる（ⓐ→）．
- 上記の❶腫瘍細胞塊の上は軟骨組織（いわゆる**軟骨帽**）で覆われている（ⓐ ⭕）．

腫瘍細胞の形態・分化
- ❶**軟骨から骨への移行**がみられる（ⓒ→）．
- ❶真皮内に**骨梁構造の明瞭な骨組織**が存在する（ⓐ～ⓒ）．

その他の所見
- 病理組織学的に，硝子軟骨を介する**骨軟骨腫型**（本症例），軟骨を介さずに直接結合組織から骨へと移行する**外骨腫型**，両者の混在する**混合型**の3型に分類される．

■ 臨床症状と病理所見の対応
- 病変は指趾末節骨から骨性に隆起し，**爪遊離縁の下に生じる**．治療は切除が望ましく，再発防止のため，基底部から完全に行うべきである．

+α知識
- 10～20歳代に多い．
- X線撮影で**骨陰影**がみられる（早期病変では骨陰影がみられないこともある）．
- 足趾に多く，特に**第1趾**が最も多いが，手指に生じることもある．
- **外傷**や**刺激**を契機に発症する症例もある．

鑑別疾患
- 疣贅（Part2 第9章-5）：骨組織が存在しない．表皮の乳頭腫状変化，空胞化した角化細胞がみられる．
- 後天性爪囲被角線維腫：骨組織がみられない．表皮の過角化と膠原線維の増殖がある．
- Glomus腫瘍（Part4 第3章-A-13）：骨組織がない．Glomus細胞がシート状に増殖する．

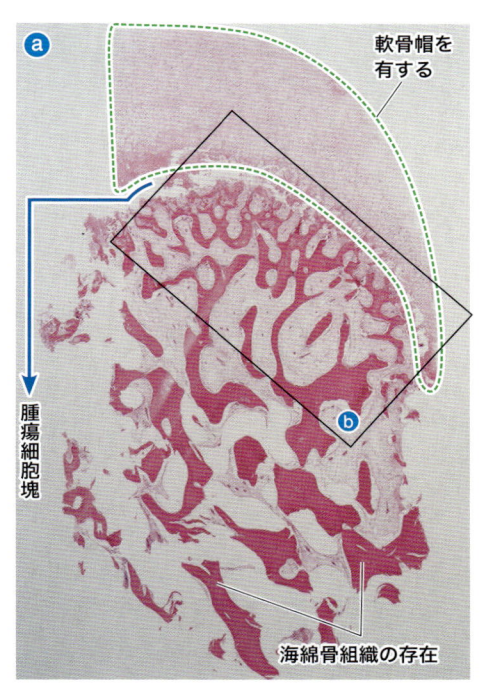

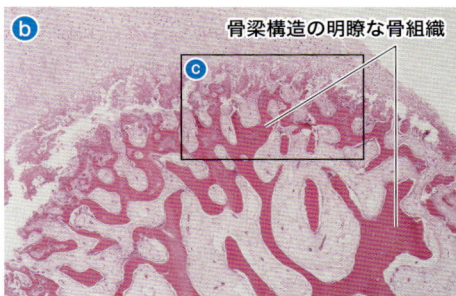

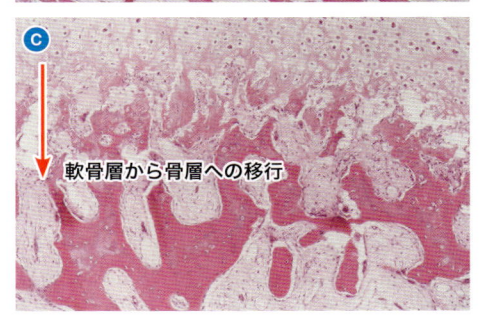

> **キモの一言**　爪下外骨腫は爪下部に発育する良性の骨腫瘍で，骨梁構造の明瞭な骨組織の存在が診断の鍵となる．

Part 4 腫瘍性疾患

第3章 軟部腫瘍

B. 中間群病変

1 腰部の弾性硬，紅褐色調皮膚結節

松田秀則

症例 70歳代，女性．2〜3年前より左腰部に出現し増大してきた，示指頭大，表面やや紅褐色調で若干隆起する弾性硬の皮膚結節．可動性は乏しい．

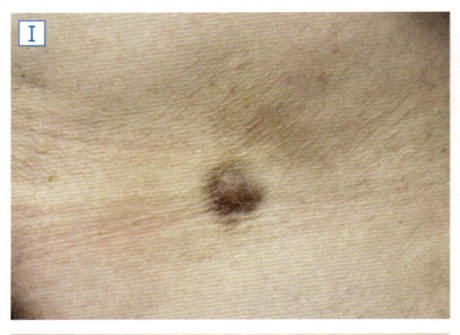

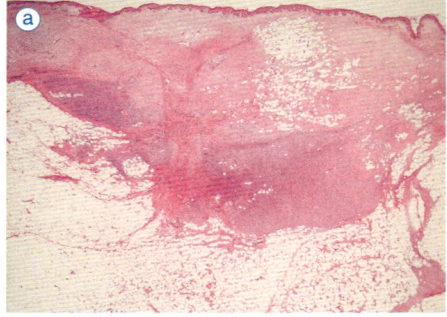

Ⅰ）腰部の体表写真
a）HE染色（切除標本，ルーペ像）
b）HE染色（切除標本，中拡大像）
c）HE染色（切除標本，強拡大像）

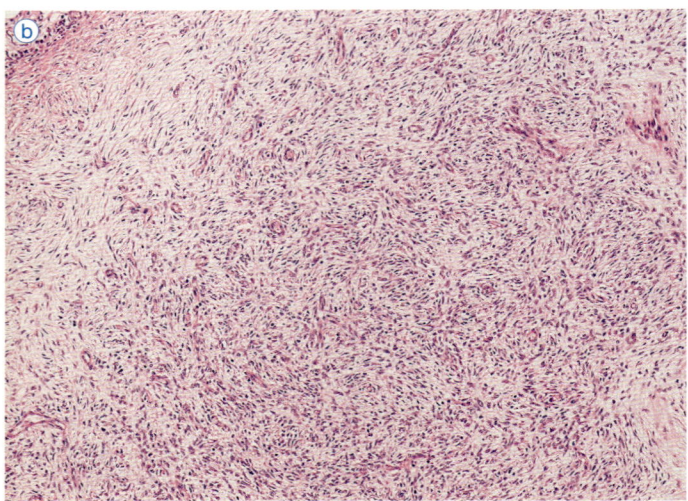

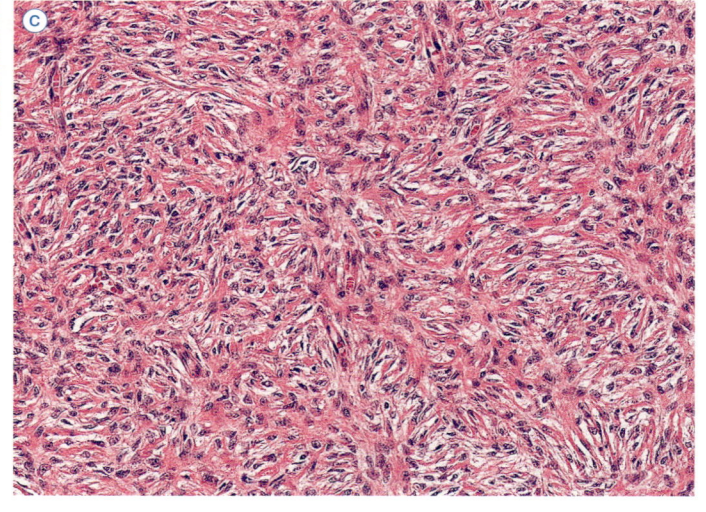

臨床医のギモン

❶ 脂肪組織中に入り込んでいるものは何ですか？
❷ 腫瘍内で増殖している細胞の核異型性や分裂像はみられますか？

隆起性皮膚線維肉腫

皮膚病理アプローチ

■ 病理診断
- 隆起性皮膚線維肉腫（Dermatofibrosarcoma protuberans：通称 DFSP）

■ 病理像はこう読む

病変の全体構築
- 真皮全層および皮下脂肪層に浸潤拡大する**結節性病変**である（ⓐ◯）．
- 境界は不明瞭で，増殖形態は**左右非対称**である（ⓐ）．
- ❶腫瘍細胞は，**脂肪組織**内へ**はしご状**に浸潤増殖している（ⓐⓓ，→）．

腫瘍細胞の形態・分化
- 紡錘形の核をもつ細胞は**車軸状**（ⓑ◯）あるいは**花むしろ状**（ⓑ◯）に増殖している．
- ❷**核異型**は軽度～中程度までである（ⓒ▷）．むしろ目立たないことが多い．**核分裂像**は少ない（ⓒ◯）．

その他の所見
- 病変内にさまざまな程度に**粘液状基質（ムチン）沈着**を伴っている（ⓒ◯）．
- 腫瘍細胞は免疫染色で**CD34びまん性陽性**（ⓓ），**S-100蛋白陰性**となる．

■ 臨床症状と病理所見の対応
- 腫瘍細胞は脂肪組織隔壁を充実性に浸潤するため，可動性の乏しい弾性硬の結節として触れる．

+α知識
- 30～40歳代の男性にやや多く，体幹と下肢に好発する．
- 局所再発しやすいため3cmマージンで，筋膜を含めて腫瘍切除する．
- 時に病変内により強い核異型性やより多い核分裂像を伴う腫瘍細胞が，杉綾模様を形成しながら増加することがある（線維肉腫様変化）．

鑑別疾患
- **皮膚線維腫**（Part4 第3章-A-2）：腫瘍構成細胞が多彩で病変内に太い膠原線維の取り込みがある．CD34陰性．FXIIIa陽性．
- **神経線維腫**（Part4 第3章-A-15）：HE染色像が類似し，ときにCD34陽性となるがS-100蛋白も陽性．

> **キモの一言** 腫瘍細胞が脂肪組織隔壁内へ浸潤する像をみたときは，CD34，S-100蛋白，FXIIIaの免疫染色を追加する．

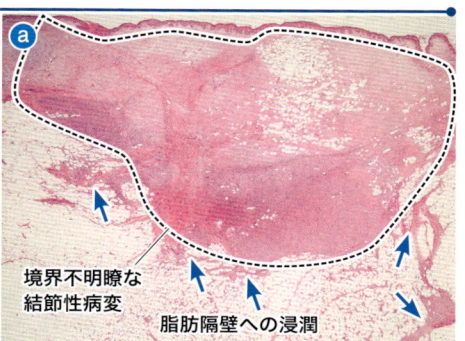

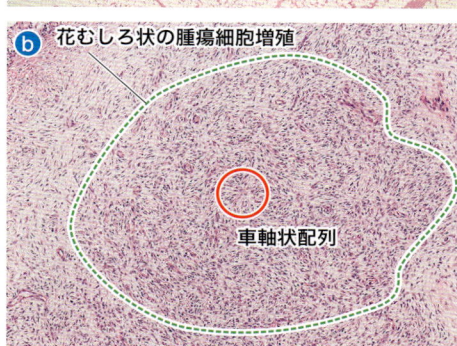

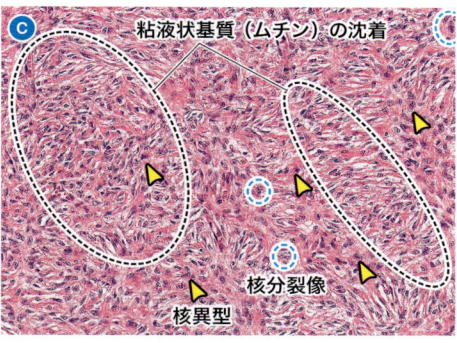

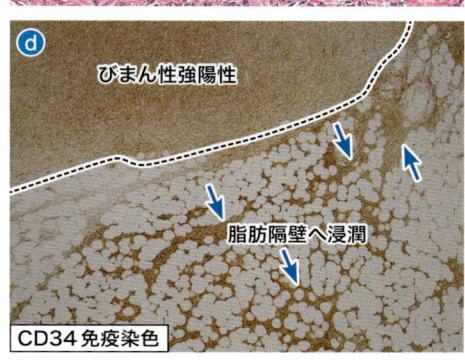

ⓐ 境界不明瞭な結節性病変／脂肪隔壁への浸潤
ⓑ 花むしろ状の腫瘍細胞増殖／車軸状配列
ⓒ 粘液状基質（ムチン）の沈着／核分裂像／核異型
ⓓ びまん性強陽性／脂肪隔壁へ浸潤／CD34免疫染色

Part 4　腫瘍性疾患

第3章　軟部腫瘍

B. 中間群病変

2　右足の紅色腫瘤

難易度 ★★★

山田勝裕

症例　40歳代，男性．2カ月前に右足に紅色腫瘤が生じ急激に増大している．右足外側に6×5 cm大，有茎性の紅色腫瘤あり．血液検査にてHIV陽性であった．

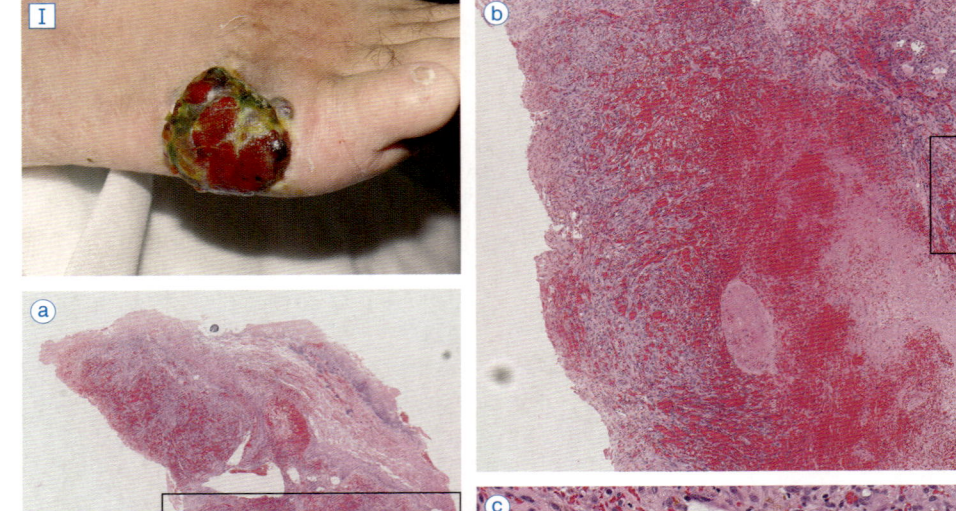

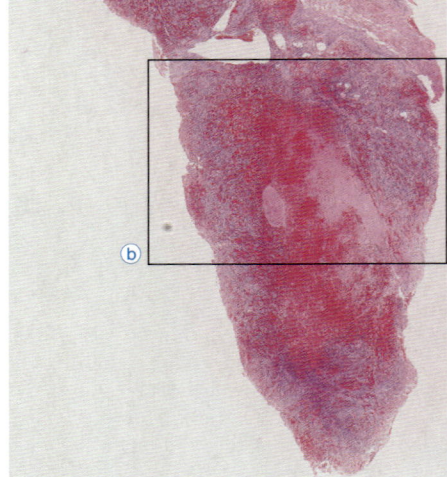

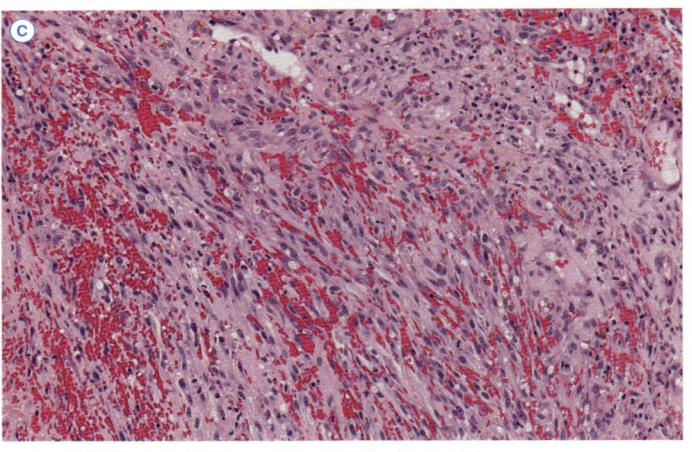

Ⅰ）右足の体表写真〔『皮膚科学 第9版』p645, 図24-156, （金芳堂）より転載〕
a）HE染色（ルーペ像）
b）HE染色（中拡大像）
c）HE染色（強拡大像）

臨床医のギモン

❶ 腫瘍細胞は，皮膚のどの部分に増殖しているでしょうか？
❷ 腫瘍内に充満している細胞は何でしょうか？

Kaposi肉腫

皮膚病理アプローチ

■ 病理診断
- Kaposi肉腫（Kaposi's sarcoma）

■ 病理像はこう読む

病変の全体構築
- ❶真皮上層〜下層にかけて腫瘍細胞がびまん性に増殖している（ⓐ，ⓑ）．

腫瘍細胞の形態・分化
- 紡錘形の細胞が不規則に増殖し，スリット状の管腔を形成している（ⓒ▷）．
- ❷管腔内には赤血球が充満している（ⓑ）．

その他の所見
- 免疫染色でhuman herpes virus 8（HHV8）が陽性となる．
- 空隙内に岬のように小血管が突き出す岬徴候（Promontry sign）を認める場合もある．

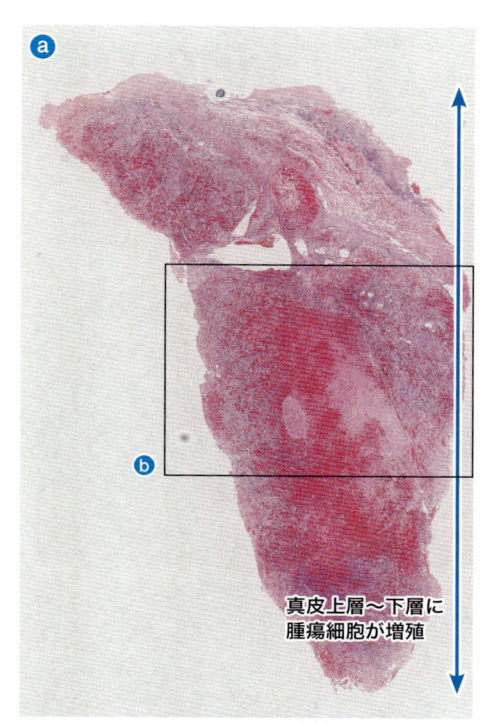

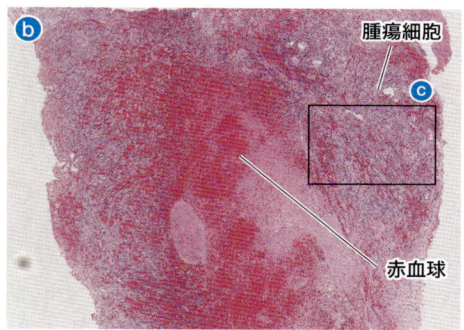

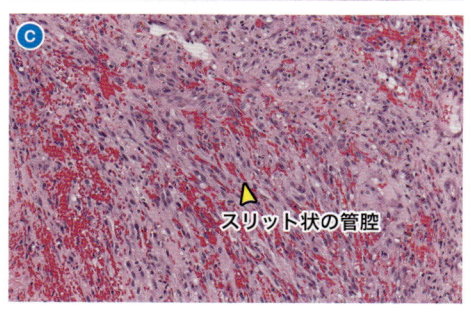

■ 臨床症状と病理所見の対応
- 血管内皮細胞が増殖するので，紅色調の局面や結節を生じる．

+α知識
- 本症発生のリスクとしてHIV感染や薬剤による免疫抑制状態がある．
- HHV8はヒトの内皮細胞に感染し細胞増殖に影響する．
- 初期は紫・ピンク・赤色などの斑で，次第に融合して青紫〜黒色の局面となり，最終的に隆起して結節・腫瘤を形成する．
- 皮膚病変は次の3期に分類される．本症例は腫瘍期である．
  ①斑状期：辺縁が鋸状の血管が真皮上層に増生．
  ②局面期：腫瘍血管が真皮全層に拡大し，血管外漏出が目立つ．
  ③腫瘍期：腫瘍血管や紡錘形細胞が塊となる．

鑑別疾患
- 偽Kaposi肉腫：先天性動静脈奇形や後天性動静脈瘻が誘因である．免疫染色でHHV8が陰性である．

ⓐ 真皮上層〜下層に腫瘍細胞が増殖

ⓑ 腫瘍細胞／赤血球

ⓒ スリット状の管腔

キモの一言 HIV陽性者に紅色の結節が生じたらKaposi肉腫を疑う．

Part 4 腫瘍性疾患

第3章 軟部腫瘍

難易度 ★★☆

C. 悪性病変

1 頭部の結節，紅斑

広瀬憲志

症例 70歳代，男性．1カ月前から頭部の紅斑に気づく．

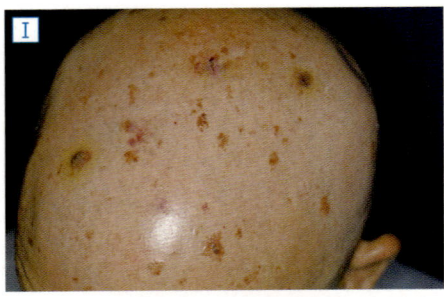

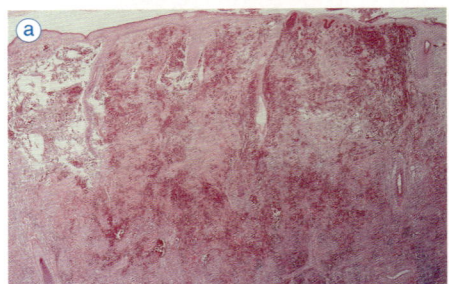

I）頭部の体表写真
a）HE染色（ルーペ像）
b）HE染色（中拡大像）
c）HE染色（強拡大像）

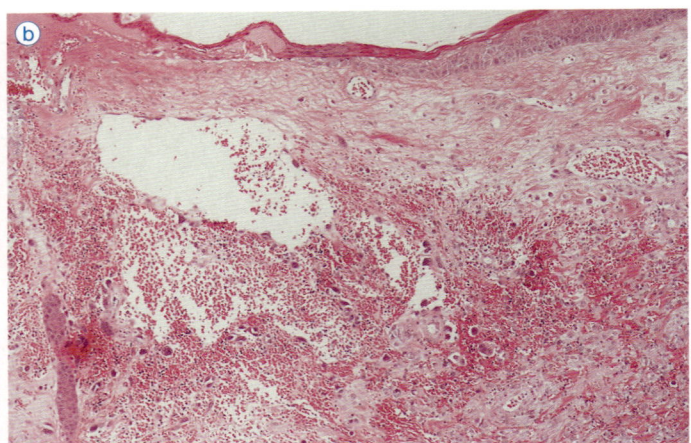

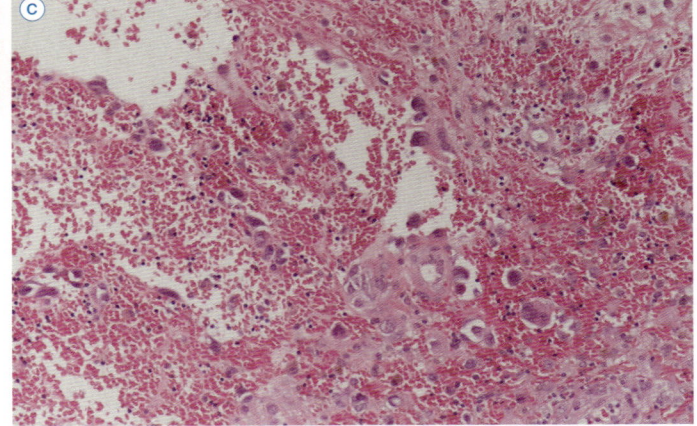

臨床医のギモン

❶ 病理像でみられる細胞は何ですか？

皮膚血管肉腫

皮膚病理アプローチ

■ 病理診断
- 皮膚血管肉腫（Cutaneous angiosarcoma）

■ 病理像はこう読む

病変の全体構築
- 真皮全層ときに皮下脂肪組織に及ぶ**不規則な裂隙**があり（ⓐ⃝），真皮全層にわたる著しい**出血**がみられる（ⓐ▶）．

腫瘍細胞の形態・分化
- 腫瘍細胞は❶**血管内皮細胞**に分化し，不規則な脈管腔を形成する．脈管腔は未熟なため，**多量の出血**がみられる（ⓑ）．
- 腫瘍細胞は**大型で異型な核**を有し，裂隙や管腔への突出がみられる（ⓒ▷）．

その他の所見
- 腫瘍細胞は免疫組織化学染色で**CD31**（ⓓ），CD34，D2-40（ⓔ），UAE-I，第Ⅷ因子関連抗原が陽性である．

■ 臨床症状と病理所見の対応
- 血管外に漏出した赤血球のため，**紫斑**としてみられる
- 組織学的病変は臨床的な境界を超えて拡がっていることが多く，拡大切除しても局所再発や転移をきたすことが多い．このため最近では切除範囲は最小限に止め，放射線療法や化学療法を中心とした治療法が推奨されている．

+α知識
- 血管肉腫は，①**高齢者の頭部・顔面皮膚**に好発するもの（本症例），②**放射線照射部位**に生じるもの，③**慢性リンパ浮腫**を母地として発生するStewart-Treves症候群の3つに分類される．
- 非常に悪性度が高く，局所再発や血行性転移（肺・肝など）が生じ，**予後不良**な症例が多い．

鑑別疾患
- **転移性皮膚腫瘍**（Part4 第5章）：時に鑑別困難となる．免疫染色により鑑別する．
- **無色素性悪性黒色腫**：著明な出血はない．鑑別困難な場合は免疫染色で鑑別するとよい．
- **Kaposi肉腫**（Part4 第3章-B-2）：血管内皮細胞が紡錘形状となり増殖する．核異型は目立たない．
- **悪性リンパ腫**：異型性のあるリンパ球の浸潤，増殖が目立つ．免疫染色が有用である．

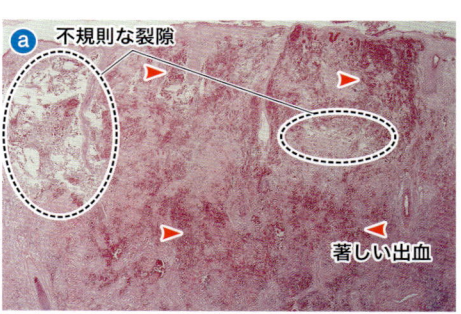

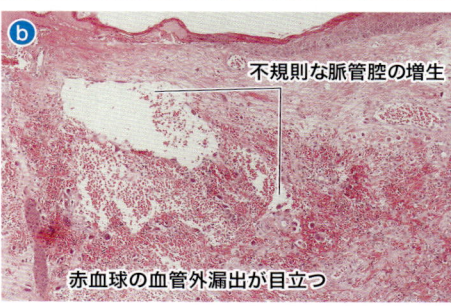

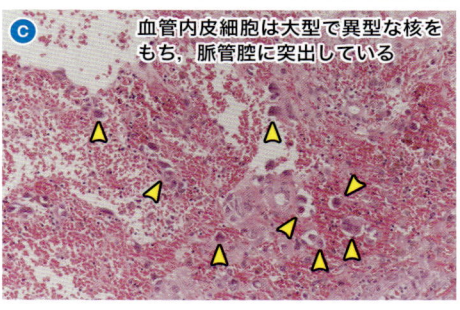

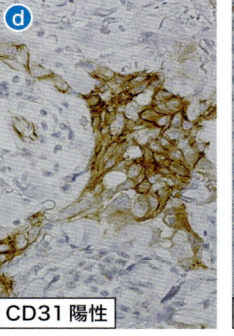

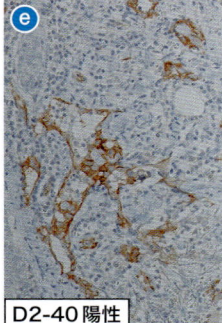

ⓐ 不規則な裂隙／著しい出血

ⓑ 不規則な脈管腔の増生／赤血球の血管外漏出が目立つ

ⓒ 血管内皮細胞は大型で異型な核をもち，脈管腔に突出している

ⓓ CD31陽性　ⓔ D2-40陽性

> **キモの一言**　血管肉腫は異型な血管内皮細胞からなる悪性腫瘍である．

Part 4 腫瘍性疾患

第4章 血液リンパ球系腫瘍

難易度 ★★☆

A. 良性病変

1 右前腕の紅色結節

田久保匡哉, 髙山良子

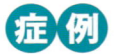

症例 40歳代, 女性. 右前腕に生じた8 mm大の紅色結節.

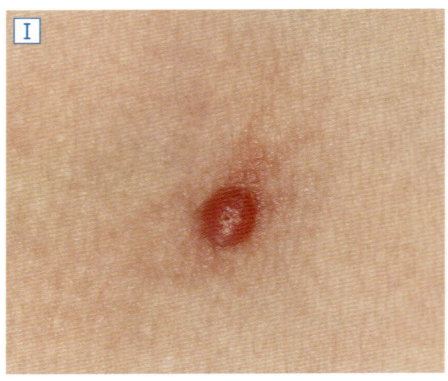

Ⅰ）**右前腕**の写真
a) HE染色（弱拡大像）
c) HE染色（強拡大像）

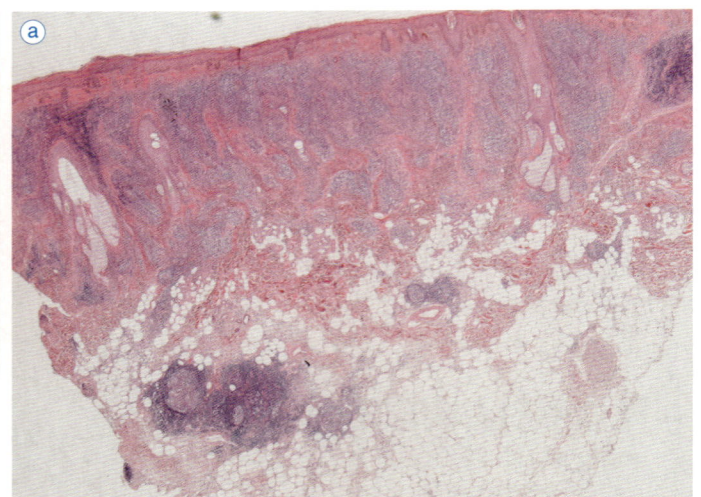

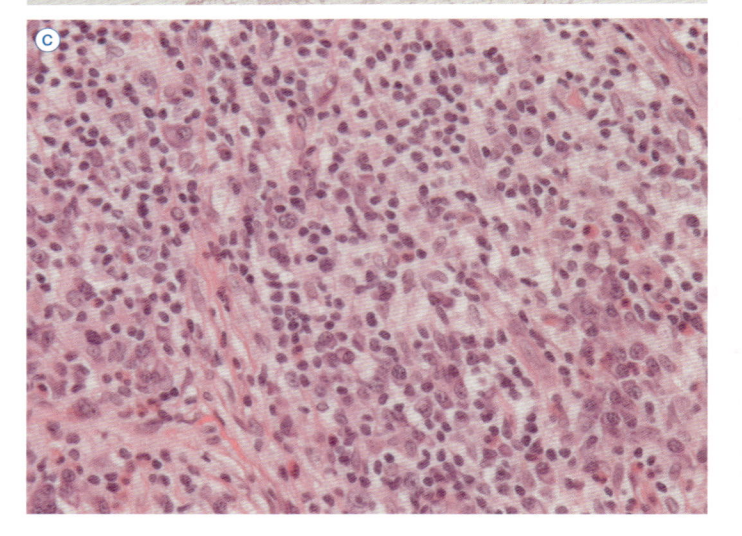

臨床医のギモン

❶悪性リンパ腫との違いは？

皮膚病理アプローチ

偽リンパ腫

■ 病理診断
- 偽リンパ腫（Pseudolymphoma）

■ 病理像はこう読む

表皮の変化
- 表皮は変化がない，もしくは菲薄化する．

炎症細胞浸潤パターン
- 真皮内には小型〜中型のリンパ球様単核球が**シート状**に増生している（ⓐ，ⓑ）．
- 真皮下層に行くにつれ，細胞の分布が**楔状**になっている（ⓐ➔）．

診断の手がかり
- **Top heavy** を呈する炎症細胞浸潤像（ⓐ➔）．

浸潤細胞
- 異型性のないリンパ球様単核球が主体（ⓒ▷）．
- 組織球（ⓒ◌），形質細胞（ⓒ◌），好酸球（ⓒ◌）を混じることもある．

その他の所見
- 表皮直下の真皮上層に浸潤細胞のない領域（Grenz zone）を有する（ⓐ◌）．
- リンパ濾胞様構造をとることもある（ⓓ）．

■ 臨床症状と病理所見の対応

+α知識
- 偽リンパ腫は悪性リンパ腫に比べて好酸球が混じるなど，浸潤細胞が多彩である．
- 虫刺症，マダニ咬症，疥癬，せつなどの化膿性毛包炎や，いわゆる感染性粉瘤・アテローマに続発して出現することがある．
- リンパ濾胞と多数の好酸球浸潤を伴う場合，木村病（Part4 第4章 -A-2）を考える．

鑑別疑患
- **皮膚悪性リンパ腫**：特にB細胞性リンパ腫が鑑別疾患となる．❶悪性リンパ腫では真皮下層に行くほど細胞密度が高くなる Bottom heavy と言われる病理像を呈する．腫瘍細胞の異型性がみられる．必ずCD3およびCD20の免疫染色を行い鑑別する．

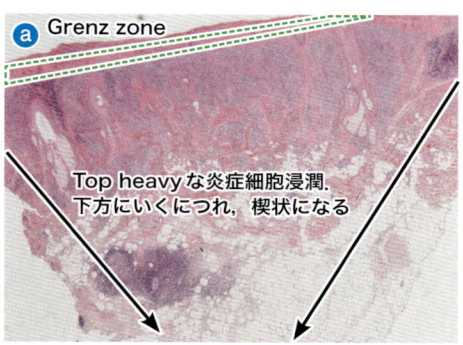

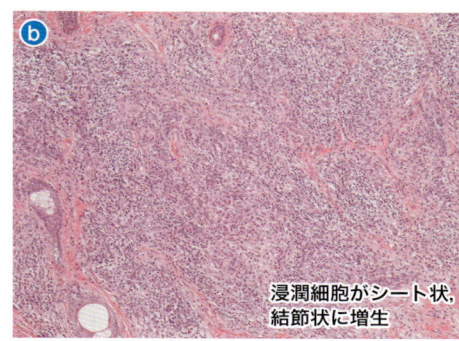

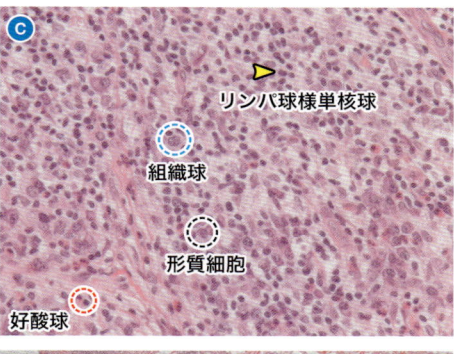

ⓐ Grenz zone
Top heavy な炎症細胞浸潤．下方にいくにつれ，楔状になる

ⓑ 浸潤細胞がシート状，結節状に増生

ⓒ リンパ球様単核球／組織球／形質細胞／好酸球

ⓓ リンパ濾胞様構造

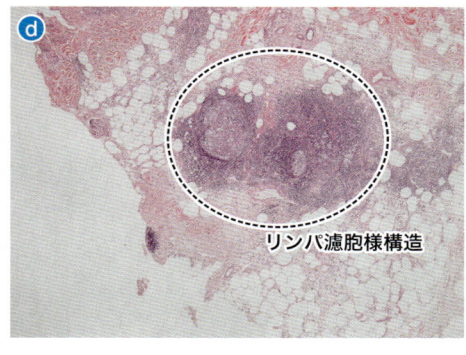

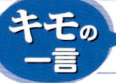

> **キモの一言** ▶ 偽リンパ腫の浸潤細胞は Top heavy．鑑別困難な場合は免疫染色を施行！

Part 4 腫瘍性疾患

第4章 血液リンパ球系腫瘍

難易度 ★★★

A. 良性病変

2 耳後部の腫脹

井上多恵

症例 50歳代，男性．6年前より右耳後部に皮下腫瘤が出現し，2年前に切除したが1年後に再発した．IgE，好酸球の上昇を伴う．

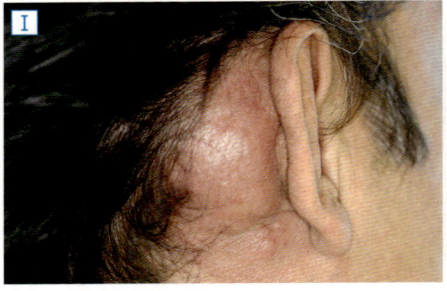

Ⅰ）右耳後部の体表写真
a）HE染色（右耳後部の生検）
b）HE染色（中拡大像）
写真提供：自治医科大学附属さいたま医療センター 皮膚科 山田朋子先生

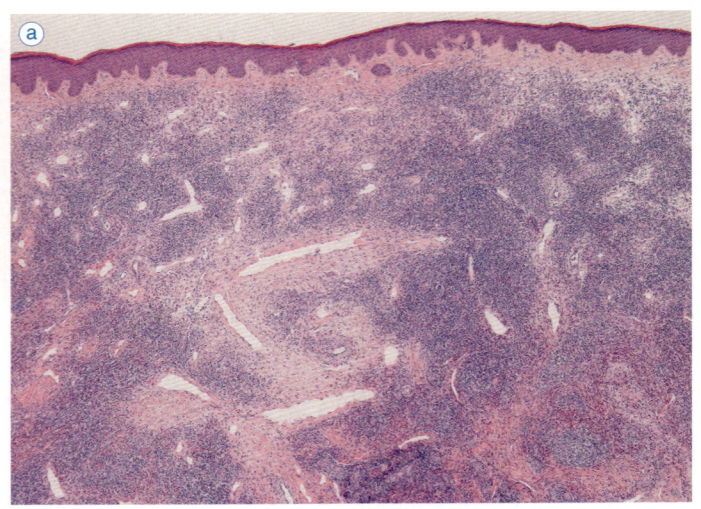

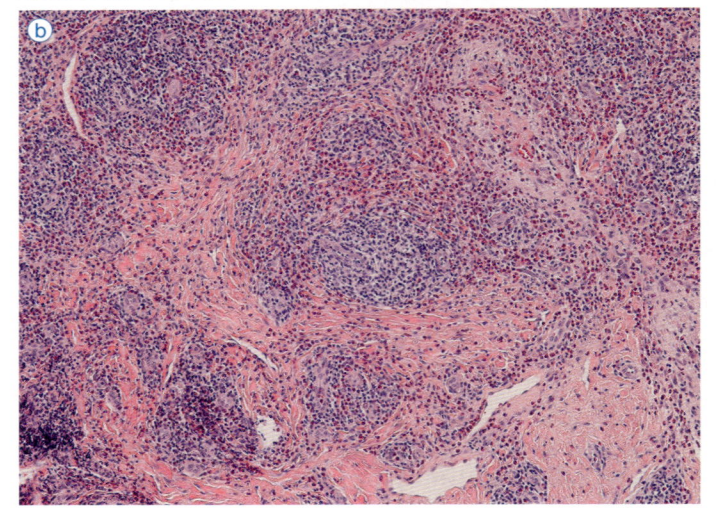

臨床医のギモン

❶ angiolymphoid hyperplasia with eosinophilia（ALHE）との相違点は何でしょうか？

木村病

皮膚病理アプローチ

■ 病理診断
- 木村病（Kimura's disease）

■ 病理像はこう読む

病変の全体構築
- 真皮〜皮下脂肪組織にかけて**リンパ球の稠密な増殖**と（ⓐ ↔）、**裂隙状の脈管の拡張**（ⓐ →）がみられる。
- リンパ濾胞の形成（ⓑⓒ、◌）。
- 経過が長い病変では膠原線維の増生や**線維化**がみられる場合もある（ⓑ →）。

■ 臨床症状と病理所見の対応
- 皮下結節は皮下脂肪組織の著明なリンパ球浸潤に対応する。**リンパ節腫脹**や**末梢血好酸球増多**、**IgEの上昇**を伴うことが多い。腎疾患の合併がみられることもある。

+α知識
- 木村病は**東洋人**の**男性**の**頸部**に好発する。ALHEは女性に多い。両者の原因はいまだ不明であるが、木村病は**リンパ球の増殖性疾患**と考えられており、ALHEは血管の増生が主体となる。
- 近年では木村病とALHEを別の疾患であるとする考えが主流であるが、両者の鑑別が必ずしも容易ではない場合もある。
- 年余にわたって消長を繰り返すが、現在まで悪性化の報告はない。

鑑別疾患
- angiolymphoid hyperplasia with eosinophilia ❶（ALHE）：頭頸部に好発する紅色結節で、真皮〜皮下脂肪組織にかけて異常血管の増生がみられる。血管内皮細胞は腫大し、管腔内に突出する像が特徴である（ⓓ →）。

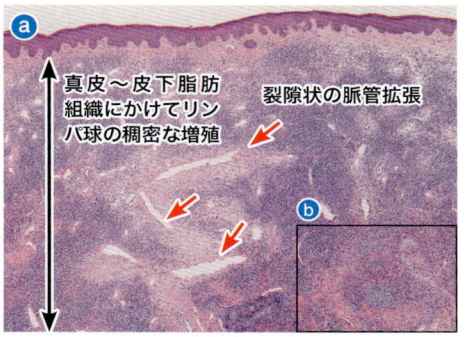

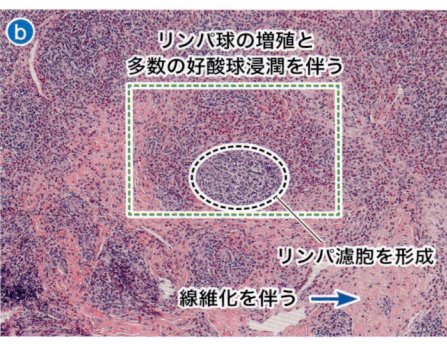

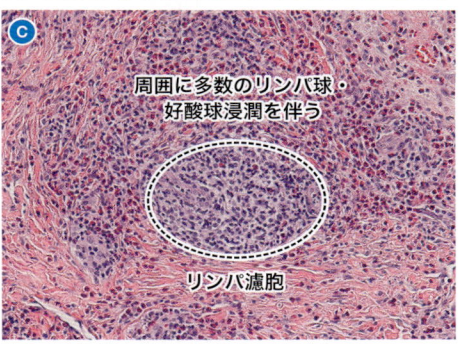

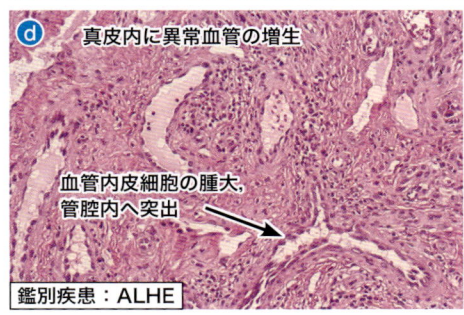

ⓐ 真皮〜皮下脂肪組織にかけてリンパ球の稠密な増殖／裂隙状の脈管拡張
ⓑ リンパ球の増殖と多数の好酸球浸潤を伴う／リンパ濾胞を形成／線維化を伴う
ⓒ 周囲に多数のリンパ球・好酸球浸潤を伴う／リンパ濾胞
ⓓ 真皮内に異常血管の増生／血管内皮細胞の腫大、管腔内へ突出
鑑別疾患：ALHE

ⓓ）写真提供：秋田大学医学部皮膚科形成外科 野口奈津子先生，ながと皮膚科クリニック 長門一先生

> **キモの一言**　男性の頭頸部に好発する皮下結節で，リンパ濾胞を形成する稠密なリンパ球増殖に好酸球浸潤を伴う．

277

Part 4 腫瘍性疾患

第4章 血液リンパ球系腫瘍

難易度 ★★☆

A. 良性病変

3 ドーム状紅色結節

井上多恵

症例 10歳代，女性．1年前より鼻部のドーム状紅色結節が気になってきた．

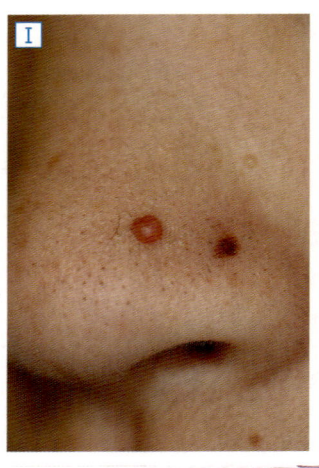

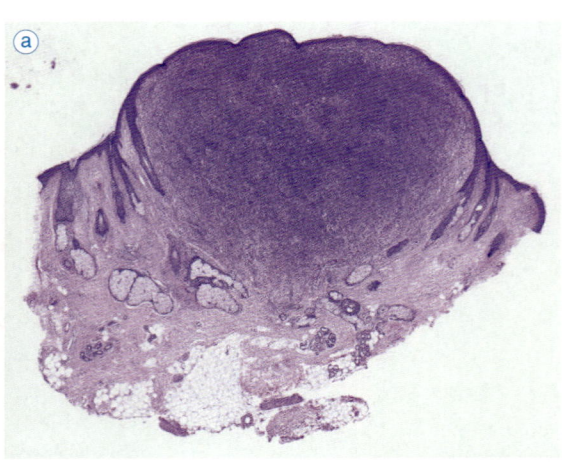

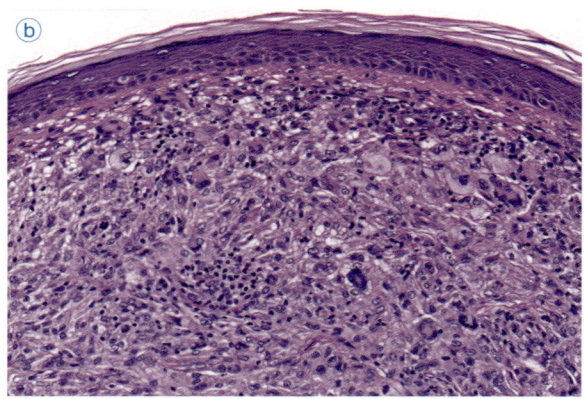

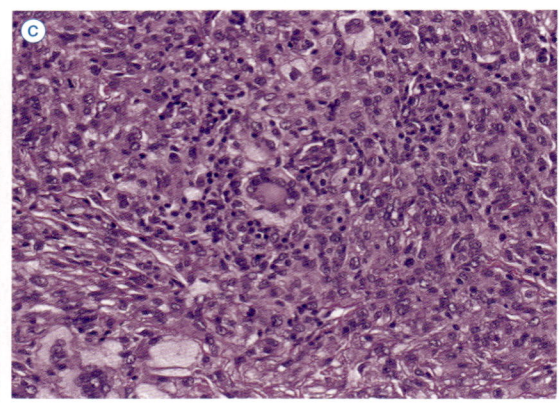

Ⅰ）鼻部の体表写真
a）HE染色（ルーペ像，全摘出）
b）HE染色（中拡大像）
c）HE染色（強拡大像）

臨床医のギモン

❶ 幼児に多く自然消退するため切除せずにダーモスコピー所見だけで経過観察したいのですが，病理組織学的所見の対応を教えてください．

278 臨床医が知っておきたい皮膚病理の見かたのコツ

黄色肉芽腫

皮膚病理アプローチ

■ 病理診断
- 若年性黄色肉芽腫（Juvenile Xanthogranuloma）

■ 病理像はこう読む

病変の全体構築
- 真皮乳頭層〜皮下脂肪組織にかけて境界明瞭な腫瘤を形成している（ⓐ, ⓑ ↔）.
- 表皮内浸潤はない（ⓑ →）. 表皮との間にgrenz zoneの形成がみられることが多い（ⓑ →）.
- 真皮乳頭層〜皮下脂肪組織に及ぶ細胞浸潤がみられる（ⓑ ↔）.

腫瘍細胞の形態・分化
- 組織球浸潤, 淡明で細かな空胞状の細胞質をもつ**泡沫細胞**も混在している（ⓒ ⚪）.
- リンパ球浸潤を伴う（ⓒ）. 時に好酸球浸潤を伴う.
- **多核巨細胞**がみられ, **Touton型巨細胞**もしばしば出現する（ⓒ ⚪）.

その他の所見
- CD68（組織球のマーカー）陽性となる.

■ 臨床症状と病理所見の対応

- ❶ダーモスコピー所見では紅斑で縁取られた黄橙色を呈し, **夕日所見**（setting sun appearance）とよばれる. 泡沫状の組織球が黄色のダーモスコピー所見に対応する（ⓓ ⚪）.
- 消退傾向にある病変では黄色味は消えて**淡紅色**となり, 血管所見はほとんどみえない.

+α知識
- 多くは**数年で自然消退**する.
- 本症の発症病理は依然として不明である.

鑑別疾患
- **Spitz母斑**（Part4 第2章-7）：黄色調を示さない. 紡錘形細胞あるいは類上皮様細胞が胞巣を形成して増殖する（ⓔ ⚪）.
- **黄色腫**（Part3-6）：泡沫細胞が増生する. 炎症細胞浸潤はなく, 多核巨細胞は少ない.

> **キモの一言** 表皮内浸潤を欠き, 泡沫細胞が増殖し, Touton型巨細胞もしばしば出現する.

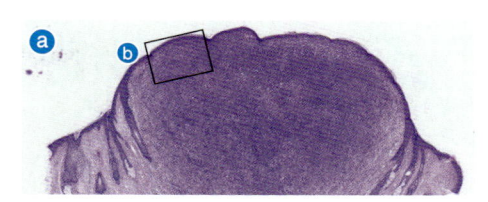

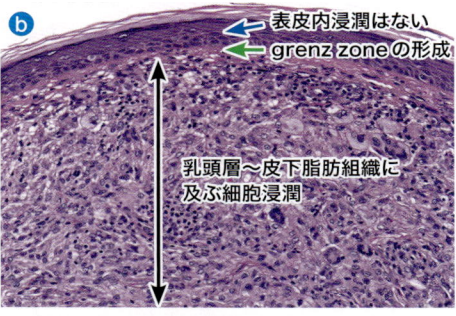

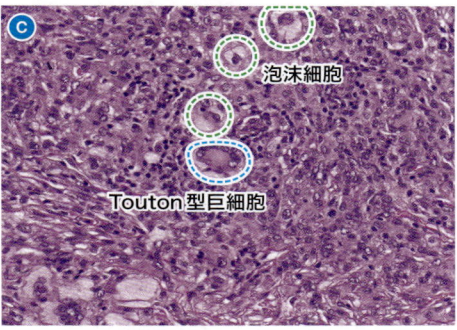

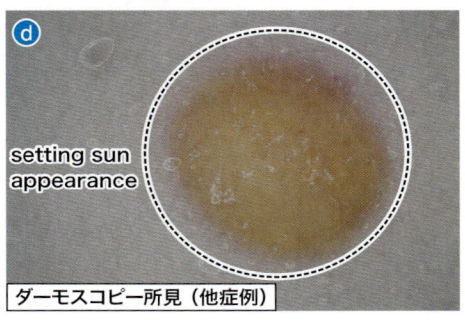

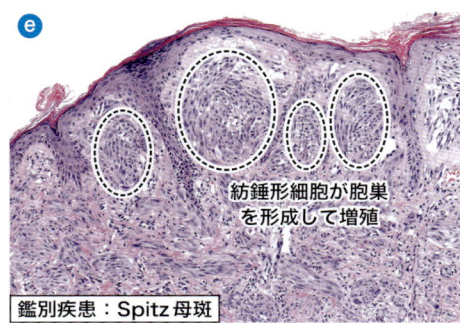

ⓑ 表皮内浸潤はない / grenz zoneの形成 / 乳頭層〜皮下脂肪組織に及ぶ細胞浸潤

ⓒ 泡沫細胞 / Touton型巨細胞

ⓓ setting sun appearance / ダーモスコピー所見（他症例）

ⓔ 紡錘形細胞が胞巣を形成して増殖 / 鑑別疾患：Spitz母斑

Part 4 腫瘍性疾患

第4章 血液リンパ球系腫瘍

A. 良性病変

4 乳児の手背の褐色結節

難易度 ★☆☆

井上多恵

症例 7カ月，女児．右手背のやや大きくなる褐色結節．これまでに水疱が2回でたことがある．

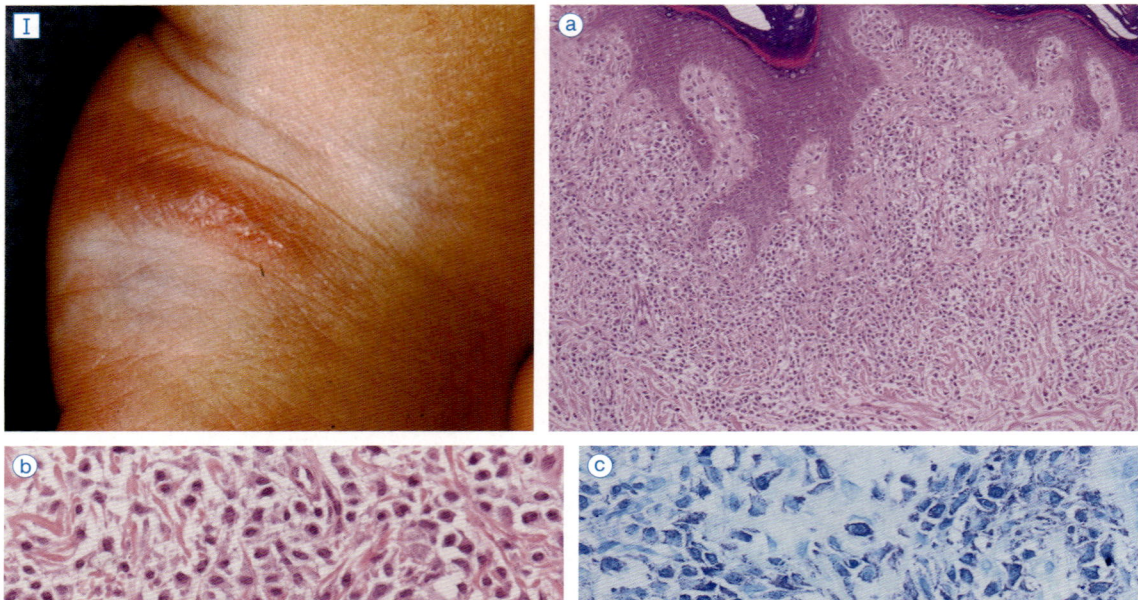

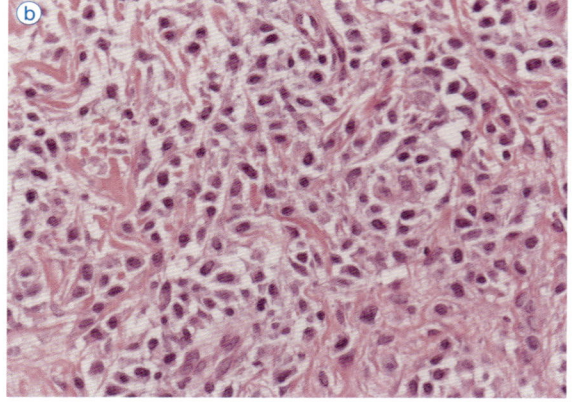

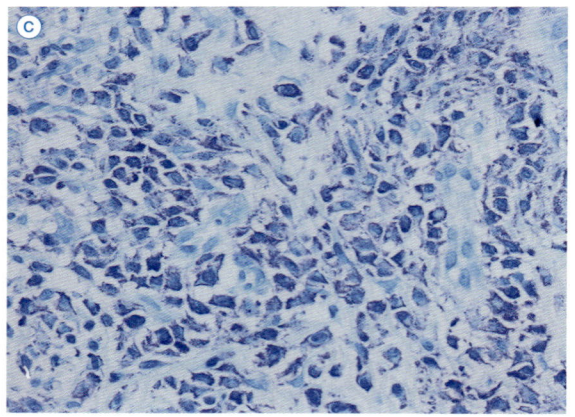

Ⅰ）右手背の体表写真
a）HE染色（弱拡大像，生検）
b）HE染色（強拡大像）
c）トルイジンブルー染色（強拡大像）
写真提供：秋田大学医学部皮膚科形成外科 野口奈津子先生

臨床医のギモン

❶ 肥満細胞の存在を疑うべきHE染色所見は何でしょうか？

280 臨床医が知っておきたい皮膚病理の見かたのコツ

皮膚病理アプローチ

■ 病理診断
- 肥満細胞腫（Mastocytoma）

■ 病理像はこう読む

病変の全体構築
- 乳頭層〜真皮中層にかけた**稠密な細胞の浸潤**（ⓐ ↔）．
- 表皮内への細胞の浸潤はない（ⓐ →）．

腫瘍細胞の形態・分化
- ❶強拡大において，多数浸潤している細胞は**好塩基性の胞体をもつ**ことがわかる（ⓑ）．
- 浸潤細胞は，低pHの**トルイジンブルー染色にて異染性を示す顆粒をもつ肥満細胞**である（ⓒ，ⓓ）．

その他の所見
- 色素斑部に一致して表皮基底層のメラニン色素の増強．

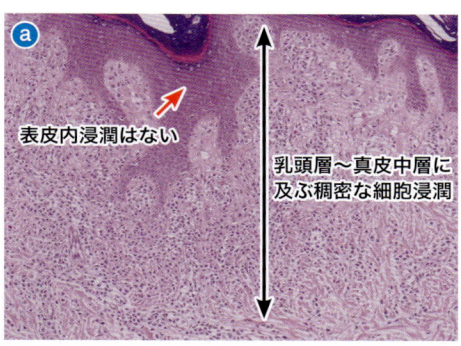

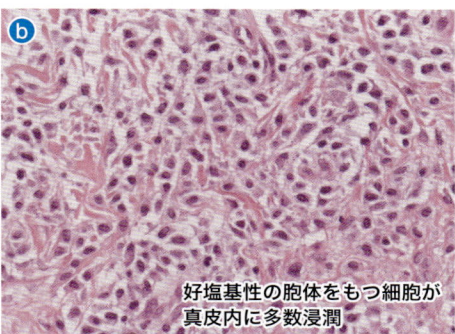

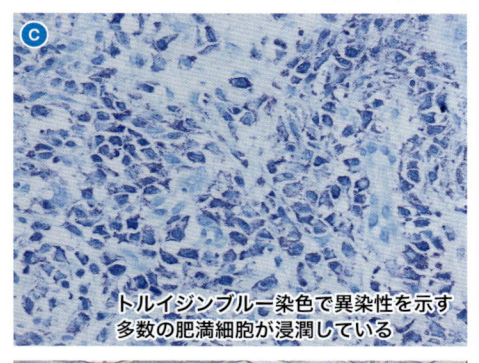

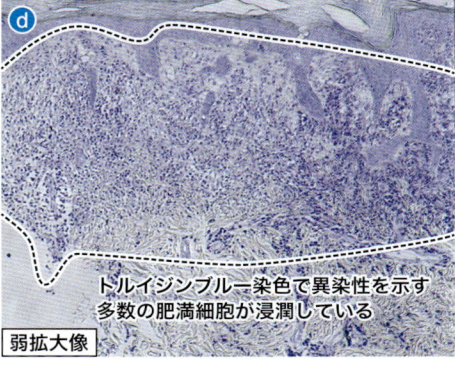

■ 臨床症状と病理所見の対応
- 病変部の**摩擦**によって同部に発赤，膨疹，そう痒がみられる（**Darier徴候**）．摩擦刺激により病変部真皮の**肥満細胞が脱顆粒**し，同部皮膚に膨疹を生じる．病理組織学的にはその部位で**好酸球浸潤**を伴うようになる．

+α知識
- 小児の皮膚肥満細胞腫では自然消退する例がほとんどである．本症例の5年後は自然消退し，わずかに隆起した褐色斑になった．病理組織学的に同部の肥満細胞数が減少している．
- 肥満細胞には幹細胞因子（stem cell factor：SCF）のリガンドであるc-kitが発現している．SCFは皮膚肥満細胞の分化，増殖因子であり，またメラノサイトの増加，メラニン産生増強にも関与している．したがって，**肥満細胞の増殖と色素沈着がみられる**本症では病態にSCFの関与が示唆される．

鑑別疾患
- **色素細胞母斑**（Part4 第2章 -2）：表皮真皮境界部，真皮内に母斑細胞の胞巣を形成する．
- **皮膚線維腫**：真皮から皮下脂肪組織にかけて，膠原線維や線維芽細胞，組織球が増殖する．

ⓐ 表皮内浸潤はない／乳頭層〜真皮中層に及ぶ稠密な細胞浸潤

ⓑ 好塩基性の胞体をもつ細胞が真皮内に多数浸潤

ⓒ トルイジンブルー染色で異染性を示す多数の肥満細胞が浸潤している

ⓓ トルイジンブルー染色で異染性を示す多数の肥満細胞が浸潤している（弱拡大像）

> **キモの一言**　真皮内にHE染色で好塩基性の胞体をもち，トルイジンブルー染色で異染性を示す多数の肥満細胞の浸潤がみられる．

Part 4 腫瘍性疾患

第4章 血液リンパ球系腫瘍

難易度 ★★☆

B. 悪性病変

1 ほぼ全身に鱗屑を伴う紅斑局面

東 直行

症例 70歳代，女性，20年前に一度生検したことがある．ほぼ全身の鱗屑，紅斑が特徴的である．腹部より再度生検を行った．

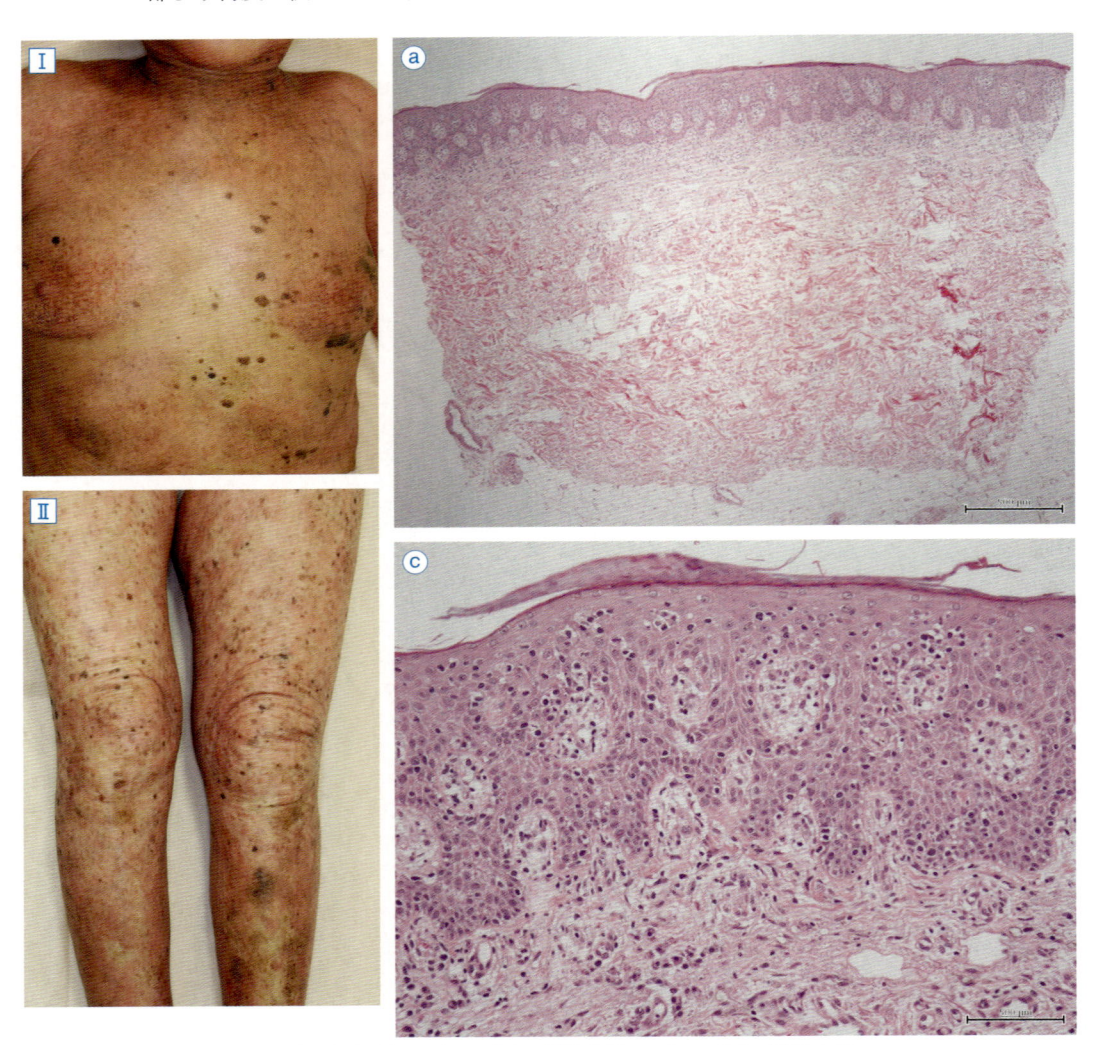

Ⅰ）胸腹部の臨床写真，Ⅱ）下肢の臨床写真，a）HE染色（弱拡大像），c）HE染色（強拡大像）

臨床医のギモン

❶局面状類乾癬との相違点について教えてください．

菌状息肉症

皮膚病理アプローチ

■ 病理診断
- 菌状息肉症，紅斑期（Mycosis fungoides erythematous stage）

■ 病理像はこう読む

表皮の変化
- 腫瘍細胞（リンパ球様単核球）は表皮真皮境界部に列序性に配列し（**b**〇），表皮内に散在あるいは集簇してPautrier微小膿瘍を形成する（**c d**，〇）．
- 表皮は乾癬様表皮肥厚や，逆に**萎縮**していることもある（**a**⊔）．

真皮の変化
- 腫瘍細胞は，**真皮上層**に**帯状**もしくは**血管周囲性**に分布する（**a b**，〇）．表皮真皮境界部が一部で不明瞭である．

浸潤細胞
- 腫瘍細胞は，核周囲に**空隙**（**d**▶），**核のくびれ**（**d**▷）がある．
- 腫瘍細胞の核・細胞質は，表皮内の方が真皮内より大きい．
- リンパ球に混じって，形質細胞・好酸球などの炎症細胞がみられる．

その他の所見
- 真皮乳頭層の拡張と太い膠原線維が表皮と平行に走行する．

■ 臨床症状と病理所見の対応
- 病巣部の紅斑上にみられる鱗屑は腫瘍細胞が**表皮内に浸潤**していることを示している．

＋α知識
- 免疫染色で，腫瘍細胞はCD3＋，CD4＋，CD8－，CD20－となる．多くの症例でCD3陽性細胞に比してCD7陽性細胞が著明に減数する．
- 局面状類乾癬は菌状息肉症の紅斑期だという考えがある．

鑑別疾患
- **扁平苔癬**（Part2 第4章-4）：表皮の鋸歯状変化，基底細胞の変化がある．
- **湿疹・皮膚炎**（Part2 第1章）：海綿状浮腫を示す皮膚炎，小水疱を形成する．角層下に花瓶状の小胞巣（偽Pautrier微小膿瘍）がみられる．

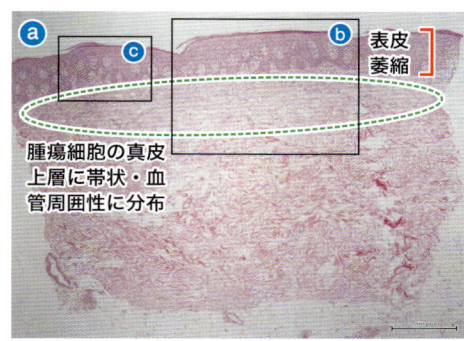

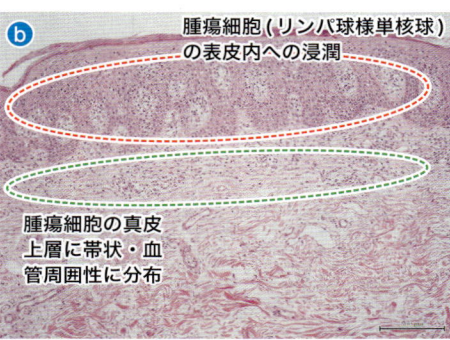

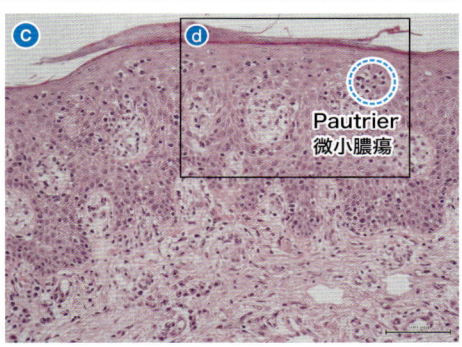

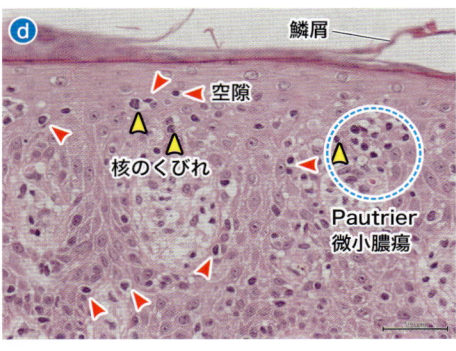

キモの一言 — 菌状息肉症では，腫瘍細胞の表皮向性（epidermotropism）が診断に重要である．

Part 4 腫瘍性疾患

第5章 転移性腫瘍

難易度 ★★☆

1 右鎖骨部の紅色腫瘤と発赤

山田勝裕

症例 70歳代，女性．2カ月前より右肩に結節が生じ，急速に増大してきた．右肩部に9cm大の紅色腫瘤があり，その周囲は手掌大の発赤を呈する．同時期に撮影したCT検査にて胃腫瘍，腹水を指摘されている．

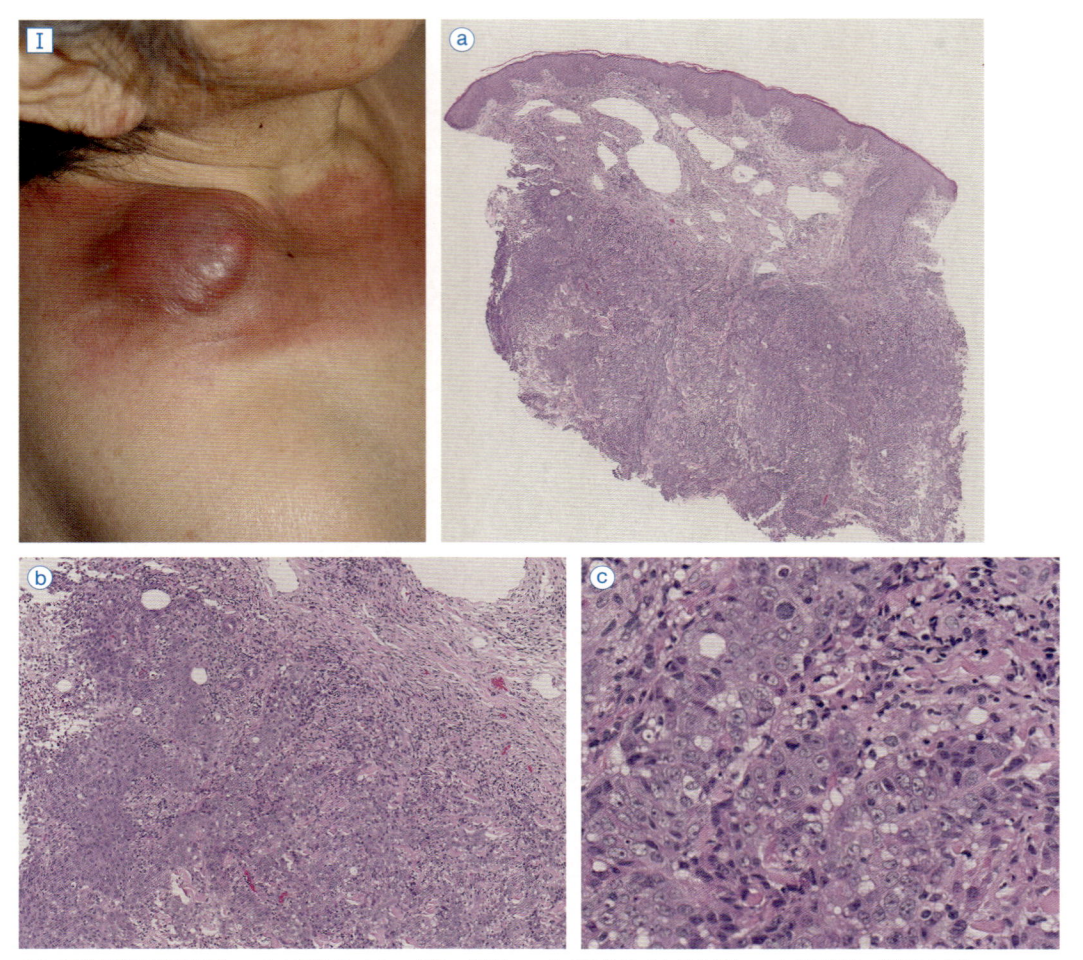

I）右鎖骨部の体表写真，a）HE染色（ルーペ像，生検），b）HE染色（中拡大像），c）HE染色（強拡大像）

臨床医のギモン

❶ 腫瘍細胞は，どのような構造を呈し，何に分化しているでしょうか？
❷ その構造は，通常の表皮から真皮に存在するでしょうか？

皮膚転移性胃癌

皮膚病理アプローチ

■ 病理診断
- 皮膚転移性胃癌（Metastatic gastric carcinoma of the skin）

■ 病理像はこう読む

病変の全体構築
- 表皮は一部肥厚している（ⓐ）．
- 真皮上層に炎症性細胞浸潤と**血管拡張**がある（ⓐ）．
- 真皮中層〜下層にかけて腫瘍細胞が密に増殖している（ⓐ ▶）．

腫瘍細胞の形態・分化
- 腫瘍細胞は真皮層を中心に**索状に増殖**し，❶**腺管構造**（ⓑ）を呈している．
- ❷その腺組織は，通常の皮膚に存在する汗腺や脂腺とは性状が異なる．
- 細胞質は淡明で，核は大小不同があり**高度の核異型**がある（ⓒ）．
- 一部の細胞は細胞質内に**粘液**を含んでいる（ⓒ）．

その他の所見
- 皮膚付属器が減少している．

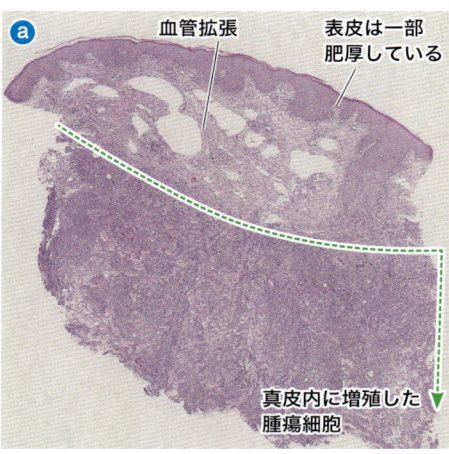

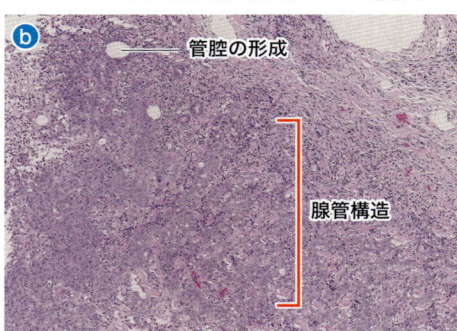

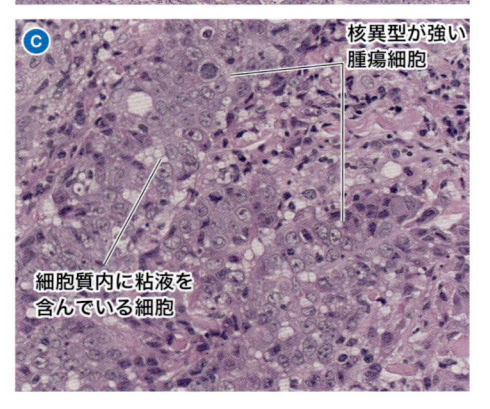

■ 臨床症状と病理所見の対応
- 腫瘍細胞の真皮〜皮下脂肪組織にかけての増殖により**結節**を形成している（結節型）．
- 腫瘤の周辺に**丹毒様の発赤**を呈しており，真皮上層の血管拡張に対応する．

+α知識
- 転移性皮膚腫瘍は**結節**，**潰瘍**，**丹毒様**，**硬結**などさまざまな**臨床像**を呈し，複合することもある．
- 粘液の沈着や**印環細胞**がみられることがある．

鑑別疾患
- **アポクリン腺癌**：断頭分泌を伴う腺腔構造がある．
- **汗腺癌**：HE染色では鑑別が非常に難しく，原発巣の有無の検索が重要である．

ⓐ 血管拡張／表皮は一部肥厚している／真皮内に増殖した腫瘍細胞

ⓑ 管腔の形成／腺管構造

ⓒ 核異型が強い腫瘍細胞／細胞質内に粘液を含んでいる細胞

キモの一言　皮膚病変の病理組織学的所見から原発巣が発見されることもある．

Part 4 腫瘍性疾患

第5章 転移性腫瘍

難易度 ★★☆

2 鼻部の紅色結節

山田勝裕

症例 80歳代，男性．1年前より手術適応のない肺扁平上皮癌に対し，放射線化学療法による治療を行っている．1カ月前より鼻部の紅色結節が急激に増大してきた．

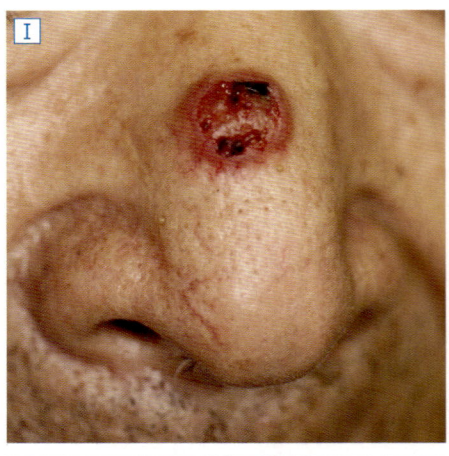

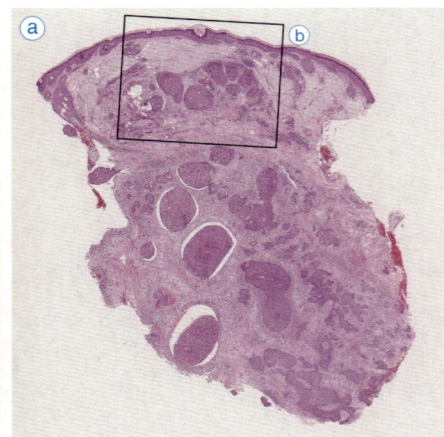

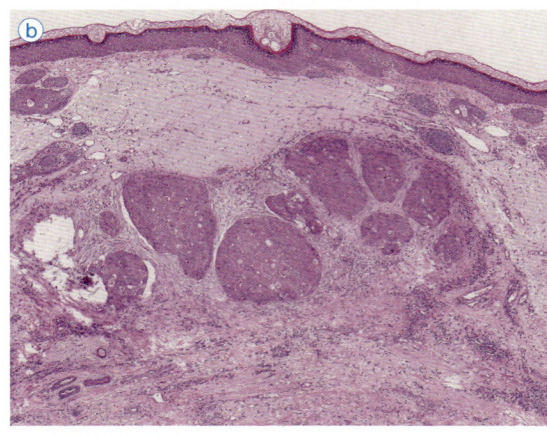

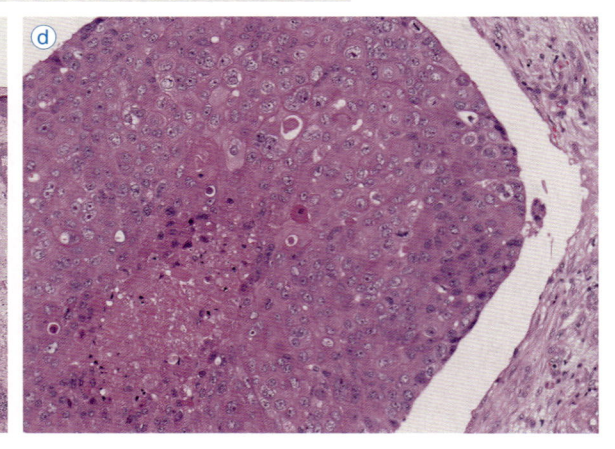

I）**鼻部の体表写真**
a）**HE染色**（ルーペ像，生検）
b）**HE染色**（中拡大像，真皮上層）
d）**HE染色**（強拡大像）

臨床医のギモン

❶ 腫瘍細胞は，皮膚のどの部分に増殖しているでしょうか？
❷ 腫瘍細胞は，どのような細胞に分化しているでしょうか？

皮膚転移性肺癌

皮膚病理アプローチ

■ 病理診断
- 皮膚転移性肺癌（扁平上皮癌）〔Metastatic lung carcinoma of the skin (squamous cell carcinoma)〕

■ 病理像はこう読む

病変の全体構築
- 表皮突起は消失し，**表皮は萎縮**している（ⓐ）．
- 真皮上層〜下層にかけて，腫瘍細胞が**胞巣状に増殖**している（ⓐ）．

腫瘍細胞の形態・分化
- ❶真皮層を中心に増殖し，**表皮との連続性がない**（ⓑ）．また，上皮内有棘細胞癌もない．
- 細胞質は好酸性に染まり，**核は大小不同があり核異型**がある（ⓓ⭕）．❷腫瘍細胞の一部は**角化**し，扁平上皮細胞に分化している（ⓓ⭕）．

その他の所見
- 皮膚付属器が減少している．
- 露光部なのでsolar elastosisがある（ⓑ）．
- 脈管内に**腫瘍塞栓**が形成されている（ⓒ）．

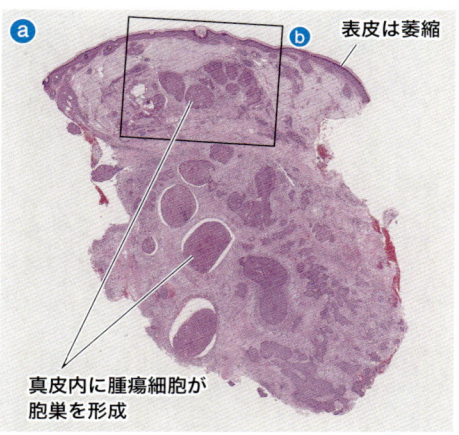

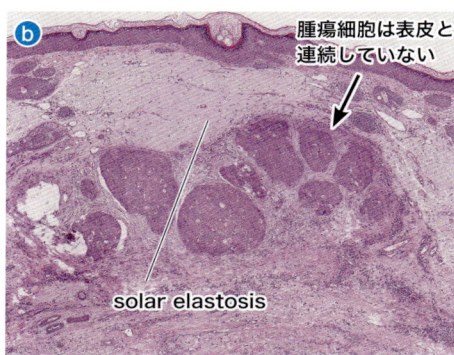

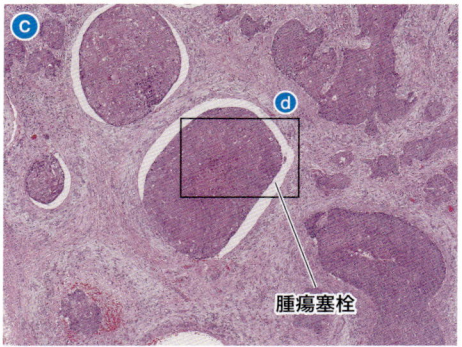

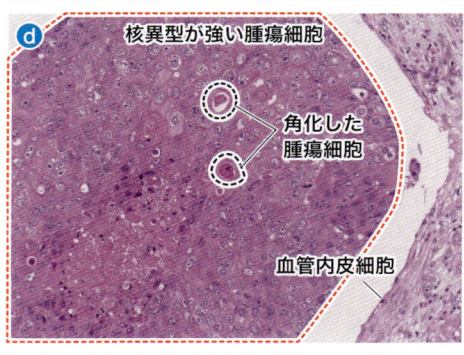

■ 臨床症状と病理所見の対応
- 結節辺縁の光沢のある紅色の部分は萎縮した表皮である．萎縮した表皮が自壊して，結節中央部には潰瘍を形成している．

＋α知識
- 転移性皮膚腫瘍は結節，潰瘍，丹毒様，硬結などさまざまな臨床像を呈する．
- 本症例のように**結節型は急速に増大**することが多い．

鑑別疾患
- 有棘細胞癌（Part4 第1章-B-3, 4）：同様に扁平上皮細胞に分化し，真皮下層にまで浸潤することがあるため，鑑別が難しい．皮膚原発なので，表皮との連続性がある．

ⓐ 表皮は萎縮
真皮内に腫瘍細胞が胞巣を形成

ⓑ 腫瘍細胞は表皮と連続していない
solar elastosis

ⓒ 腫瘍塞栓

ⓓ 核異型が強い腫瘍細胞
角化した腫瘍細胞
血管内皮細胞

キモの一言　転移性皮膚癌の腫瘍細胞は原発病変と同様の細胞に分化する．

Part 4 腫瘍性疾患

第5章 転移性腫瘍

難易度 ★★☆

3 左側胸部の浸潤を触れる紅斑

荻田あづさ

症例 60歳代，女性．2～3年前より左側胸部に紅斑出現，徐々に拡大した．浸潤の触れる，一部弾性硬の紅斑局面があり，周囲には褐色斑を伴う．既往歴として，7年前に左乳癌手術し，5年前に骨転移で化学療法を行っている．

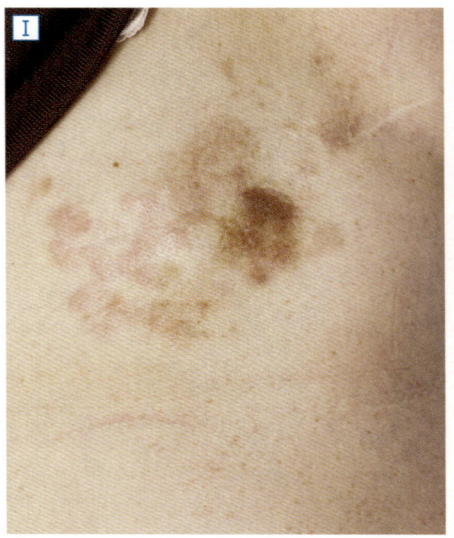

I）左側胸部の臨床写真
a）HE染色（弱拡大像）
b）HE染色（強拡大像）

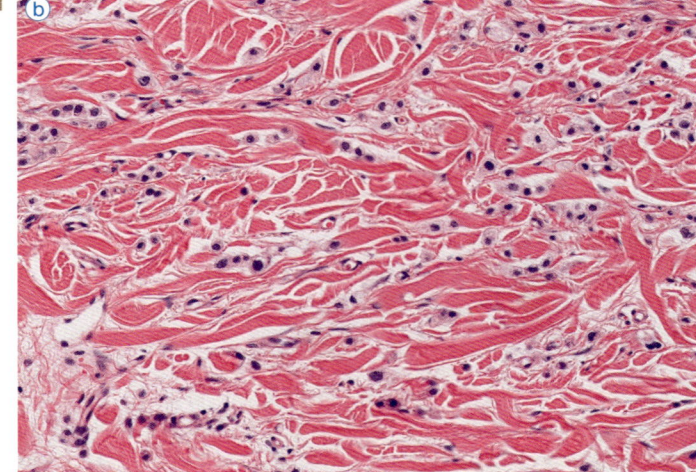

臨床医のギモン

❶ 触診すると硬いことがありますが，病理学的な理由はなんでしょうか？

288 臨床医が知っておきたい皮膚病理の見かたのコツ

皮膚病理アプローチ

■ 病理診断
- 皮膚転移性乳癌（Metastatic carcinoma of the skin from the breast cancer）

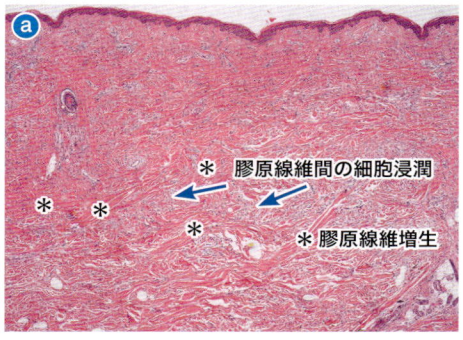

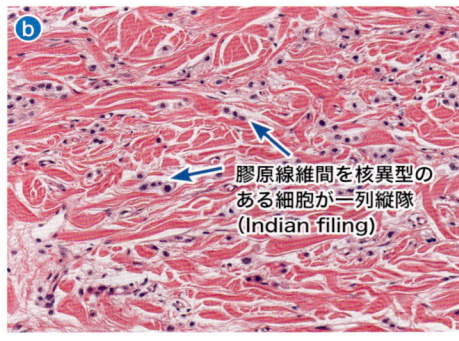

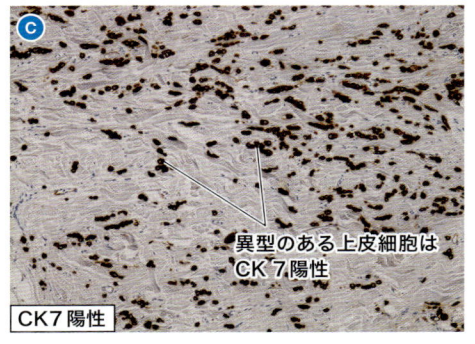

■ 病理像はこう読む

病変の全体構築
- 真皮〜皮下脂肪組織にかけて、膠原線維間に入り込むように細胞浸潤があり（ⓐ➡）、❶膠原線維の増生が目立つ（ⓐ＊）．

腫瘍細胞の形態・分化
- 核が大小不同、異型性のある上皮細胞が、真皮全層の膠原線維間を一列縦隊するように線状（Indian filing）に、束状に浸潤している（ⓑ➡）．
- 異型性のある上皮細胞はCK7陽性（ⓒ）、CEA陽性、GCDFP-15陽性、Mammaglobin陽性になることが多く、CK20陰性である．

その他の所見
- 真皮内に線維化を伴う．

■ 臨床症状と病理所見の対応
- 臨床的に触診で板状硬に触れることがあり、それは真皮の線維化が目立つためである．

+α知識
- 乳癌の皮膚転移の発症部位は前胸部が多く、遠隔皮膚転移は少ない．

鑑別疾患
- **汗管腫癌**：腺癌でHE染色だけでは鑑別が困難である．免疫組織化学染色でCK7陽性、CK20陰性であり、乳癌、肺癌で陽性になる免疫組織化学染色を同時に施行し、全身検索も行う．
- **皮膚転移性肺癌**（Part4 第5章-2）：CK7陽性（扁平上皮癌では陰性）、CK20陰性で、他にThyroid transcription factor-1（TTF-1）陽性（腺癌、小細胞癌）、シナプトフィジン陽性（小細胞癌）．
- **皮膚転移性胃癌**（Part4 第5章-1）：CK20陽性となる．

ⓐ ＊膠原線維間の細胞浸潤　＊膠原線維増生

ⓑ 膠原線維間を核異型のある細胞が一列縦隊（Indian filing）

ⓒ 異型のある上皮細胞はCK7陽性　CK7陽性

キモの一言　HE染色だけでは確定診断できず、免疫組織化学染色や全身検索を行い総合的に診断する．

索 引

数字

- Ⅰ型コラーゲン ... 18
- Ⅲ型コラーゲン ... 18

欧文

A
- AIDS ... 39
- apocrine sweat gland ... 143
- Atrophie blanche ... 85
- atypical pigment network ... 228
- atypical pseudonetwork ... 228

B
- basket-weave orthokeratosis ... 55
- Bazin 硬結性紅斑 ... 53
- Bowen 病 ... 189

C
- CD34 ... 235
- Cholesterol embolism ... 87
- Civatte 小体 ... 65, 89
- Clark 型 ... 219
- Clark 母斑 ... 219
- Claw clutching a ball ... 69
- Clumping cell ... 189, 193
- Colloid 小体 ... 65
- crowded nuclei ... 187

D
- Darier 病 ... 57
- DFSP ... 269
- DFS 染色 ... 133
- DLE ... 89
- Dsg1 ... 71
- Dsg3 ... 71
- Duperrat 母斑 ... 225

E
- eccrine sweat gland ... 143
- epidermotropism ... 283

G
- Gibert バラ色粃糠疹 ... 51
- Glomus 腫瘍 ... 257
- Gottoron 徴候 ... 93
- Gougerot-Blum 病 ... 81, 83
- Grenz zone ... 275
- GVHD ... 47

H
- hair follicle ... 143
- Henoch-Schönlein 紫斑 ... 77
- Herald patch ... 51
- HE 染色 ... 16
- Hidradenoma ... 171
- HIV 感染 ... 271

I・J
- IgA 血管炎 ... 77
- Jadassohn 現象 ... 143

K
- Kaposi 肉腫 ... 271
- koilocytosis ... 109, 113

L
- Langerhans 細胞 ... 16, 142
- Langhans 型巨細胞 ... 31
- LCV ... 77
- LEP ... 91
- Livedo vasculopathy ... 85

M・N
- Majocchi 病 ... 81
- Merkel 細胞 ... 17, 142
- Merkel 細胞癌 ... 207
- Miecher 母斑 ... 215
- Mucinous carcinoma of the skin ... 197
- Muciphage ... 135
- Muir-Torre 症候群 ... 177
- Munro 微小膿瘍 ... 59
- Nanta 母斑 ... 225

P
- Parkinson 病 ... 39
- Pautrier 微小膿瘍 ... 283
- Pink & Blue sign ... 187
- Polyarteritis nodosa ... 79
- poroid neoplasms ... 171

S
- Schamberg 病 ... 81
- Sebaceoma ... 177
- sebaceous gland ... 143
- SJS ... 47
- solar elastosis ... 191, 229, 287
- Spitz 母斑 ... 221
- Stevens-Johnson 症候群 ... 47
- Stewart-Treves 症候群 ... 273
- Sutton 現象 ... 223
- Sutton 母斑 ... 223
- Sweet 病 ... 49

T・U
- TEN ... 47
- Thrombosed vein ... 249
- Top heavy ... 275
- Touton 型巨細胞 ... 31
- Trichoepithelioma ... 181
- Unna 母斑 ... 217

和文

あ
- 悪性黒色腫 ... 227, 229
- 悪性リンパ腫 ... 145, 207
- アトピー性皮膚炎 ... 41
- アポクリン汗腺 ... 20, 143
- アポクリン腺嚢腫 ... 159

索引

アミロイド	133
アレルギー性接触皮膚炎	35
暗調細胞	20
異汗性湿疹	35
異型メラノサイト	227, 229
異常角化	57
異常核分裂像	189
伊藤母斑	209
異物型巨細胞	30
ウイルス性発疹症	55
絵合わせ診断法	140
エオジン	16
エクリン型皮膚混合腫瘍	173
エクリン汗腺	20, 143
壊疽性膿皮症	49
円形体	57
炎症後色素沈着	129
炎症細胞浸潤	119
炎症性疾患	22
円板状紅斑性狼瘡	89
太田母斑	209
帯状（血管周囲性＋間質性）の炎症細胞浸潤	103

か

疥癬	119
海綿状血管腫	245
海綿状浮腫	35, 37, 103
外毛根鞘腫	171
外毛根鞘性囊腫	157
核異型性	141
角化細胞	16, 142
角化細胞壊死	67
角化性紅斑	190, 192
角質増生	37
角栓	89
角層	16
核内封入体	107, 111
核濃縮	191, 193
核のくびれ	283
隔壁性脂肪組織炎	53
化膿性肉芽腫	251
化膿性肉芽腫性炎症	105
貨幣状皮膚炎	35
顆粒細胞腫	265
顆粒層	16
顆粒層肥厚	41
顆粒体	57
カルシウム	183
カルシウムポンプ	57
汗管腫	167
眼球メラノーシス	209
ガングリオン	137
眼瞼黄色腫	139
汗孔癌	169, 195
汗孔腫	169
肝疾患	41
環状肉芽腫	99
汗腺腫	171
乾癬様表皮肥厚	35, 37, 59, 117
汗囊腫	159
顔面播種状粟粒性狼瘡	127
偽 Pautrier 微小膿瘍	51
基底細胞癌	169, 181, 203, 205
基底細胞様細胞	163
基底層	16
偽ネットワーク	228
偽囊腫	135, 137
木村病	277
逆 Gottoron 徴候	93
球状様変性	107
急性痘瘡状苔癬状粃糠疹	63
境界部皮膚炎	55
峡部	19
棘融解	57, 71
棘融解細胞	71, 73
巨細胞	101
魚類	101
偽リンパ腫	275
菌状息肉症	283
筋上皮細胞	20, 173
空胞型境界部皮膚炎	89
空胞変性	103
クチクラ細胞	169, 171
グロコット染色	103
形質細胞	30, 117
血管	145
血管炎	24
血管脂肪腫	241
血管内皮細胞	273
血管平滑筋腫	259
結節型皮膚炎	24
結節性筋膜炎	237
結節性紅斑	53
結節性類天疱瘡	43
ケラチノサイト	227
ケラトアカントーマ	165
ケラトヒアリン顆粒	113, 115
ケロイド	233
限局性神経皮膚炎	37
顕微鏡的多発血管炎	79
孔細胞	167, 169, 171
好酸球	29, 119
好酸球性膿疱性毛包炎	125
口唇粘液囊腫	135
光沢苔癬	69
好中球	30
後天性表皮水疱症	75
高分化型汗管腫癌	167
個細胞壊死	45
固定薬疹	47
コレステロール結晶塞栓症	87

さ

サイトケラチン20	207
細胞間橋	193
細胞質内封入体	111
細胞増殖型青色母斑	213
柵状配列	179, 203
サクランボ血管腫	253
錯角化	32, 39, 59
サルコイドーシス	97
自家感作性皮膚炎	35
色素細胞	16, 142
色素細胞母斑	219
色素ネットワーク	228
持久性隆起性紅斑	49
脂腺	20, 143
脂腺癌	177, 201

291

脂腺腫	177	線維上皮単位	181	**な**	
脂腺腺腫	177	線維性の壁	137	軟属腫小体	115
脂腺増殖症	175	尖圭コンジローマ	113	軟毛嚢腫	161
脂腺導管	20	浅在性血栓性静脈炎	79	日光角化症	187, 191
脂腺嚢腫	161	線状苔癬	67	乳頭状内皮細胞過形成	249
脂腺母斑	149, 175	全身性強皮症	95	乳頭層	17
ジデロファージ	30, 235	先天性巨大色素性母斑	211	乳房外 Paget 病	199
脂肪細胞	143	先天性色素細胞母斑	211	妊娠	41
脂肪腫	239	全分泌	20	粘液貯留	197
脂肪組織炎	25	爪下外骨腫	267	膿疱性乾癬	61
若年性黄色肉芽腫	279	掻破	41	膿疱性皮膚炎	25
獣皮様母斑	211	組織球	30, 143		
腫瘍細胞の分化	140			**は**	
腫瘍性疾患	140	**た**		肺小細胞癌	207
腫瘍塞栓	287	第Ⅷa因子	235	梅毒	117
シュワン細胞腫	263	帯状疱疹	107	配列の不規則性	141
小角質嚢腫	181	苔癬型皮膚炎	65	白色萎縮	85
小皮縁細胞	167	苔癬様持続性色素性紫斑	83	破骨型巨細胞	32
上皮性腫瘍	140	苔癬様皮膚炎	67, 69, 83, 117	白血球破砕性血管炎	77
上皮様組織球	69	体部白癬	103	初発疹	51
静脈血栓	249	ダイロン染色	133	花むしろ状	235
静脈湖	247	多核巨細胞	107	瘢痕	131
脂漏性角化症	163, 169	多形紅斑	45	斑状アミロイドーシス	133
脂漏性皮膚炎	39	多発性結節性動脈炎	79	皮下脂肪組織	18
真菌胞子	105	担色細胞	30	皮丘	227
神経鞘腫	263	担鉄細胞	30	非結核性抗酸菌症	101
神経線維腫	261	断頭分泌	21, 159	皮溝	227
深在性紅斑性狼瘡	91	断頭分泌像	173, 197	非上皮性腫瘍	140
浸潤性有棘細胞癌	191, 193	淡明細胞汗腺腫	171	ビダール苔癬	37
尋常性乾癬	59	虫刺症	75	皮膚筋炎	93
尋常性天疱瘡	71, 73	虫刺症型反応	119	皮膚血管肉腫	273
尋常性疣贅	109	中毒性表皮壊死剥離症	47	皮膚混合腫瘍, アポクリン型	173
真皮	17	澄明細胞汗管腫	167	皮膚糸状菌症	103
水疱性皮膚炎	24	通常型青色母斑	213	皮膚線維腫	235
水疱性類天疱瘡	43, 75	滴状乾癬	59	皮膚転移性胃癌	285
スポロトリコーシス	105	デスモグレイン	71	皮膚転移性乳癌	289
正過角化	37	伝染性軟属腫	115	皮膚転移性肺癌	287
せつ	123	伝染性膿痂疹	73	皮膚粘液癌	197
赤血球器質化	87	動静脈奇形	255	皮膚皮様嚢腫	157
赤血球の血管外漏出	83	動静脈血管腫	255	皮膚付属器	19
せつ腫症	123	透析患者	41	肥満細胞腫	281
線維芽細胞	143	糖尿病	41	びまん性皮膚炎	24
線維形成性皮膚炎	25	トレポネーマ	117	表在性毛包炎	123

索引

表皮	16
表皮襟	251, 253
表皮角化細胞の壊死	63
表皮下水疱	25, 45, 75
表皮欠損	41
表皮向性	283
表皮内汗管	227
表皮内小水疱	35
表皮内水疱	24, 71
表皮肥厚	41
表皮母斑	109
鼻瘤	175
フィブリノイド壊死	79
フィブリン血栓	85
封入体囊腫	155
複合型	219
不全角化	32
付属器周囲の炎症細胞浸潤	67
ヘマトキシリン	16
ヘモジデリン	30
ヘリオトロープ疹	93
変性	18
扁平苔癬	65
疱疹ウイルス感染症	73
紡錘形脂肪腫	243
泡沫細胞	30, 139, 235

| ホロクライン | 20, 161 |

ま

マダニ刺咬症	121
末梢神経	145
末梢神経鞘細胞	265
慢性色素性紫斑	81
慢性苔癬状粃糠疹	63
慢性単純性苔癬	37, 59
脈管周囲性皮膚炎	22, 26
ミルメシア	111
明調細胞	20
ムチン	89, 135, 137, 203, 205
メカニクスハンド	93
メラニン	30
メラニン顆粒	143
メラノファージ	30, 129, 143, 229
メルケル細胞	17, 142
毛芽細胞様細胞	181
毛芽腫	179, 203
網状層	17
網状変性	107
毛包	19, 143
毛包－脂腺－アポクリン系	173
毛包腫	185
毛包周囲皮膚炎	25

毛包上皮腫	181, 203
毛包内にムチン	125
毛包嚢腫，峡部型	153
毛包嚢腫，漏斗部型	151, 157
毛包への進展	191
毛包漏斗部周囲	25
毛母腫	183

や

薬疹	55
有棘層	16
疣状癌	109
よう	123

ら

ライソゾーム	265
落葉状天疱瘡	73
リウマチ性好中球性皮膚症	49
リベド血管症	85
隆起性皮膚線維肉腫	269
リンパ球	29
裂隙形成像	87
老人性血管腫	253
老人性疣贅	163
漏斗部	19

編者プロフィール

安齋眞一（Ansai Shinichi）
日本医科大学武蔵小杉病院皮膚科

1983年	山形大学医学部卒業，山形大学皮膚科に入局
	当初より皮膚病理組織学，特に皮膚付属器腫瘍の病理診断について学ぶ
1991年	山形大学皮膚科講師
1994年	山形県立日本海病院皮膚科医長
2001年	秋田大学皮膚科助教授
	一貫して，臨床の第一線にいながら皮膚病理学の研鑽を重ねる
2004年	札幌皮膚病理研究所副所長
	さらに皮膚病理診断学の知識を深める
2007年	徳島大学皮膚科准教授
2009年	日本医科大学皮膚科准教授
2011年	日本医科大学武蔵小杉病院皮膚科部長
2015年	日本医科大学医学部皮膚科教授

病理像＋臨床写真で一目でわかる！
臨床医が知っておきたい皮膚病理の見かたのコツ

2016年6月15日　第1刷発行

編　集　　安齋眞一
発行人　　一戸裕子
発行所　　株式会社　羊　土　社
　　　　　〒101-0052
　　　　　東京都千代田区神田小川町2-5-1
　　　　　TEL　03（5282）1211
　　　　　FAX　03（5282）1212
　　　　　E-mail　eigyo@yodosha.co.jp
　　　　　URL　www.yodosha.co.jp/
装　幀　　関原直子
印刷所　　三報社印刷株式会社

© YODOSHA CO., LTD. 2016
Printed in Japan

ISBN978-4-7581-1793-7

本書に掲載する著作物の複製権，上映権，譲渡権，公衆送信権（送信可能化権を含む）は（株）羊土社が保有します．
本書を無断で複製する行為（コピー，スキャン，デジタルデータ化など）は，著作権法上での限られた例外（「私的使用のための複製」など）を除き禁じられています．研究活動，診療を含み業務上使用する目的で上記の行為を行うことは大学，病院，企業などにおける内部的な利用であっても，私的使用には該当せず，違法です．また私的使用のためであっても，代行業者等の第三者に依頼して上記の行為を行うことは違法となります．

JCOPY　<（社）出版者著作権管理機構 委託出版物>
本書の無断複写は著作権法上での例外を除き禁じられています．複写される場合は，そのつど事前に，（社）出版者著作権管理機構（TEL 03-3513-6969，FAX 03-3513-6979，e-mail：info@jcopy.or.jp）の許諾を得てください．

羊土社のオススメ書籍

内科で役立つ 一発診断から迫る 皮膚疾患の鑑別診断

出光俊郎／編

日常診療で出会う，診断に迷いがちな皮膚疾患の鑑別法を，"一発診断"を切り口に解説．ケーススタディを通して，第一印象から確定診断にたどり着く皮膚科医の目のつけどころと考え方を学べます！

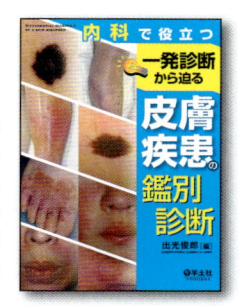

- 定価（本体5,800円＋税）　■ B5判
- 293頁　■ ISBN 978-4-7581-1737-1

内科で出会う 見ためで探す 皮膚疾患アトラス

出光俊郎／編

症状と見ためから探せる，全科必携の皮膚アトラス！すべての診療科で出会う皮膚疾患を中心に，典型例はもちろん，非典型例や鑑別疾患などバリエーション豊富な写真を掲載．皮膚の異常をみたら，まずはこの一冊！

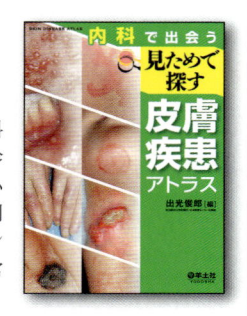

- 定価（本体5,700円＋税）　■ B5判
- 245頁　■ ISBN 978-4-7581-1722-7

あらゆる診療科で役立つ 皮膚科の薬 症状からの治療パターン60
これだけは知っておきたい！

梅林芳弘／著

あらゆる診療科でよく出会う60の皮膚症例を厳選し，症状ごとの治療パターンを伝授！診断のポイントとなるキーワードを導き出し，診断につなげるワザも紹介．落とし穴，専門医への紹介など，すぐ役立つコツが満載．

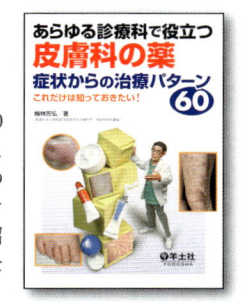

- 定価（本体3,800円＋税）　■ A5判
- 158頁　■ ISBN 978-4-7581-1741-8

全ての診療科で役立つ 皮膚診療のコツ
これだけは知っておきたい症例60

山崎雄一郎／監，
木村琢磨，松村真司，出来尾 格，佐藤友隆／編

日常診療で出会う皮膚疾患の診かたを皮膚科医が伝授！一般臨床医が行った症例へのアプローチに対して，皮膚科医が治療やコンサルテーションのタイミングなどをわかりやすく解説．症例写真も充実！

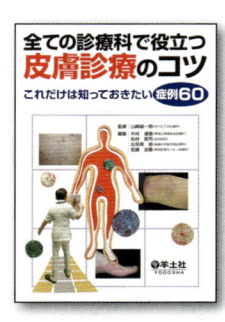

- 定価（本体3,800円＋税）　■ A5判
- 151頁　■ ISBN 978-4-7581-0689-4

発行　羊土社　YODOSHA
〒101-0052　東京都千代田区神田小川町2-5-1　TEL 03(5282)1211　FAX 03(5282)1212
E-mail：eigyo@yodosha.co.jp
URL：www.yodosha.co.jp/

ご注文は最寄りの書店，または小社営業部まで

羊土社のオススメ書籍

ステロイドのエビデンス
ステロイドの使い方の答えはここにある

川合眞一／編

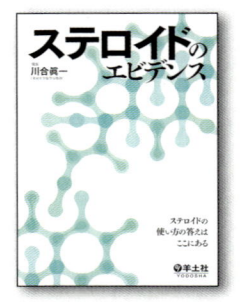

感染症やワクチン接種に影響するステロイドの用量は？妊婦・授乳婦にステロイド投与はできる？…等、臨床現場でよく出会う疑問を、エビデンスに基いて解消！ステロイドを使用する、あらゆる診療科の疑問に答えます！

- 定価（本体4,600円＋税）　■ A5判
- 374頁　■ ISBN 978-4-7581-1783-8

レジデントノート増刊 Vol.17 No.14

皮膚診療ができる！診断と治療の公式44
外来でも病棟でも一瞬で答えにたどりつく、虎の巻・龍の巻！

梅林芳弘／編

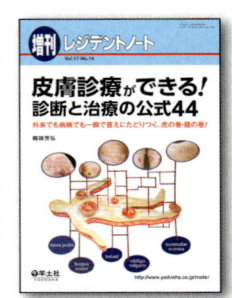

よく出会う疾患はもちろん、絶対に見逃せない疾患も網羅！クイズ形式で診断力を磨き、間違えやすい疾患を鑑別する力を鍛える！答えがすらすらひらめく、診断・治療の思考パターンを教えます！

- 定価（本体4,500円＋税）　■ B5判
- 204頁　■ ISBN 978-4-7581-1561-2

どう診る？どう治す？皮膚診療はじめの一歩
すぐに使える皮膚診療のコツとスキル

宇原　久／著

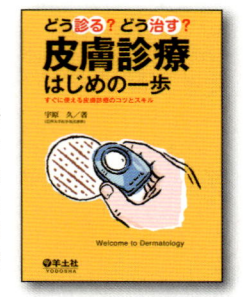

誰も教えてくれなかった皮膚診療の基本スキルをやさしくマスターできる入門書。問診、視診、触診から検査・処置のポイントなど、上手に診るコツを写真を多用して丁寧に解説。すべての診療科の方にオススメ！

- 定価（本体3,800円＋税）　■ A5判
- 262頁　■ ISBN 978-4-7581-1745-6

正常画像と比べてわかる

病理アトラス 改訂版
全身がみえてくる！118疾患1000画像

下　正宗, 長嶋洋治／編

正常所見と異常所見、肉眼像と組織像を比べることで、病変像がまるわかり！英語も併記した索引で充実度◎．病理実習や日常診療にも役立つ優れ物．医学部生、臨床医、メディカルスタッフ必携の超アトラスです！

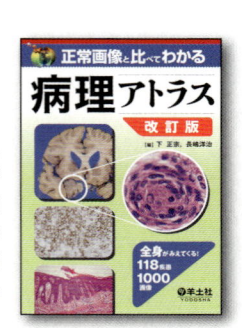

- 定価（本体4,600円＋税）　■ A5判
- 341頁　■ ISBN 978-4-7581-1772-2

発行　羊土社 YODOSHA　〒101-0052　東京都千代田区神田小川町2-5-1　TEL 03(5282)1211　FAX 03(5282)1212
E-mail：eigyo@yodosha.co.jp
URL：www.yodosha.co.jp/

ご注文は最寄りの書店、または小社営業部まで